물리치료 케이스파일

스포츠 물리치료

PHYSICAL THERAPY
CASE FILES® SPORTS

McGraw Hill

Physical Therapy Case Files: Sports

1 2 3 4 5 6 7 8 9 10 HM 20 22

Original: Physical Therapy Case Files: Sports © 2016
By Brumitt
ISBN 978-0-07-182153-7

This authorized Korean translation edition is jointly published by McGraw-Hill Education Korea, Ltd., and HAKJISA MEDICAL. This edition is authorized for sale in the Republic of Korea.

This book is exclusively distributed by HAKJISA MEDICAL.

When ordering this title, please use ISBN 978-89-6069-007-3

Printed in Korea

물리치료 케이스파일
스포츠 물리치료
physical therapy CASE FILES® SPORTS

2022년 5월 10일 1판 1쇄 인쇄
2022년 5월 20일 1판 1쇄 발행

지은이 | JASON BRUMITT
옮긴이 | 김효철
펴낸이 | 김진환
펴낸곳 | 학지사메디컬 HAKJISA MEDICAL
04031 서울특별시 마포구 양화로 15길 20 마인드월드빌딩
대표전화_ 02-330-5188 팩스_ 02-326-0338
등 록 | 2010년 2월 8일 제313-2010-36호
메 일 | hakjisamd@hakjisamd.co.kr
홈페이지 | http://www.hakjisamd.co.kr

ISBN 978-89-6069-007-3 93510

가 격 | 25,000원

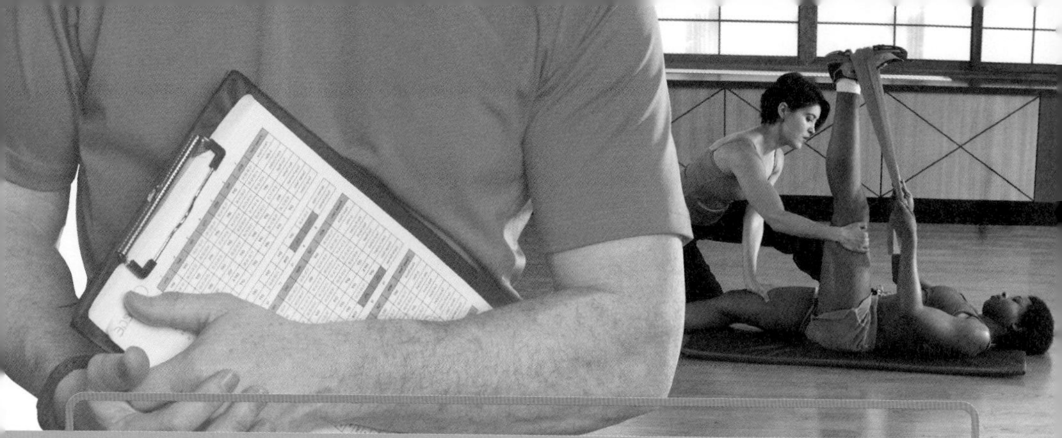

물리치료 케이스파일

스포츠 물리치료

JASON BRUMITT 저
김효철 역

PHYSICAL THERAPY
CASE FILES®
SPORTS

McGraw Hill

학지사메디컬
HAKJISA MEDICAL

역자 소개

김 효 철

원광디지털대학교

역자 서문

이 책은 미국의 물리치료사이자 선수트레이너인 Jason Brumitt와 미국의 많은 물리치료사들이 물리치료 현장에서 다양한 근골격계 손상 부상을 입은 선수들을 치료한 26개의 재활 사례를 소개한 Physical Therapy Case Files–Sports를 번역한 책이다.

스포츠 현장에서 발생할 수 있는 다양한 부상의 발생기전과 물리치료 계획 수립 시 반드시 필요한 질문들을 첫 페이지에서 소개하여 본문에 들어가기 전, 부상에 대해 이해하고 주의해야 할 사항을 각자 생각해 볼 수 있게 하였다. 본문에서는 주요 용어에 대한 정의와 물리치료의 목표, 고려사항, 각 부상별 건강상태의 이해, 물리치료 환자/고객 관리, 검사, 평가 및 진단, 치료 계획과 중재의 순서로 다양한 관련 연구와 근거를 중심으로 한 재활방법을 소개하고 있다. 이 책에는 물리치료 연구, 교육, 임상실습 분야의 여러 전문가들이 오랫동안 축적한 연구와 임상실습 결과에 따른 부상 또는 수술 후 단계(주기)별 재활방법을 실제 선수의 사진과 표 등으로 자세하게 설명하고 있어 스포츠 현장에서 발생한 근골격계 손상 부상에 대해 이해하고 실제 현장에서 적용하는데 큰 도움이 될 것이다.

이 책에 소개된 사례들이 물리치료와 스포츠재활을 공부하는 학생들과 실제 현장에서 환자들을 만나고 있는 다양한 분야의 전문가들이 각자의 능력을 향상시키는데 도움이 되기를 바라며, 또한 우리나라 물리치료 및 스포츠재활 현장에서의 접하게 되는 근골격계 부상과 재활방법에 대한 공동의 연구와 논의, 활발한 지식 교류를 시작하게 되는 좋은 시작점이 되기를 희망한다.

마지막으로 이 책이 출간되기까지 많은 지원을 해주신 학지사메디컬 김진환 사장님과 임직원 여러분, 번역에 큰 도움을 준 후배 김주희에게 감사한 마음을 전하는 바이다.

2022년 5월

김효철

감사의 글

이 책을 위해 사례들을 기고해주신 모든 저자들에게 감사드립니다. 여러분들의 참여 덕분에 학부생과 레지던트, 펠로우와 숙련된 임상의에게 매우 귀중한 책이 될 것입니다. 여러분의 연구와 임상 실습은 제가 책을 출간하는데 있어서 많은 영감과 영향을 주었습니다. 이 여정을 여러분과 함께 할 수 있어서 큰 행운이었습니다.

또한 우리가 함께한 이 여정에 물리치료사 겸 박사인 Erin Jobst를 시니어 에디터로 모실 수 있어서 매우 기쁩니다. 그녀의 대단한 열정과 노력은 모든 사례들을 수집하고 정리 및 편집하는데 큰 도움이 되었습니다.

마지막으로 가족들의 지지와 격려에 감사드립니다. 학업과 평생교육의 가치를 제게 심어주신 부모님께 감사드리며, 아내 Renee와 우리 아이들 Rex, Halsey와 Stone의 인내심과 사랑, 끝없는 지원에 영원한 감사의 말을 전합니다.

Jason Brumitt, PT, PhD, ATC, CSCS

시리즈 소개

물리치료학문이 계속적으로 발전을 하고 있고 이에 따라 신입 물리치료사에 대한 교육의 중요성이 강조되고 있다.

학생들은 기초 지식뿐만 아니라 물리치료 모든 영역에 대한 이해도 필요하다.

근거 중심 치료(evidence-based practice)는 최상의 근거 자료와 임상의의 전문지식이 결합된 것을 의미하고 환자 평가와 치료에 관한 의사결정에 중요한 근거자료로 쓰인다.

근거 중심 치료는 물리치료 교육과 임상에서 강조된다.

그러나 학생들에게 가장 어려운 점은 학교에서 배운 지식을 기반으로 물리치료 진단을 개발하고 근거 중심 치료를 적용하는 것이다.

모든 진단 및 치료 접근법에 대해 경험 많고 박식한 강사가 학생들의 임상실습을 지도하며, 학생들은 그 훈련을 '자기-주도적인 독립적 독서'를 통해 보완하는 것이 이상적이다.

임상 교육에 대한 확실한 대체 수단이 있지는 않지만, 임상실습 로테이션이 모든 물리치료 범위들을 다루기는 현실적으로 어렵다. 이 외에도, 임상 강사가 시간을 들여 학생들의 근거 중심 치료, 중재의 적용을 지도하는 것도 항상 가능하지는 않다. 아마도 효과적인 대안은 진단 및 치료에 대한 '구조적 임상 접근법'을 토대로 고안된 '임상사례 연구들'을 활용해서 가르치는 것일 것이다. 『물리치료 케이스파일(Physical Therapy Case Files)』 시리즈를 쓰던 당시에는, 기존 문헌을 활용하고 참고해서, 삽화로 설명된(illustrated) 검사나 치료를 뒷받침해 주는 '사례 연구들'이 담긴 '물리치료 교본'은 없었다.

나의 교수 경험을 토대로, 개인 환자 치료 경험들, 동료와 내가 함께 겪은 경험들 그리고 특정 개념을 설명해주는 사례 연구를 찾기 위해 수많은 교본과 웹사이트를 검색해서 얻은 결과를 토대로 한 다양한 가상의 사례들을 고안한 적도 있었다. 이 접근법에는 두 문제가 있었다. 첫째, 내 경험이나 동료의 경험 둘 다 너무나 다양한 환자 진단, 검사, 중재들을 모두 아우르지는 못했다는 것이다. 둘째, 개인 환자 경험이나 전문성에 기반을 두지 않은 가상의 사례를 고안하는 데는 엄청나게 많은 시간이 든다는 것이었다.

내 경험으로 볼 때, 많은 임상사례들의 활용이 포함된 자세한 사례 연구들을, 수업 시에 즉석에서 떠올리기는 어렵다. 『물리치료 케이스파일』 시리즈의 두 가지 목표는 개인 물리치료 임상 분야 내의 수많은 실제적 사례 연구들이 들어있는 자료를 제공함으로써, 물리치료를 가르치는 교육자가 직접 가상의 사례를 만들어낼 필요성은 최소화하고, 학생이 개별 환자의 관리에 근거를 적용할 수 있는 능력은 최대화시켜준다는 것이다.

『물리치료 케이스파일』 시리즈의 각 편 내의 사례들은, 독자가 책을 순서대로 읽든지, 아니면 현재 관심사에 따라 필요한 부분만 임의로 선택해서 읽도록 구성되어 있다. 3부에 '사례 번호'와 '건강 상태(알파벳순)'에 따라 정리된 사례 목록이 있으며, 이를 통해 독자는 특정 분야에 대한 자신의 지식을 검토할 수 있다. 때로 다른 사례와 비교해서 어떤 사례에는 특정 건강 상태 혹은 임상시험에 대한 더 간단한 설명들도 포함될 수 있다. 이런 상황에서 독자는 더 자세한 설명이 있는 사례를 참고해야 할 것이다.

모든 사례는 WHO의 ICF 체계와 미국 물리치료협회의 『물리치료사 지침서』에서 자주 등장하는 용어를 사용하고 있으며, 조직적이고 세심히 계획된 형식을 따른다. 중복과 각 사례의 분량을 줄이기 위해, 의도적으로 각 사례 내에 ICF 체계를 제시하지는 않았다. 그러나, 섹션 제목과 각 사례에 사용된 용어는 '평가, 목표 설정, 중재 과정' 그리고 '임상적 추론이 개인의 활동과 참여를 향상시키는 데 어떻게 활용될 수 있는지'에 대해 독자를 지도할 수 있는 방향으로 선택되었다.

각 사례의 첫 페이지는 환자와 만나서 일련의 개방형 질문들을 하는 것으로 시작된다. 사례 후에 제시되는 논의는 7개 섹션으로 구성되어 있다.

1 '**주요 정의**'에서는 독자의 사례 이해에 도움이 되도록 관련된 용어를 제공한다. '**목표**'에서는 교수 목표 혹은 최종 행동 목표들이 제시된다. 이 '목표'에는 독자가 사례를 읽고 난 후 증명해야만 하는 지식, 기술, 혹은 태도 등이 요약되어 있다. '**물리치료 시 고려사항**'은 사례에 제시된 환자의 물리치료 관리와 관련된 물리치료 관리 계획, 목표, 중재, 예방법, 잠재적 문제에 대해 간단히 제시된다.

2 '**건강 상태의 이해**'에는 의학적 진단에 대한 간단한 설명이 나온다. 이 섹션의 의도는 종합적으로 다루는 데 있지 않다. 독자의 배경 및 맥락 이해를 위해 해당 증상에 대한 병인, 발병학, 위험요인, 역학, 의학적 관리가 제시된다.

3 '**물리치료 환자/고객 관리**'는 환자 관리에서 물리치료사가 하는 역할이 요약되어 있다. 이 섹션은 물리치료사의 역할이, 어떻게 환자 관리에 관여된 다른 의료인들의 역할을 보완시켜 주거나 물리치료사가 다른 의료인에게 의뢰하는 일 등을 자세히 설명한다.

4 '**검사, 평가 및 진단**'은 독자에게 차트 리뷰에서 얻은 정보를 조직하고 해석하는 법, 환자 증상에 영향을 주는 약 부작용에 대한 인식, 주관적 평가와 신체검사를 구조화하는 방법을 알려준다. 환자에게 시행 가능한 평가도구와 특별 검사들이 모두 제시되어 있지는 않다. 각 결과 측정치나 특별 검사에 대한 신뢰성, 타당성, 민감성, 특이성이 논의된다. 필요한 경우, 결과 측정치에 대한 임상적으로 유의미한 차이(minimum clinically important difference, MCID)가 제시되는데 그 이유는 이것이 임상의의 평가 결과가 환자의 기능이나 삶의 질 측면에서 가치 있다고 결론내리기

전, 중재에 반응하는 데 요구되는 최소한의 변화 수준을 결정하는 데 도움을 주기 때문이다.

5 **'치료 계획과 중재'**는 환자 상태에 대한 몇 가지 물리치료 중재들에 대해 설명한다. 이 섹션과 이전 섹션의 장점은 각 사례는 모든 결과 측정치, 실행 가능한 특별 검사, 치료 중재를 낱낱이 제시하지는 않는다는 것이다. 오히려, 몇 가지의 결과 측정치나 검사 기법 및 중재만이 선별되어 제시되어 있다. 이 부분은 물리치료사가 자신의 임상적 추론을 사용해서, 관리 중에 환자에게 적용 가능한 가장 적절한 검사와 중재를 직접 결정하는 현실적인 환자–치료사 상호작용과 최대한 유사하게 제시한 것이다. 선택된 각 중재의 경우, 동일 진단을 받은 이들에게 사용하도록 뒷받침하는 근거가 제시된다. 중복을 줄이고자 유산소 운동과 저항운동에 대한 표준 지침은 포함시키지 않았다. 그 대신에, 독자는 ACSM(미국스포츠의학회)(저자: Goodman and Fuller & Paz and West)이 출판한 지침을 참고해야 한다. 표준 지침에서 벗어난 특이 사례를 위해, 특정 지침들은 포함되어 있다.

6 **'근거 중심 임상적 추천'**에는 환자 상태에 대한 진단도구나 치료 중재에 대한 최소한의 세 가지 임상 권고들이 포함된다. 공저자의 개인적 임상 경험을 넘어서 각 권고의 질을 향상하려면 각 권고는 SORT(Strength of Recommendation Taxonomy, 추천 분류의 장점)를 사용해 등급이 매겨져야 한다.

개별 연구들의 질 그리고 근거에 기반한 권고의 수준을 평가하는 데 사용되는 100여 개 이상의 근거–등급 체계가 있다. SORT 체계는 여러 의학 저널(American Family Physician, Journal of the American Board of Family Practice, Journal of Family Practice, and Sports Health)에서 사용되고 있다.

SORT 체계는 두 가지 이유로 선택되었다: SORT은 간단하고, 등급은

환자 중심적 결과들을 토대로 한다. SORT 시스템은 근거의 세 수준만 가지고 있다: A, B, C

A 등급 권고는 일관된 양질의 환자 지향적 근거에 기반한다(예: 체계적 문헌고찰, 양질의 연구들의 메타분석, 양질의 임의적 통제 실험, 양질의 진단적 코호트 연구).

B 등급 권고는 일관되지 않거나 제한적 질적 수준의 환자 지향적 근거에 기반한다(예: 체계적 문헌 검토, 질 낮은 연구나 일관되지 않은 결과를 가진 연구들의 메타분석).

C 등급 권고는 동의, 질병 중심의 근거, 일반적인 관행, 전문가의 의견 또는 사례 시리즈에 기반한다(예: 합의 지침, 중간 수준 혹은 생리적 결과만 사용한 질병 중심의 근거). 각 사례의 공저자는 각 권고나 결론에 대해 SORT 지침에 기반해 등급을 매겼다. 각 진술에 대한 등급이 검토되었고, 때로 편집자들이 고친 부분도 있다. 사례 내에서 각 임상 권고의 핵심 문구들은 굵은 글씨로 쓰여 있다. 이로서 독자는 인용된 근거가 어디에 있는지 쉽게 찾아볼 수 있다.

7 '**종합 질문과 정답**'에는 내용 이해를 강화하거나, 환자 사례에 대한 새롭지만 관련된 개념을 자세하게 설명하거나 소개하기 위한, 2~4개의 다지선다형 질문들이 들어 있다. 필요한 경우, 왜 대안들이 최선의 선택이 아닌지에 대한 자세한 설명도 제시된다.

나는 이런 현실적 사례 연구들이, 다양한 환경과 환자들에 대한 일상적 물리치료에 '근거'를 적용하는 것을 돕는 새 자료가 되기를 바란다. 근거 기반 환급 지침들의 질과 효과 그리고 도입을 촉진하기 위해, 근거 기반 의료가 지속적으로 요구되는 이 시점에서 근거 기반 권고를 가진 사례들은 부가적 이익을 줄 것인데, 그 이유는 물리치료사는 의료서비스에 대한 환급율의 감소 위협에 직면하게 되어, 자신의 서비스를 지지할 근거를 증명해야만 하기 때문일 것이다.

나는 물리치료 교육자들, 물리치료를 배우는 저학년 학생들, 임상 물리치료사, 전문 임상에 대한 공인 자격증을 준비 중인 전문가들 모두 '학급 기반 지식'을 '근거 기반 평가와 중재'에 적용하는 데 이 책이 도움이 되기를 바란다.

Erin E. Jobst, PT, PhD

차례

SECTION I

SECTION II

SECTION I

개요

Introduction

물리치료사에게는 스포츠 관련 근골격계 손상 환자에게 적용하거나 처방할 수 있는 수많은 능동적·수동적 치료 옵션이 있다. 근거를 기반으로 한 실습의 시대에 물리치료사는 최상의 연구 결과와 올바른 임상 추론에 기초한 임상 경험, 개별 환자의 목표를 바탕으로 검사방법을 선택하고 중재법을 적용해야 한다. 이 책의 출판 목적은 근거 기반 실천 원칙이 스포츠 관련 근골격계 손상 환자의 검사, 평가 및 치료를 어떻게 안내할 수 있는 지를 설명하기 위해서이다. 물리치료 연구, 교육, 임상실습 분야의 전문가들이 선정한 26개의 사례가 수록되어 있으며, 척추 및 사지 손상, 수술 후 사례 및 비근골격계 상태를 포함한 다양한 진단이 포함되어 있다. 각 사례는 진단의 검사 및 관리를 위해 적용할 수 있는 가장 적합한 연구결과를 바탕으로 하고 있다. 이 책에 제시된 사례가 환자를 검사·평가하고 치료하는 학부생과 신규 물리치료사, 숙련된 임상의들의 능력을 향상시키는데 도움이 되기를 바란다. 이를 통해 많은 물리치료사들이 임상 실습에 대한 통찰과 질문을 제시하여 새로운 지식을 지속적으로 탐구하는 시작점이 될 수 있기를 희망한다.

SECTION II

26개 사례 시나리오

Twenty-Six Case Scenarios

엘리트 청소년 테니스선수의 어깨 과사용으로 인한 부상

Overuse Shoulder Injury in Elite Junior Tennis Player

Todd S. Ellenbecker / Larry Lauer

CASE 1

14세의 엘리트 청소년 테니스선수가 오른쪽 어깨 후방 통증 발생 2주 후 물리치료실에 찾아왔다. 이 환자는 8세 때 테니스를 시작했고, 이전까지는 어깨 통증을 호소하지 않았다. 트레이닝 중 한 달에 1~2일 정도 주어지는 휴식일을 제외하고는 거의 매일 테니스를 쳐온 이 환자의 최초 통증은 서브 중 follow-up 동작 초반과 하이포핸드 타격 중에 발생했다. 포핸드 시에는 세미웨스턴그립(전통 이스턴그립에 비해 현재 많이 사용하는 그립으로, 손을 라켓핸들의 뒤쪽으로 살짝 돌린 상태의 그립)을 사용했다. 선수는 테크닉이나 훈련량에는 변화가 없었다고 이야기했고, 한 달 뒤 시작하는 하이 레벨 토너먼트를 준비하고 있다고 했다. 오른팔 끝 쪽에 별다른 신경통은 없었고, 다른 질병이나 합병증 역시 없었다. 포핸드와 서브 시 통증 정도는 10점 만점에 8점, 휴식 중에는 0점이라고 하였으며, 서브와 팔을 들어 올리는 동작 중에는 어깨에 힘이 들어가지 않고 피로감을 느낀다고 하였다. 헬스장에서는 벤치프레스, 래터럴 레이즈, 바이셉스 컬, 팔굽혀펴기 같은 일반적인 웨이트 운동을 했다. 소아 정형외과 의사로부터 방사선 검사를 받은 후 물리치료실로 보내졌는데, x-ray 상으로는 특별징후를 보이지 않았다.

- ▶ 예상되는 진단과 연관된 진찰징후에는 어떤 것이 있는가?
- ▶ 어떠한 검사가 선행되어야 하는가?
- ▶ 환자에게 가장 적절한 물리치료 방법은 무엇인가?
- ▶ 재활 예후는 어떠한가?
- ▶ 이 환자의 상태가 환자 처치에 어떤 영향을 줄 수 있는가?

주요 정의

- **Beighton의 과운동척도**(Beighton's hypermobility index): 개인의 기본 가동성 상태를 결정하기 위해 Beighton과 Horean이 제안한 검사방법으로, 다섯째 중수지관절의 중립상태를 넘어선 과신전과 팔꿈치와 무릎의 과신전, 전완의 굽힘근 쪽으로 엄지손가락을 수동적으로 움직일 수 있는 능력, 무릎을 최대로 신전한 상태에서 허리를 굽혀 양손바닥을 바닥에 닿을 수 있는 능력까지 총 5가지 검사로 측정한다. 일반적으로 5개 중 3개에서 과운동성을 나타나는 환자는 운동성이 항진되어 있다고 평가함
- **flip sign**: 측면 관절상완 외전 도수 근력 검사 중 견갑골이 윙윙거리거나 흉부로부터 분리되는 현상으로, 도수 근력 검사 중 견갑골 안쪽 가장자리의 관찰을 통해 견갑골의 불안정성을 확인할 수 있음
- **GIRD**: 관절와상완관절 내회전 결핍(glenohumeral joint internal rotation deficit)의 줄임말로, 어깨 내전 가동범위의 손상을 나타냄
- **TROM**: 전체 가동범위(total rotation range of motion)의 줄임말로, 어깨의 내회전과 외회전 측정값을 더해 산정함

목표

1. 회전근을 최대 활성화시키는 테니스 서브 단계를 확인한다.
2. 테니스 관련 어깨 과사용으로 인한 부상에 가장 적합한 검사방법과 근골격계에서 발견되는 상태를 나열한다.
3. 테니스선수에게 적합한 근거 중심의 재활 운동을 설명한다.
4. 어깨 재활을 위한 치료적 운동과 관절가동범위(ROM)의 주요 내용을 설명한다.
5. 코트 복귀를 위한 프로그램을 수립한다(예: 인터벌 테니스 프로그램).
6. 부상당한 엘리트 청소년 테니스선수에게 나타나는 심리적 상황을 이해한다.

물리치료 시 고려사항

후방 어깨 통증을 겪는 청소년 테니스선수의 물리치료 시 고려할 점:

- ▶ **일반적인 물리치료 계획/목표**: 통증 감소; 어깨관절의 능동·수동 관절가동범위 증가; 회전근과 견갑골의 근력 강화
- ▶ **물리치료 중재**: 기능해부학과 부상에 대한 병리역학에 대한 환자 교육; 통증 감소를 위한 인자치료와 도수치료; 관절 가동성 향상을 위한 움직임과 수동적 스트레칭; 회전근개와 견갑골의 근력, 안정성 강화를 위한 저항성 운동 및 지구력 운동(하부승모근, 전방거근과 능형근); 홈 재활 및 스트레칭 프로그램 안내
- ▶ **물리치료 시 주의사항**: 활력징후를 확인할 것; 환자의 기존 상태에 따라 운동방법에 주의를 기울이거나 금지시킬 것
- ▶ **물리치료를 방해하는 요인**: 홈트레이닝 미준수; 충분한 재활을 위한 일정기간 동안 테니스 트레이닝 중단의 불가능

건강 상태의 이해

엘리트 청소년 테니스선수에서 흔히 볼 수 있듯이, 이 선수의 1차 공격 활동은 오버헤드 서빙 운동이다. 테니스 서브 분석결과, 암 코킹 및 후속 단계 중 회전근개가 과하게 사용됨이 나타났다. 현대 테니스 경기에서 75% 이상의 타격이 포핸드와 서브이고, 서브 없이 경기를 할 수 없기 때문에 이 선수는 현재 경기 출전을 제한할 필요가 있다. 상태가 호전되면 초기에 서브 횟수를 제한하는 인터벌 리턴-테니스 프로그램을 준수해야 재상해의 위험을 최소화할 수 있다.

물리치료 환자/고객 관리

어깨 과사용으로 통증을 겪는 오버헤드 운동선수를 대상으로 한 물리치료 검사는 견갑골 장애, 관절와상완관절의 불안정성 존재 여부, 근육 불균형 그리고 종종 GIRD(glenohumeral joint internal rotation deficit)라고 불리는 관절와상완관절 내회전 결핍을 확인해야 한다. 회전근개건염은 엘리트 청소년 테니스 선수가 흔히 겪는 부상이다. 회전근개 특히 극상근과 극하근에 계속 가해지는 압력은 근육의 수축을 일으켜 피로장애를 일으키게 된다. 미국테니스협회에서 최근 1년 간 진행한 연구에 따르면 41%의 선수에게서 과사용 손상이 나타난다고 보고했다. 861명의 청소년 선수를 대상으로 한 이 연구에서 어깨 부상이 엘리트 선수에게서 두 번째로 많이 발생하는 부상으로 조사되었다. 테니스선수는 최고의 경기력을 보여 주기 위해 연중 계속되는 훈련을 소화하고 대회에 출전한다. 이러한 선수의 물리치료에서 가장 어려운 점은 휴식과 회복기간의 확보 그리고 훈련을 제한하는 것이다. 경우에 따라서는 회전근개와 견갑골 근육의 강화를 위한 치료적 운동 프로그램 적용과 재활을 위해 일정 기간 경기 출전을 제한해야 할 수도 있다. 재활 이후 남아 있는 신체적 불편함, 제한은 '완성되지 않은 어깨'로 표현하기도 한다. 이것은 바로 관절와상완관절의 관절가동범위(예: GIRD의 약화)의 불완전 회복, 완벽하게 안정화되지 않은 견갑골과 재상해를 일으킬 수 있는 근력의 비균형을 나타내 재활이 효과적이지 못했음을 의미할 것이다. 그러므로 물리치료사는 선수가 전체 훈련일정으로 복귀하기 전에 건 치유와 신체정렬을 위한 재활 프로그램을 수립하고 적용해야 한다.

검사, 평가 및 진단

어깨 움직임에 제한을 주는 주요 요인은 어깨관절가동범위 및 근력 측정을 통해 확인할 수 있다. 팔의 외측에서 약간의 압력을 가하며 견갑면, 시상면, 관상면에서 팔 양쪽의 움직임을 비교해보면 견갑골 기능장애를 확인할 수 있다. 뒤쪽에서 보면 환자가 주로 사용하는 오른쪽 어깨가 낮은 것, 우측 견갑골의 하방돌출, 극하와가 약한 위축되어 있음을 확인할 수 있는데, Kibler 등은 아래어깨의 기능저하로 정의했다. 이러한 증상은 어깨근육의 불안정과 전방 경사 증가로 인해 견갑골 하각이 심하게 돌출되었을 때 나타날 수 있다. 손을 허리에 올린 자세에서 어깨 위치를 비교해보면 견갑골 돌출과 극하와의 경미한 위축을 확실하게 확인할 수 있다(**그림 1-1**). 양쪽 팔을 앞으로 올리도록 하고, 견갑면에서 1kg의 중량을 들었다가 팔을 내리면 부상당한 오른쪽 견갑골에 힘이 더 실리는 것을 관찰할 수 있다. 견갑골 하각의 돌출로 나타나는 견갑골 전방 기울기의 증가를 I형 패턴이라고 한다(**그림 1-2**). 견갑골의 안정화 효과를 살펴보기 위해 물리치료사는 견갑골 보조 검사(SAT; **그림 1-3**)를 시행했

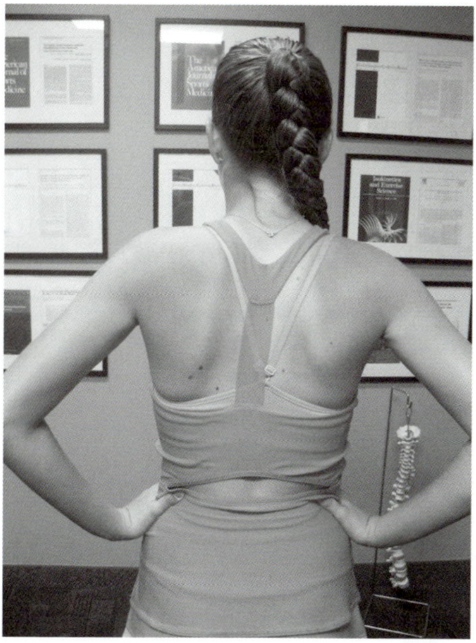

그림 1-1 청소년 테니스선수의 '허리 손' 후면 자세로, 우세팔인 오른쪽 견갑골 극하근에서 경미한 위축을 확인할 수 있다.

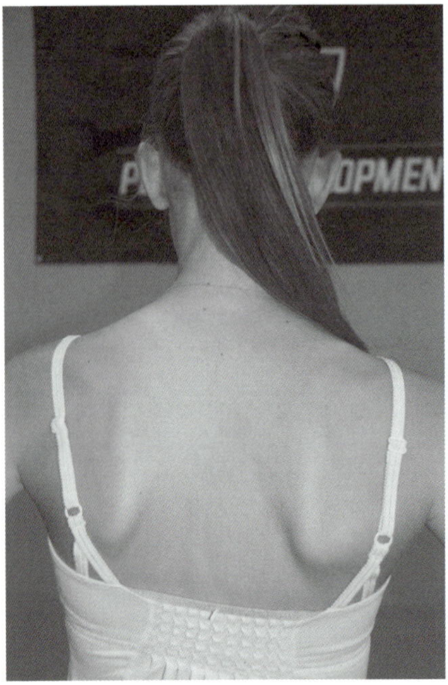

그림 1–2 Kibler 분류 중 I형. Kibler 견갑골 이상운동증 패턴으로 오른팔을 머리 위로 들어 올릴 때 등척성 제어의 손실이 확인된다.

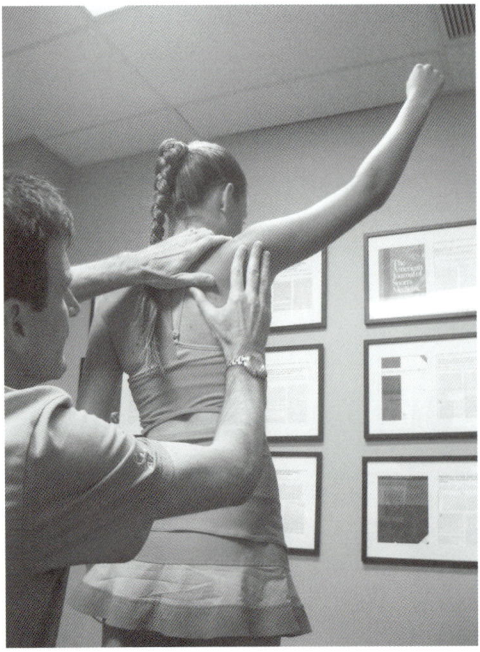

그림 1–3 견갑골 보조 검사. 환자가 팔을 들어 올리는 동안 견갑골이 위로 회전할 수 있게 보조한다.

다. 물리치료사는 견갑골 보조 검사를 위해 한 손은 환자의 견갑골 하부 안쪽에, 다른 손은 상부에 두었다. 다음으로 환자가 팔을 견갑면 또는 시상면으로 들어올리는 동안 위쪽으로 향하게 회전을 보조한다. 물리치료사의 보조로 환자의 팔 움직임이 증가하거나 통증이 감소하면 어깨 부상이 발생한 것으로 볼 수 있다. Kibler 등은 물리치료사가 견갑골 안정을 보조하였을 때, 후방 경사는 평균 7° 증가하고 동작 중 발생하는 통증이 약 56% 완화되었음을 확인했다. 이 연구는 견갑골 운동학의 긍정적인 영향으로 환자의 어깨 통증을 감소시킬 수 있음을 보여준다. Rabin 등은 견갑골 보조 검사의 평가자 간 신뢰도를 측정하여 팔을 앞으로 들어올렸을 때 견갑면 움직임에서 77~91% 사이의 일치계수(카파계수 0.53~0.62)를 확인하였다. 이를 통하여 견갑골 보조 검사가 검사 및 재검을 진행하는데 적합한 임상 진단법이라고 검증하였다.

환자는 Neer, Hawkins-Kennedy, 오훼골, 팔 교차, Yocum's와 같은 일반적인 어깨충돌 검사결과, 많은 젊은 오버헤드 운동선수들이 전형적으로 나타나는 음성반응(증상 없음)을 보였다. 환자의 어깨와 조직의 움직임을 평가하기 위해 여러 검사를 진행하였다. Beighton의 과운동척도(Beighton's hypermobility index)에 따르면 환자는 손과 손가락, 팔과 무릎에서 과운동의 모든 특징적인 징후를 보이고 있었다. 또한 오른쪽 어깨에서 경미한 불안정성을 나타내는 다방향 불안정성(multidirectional instability, MDI) 고랑징후를 보이고 있었다(**그림 2-1 참고**). O'Brien's and Speed 검사에서는 음성반응을 보여 어깨관절순과 이두근 파열 가능성은 낮게 나타났다. 바로 누운 자세에서의 상완골두 변환 검사(견갑면에서 90° 외전)에서는 양쪽 어깨에서 2^+ 전방 변환과 1^+ 하방 변환을 보였다. 하지만 크게 우려할 정도의 수치는 아니었다. Jobe의 아탈구/재위치 검사(**그림 1-4**)에서는 어깨 전방에 경미한 불안정감과 어깨 후방에서 통증이 발견되었다.

총 도수 근력 검사(manual muscle test, MMT) 결과, 굴곡, 외전, 내회전 중에 양쪽 어깨에서 통증 없이 5/5의 근력을 나타냈다. 오른쪽 어깨에서 외회

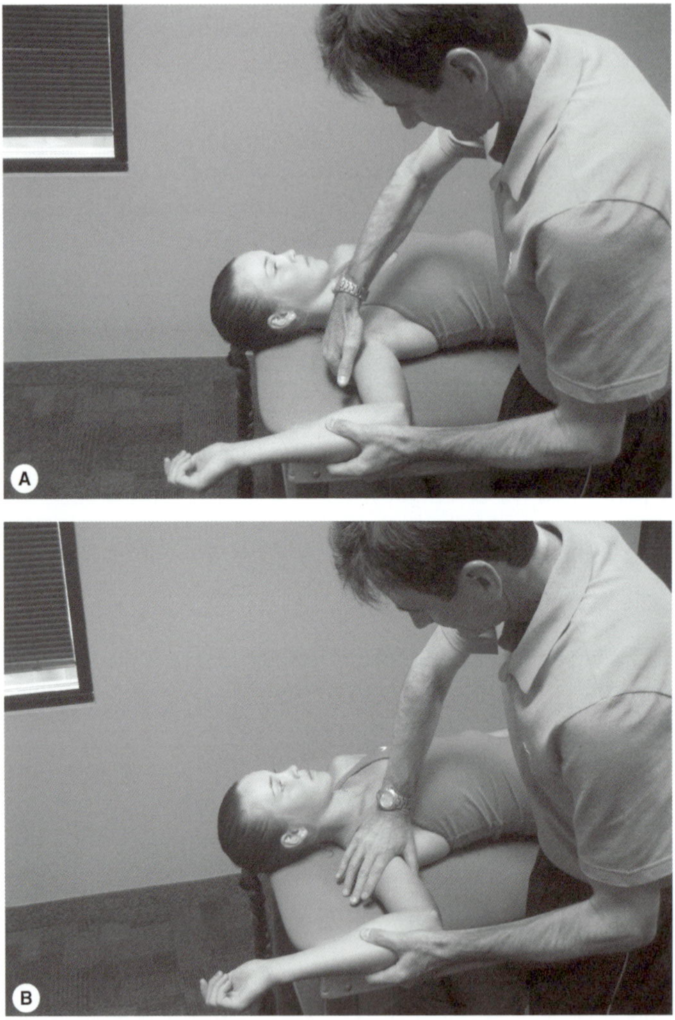

그림 1-4 Jobe의 아탈구/재위치 검사로 위팔오목관절이 90° 외회전한 상태에서 진행한다.
A 아탈구상태, B 재위치상태

전 도수 근력 검사결과, 내전 시 $4^-/5$를 나타냈고, 90° 외전 시 즉각적인 통증을 호소했다. 같은 검사 시 왼쪽 어깨에서는 5/5로 나타났다. 오른쪽 어깨의 도수 근력 검사 중에 견갑골이 젖혀짐이 나타났다. 이 증상은 견갑골 안쪽면 전체가 흉곽으로부터 돌출되어 있는 것으로 견갑골 근육의 안정성 저하 시 나타난다. 동력 측정을 통해 회전근개의 근력평가를 진행할 수도 있는데, 기계식 및 등속성 동력 측정법은 정적근육과 동적근육의 기능을 상당히 정확하게 측정할 수 있다. 이러한 검사방법은 양측 근력 비교, 한 쪽의 근력 비율(외회전/내회전)과 정상 근력과의 비교에 사용할 수 있다.

견갑골 안정화를 통한 어깨 회전 가동범위의 각도 측정법은 관절와상완관절 움직임에 대한 객관적이고 유용한 정보를 준다. Wilk 등은 관절와상완관절 회전 가동범위 측정 검사의 신뢰성을 높이고, 견갑골이 관절와상와관절 회전에 미치는 영향을 제한하기 위해 "C"자형의 견갑골 안정화방법(**그림 1–5**)의 중요성을 강조했다. 치료사는 엄지손가락을 견갑골의 오훼골에 대고 나머지 손가락은 견갑극에 두어 C자 모양을 만들어 견갑골을 고정한다. 오버헤드 운동선수에 대한 연구는 내회전과 외회전 측정의 중요성뿐만 아니라 회전의 합 측정

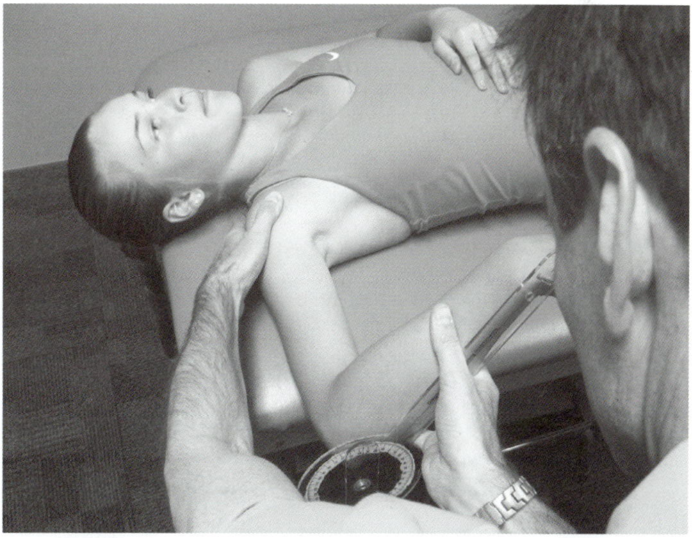

그림 1–5 C자형 견갑골 안정성 측정방법으로 90° 외전 상태에서 관절와상완관절의 내회전을 측정한다.

의 중요성을 강조한다. 회전의 합은 "총 회전 프로파일"로, 말 그대로 내회전에 외회전을 더한 값이다. 오버헤드 운동선수에 대한 다양한 연구에 따르면 우세팔의 외회전 증가와 내회전 감소가 일관적으로 나타난다. 엘리트 청소년 테니스선수의 프로파일에서는 우세팔의 외회전 증가가 나타나지 않아 연구결과와는 약간 차이를 보였지만, 부상을 입지 않은 선수에 대한 연구에서는 여전히 우세팔 회전의 합이 5~10° 감소하는 것으로 나타났다. 이 케이스의 환자의 경우, 오른쪽 어깨의 내회전 25° 감소와 함께 회전의 합이 20° 감소한 상태였다. 견갑골을 안정화한 바로 누운 자세에서 Laudner 등이 제안한 팔 교차하여 모으기(cross-arm adduction) 검사 수행을 위해서는 전자식 경사계를 사용하는 것이 좋다(**그림 1-6**). 최근 연구에서 부상을 입지 않은 엘리트 청소년 테니스선수의 팔 교차하여 모으기 검사에서는 우세팔이 5~8° 정도 감소하는 것으로 나타나는데 반해, 환자의 경우 부상당한 어깨에서 18°나 감소한 것으로 나타났다. **표 1-1**은 견갑골을 안정화한 바로 누운 자세에서 환자의 수동 관절가동

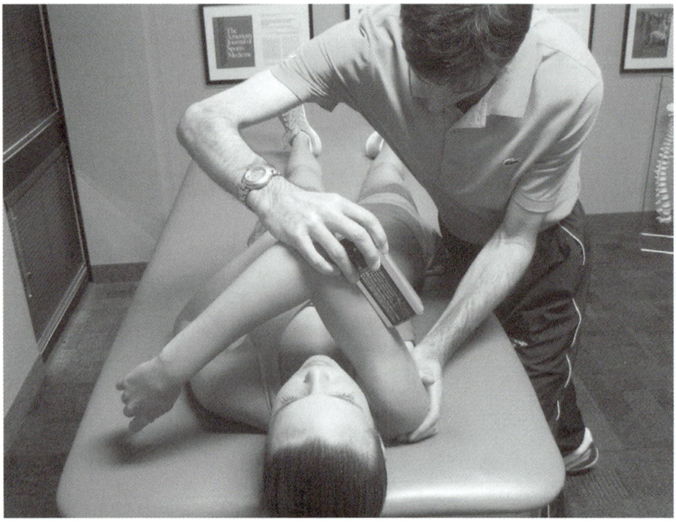

그림 1-6 전자식 경사계를 활용한 팔 교차 내전 검사

표 1-1 • 엘리트 청소년 테니스선수의 수동 관절가동범위(PROM)

동작	왼쪽 어깨	오른쪽 어깨
90° 외회전(90° 외전에서)	90°	95°
90° 내회전(90° 외전에서)	55°	30°
전체 회전	145°	125°
수평방향 팔 교차 내전	45°	28°

범위(과한 압력을 가하지 않은 상태)를 요약한 것이다.

물리치료사는 이상의 임상 검사를 통해 환자의 치료계획 수립에 중요한 몇 가지 요소를 발견할 수 있었다. 이 환자는 관절와상완관절의 불안정성과 내회전 감소, 견갑골 병변과 함께 회전근개 후방의 국소 약화 증상을 보이고 있었다. 이러한 각 요인은 반복적인 오버헤드 동작을 하는 선수에게 나타나는 회전근개 부상의 주요 지표이다. 그렇기 때문에, 물리치료방법은 이러한 요인을 보완하고 해소하는데 집중하여 환자의 완전한 기능 회복과 경기로의 복귀를 위하는 방향으로 수립해야 한다. 견갑골 기능장애 판별은 치료 초기 단계에서는 견갑골 근육 활성화에 도움이 되는 특정 동작을 통해 견갑골 안정성 강화 운동이 선행되어야 함을 나타낸다. 최근의 연구결과, 견갑골 안정화 근육을 타겟으로 한 근력 운동이 수행되었을 때 견갑골의 안정성과 근력이 향상되었음을 보였다. 부상당한 팔의 외회전 감소와 회전의 합의 감소에 따라 외회전 회복을 위한 치료도 포함해야 한다. 마지막으로 회전근개 후방의 국소 약화 증상 완화를 위해 상완골두의 움직임과 어깨 기능 향상을 위한 견갑골 안정화 주요 근육의 근지구력 향상 운동도 함께 병행해야 함을 확인할 수 있다.

오버헤드 운동선수의 기능 향상 결과, 평가방법으로는 움직임 중심 측정법 중 오버헤드 운동선수의 팔 부상(어깨와 팔꿈치)인 Kerlan-Jobe Orthopaedic Clinic Shoulder and Elbow Score가 있다. 다른 측정법(예: 미국 어깨 및 팔꿈치 전문정형외과 의사들에 의한 표준화된 어깨 평가 요법, 워싱턴 대학의 간편 어깨 검사)은 일상생활 수준 및 낮은 수준의 기능평가에 초점이 맞춰져 있으므로 오버헤드 기능 평가로 적절하지 않다. 그렇게 때문에 이 환자에게는 최적의 평가방법이 아닐 수 있지만 어깨기능 관련 주요 내용은 참고할 수 있을 것이다.

치료 계획과 중재

이 케이스의 환자의 경우 나이와 체력 수준, 회복하고자 하는 강한 의지 덕분에 예후가 좋을 것으로 보인다. 비수술적 회전근개의 재활은 다음과 같은 결과를 보인다. Morrison 등은 관절와상완관절 충돌 증상을 보이는 616명의 환자를 조사하였고, 2/3 이상이 물리치료와 비스테로이드성 소염제 복용을 통해 치료에 성공했음을 발견하였다. 환자는 현재 관절와상완관절 충돌 증상이 나타나지 않아, 외적으로 나타나는 관절와상완관절 충돌보다는 관절와상완관절의 비안정화와 견갑골 병변으로 인한 부상으로 보였다. 그럼에도 불구하고 이 환자의 경우 비수술적 회전근개 재활이 가능하고 완전한 회복을 위한 예후 또한 좋았다.

물리치료사는 환자의 견갑골 기능장애 개선을 위한 근력 향상을 위해 강도 높은 견갑골 근육 활성화를 목표로 한 특별 운동을 시행하였다. Van de Nelde와 De Mey 등은 옆으로 누워 외회전, 엎드린 채 펴기와 상완골의 외회전과 함께 수평 외전, 옆으로 누운 채 어깨 굴곡 동작과 같은 상체 움직임을 통한 6주간의 견갑골 운동 프로그램이 견갑골을 활성화하고 근력을 향상시키는데 도움이 됨을 발견하였다. Kibler 등은 robbery, low row, lawnmower 운동(**그림 1-7~1-9**) 등과 같은 초기 재활에서 견갑골 운동을 제시하였다. 견갑골 안정화 운동은 견갑골 수축을 위한 공간을 확보하고 하부 승모근을 상부보

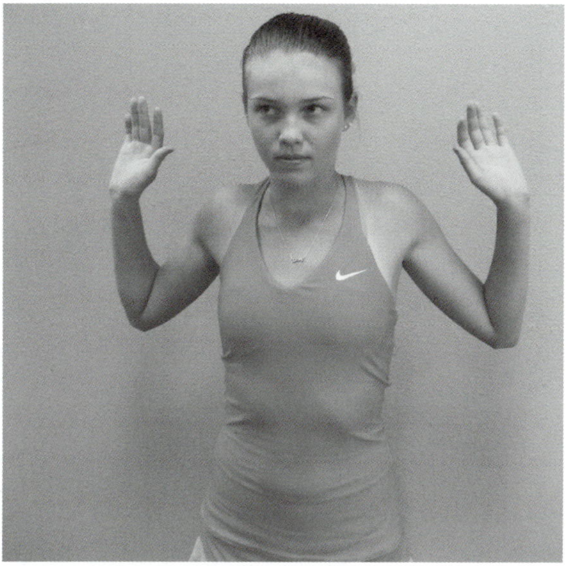

그림 1-7 견갑골 운동 "Robbery" 자세

다 3.3배 더 활용하는 외회전을 통한 견갑골의 당김 동작(**그림 1-10**)을 포함하여 진행되었다. 재활 초기 단계에서 하부 승모근과 다른 견갑골 안정화 근육 강화를 위해 다양한 자세의 노젓기 운동, 견갑골 내밈 및 당김 운동(물리치료사가 직접 견갑골에 손을 올린 채 진행하는 도수 저항 운동), 누운 상태에서 90° 외전 운동(**그림 1-11**)과 같이 다양한 운동을 시행하였다.

Uhl 등은 중량의 증가와 중량을 지지하는 팔다리의 단계적인 감소가 회전근개와 견갑골 활성화에 효과가 있다고 하였다. 그들의 연구는 상지의 닫힌사슬 운동에 대한 기준을 제시하였다. "플러스" 자세(네발기기 자세에서 견갑골을 최대한 내민 자세)는 견갑골을 내민 상태에서 전방거근을 최대로 활성화하는 동작으로 권장되었다. 현재 환자의 경우 견갑골 안정성 강화를 위하여 상지의 닫힌사슬운동과 네발기기 자세에서의 율동적 안정화 운동 그리고 다양한 포인터 자세(네발기기 자세에서 같은 쪽은 팔과 다리 들어올리기)를 각 세트별 30

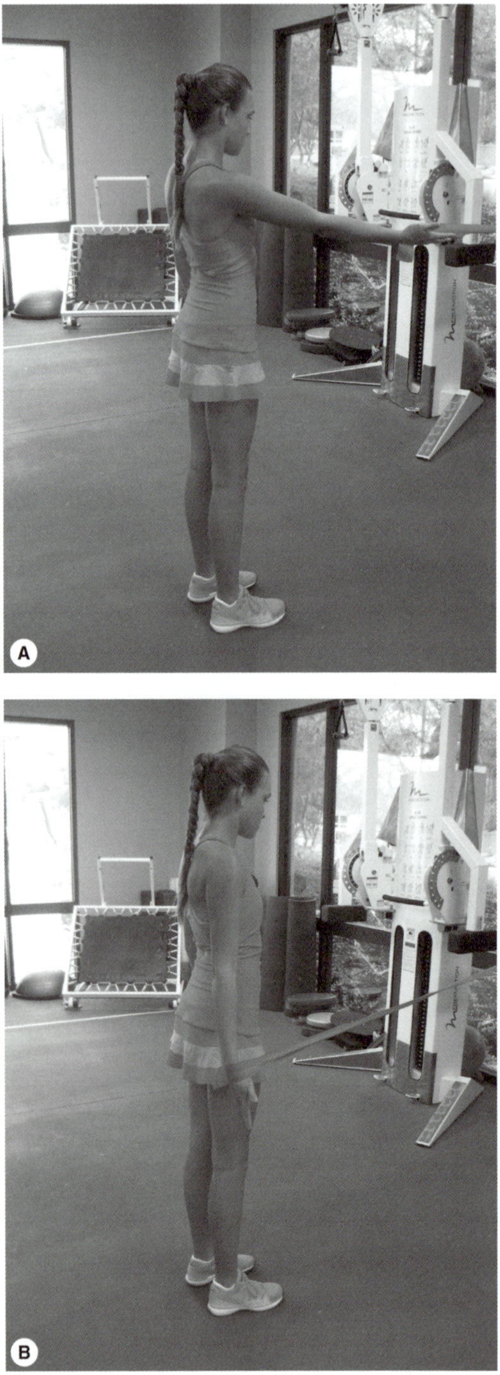

그림 1-8 Low row 운동. **A** 팔을 90° 보다 살짝 낮게 들었다가 **B** 옆으로 내린다.

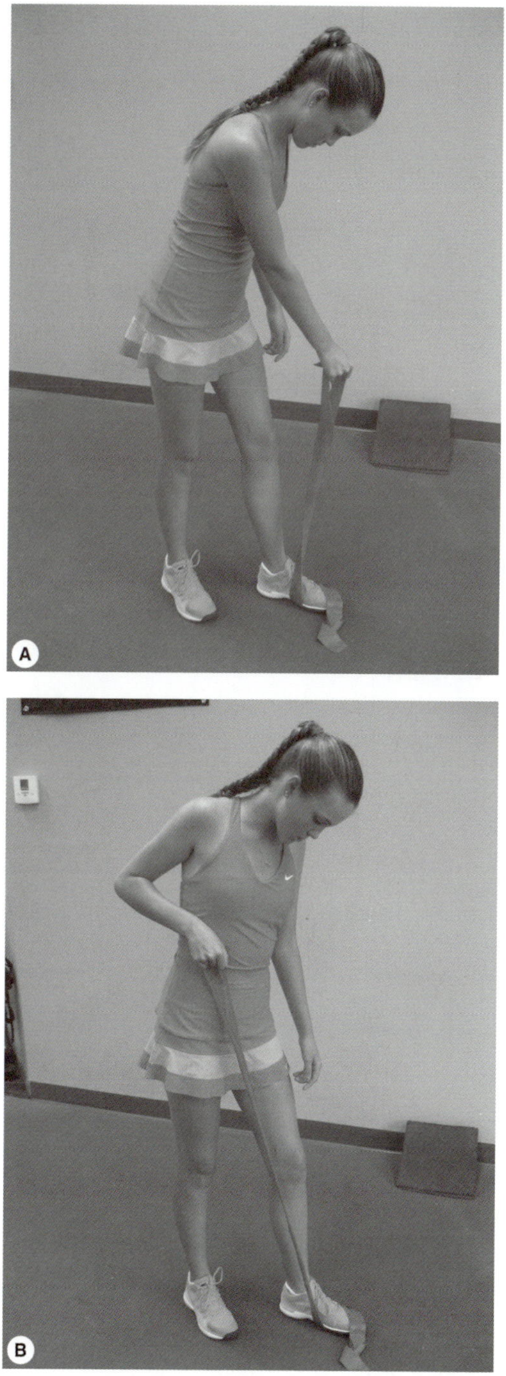

그림 1-9 견갑골 lawnmower 운동. A 저항밴드를 왼발로 밟아주고, B 오른팔로 밴드를 당기며 잔디 깎는 기계 시동을 거는 듯한 자세를 취한다.

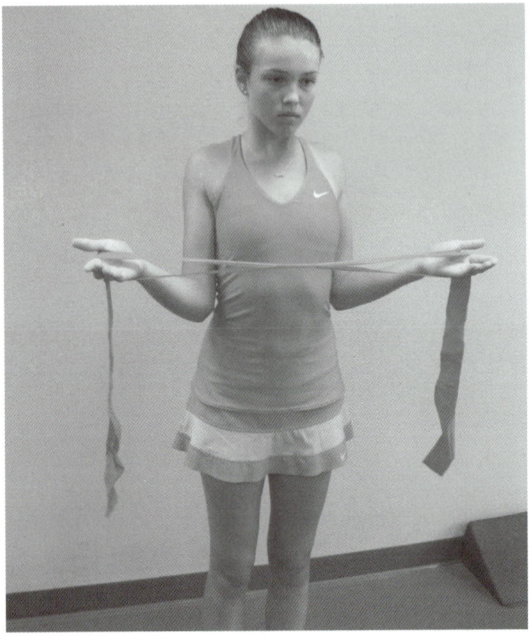

그림 1-10 견갑골을 모아준 동작에서 외회전

초 이상 버티는 지구력 중점 운동을 시행하였다.

물리치료사는 치료 시작 2~3주 후인 재활 초기 단계에서 테니스 서브 동작에 나타나는 던지기와 오버헤드 타격 시 나타나는 견갑면에서 90° 외전 운동을 수행하도록 하였다. 처음에는 견갑면 위치(관상면 앞쪽의 30°)에서 어깨 높이의 최대 90°까지만 동작을 하게 하였는데, 그 이유는 회전근개가 상관골의 안정성 확보를 위한 상완골두와 관절와의 최적의 위치이기 때문이다. Basset 등은 90°/90° 자세에서 팔의 근육의 힘과 연속적인 기능 변화에 근거하여 기능적 위치에서 근력 운동의 중요성을 강조했다. 재활 초기 단계에서 물리치료사의 보조와 함께 진행할 수 있는 견갑골 올림 운동의 예로는 테라피 볼을 활용한 율동적 안정화기법이 있다(**그림 1-12**).

이 환자를 위한 회전근개 강화 운동 처방은 두 가지 원칙에 따라 수립되었

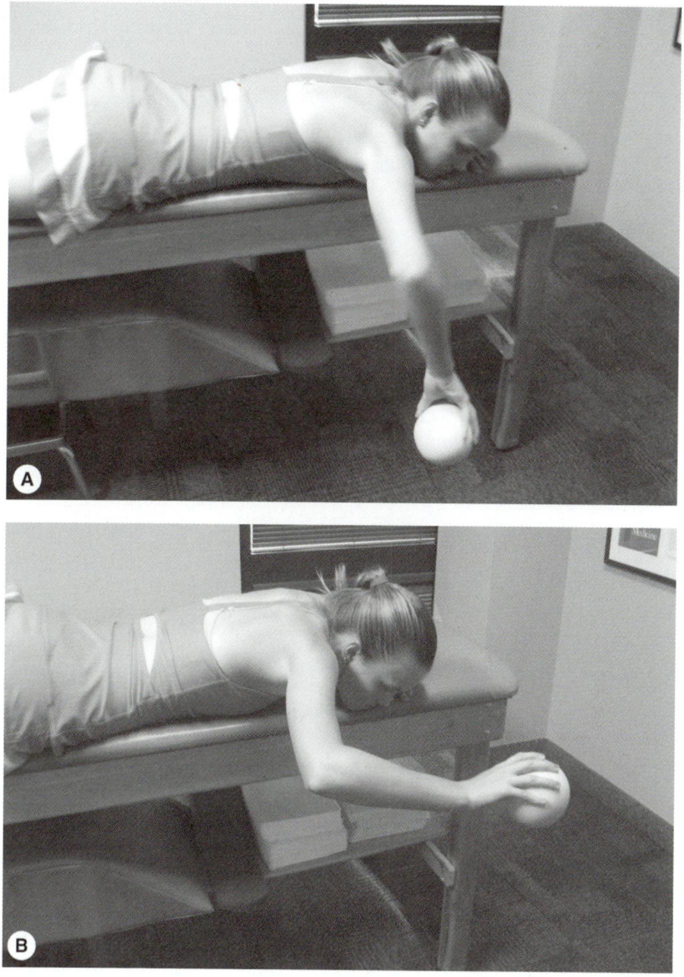

그림 1-11 엎드린 자세로 어깨 90° 외전시킨 채 외회전. A 중량이 있는 공이나 덤벨을 든 채로, B 어깨를 바깥쪽으로 돌리며 공을 천천히 들어올린다.

다. 먼저 회전근개와 견갑골 기능장애가 있는 환자가 버틸 수 있는 위치에 어깨를 둘 수 있는 운동을 시행하는 것이다. 두 번째는 후방 회전근개 근조직의 높은 수준의 근전도 검사법 활성을 강조하는 연구결과를 기반으로 운동을 진행하는 것이다. 옆으로 누운 상태의 어깨 외회전과 엎드린 채로 어깨를 바깥쪽

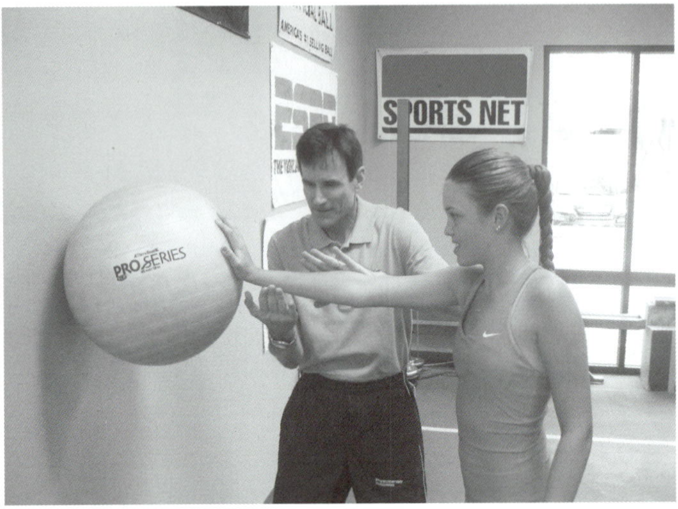

그림 1-12 견갑면의 90° 거상 자세에서 공을 들고 진행하는 율동적 안정화. 상지의 원위부와 근위부에 약간의 움직임을 준다.

으로 돌린 상태(엄지손가락을 뺀 채로)에서의 펴는 동작을 먼저 진행했다. 환자가 통증 없이 이 두 동작을 유지할 수 있을 때, 물리치료사는 엎드린 채로 어깨를 수평으로 벌리는 동작과 견갑골을 뒤로 당기를 동작을 진행했다. 엎드린 상태에서 어깨를 수평으로 벌리는 동작은 견봉하충돌을 최소화하고 극상근을 최대로 활성화해준다. 이 자세는 널리 활용되지만 어깨의 내회전과 올림 동작이 복합적으로 일어나 충돌을 일으킬 수 있는 empty-can 운동을 대체할 수 있는 최적의 운동이다. 근육의 피로반응 유발과 근지구력 향상을 위해 15~20회 반복 3세트를 추천했다. Moncrief 등은 건강한 피험자를 대상으로 한 4주간의 운동 프로그램을 통해 등속성 내회전과 외회전이 8~10% 향상됨을 확인했다. 이 운동은 또한 테니스선수와 오버헤드 운동선수의 근력과 근지구력을 향상시켰다. 돌림근띠와 견갑골 근조직의 운동은 외회전 대비 내회전 비율을 향상시켜 회전근개의 근력과 근지구력, 운동능력의 향상시킨다.

외회전 강화를 위한 선 자세와 옆으로 누운 자세로 타월롤을 겨드랑이에 끼운 채로 20°, 30° 외전 운동을 시행했다(**그림 1-13**). 작은 타월롤을 사용하면 불필요한 동작을 하지 않도록 도움을 주며, 타월롤을 사용하지 않은 때와 비교하였을 때 극상근 움직임을 10% 증가시킨다. 또 다른 이론적 이점으로는 이 자세가 해부학 연구 시 발견되는 어깨 미세혈관이 협소해지는 증상을 예방한다는 것이다. 건강한 성인 12명을 대상으로 한 Graichen 등의 연구에서 타월롤이나 베개를 겨드랑이 아래, 상완골과 몸통 사이에 놓고 30°, 60°, 90°, 120°, 150°로 어깨 외전 동작을 하게 했다. 상완골 회전 동작 중 등척성 외전과 내전 수축으로 15-뉴턴의 힘이 발생한다. 내전 등척성 수축 시에는 관절와상완관절 외전의 모든 동작에서 견봉하 공간이 상당히 증가한다. 이 연구는 상완골 회전 운동 시 충돌이 나타나 어깨 위치를 조정해야 하는 환자에게 있어 타월롤 사용은 내전 등척성 수축을 일으킬 수 있음을 나타낸다. 물리치료사는 회전근개 움직임을 활성화시키고 삼각근과 어깨 움직임을 관장하는 다른 주요 근육을 제한하기 위해 저강도의 근력 강화 운동을 시행했다. Bitter 등은 건강한 피

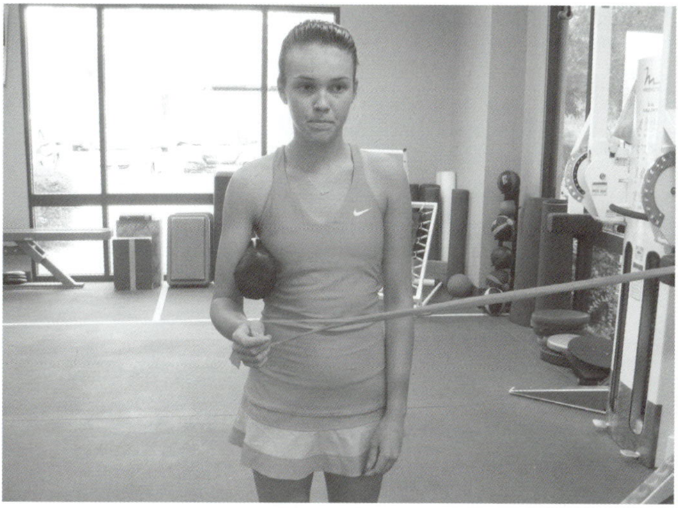

그림 1-13 선 자세에서 저항밴드를 활용한 어깨 외회전 동작 시, 어깨 아래에 수건을 말아서 넣어주면 최적의 자세를 유지하는데 도움이 된다.

험자를 대상으로 최대 수축치의 10%, 40%, 70%로 어깨 외회전 운동을 시행하며 극하근과 중앙 및 하부 삼각근의 근전도활성도를 측정했다. 저항도가 최대치의 40%일 때 70%에 비하면, 극하근의 활성도는 상당히 증가하였지만 삼각근의 활성도는 비교적 덜 증가하였다.

테니스의 서브 동작이나 야구의 투구 동작을 재현하기 위해 외측 진동 동작 또는 "자유의 여신상(**그림 1-14**)" 동작을 한 뒤 Impulse Trainer (Impulse Training System, Newnan, Georgia)를 사용하여 어깨를 90° 올리고, 90° 외회전 상태에서 신장성 바깥쪽으로 편심 부하를 주었다. 외회전 피로저항훈련의 중요성은 전체 상지 운동사슬의 적합한 생체역학적 기능에 영향을 미친다. Tsai 등은 관절상완 외회전근 피로가 후방 견갑골 기울임과 견갑골 외회전에 상당한 감소를 일으킴을 확인했다. 비슷한 연구에서 Ebaugh 등은 어깨부상 경험이 없는 성인을 대상으로 후방 회전근개 근육의 피로를 유발하기 위해 외회전 피로 기전을 적용했다. 외회전근의 피로를 보이는 피험자의 경우, 팔을

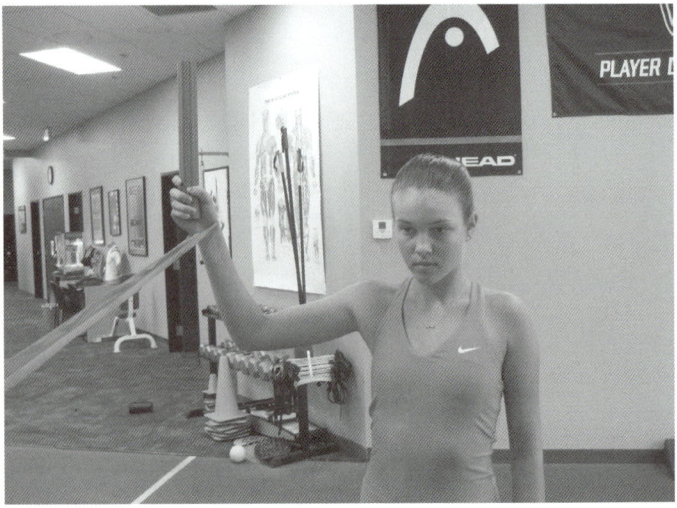

그림 1-14 '자유의 여신상' 자세. 저항밴드와 반대방향으로 팔을 바깥으로 당겨준다. 어깨가 90° 외전, 90° 외회전이 되면, 손목을 굴곡-신전하며 FlexBar 진동 운동을 시작한다.

올릴 때 견갑골의 대응반응으로 후방 기울임이 적게 발생하여 비정상적인 움직임을 보였다. 이러한 연구는 어깨 기능장애를 가진 운동선수에게 외회전근 피로로 발생할 수 있는 대응반응 발생을 방지하기 위해 외회전을 기준으로 한 트레이닝에 대한 근거를 제시한다.

환자가 2-3lb의 등장성 운동을 견딜 수 있고 통증 없이 탄성저항 회전 운동을 할 수 있게 되면, 물리치료사는 동력계가 수평면에서 30° 기울어져 관절와상완관절을 30° 굽히고, 30° 외전한 "변형된 기본" 자세에서 등속성 회전 운동을 시작할 수 있다(**그림 1-15**). 이 자세는 최대속도 이하의 저항수준에서 비운동선수 환자의 경우 초당 120~210°의 속도로, 운동선수 환자의 경우 재활 마지막 단계에서 초당 210~360°까지 진행한다. 등속성 동력계 사용은 근력, 특히 내회전근과 외회전근의 균형을 객관적으로 측정하는데 유용하다. 등속성 훈련은 어깨의 내회전근/외회전근의 패터닝에 집중하여 시행해야 한다.

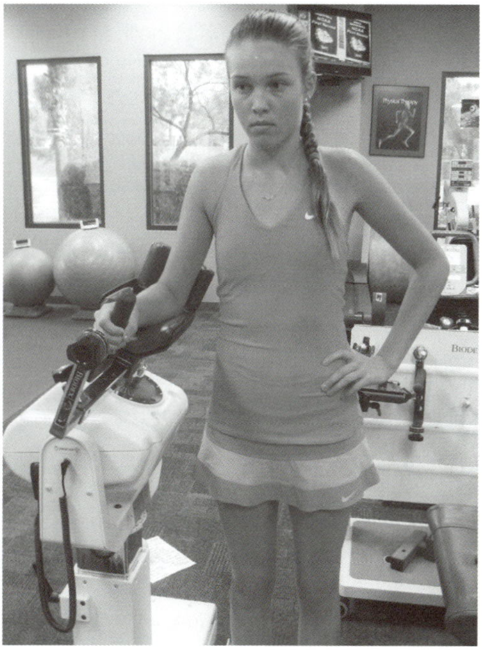

그림 1-15 등속성 어깨 내/외회전 검사와 훈련을 위한 기본 자세

Quincy 등은 6주 간의 내회전근/외회전근 훈련이 내회전근과 외회전근을 상당히 강화시켰을 뿐만 아니라, 어깨의 신전/굴곡, 외전/내전을 강화시켰다는 것을 확인했다. 이와는 대조적으로 동일 기간인 6주 간의 신전/굴곡과 외전/내전 동작의 훈련은 해당 근육만을 강화시켰다. 그러므로 내회전근/외회전근의 등속성 훈련은 기간 내에 효율적이고 효과적인 결과를 만들어내는데 도움이 된다.

내회전근/외회전근 힘의 비율은 객관적인 정보를 제공하여 전방과 후방 어깨 동적 안정성 확보를 위한 적절한 균형이 있는지를 판단하는데 도움을 준다. 건강한 어깨의 정상적인 수치는 66%로, 외회전근이 내회전근에 비해 66% 강함을 의미한다. 하지만 부상이 발생한 어깨에서는 일반적으로 부상당한 쪽의 외회전근이 훨씬 약하게 나타나는 내회전근/외회전근 힘의 비율을 보인다. 전방 불안정성을 지닌 환자의 재활에서 외회전근(후방 회전근개)의 발달 강화는 어깨 동적 안정성 향상을 위해 비율이 75~80%까지로 높아진 “후방이 강한” 어깨(예: 한 쪽의 비율이 66%보다 높아진 어깨) 만들기를 목표로 하게 된다. 후방이 발달된 어깨는 이론적으로 상완골두 움직임을 원활하게 하기 때문에 어깨 재활의 주요 목표가 된다. 동력계를 활용한 신중한 평가는 물리치료사가 근력 증가를 객관적으로 측정하고 근력 균형 회복을 위한 재활프로그램에 집중할 수 있도록 해준다.

회전근개 재활의 마지막 단계(이 경우 약 4~6주 후)에서 선수는 기능적으로 특성화된 회전훈련을 이용한 고급 등속성 운동을 함으로써 오버헤드 활동과 경기로 복귀할 수 있다. 선수는 견갑골 평면에서 90°의 관절와상완관절을 외전시키는 등속성 운동 이후, 회전근개 강도와 오버헤드 동작에서 기능적으로 향상되었다. 플라이오메트릭 운동 역시 시행되었다. 플라이오메트릭 운동 중 발생하는 강력한 단축성 근수축에 이어 발생하는 기능적으로 치우진 사전 스트레칭은 팔을 사용한 운동 활동과 유사하여 활동적인 환자를 인터벌 복귀 운동 프로그램으로 이끄는데 주요한 역할을 한다. Carter 등은 8주간의 플라이오메트릭 상완 운동 및 외회전 강화훈련 프로그램을 거친 후 대학 야구 선수의 신장성 외회전 강도, 단축성 내회전 강도 및 투사속도 향상을 발견했다. Ellenbecker 등은 마지막 어깨 재활에 일반적으로 권장되는 두 가지 운동에 대한 상세한 EMG 연구를 발표했다. 이러한 운동에는 누운 상태에서 90/90 낙하 운동(**그림 1-16**)과 리버스 캐치 운동(**그림 1-17**)이 포함된다. 이 운동은 0.5kg, 1.0kg 메디슨공을 이용하였고, 높은 수준의 하부 승모근과 극하근 활성화를 측정했다.

어깨 내회전 손실 방지를 위한 특별한 중재법 적용이 필요하다. 이 환자의 경우 관절와상완관절의 전방에 불안정감을 느끼고 있었기 때문에 내회전 근력 향상을 위한 중재법 적용이 중요한 상황이다. 어떤 치료사도 회전 관절가동범위의 비정상적 증가로 인한 관절와상완관절의 불안정성 증가를 원하지 않는다. 이 환자는 주사용 팔의 내회전(25°) 감소와 함께 전체 회전가동범위의 감소(20°)를 보이고 있다. 이것은 부상의 위험성을 증가시키지 않고 회전 관절가

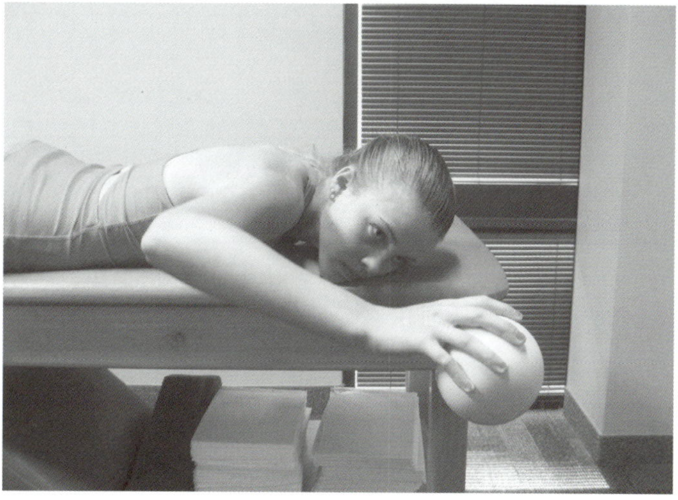

그림 1-16 90/90 폴리오메트릭 공 떨어뜨리기 운동. 어깨는 90° 외전, 팔꿈치는 90° 굴곡한 상태에서 공을 떨어뜨렸다가 잡기 위해 빠르게 안으로 어깨를 회전시킨 후 다시 원위치로 돌아온다.

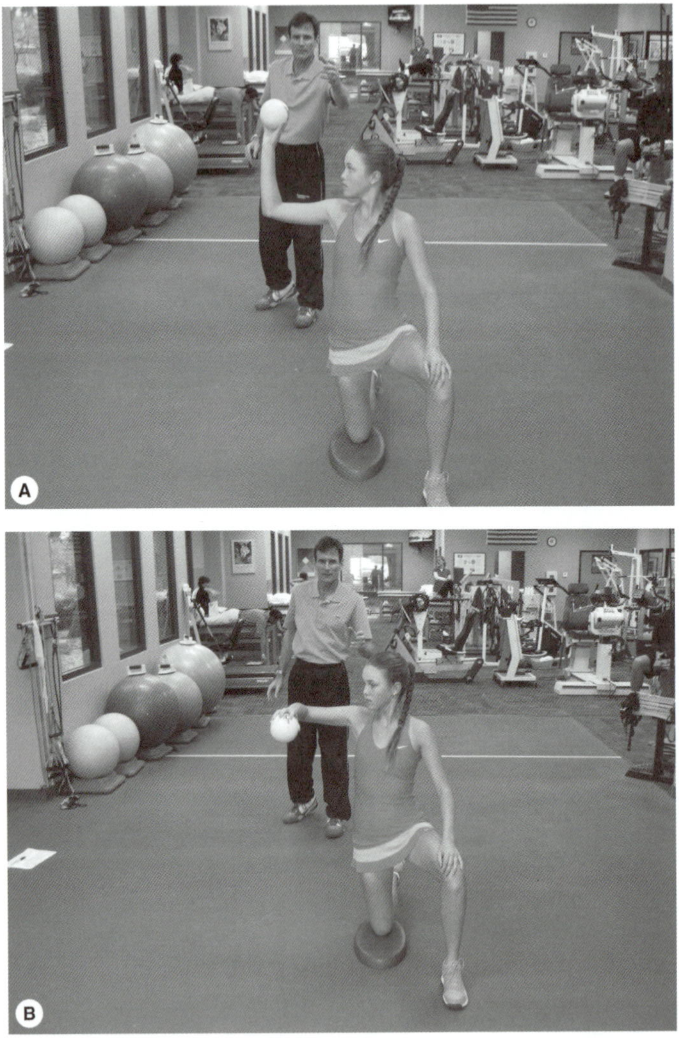

그림 1-17 90/90 반대 방향 폴리오메트릭 공 잡기. A 환자의 어깨 위로 폴리오 공을 던진다. B 환자는 그 공을 잡으며 어깨를 내회전시킨다.

동범위 손실에 대해 널리 허용되는 임계값이 오버헤드 운동선수의 대측 말단과 비교하여 총 관절가동범위의 5~10°의 수준에 있기 때문에 내회전 증가에 중점을 둔 개입이 필요함을 나타낸다. 이 환자는 내회전과 전체 회전 감소를

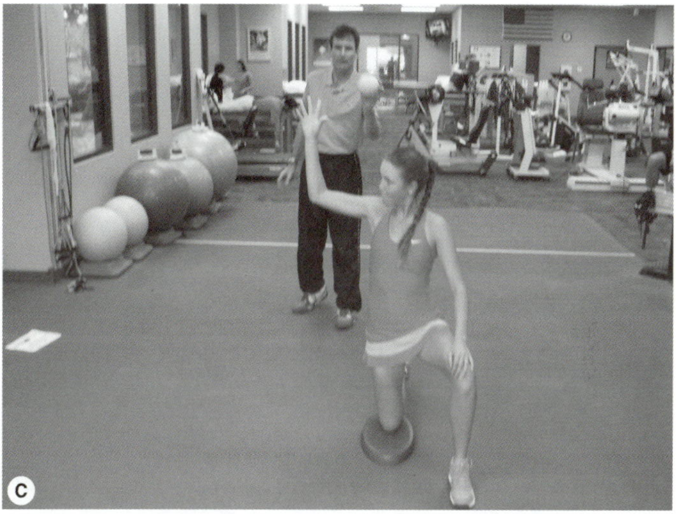

그림 1-17(계속) 90/90 반대 방향 폴리오메트릭 공 잡기. C 재빠르게 어깨를 외회전시켜 다시 공을 던진다.

나타내고 있기 때문에 내회전 향상을 위한 특별한 중재법 적용에 최적의 모델이다. 관절가동범위 증가 중재법을 적용하기에 앞서, 환자의 초기 검사를 검토했다. 물리치료사는 생리적 관절가동범위(내회전, 외회전, 전체 관절가동범위)와 부수적인 관절가동범위(전방, 후방 및 끝부분의 활주)를 평가했다. 평가 중에는 보조 운동성에 대한 감소는 없었으며, 생리학적 운동의 결함(예: 내회전)만 관찰되었다. 이에 따라 내회전 향상을 위한 생리적 가동 운동을 사용한 중재법이 필요한 상황이었다. 이 환자의 경우 과운동성을 보이고 있었기 때문에 후방 활주 및 기타 활주 동작을 제한할 필요가 있었다.

내회전 관절가동범위 향상을 위해 어떠한 중재법을 적용할지에 대한 임상적 결정을 내리기 위해 다양한 연구를 수행했다. **그림 1-18**과 **1-19**는 견갑골면과 다양한 관절와상완관절 상승 자세에서 진행할 수 있는 어깨 내회전 스트레칭을 보여준다. 각각의 동작에서 손을 전방에 배치하여 후방 압박을 가해서 견갑골의 움직임을 최소화하고, 내회전 스트레칭 중에 상완골두 이동을 제한

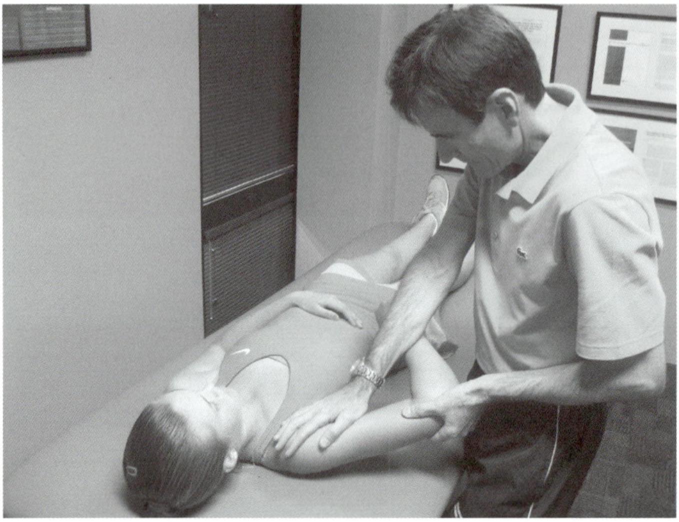

그림 1-18 견갑면에서 4-모양의 내회전 스트레칭. 한 손으로 견갑골을 안정시키는 반면, 다른 손은 어깨에서 팔꿈치를 위쪽을 잡고 내회전 스트레칭한다.

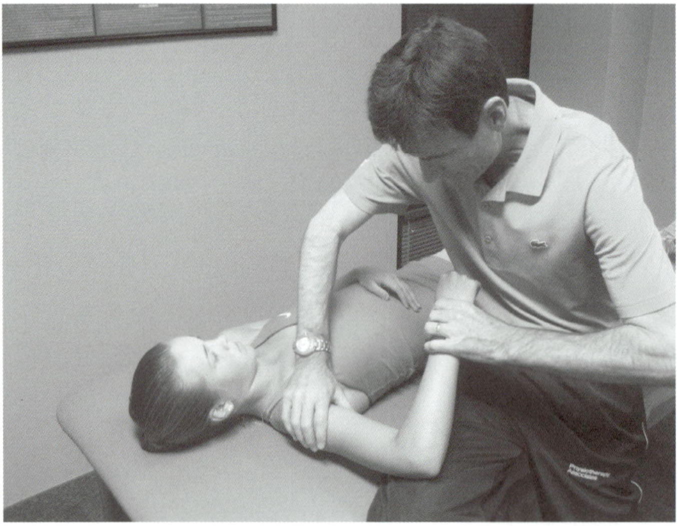

그림 1-19 견갑면에서 내회전 스트레칭. 한 손으로 견갑골을 안정시키고 다른 한 손으로 손목을 잡는다. 치료사는 어깨를 내회전시켜 스트레칭을 시킨다.

해 주어야 한다. Izumi 등은 사체연구를 통하여 후방 관절낭에 최적의 작용을 주는 어깨 위치를 찾아냈다. 연구팀은 견갑골 내회전 시상면에서 30° 거상 시 후방 관절낭의 큰 변형을 발견했다. 그들은 이 위치가 후방 관절낭 신장의 최대치이고, 이는 임상적 활용에서 매우 중요하다고 결론을 내렸다. 후방 관절낭 및 근육 힘줄군에 대한 이러한 신장은 관절가동범위 증가를 촉진하기 위해 저부하 연장 신장형 패러다임에 따른 고유수용신경근육촉진(proprioceptive neuromuscular facilitation, PNF) 수축-이완 형식으로 사용될 수 있다. 이 '슬리퍼 스트레칭' 및 팔 교차 스트레칭은 내회전 관절가동범위 감소를 완화하기 위해 환자에게 소개되는 스트레칭방법 중 하나이다(**그림 1-20**, **1-21**). 물리치료사는 환자가 이러한 스트레칭을 꾸준히 시행하여 견갑골 안정화를 유지하도록 해야 한다. "슬리퍼 스트레칭" 중에는 견갑골 안정화를 위해서 견갑골 측부선에 환자의 무제를 싣도록 해야 하고, 팔 교차 스트레칭 중에는 벽이다 다

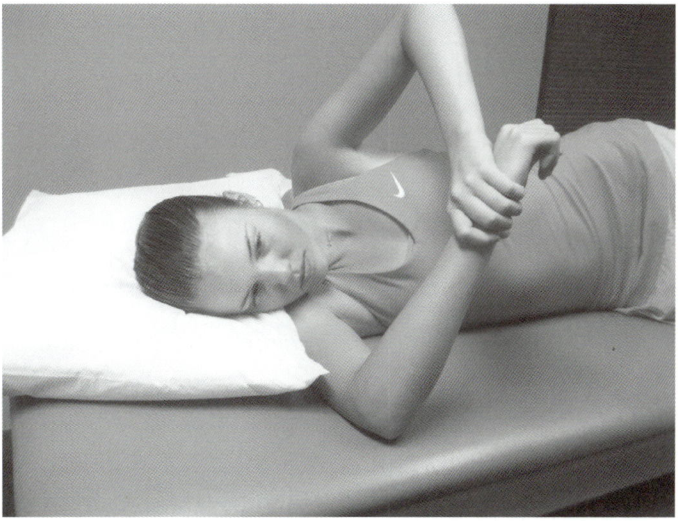

그림 1-20 전형적인 슬리퍼 스트레칭. 부상당한 쪽의 손목을 움켜잡고 어깨를 내회전시키는 부드러운 힘을 가한다.

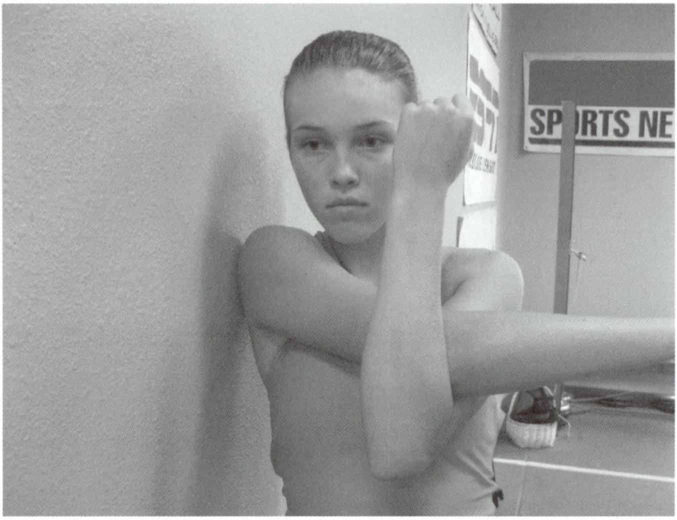

그림 1-21 견갑면을 벽에 기대어 안정성을 유지한 상태에서 팔 교차 내전 스트레칭

른 물체에 기대어 견갑골 내밈현상을 방지해야 한다. McClure 등은 여가형 운동선수(일부 내회전 관절가동범위에 손실이 있는)의 팔 교차 스트레칭과 "슬리퍼 스트레칭"의 효과를 비교했다. 4주간의 실험을 통해 팔 교차 스트레칭이 "슬리퍼 스트레칭"에 비해 내회전 회복에 더 큰 효과가 있었다. 이러한 연구결과에도 불구하고, "슬리퍼 스트레칭"은 여전히 활용되고 있다. 하지만 전방 어깨의 불편감을 유발할 수 있는 전신 측면 누운 자세보다는 반-측면 자세가 권장된다(**그림 1-22**). 이 반-측면 위치는 전신 측면 누운 자세보다 몸의 3분의 1을 뒤쪽으로 회전시키는 동작으로, 견갑골 안정화를 생성하지만, 전방 압박을 감소시키고 종종 "슬리퍼 스트레칭"에서 나타나는 어깨 통증을 유발시킨다. Laudner 등은 30초-3세트의 "슬리퍼 스트레칭" 직후 내회전 각도가 3.3° 증가한 것을 밝혀냈다. 이와 관련한 추가 연구가 필요하지만, 이 연구에 따르면 이러한 홈 스트레칭 프로그램이 내회전 관절가동범위 향상에 도움을 준다고 하였다.

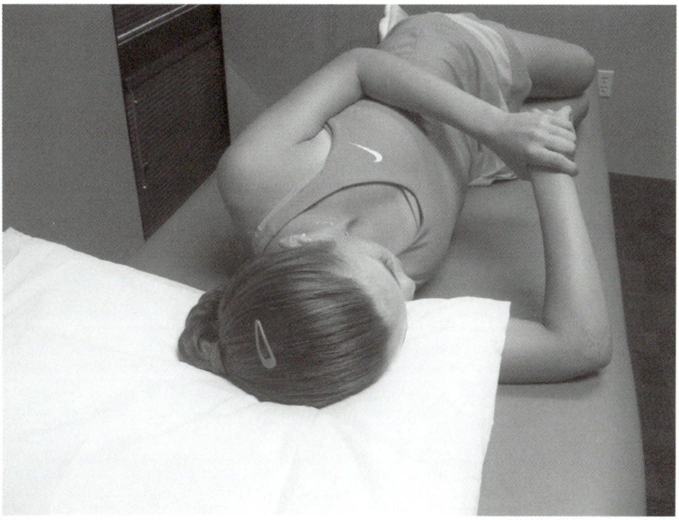

그림 1-22 몸의 1/3을 회전시켜 뒤로 누운 동작에서 슬리퍼 스트레칭. 왼팔을 이용해 오른쪽 어깨를 내회전시킨다.

추가적인 팔 교차 스트레칭은 어깨 후방 관절과 관절와상완관절 움직임 향상을 위해 활용된다. Moore 등은 내회전 방향의 수축-이완 스트레칭에 비해 내회전 관절가동범위 방향에서의 팔 교차 스트레칭 수축-이완이 관절가동범위 향상에 즉각적인 도움을 준다는 것을 발견했다. Ellebecker 등은 팔 교차 방향에서 탄성밴드를 이용한 환자 주도의 30초-3세트의 수축-이완 스트레칭(**그림 1-23**) 후 내회전 각이 8.4° 즉시 증가한 것을 밝혀냈다. **그림 1-24**에서 팔 교차 스트레칭을 활용한 내회전 관절가동범위 향상의 또 다른 스트레칭 방법을 확인할 수 있다. 이 스트레칭에서 물리치료사는 견갑골을 고정하고, 팔 교차 동작에서 과압을 주어 후방 어깨 조직의 신장을 일으켜 주어야 한다.

재활 과정에서 몇 가지 예방 조치를 취해야 한다. 물리치료사는 특히 저항운동과 일상생활 중 발생하는 오버헤드 동작에서(90° 이상의 올림) 회전근개에 스트레스를 최소화할 것을 반드시 교육해야 한다. 또한 일반적인 상완 움직임 주동근(삼각근, 활배근, 상부 승모근, 대흉근)의 근력 향상을 위한 움직임은

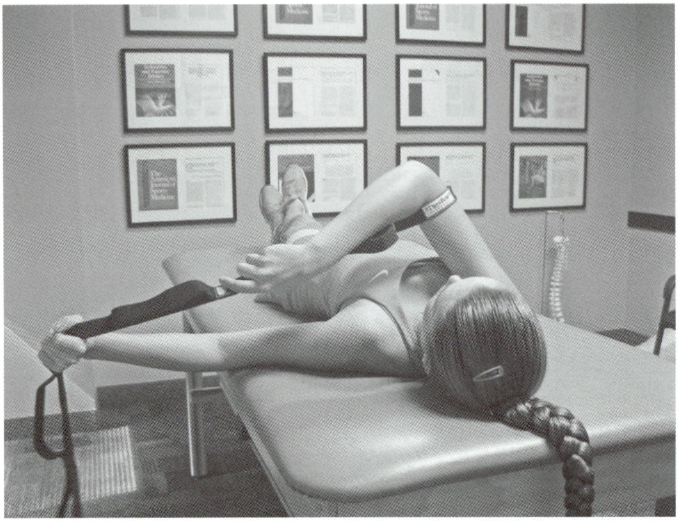

그림 1-23 스트레칭 스트랩을 이용한 누운 자세에서의 팔 교차 내전 수축-이완 스트레칭

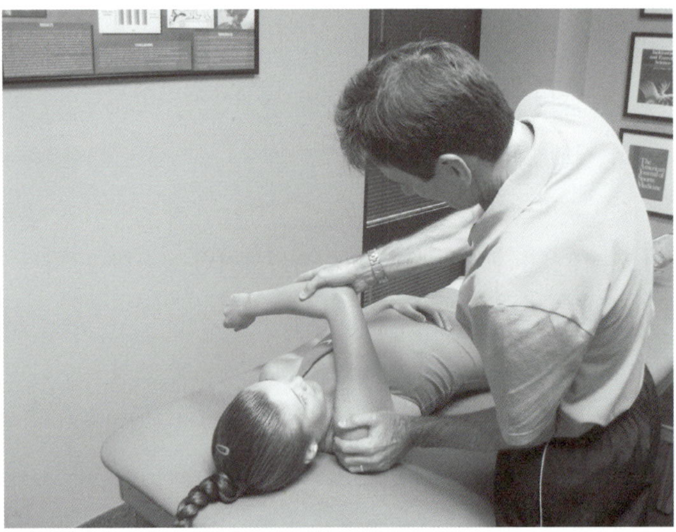

그림 1-24 견갑골 안정 상태의 팔 교차 내전 스트레칭. 환자의 손을 잡은 채로 가슴 앞으로 앞팔을 수평면에서 잡아당긴다.

근육 균형 유지를 위해 피해야 한다. 외회전 최대 범위에서의 스트레칭과 전방 관절낭에서 자극을 주는 움직임 역시 환자의 잠재적임 과운동성 때문에 피해야 한다.

사회심리적 요인은 어린 운동선수의 재활에 큰 영향을 미친다. 이 환자의 경우, 높은 성취동기로 인해 과도한 트레이닝과 과사용이 나타날 수 있다. 14세의 엘리트 선수들은 종종 코트 내/외에서 상당한 운동량을 소화해낸다. 하지만 이 선수들은 신체활동이나 최적의 회복을 위해 준비하는 루틴에 대한 이해가 없거나, 규칙을 가지고 있지 않다. 부상의 발생으로 미래에 대한 불확실성이 생기게 되고, 이는 자신감과 자존감, 정체성에 대한 불안과 부정적인 영향을 일으킨다. 이 환자의 경우 이전 부상이력이 없기 때문에 테니스를 포기해야 한다거나 이전의 수준을 유지할 수 없을 것이라는 불안감에 시달릴 수도 있다. 환자가 부상에 대처하는 능력과 테니스 목표에 미치는 영향은 재활 과정에도 영향을 미친다. 더욱이 예정 토너먼트가 한 달 내에 시작되기 때문에 경기에 복귀하고, 경기를 잘 하는 것에 대한 부담감이 있을 것이다. 이는 선수들이 트레이닝에 복귀해야 하는 시점보다 빠르게 복귀하도록 압박을 준다.

부상 및 재활과 관련된 불안과 스트레스는 재활 과정에 대한 부정적인 생각을 증가시켜 재활에 집중을 해치고 과도한 근육 긴장을 유발할 수 있다. 물리치료사와의 유대감은 홈 트레이닝을 포함한 재활계획 시행에 도움을 준다. 물리치료사는 트레이닝과 경기로 복귀하고자 하는 선수의 열망을 염두에 두고, 어린 운동선수에게 인내심을 갖고 장기적인 관점에서 어깨 재활을 위해 좋은 결정을 내리도록 해야 한다. 또한 어깨에 힘과 기능이 완전히 회복될 것이라는 계획과 긍정적인 자세는 치료 과정에 대한 신뢰와 집중을 불러올 수 있다. 단기 및 프로세스 중심의 목표를 설정하면 환자가 재활 과정에 만족하고, 이를 통해 동기부여를 줄 수 있다. 또한 물리치료사는 환자가 긍정적인 자기 대화를 통하여 트레이닝에 집중하도록 격려하고, 최종적으로는 건강하고 더 높은 수준의 경기력을 보여줄 것이라고 상기시킬 수 있도록 격려해야 한다. 테니스 경기 이미지 트레이닝을 사용하면 환자의 경기 복귀 준비를 향상시킬 수 있다.

이 환자의 초기 물리치료 의뢰는 어깨와 상지 부상 전문 정형외과 의사로부터 접수되었기 때문에 추가적으로 의료 진단을 제안하지 않아도 된다. 하지만 환자의 치료 프로그램이 진행되지 않거나 증상이 계속될 경우에는 추가 영상촬영과 진단을 위해 정형외과 의사에게 진료를 의뢰할 것을 권장한다. 물리치료사는 코트 위에서 이루어지는 정확한 생체역학적 분석과 추후 부상방지를 위한 환자의 타격 메커니즘에 대한 중요한 정보를 제공할 수 있는 코치와 긴밀히 협력하는 것이 중요하다. 물리치료사는 서브 동작에서 어깨관절의 충돌력을 최소화할 수 있는 최적의 토스 위치를 찾을 수 있도록 코치에게 전달하는 것이 중요하다.

환자와 물리치료사의 재활목표의 주요 차이점 중 하나는 경기 복귀에 대한 중요성이 다르다는 것이다. 임상의는 선수의 건강 상태를 회복시키고 유지하며 테니스에 안전하게 복귀시킬 책임이 있지만, 선수는 코트에 복귀하고 경기에 참여하여 미리 설정된 목표를 달성하는 것에 중점을 둔다. 선수의 상태 및 스포츠 복귀 기준을 선수, 코치 및 부모에게 명확하게 전달하는 것은 부적절한 복귀가 발생하지 않도록 하기 위해 필수다.

치료 전문가의 의무는 증거에 기반한 중재를 객관적인 치료 복귀 지침과 결합하여 초기 평가에서 퇴원에 이르기까지 포괄적이고 완전한 치료 계획을 보장하는 것이다. 이 케이스의 경우 경기 복귀를 위한 지침은 반대편 어깨와 같은 수준의 외회전 근력 향상과 부상을 입은 팔의 단독 외회전/내회전 근력의 66% 회복이었다. 부상 재발을 방지하고 완전한 경기력 회복을 위해서는 반대편의 10° 이내의 전체 회전 관절가동범위와 GRID를 회복해야 한다.

근거 중심 임상적 추천

SORT: 추천 분류의 장점

A 일관된, 양질의 환자 지향적 근거

B 일관되지 않거나 제한된 질적 수준의 환자 지향적 근거

C 동의, 질병 중심의 근거, 일반적인 관행, 전문가의 의견 또는 사례 시리즈

1. 어깨의 동적 안정화를 최적화하려면 어깨 외회전 근력, 내회전 근력의 66% 이상이어야 한다. **B 등급**
2. 어깨 원심성 외회전 근력 향상과 구심성 내회전 근력 향상을 위한 플리오메트릭 운동을 포함한다. **B 등급**
3. "슬리퍼 스트레칭" 또는 팔 교차 스트레칭은 어깨 수동 내회전 관절가동범위를 향상시킨다. **B 등급**

종합 질문

1.1 엘리트 오버헤드 운동선수의 어깨 과사용 부상을 일으키는 요소가 아닌 것은?

A. 견갑골 병리

B. 외회전 약화

C. 내회전 관절가동범위 증가

D. 내회전 관절가동범위 감소(GRID)

1.2 회전근개 근력 향상에 가장 효율적인 운동에는 어떤 요소를 적용해야 하는가?

A. 저부하, 충력 최소화를 위한 90° 이하의 올림 동작에서 최대 40% 및 이하 강도 외회전 운동의 높은 반복

B. 고부하, 환자의 1RM의 80% 수준 강도의 낮은 반복

C. 최대 강도의 오버헤드 리프팅

D. 어깨 내회전 근력 향상을 위한 운동

1.3 오버헤드 선수가 경기에 복귀하기 전 몇 가지 중요한 임상적 특성을 평가해야 한다. 다음 중 해당하지 않는 것은?

A. 66~75% 사이의 외회전/내회전 비율

B. 체중의 120% 수준의 벤치프레스 능력

C. 90° 외전에서의 외회전 도수 근력 검사 중 통증 감소

D. 90° 외회전, 90° 외전에서 통증 없는 관절가동범위

정답

1.1 C

1.2 A

1.3 B

최초의 급성 어깨 전방 탈구

Acute Anterior First-Time Shoulder Dislocation

Robert C. Manske /
Daniel Quillin / B.J. Lehecka

CASE 2

16세의 남자 축구선수가 1주일 전쯤 러닝백에게 태클을 하는 동작에서 주 사용 어깨의 최초 전방 탈골로 물리치료실에 외래환자로 접수했다.

- ▶ 환자의 진단에 근거하여 관절와상완관절 고정에 가장 효과적인 방법은 무엇인가?
- ▶ 청소년 운동선수를 위한 관절와상완관절 고정 기간을 얼마나 가져야 하는가?
- ▶ 이 부상에 대한 가장 일반적으로 수립할 수 있는 물리치료 목표는 무엇인가?
- ▶ 어깨 전방 탈구에 가장 적합한 물리치료 중재는 무엇인가?
- ▶ 부상 후 물리치료 과정에 방해가 될 수 있는 합병증이 있는가?

주요 정의

- **동적 안정화**(dynamic stabilization): 관절적합성을 유지하는데 도움이 되는 근력 또는 안정화 운동
- **관절와상완관절 불안정성**(glenohumeral instability): 어깨기능 상실 및 통증과 관련된 관절와상완관절 상완골 관절와의 과도한 변형; 방향, 각도, 메카니즘, 빈도 등 다양한 요인에 따라 분류됨
- **관절 과운동성**(joint hypermobility): 관절이 정상 관절가동범위를 초과하여 움직이는 상태
- **근신경 통제**(neuromuscular control): 신체의 동적 안정화 유지를 위한 신경운동계 트레이닝
- **플라이오메트릭 운동**(plyometric exercises): 근력 향상에 영향을 주는 근수축 속도 향상을 위해 짧은 인터벌 운동을 통한 근육 트레이닝의 고급 운동
- TUBS: 일회성 외상성 충격으로 발생하는 관절와상완관절의 불안정성(TUBS-T: traumatic, U: unilateral extremity, B: Bankart tear, S: surgery)으로 관절와선 파열에 따른 수술이 필요한 경우를 의미함

목표

1. 관절와상완관절 전방 탈구의 원인을 파악한다.
2. 최초 발생한 전방 탈구에 적합한 치료법 파악한다.
3. 전방 탈구에 따른 재활 중 주의사항을 이해한다.
4. 동적 관절와상완관절 안정화를 위한 운동방법을 수립한다.
5. 진행 상황을 추적하기 위한 주관적 결과 측정도구를 활용한다.

물리치료 시 고려사항

관절와상완관절이 탈구된 청소년 운동선수의 물리치료 시 고려할 점:

▶ **일반적인 물리치료 계획/목표**: 통증 감소; 관절가동범위와 유연성의 점차적 회복; 동적 관절와상완관절 통제; 견갑골의 동적 안정화와 이전의 운동

기능 회복

- **물리치료 중재**: 수동 및 능동 보조 관절가동범위와 어깨 근력의 단계적인 회복(부드러운 최대하 등척성 운동에서 최대치의 등장성 운동); 관절가동범위와 근력 회복 후 느리지만 점진적인 경기복귀를 위한 프로그램 적용; 필요 시 삼출 및 부종 감소
- **물리치료 시 주의사항**: 초기 재활 단계 동안 연부조직이나 뼈 구조의 치유를 도울 수 있는 관절와상완관절의 고정장치 착용; 재활 시작을 위해 약 3주 후 고정장치 제거
- **물리치료를 방해하는 요인**: 계속되는 통증 및 부종; 관절가동범위 손실; 연조직의 재파열(정상적인 재활 중에는 자주 발생하지 않음)

건강 상태의 이해

관절와상완관절 이완과 불안정성이라는 단어는 상호교환적으로 사용되기 때문에 둘의 차이를 구분하는데 종종 혼란이 있다. 이완은 상완골과 상완골두의 정상적인 수동 변형과 관련된 체질적 특성으로 운동능력에 도움이 된다. 이와는 반대로 관절와상완관절 불안정성(이 케이스의 환자)은 상완골두의 비정상적인 변형으로 통증과 불안 증상을 나타내는 병리학적 상태이다. 관절와와 상완골두 표면이 닿는 범위는 전체 범위의 30% 정도인데, 이는 관절이 골조직을 제한하여 연조직 단계에서부터 안정성을 제공하도록 하고 있다. 청소년 운동선수는 느슨한 관절낭과 얇고 작은 관절와와 대조적으로 큰 상완골두를 가지고 있어 관절와상완관절은 전방 불안정성에 취약하다. 이러한 요인으로 인해 관절은 전방 탈구에 취약할 수밖에 없다. 탈구가 발생했을 때, 보통 Bankart 병변이라 불리는 관절와로부터 전방 하부테두리에 분리가 나타난다. Bankart 병변은 최초 발생한 탈구의 87~100%에서 나타난다.

관절와상완관절 탈구는 가장 일반적으로 나타나는 탈구로, 매년 1.7%가 발생한다. 그중 96%의 탈골은 급성이고 전방에서 나타난다. 청소년 운동선수의 경우 운동경기 또는 여가활동 중 탈구를 경험하게 되는 반면, 군인의 경우 팔을 쭉 뻗은 상태에서 낙상으로 인해 탈구를 경험하게 된다. 어깨의 과한 외전와 외회전은 불안정성을 야기하고 이로 인해 전방 탈구를 일으킨다. 탈구의 재발률을 94%나 되는데, 이러한 수치는 특히 풋볼, 럭비, 하키, 레슬링 등 고위험 운동에 참여하는 청소년 운동선수에게 문제가 될 수 있다. 이 케이스는 상대팀을 태클하는 과정에서 오른쪽 어깨가 탈구된 16세 남자 풋볼선수이다.

관절와상완관절의 전방 불안정성을 일으키는 요인으로는 어린 연령, 고접촉 스포츠 종목, 같은 쪽 관절와상완관절 외상성 탈구의 병력, Hill-Sachs 병변의 유무, 뼈 또는 연조직의 Bankart 병변의 유무, 동측 회전근개 삼각근의 약화와 확인되지 않은 인대의 이완 문제를 꼽을 수 있다.

물리치료 환자/고객 관리

최초의 관절와상완관절 전방 탈구를 위해 수술 이전에 비수술적 보존 재활법을 시도했다. 하지만 비수술적 치료법의 성공률(재발을 제외하고)은 4~75%로 광범위하게 보고되고 있다. 재발비율이 높은 것을 감안하면, 최초 탈구를 경험한 청소년 운동선수의 관리에 대해서 논란이 있다. Arciero 등은 청소년 운동선수 사이에서 비수술/수술적 치료법을 비교분석한 최초의 연구자이다. 36명의 군 사관(평균 연령 20세)을 1개월 동안 어깨를 고정해둔 재활군과 관절경하 Bankart 봉합술 시행군으로 나누었다. 재활군의 15명 중 12명(80%)은 불안정성이 재발했고, 12명 중 7명은 Bankart 봉합술을 받아야 했다. 하지만 수술군은 21명 중 단 3명(14%)만 불안정성이 재발했다. 이 연구결과는 청소년 운동선수에게 초기 관절경수술은 재발을 낮출 수 있다고 제안하고 있다. 최근에 진행된 체계적인 검토에 따르면 288명의 환자로 구성된 5개의 무작위 대조실험에서 청년들에게 초기 수술적 요법의 사용이 중요하다고 나타났다. 이 환자들은 활동적인 남성으로 응급실, 일반 병원의 환자 및 복무 중인 군인으로 구성되어 있었다. 하지만 수술 후 관절염 발병과 관련된 장기적은 데이터(수술 후 3년 이상 경과)는 존재하지 않는다. 이 케이스의 환자는 풋볼시즌 막바지에 부상을 당했기 때문에 재활과정에서 비수술적 치료법을 적용해보기로 했고, 필요한 경우 시즌 종료 후 수술을 받을 수도 있다. 이러한 결정을 바탕으로 환자와 가족은 비수술적 치료법 시도가 탈구의 재발, Hill-Sashs 병변 크기의 증가, 전방 관절뼈의 손상 및 관절염과 같은 또 다른 구조적 손상이 발생할 수 있음을 인지하고 있어야 한다.

검사, 평가 및 진단

최초 어깨 전방 탈구를 경험한 선수의 진단은 관절와상완관절의 안정성 평가를 위한 체계적인 접근법으로 구성되어야 한다. 관절와상완관절이 불안정한 선수를 진단하는데 있어 능동/수동 관절가동범위 평가는 매우 중요하다. 물리치료사는 어깨의 능동적인 움직임을 통해 선수가 의도하는 움직임의 질과 양을 관찰할 수 있다. 특히 이것은 외전과 외회전 동작에서 중요하다. 물리치료사는 환자에게 기본면에서의 굴곡과 신장, 내회전과 외회전, 외전과 내전 동작을, 수평면에 외전과 내전 동작을 지시한다. 그리고 가능한 한 어깨를 멀리 움직여달라고 요청한 다음, 각 동작의 최대 부근에서 어깨가 미끄러지거나 튀어나올 것처럼 느끼는지 묻는다. 만약 환자가 "꺾이는 느낌"을 느낀다고 하면, 어느 범위에서 발생하는지를 확인하는 것이 중요하다. 이 지점이 물리치료사가 수동 관절가동범위를 평가할 때 주의해야 하는 곳이다. 환자가 불안감을 느끼기 때문에 일반적으로 수동 관절가동범위 측정은 편안하게 누운 자세에서 진행된다.

운동선수의 관절와상완관절 탈구를 평가하기 위한 몇 가지 특별한 검사법이 있다. 인대의 이완을 측정하는 검사와 고랑징후 검사, 전방 부하와 전위 검사, 불안정성 검사가 있다.

고랑징후는 선수의 어깨 탈구 여부를 측정하기 위해 필수는 아니지만, 검사자가 관절와상완관절의 전체적인 이완 정도를 알아보는데 도움을 준다. 이 검사는 환자가 바로 선 자세에서 진행할 수도 있지만, 불안해하는 환자의 어깨 자세를 정확히 통제하고 근육의 움직임을 제한하기가 수월한 앉은 자세에서 진행하기를 추천한다. 환자는 어깨를 자연스럽게 내전한 상태로 앉게 한다. 이 검사는 이 자세에서의 팔의 주요 수동 안정화에 영향을 주는 관절와상완관절 상단과 부리위팔뼈의 이완을 진단할 수 있다. 환자는 편안한 자세로 앉아 팔을 무릎에 올려두어 자연스럽게 내전되도록 한다. 이 자세에서 환자의 아래팔은 자연스럽게 있고 팔꿈치는 60~80° 굴곡된다. 물리치료사는 환자의 옆에 앉아 한쪽 손의 엄지손가락과 나머지 손가락을 이용해 봉우리를 꽉 잡아준다. 그리고 반대 손으로 말단 상완골을 꽉 잡고 약하게 아래쪽으로 당겨주며 상완골과 봉우리 사이에 분리가 나타나는지 확인한다(**그림 2-1**). 고랑징후 양성반응은 아래쪽으로 당길 때 봉우리 외측면과 상완 사이에 고정 또는 패임현상이다. 패임현상은 상완 하부의 변형으로 봉우리 아래 공간이 넓어져서 나타난다. 상완 하부의 변형 정보에 따라 고랑징후 양성 단계를 나눈다. 1단계는 1.0cm 미만, 2단계는 1.0~1.5cm 변형, 3단계는 1.5cm 이상을 말한다. 현재 물리치료실에서는 실제 홈을 손가락 너비로 재서 1~3단계까지 측정한다. 1단계의 홈은 한 손가락의 너비로 표시한다. 이 환자의 경우 양측에 약간의 홈(손가락 하나의 너비보다도 작음)이 존재하는 것을 확인했다. 검사결과, 고랑징후는 미비했고 양쪽이 동일했기 때문에 이번 부상 때문이 아닌, 선천적으로 양쪽 어깨에 약간의 이완을 보이고 있음을 확인하였다.

앞-뒤 상완골두의 이완 정도를 평가하기 위해서 앞쪽으로 하중을 주고, 변

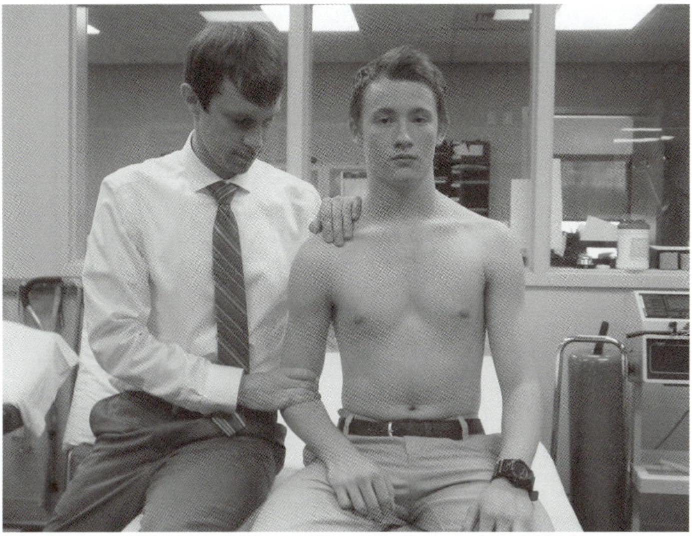

그림 2-1 고랑징후

화시키는 검사를 수행할 수 있다. 이 검사는 고랑징후 검사와 유사하게 환자가 앉은 자세에서 관절와상완관절이 중립 외전상태를 유지하게 한다. 이 검사는 앙와위 자세에서 진행할 수 있고 이를 통해 다양한 각도의 외전을 평가할 수 있다. 팔의 중립 회전상태에서 내전을 일으키며 오목위팔인대의 전방 관절낭 상태를 알아볼 수 있고, 상완골 외전에 따라 물리치료사는 중앙 오목위팔인대의 이완 정도를 평가할 수도 있다. 앉은 자세에서 상완골의 위치를 변경하고 수동 이동성을 검사하는 것이 더 어렵기 때문에, 중앙 오목위팔인대 평가하기 위해서는 앙와위 자세를 권장한다. 환자의 손을 무릎 위에 편하게 두게 한다. 환자의 어깨가 앞으로 구부러진 상태로 앉게 되면 상완골두의 위치로 인해서 잘못 검사될 수 있으므로 환자를 똑바로 앉게 하여 최적의 자세에서 검사해야 한다. 물리치료사의 손은 환자의 어깨에 두고 집게, 중지, 약지손가락이 쇄골을 가로질러 견갑골의 상완골두와 오훼돌기를 촉진한다. 이 촉진법은 견갑골을 안정화시켜 줄 뿐만 아니라, 휴식 중립 위치에서 상완골두의 전방 이동

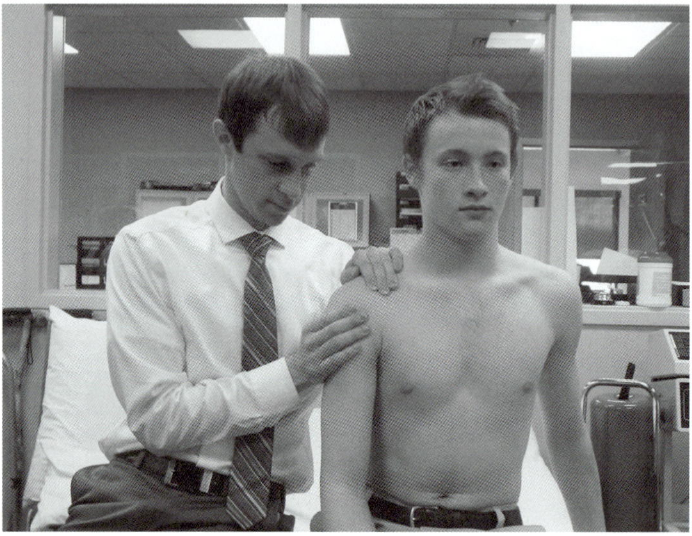

그림 2-2 전방 부하 전위 검사

을 촉진할 수 있는 방법이다. 반대쪽 손은 엄지손가락은 뒤쪽에, 다른 손가락은 견갑골의 근위부를 따라 위치한다. 어깨뼈머리를 관절와 중앙에 위치시키기 위해 부드러운 하중을 가해준다. 물리치료사는 어깨 뒤쪽에서 엄지손가락에 힘을 주어 견갑골을 전방-내측 방향으로 움직여준다(**그림 2-2**). 이러한 움직임은 상완골두를 시상면에 대해 30°로 관절와 표면을 따라 움직이게 한다. 직선 시상면에서의 잘못된 움직임은 관절낭을 더 빨리 조이게 된다. 이로 인해 관절낭이 실제보다 더 빡빡한 것처럼 느껴져 부정적인 결과를 발생시킬 수 있다. 관절낭의 불충분성을 알아볼 수 있는 전방 하중 및 변화 검사의 양성 방응은 부상을 당하지 않은 사지에 비해 일방적인 움직임의 증가를 나타낸다. 상완골두의 이동 정도는 Altchek와 Dines에 의해 등급이 매겨졌다. 그들의 분류에서 I등급은 관절와 경계 내에서 이동하는 경우; II등급은 전방-중앙으로의 하중을 제거할 때 자연스럽게 발생하는 움직임 외에 관절와 경계 위로 움직이는 경우; III등급은 관절와 경계를 넘어서 이동하고, 하중을 제거했을 때 자발적으로 제자리로 돌아오지 않는 경우이다. Ⅲ등급의 경우, 견갑골은 관절와 내로 수동적으로 복귀시켜 주어야 한다. 전후방 상완골두의 이완 정도에는 큰 차이가 있지만 I, Ⅱ등급은 흔하게 나타난다. 전방 하중 및 변화기술을 수행하는데 경험이 부족한 물리치료사를 위한 몇 가지 주의사항이 있다. 첫째, 이두근의 장두가 바로 아래에 위치하고 일반적으로 어깨 통증이 있는 환자에게는 매우 민감한 부위이기 때문에 환자의 어깨 위에 있는 손가락으로 꼬집지 않도록 주의해야 한다. 둘째, 잡는 손의 너비는 상완골두 머리 위에 놓이는 피하조직과 삼각근이 아니라 전체 상완골두를 잡을 수 있을 만큼 넓어야 한다. 마지막으로 이동하는 힘의 방향은 관절와의 접합표면과 평행하게 작용되어야 한다. 이것은 이동이 시상면을 직접 따른 방향이 아닌 전후 방향으로 이루어져야 한다는 것을 의미한다. 이 케이스의 경우, 환자에게 저항되는 움직임이 있었고 전방 하중 및 변화 시에 충분히 이완할 수 없었으므로 이 방향에서의 관절순 파열 여부를 나타내는 이완 정도를 정확하게 측정하기 어려웠다. 물리치료사가 상완골두를 탈구 직전까지 움직였을 때 보여준 통증과 저항작용이 있었기 때문에 위 검사 결과는 결정적이지 않았다.

불안정성 검사는 환자가 최근에 탈구를 경험했는지를 측정하는 검사이다. 이 검사는 환자가 원래 어깨를 탈구했던 것과 비슷한 자세에 환자를 노출시키는 것이 포함된다. 환자를 편안한 앙와위 자세로 눕힌 후 물리치료사는 환자의 부상당한 어깨를 탈구 후 외전, 외회전, 수평 외전 중 가장 취약한 자세로 움직인다. 물리치료사는 환자의 표정을 명확하게 볼 수 있도록 검사하는 어깨의 옆에 선다. 그리고 환자의 어깨를 90° 외전, 외회전, 수평 외전을 시킨다. 그리고 위 복합 동작의 마지막 지점까지 팔을 움직이고 약간의 압력을 준다(**그림 2-3**). 아무런 반응이 없는 경우, 치료사는 한 손을 상완골 후면에 올려놓고 전방향으로 지시하는 힘을 가할 수 있다. 이 전략은 운동선수의 증상을 자극하기 위해 상완골에 더 큰 전방 스트레스를 준다. 이 검사는 환자의 불안감만을 평가하는 것이지, 전방의 변형이나 경험하는 고통의 양을 파악하기 위함이 아니

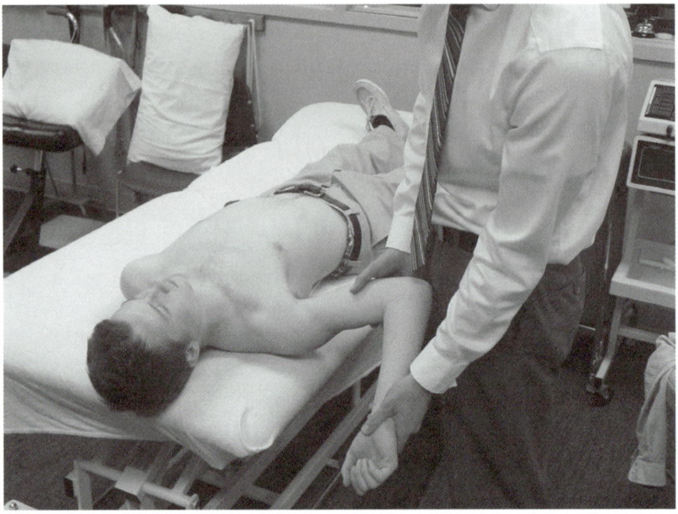

그림 2-3 불안정성 검사

라는 것을 명심해야 한다. 양성반응은 전방향으로 지시된 힘에 대한 환자의 걱정스러운 반응으로, 이전의 관절와상완 탈구로 인한 관절와상완관절 안정성의 결여를 나타낸다. 이 검사는 보고된 특수성이 중간에서 높음(63~99%)에 이르기 때문에 관절와상완관절 탈구의 가능성을 배제하기에 상당히 좋은 검사일 수 있다. 다만 민감도는 상당히 낮고(30~50%), 검사의 평가자 간 신뢰도는 현저히 낮다[ICC(급내상관계수)=0.47]. 이 경우 선수는 90/90 자세에서 약간의 과압을 가한 상태에서 약간의 불안감을 보였다. 선수는 그것을 "빠질 것 같은 느낌"이라고 말했다. 이 검사는 또 다른 탈구를 유발하지는 않았지만 완전 탈구나 부분 탈구에 대한 불안정성 검사에 양성반응을 나타냈다.

급성 탈구된 어깨는 쉽게 감지할 수 있다. 그러나 여러 차례 발생한 관절와상완관절 탈구는 탈구와 자연적 재배치로 인해 진단이 다소 어려울 수 있다. 이 환자의 경우, 급성 탈구 발생 후 스스로 어깨를 맞출 수 없었다. 운동선수는 트레이너의 도움으로 경기 중 어깨를 맞출 수 있었다. 다음 날, 이 운동선수는 어깨가 잘 맞춰졌는지와 뼈에 다른 병변이 없는지 확인하기 위해 방사선 촬영을 시행한 1차 진료의사에게 이송되었다. 초기 방사선 촬영결과, 어깨는 잘 맞춰졌고, 골절증상을 보이지 않음을 확인할 수 있었다.

미국 방사선전문대학은 모든 외상 환자에 대해 초기 영상으로서 AP 방사선 촬영과 견갑골 Y 방사선 촬영을 실행하여 골절이나 탈구를 배제할 것을 권고한다. 표준 AP 촬영은 팔을 측면에 두고 어깨는 해부학적 위치에서 약간 바깥쪽으로 회전한 상태에서 이루어진다. 이 촬영은 상완골의 근위부 1/3, 쇄골의 측면 2/3, 견봉쇄골관절과 견갑골의 상부 및 측면 부분을 촬영해야 한다. 엎드린 자세의 반듯이 수행되는 차축 보기는 탈구 평가에서 상완골과 관절와의 정확한 관계를 결정하는 데 도움을 주기 위해 수행된다. 견갑골 Y 촬영은 운동선수가 상지를 중립에 두고 있을 때 선수의 측면에서 촬영한다. 이 촬영법은 이 자세에서 견갑골이 "Y"자처럼 보이기 때문에 이름 붙여졌다. 부상 정도에 의문이 있을 경우 그리고 관절와순 또는 회전근개의 손상이 의심될 경우, MRI 영상 촬영을 진행할 수 있다. 하부 관절와에서 Bankart 분리가 의심되거나 Hill-Sachs 병변과 같은 기타 잠재적 골절 결함에 대해 염려가 될 경우에는 기본 또는 3차원 컴퓨터 Tomograhpy(CT) 스캔을 추가할 수 있다. 관절와 탈구에는 일시적인 차축신경마비가 동반되긴 하지만 쇄골신경절 내 많은 신경이 손상을 입을 수도 있기 때문에 미세한 신경학적 결함도 신경전도 연구를 통해 철저히 평가해야 한다.

치료 계획과 중재

이 사례 연구에서 묘사된 운동선수는 축구경기에서 상대 선수를 태클하기 위해 손을 뻗다가 우세한 오른쪽 어깨를 탈구한 16세 고등학생이다. 이 부상 이후에 사용된 재활 프로그램은 **표 2-1**에 설명된 3단계 프로그램이었다.

표 2-1 • 최초 발생한 어깨관절 탈구에 대한 비수술적 재활요법

단계	일~주	목표	제한	치료	임상학적 목표
1단계: 상해 직후	1일~4주	• 통증 및 염증 감소 • 지지대의 부정적 영향 방지 • 관절와상완관절의 정상적인 운동형상학 회복 • 1차/2차 저운동성증후군 방지 • 동적 안정성 촉진 • 반사 억제 및 2차 근육 위축 방지	슬링 3주 착용	**1~2주** • 가능한 범위 내에서 어깨의 능동 관절가동범위/수동 관절가동범위 • 손목과 팔꿈치의 능동 관절가동범위/수동 관절가동범위 • 어깨의 등척성 운동(외회전 X) • 팔꿈치의 등척성 운동 • 견갑골의 등척성 운동 • 견갑골의 등장성 운동 **3~4주** 등장성 운동: • 풀캔(견갑면에서 엄지를 세우며 어깨 들어올리기) • 래터럴 레이즈(어깨 외전) • 이두와 삼두 운동 • 외회전/내회전 운동(경도)	• 팔꿈치 통증 없음 • 부종 없음 • 불안정성 제거 • 4/5 정도의 어깨와 팔꿈치, 전완의 근력
2단계: 중간 단계	4~8주	• 점진적으로 관절가동범위 회복(6~8주까지 완료) • 관절와상완의 안정성 유지 • 움직임, 강도 및 균형의 점진적 회복	• 통증을 유발하는 활동 금지 • 외회전, 외전, 수평면 외전상태에서 미는 동작 금지	• 전체 관절가동범위가 아직 달성되지 않은 경우 능동 관절가동범위/수동 관절가동범위 계속 수행 • 강도 및 속도를 변경하여 이전의 상지 강화 연습 • 1~2파운드의 가벼운 중량 운동 • 손목 굽히기 • 회내·외 등장성 운동	• 관절와상완의 전체 움직임(8주) • 통증 없음 • 부종 없음 • 4+/5 정도의 어깨와 팔꿈치, 전완의 근력

표 2-1 • 최초 발생한 어깨관절 탈구에 대한 비수술적 재활요법 (계속)

단계	일~주	목표	제한	치료	임상학적 목표
3단계(A): 활동복귀단계	8~14주 이후	• 전체와 통증 없는 범위에서 능동 관절가동범위/수동 관절가동범위 • 근력, 힘, 지구력 회복 운동 • 통증 없고, 부드러운 동작 • 점차적으로 기능적 운동 시작	• 통증을 유발하는 활동 금지 • 점차적으로 근력 운동 시작	• 전체 관절가동범위 유지 • 기본 운동에서 강도 증가, 반복 횟수 축소 • 옆으로 누워서 외회전 • 두 팔 플라이오메트릭 운동(가슴 높이에서의 패스, 장작 자르기 동작) • 손목 뒤집기 • 손목 치기(전완은 허벅지에 올려둔 채 2파운드 중량의 공을 바닥으로 던지는 동작)	• 능동 관절가동범위/수동 관절가동범위의 전체 대칭 • 통증 및 부종 제거 • 어깨, 팔꿈치, 전완, 손목, 손, 견갑근의 전체 근력 회복
3단계(B): 전 영역 복귀 단계	14~21주 이후	• 근력, 힘, 지구력 회복 운동 지속 • 어깨의 움직임 유지 • 기능적 운동 지속 • 제약이 없이 운동 복귀	없음	• 이전 운동 지속 • 고급 단계의 양팔 또는 한팔 운동 시작 • 운동맞춤형 고급 트레이닝 • 인터벌 스포츠 • 플라이오메트릭 운동 진행[한팔 드리블, 한팔 내회전하며 던지기, 한팔 외회전하며 받기, 엎드린 자세에서 90/90 던지기(예: 그림 1-16)]	• 운동 복귀

때로는 선수 개개인의 진도에 따라 단계 내의 운동이 중복될 수 있다. 재활 기간을 고려하는 데 사용되는 몇 가지 요인이 있다. 탈구에 따른 어깨 불안정 정도와 어깨 힘, 관절가동범위 그리고 선수의 경기력 및 활동 요구 등이다. 1단계와 2단계에서는 능동 안정기의 강화를 통해 동적 관절 안정성이 회복되는 동안 전방 관절낭에 대한 과도한 응력이 방지되도록 어느 정도 주의를 요한다. 2단계에서는 이전 활동 수준으로 복귀하기 위하여 등장성 운동에 초점을 둔다.

급성 부상 후 처음 3주 동안 선수는 어깨 보호대(**그림 2-4**)와 지지대를 착용하고 있다. 초기에 냉압축 드레싱을 간헐적으로 사용하여 통증과 부종을 줄일 수 있다. 급성기(1단계) 중에는 전기자극과 극저온요법을 사용하여 통증 및 부종을 줄이고 고강도 운동을 원활하게 진행하는 준비를 할 수 있다.

관절가동범위는 가능한 범위(고통이나 불안을 최소 또는 느끼지 않는 정도로, **그림 2-5**, **2-6**)에서 수동적, 능동적 또는 도움을 받은 채 능동적으로 수행된다. 전방 관절낭의 과압을 피하기 위해 어깨 외전과 외부 회전을 정면 앞쪽

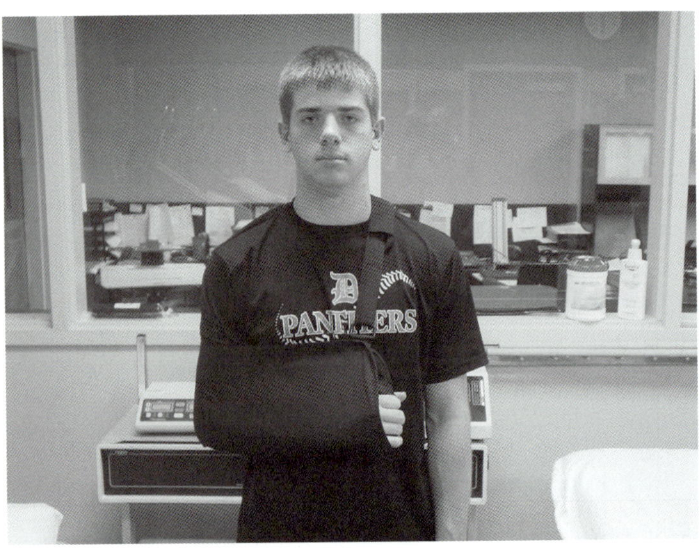

그림 2-4 수술 후 어깨 보호대 착용

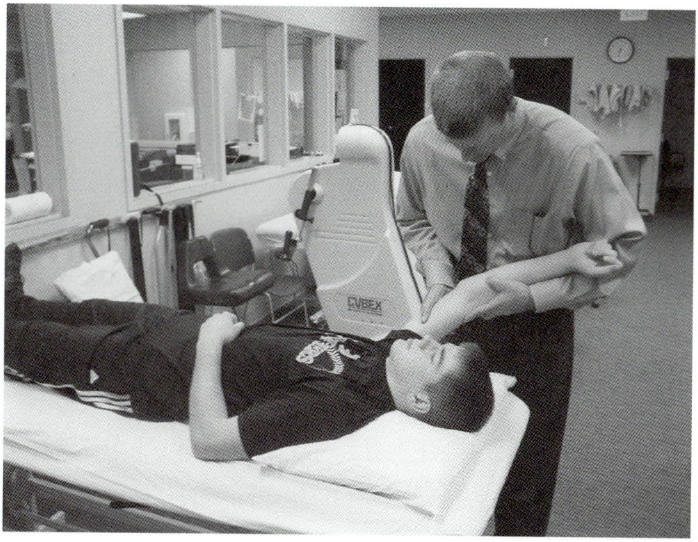

그림 2-5 수동 관절가동범위: 어깨 굴곡 동작

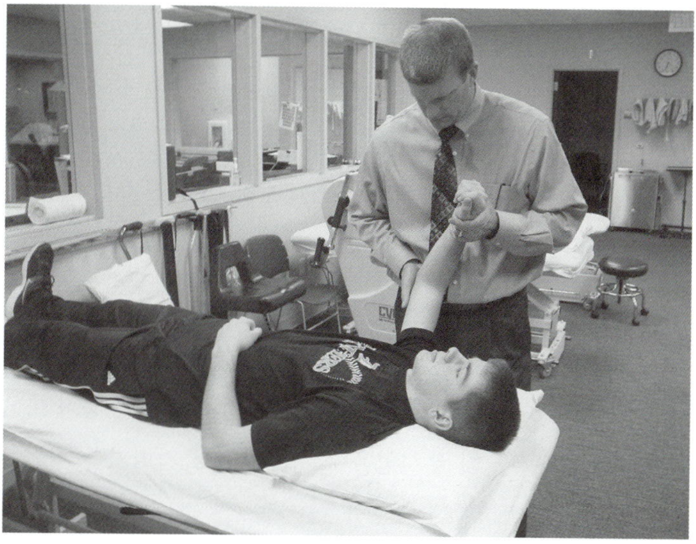

그림 2-6 수동 관절가동범위: 어깨 내·외회전 동작

견갑면(약 20~30°)에서 수행해야 한다. 이 자세에서 어깨의 과신전은 전방 관절와상완관절 탈구로 인해 손상된 전방 관절낭에 과도한 부담을 주기 때문에 피해야 한다.

종종 지나치게 촘촘한 관절낭 형태의 관절와상완관절이 이동됨에 따라 후측 어깨 관절낭의 이동이 발생할 수 있다. 이러한 이동은 타이트한 관절낭의 반대 방향으로 일어나기 때문에, 타이트한 후방 관절낭으로 어깨를 앞으로 움직이면 의무적인 전방 이동이 발생하고, 이것은 추가적인 고통을 유발하고 이미 자극이 심한 어깨를 더욱 악화시킬 수 있다.

전방 탈구 후 운동을 시작하려면 팔꿈치가 90° 구부러진 상태에서 팔 위치가 선수 쪽에 있어야 한다. 내 · 외측 관절와상완의 강화는 등척성 운동으로 시작하여 가벼운 무게 또는 저항을 활용한 등장성 운동으로 이어진다(**그림 2-7** 및 **2-8**). 전방 관절낭에 대한 압력을 피하려면 외회전은 30~45° 이상이거나 참을 수 있는 정도에서 이루어져야 한다. 선수가 극상근 강화 운동을 견딜 수 있게 되면(예: Full can, Lateral raises, **그림 2-9**) 적절한 관절가동범위(최대 90°)가 회복하면 견갑면에서의 움직임을 시작할 수 있다. 등장성 어깨 굴곡 운동을 시작할 수 있으며, 엎드리거나 서 있는 자세에서 신체의 중간선으로 제한된 영역까지 어깨 외전 운동을 진행할 수 있다. 전완과 손목, 손 강화 운동 또한 진행할 수 있다.

2단계 운동 중에는 후방 건판/관절낭 스트레칭 및 가동술을 필요에 따라 계속 진행한다. 스트레칭은 각 동작의 저항을 증가시키거나 반복함으로써 진행될 수 있다. 이 단계에서 어깨의 동적 제어를 더 잘 돕기 위해 회전근개 근육의 신장성 운동의 중요성이 커진다. 좀 더 일반적인 운동은 약간의 수정을 반영한 뒤 2단계부터 시작할 수 있다. 예를 들어 팔굽혀펴기는 기본 동작인 엎드린 플랭크 자세가 아닌 스탠딩 월 푸시업을 실시하여 팔굽혀펴기를 시작하도록 지시해야 한다. 또 전방 관절낭에 과도한 스트레스를 주지 않기 위해 어깨는 몸의 중간선을 지나 수평으로 뻗어 있거나 팔굽혀펴기를 할 때 팔꿈치 아래로 몸

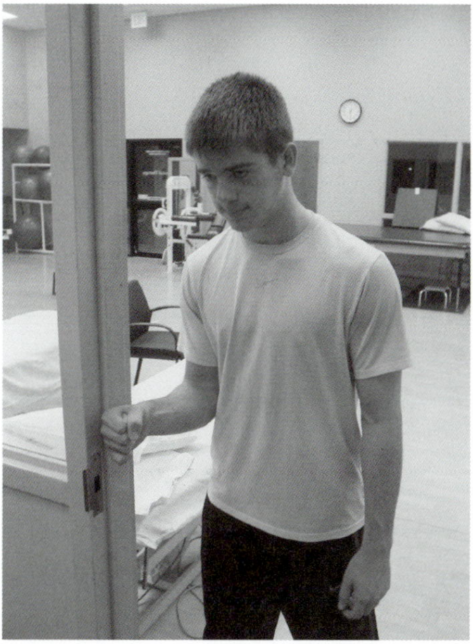

그림 2-7 등척성 어깨 외회전 운동

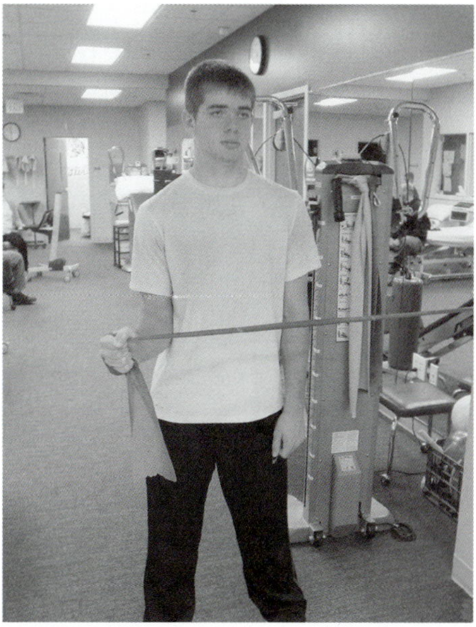

그림 2-8 저항밴드를 활용한 어깨 외회전 동작

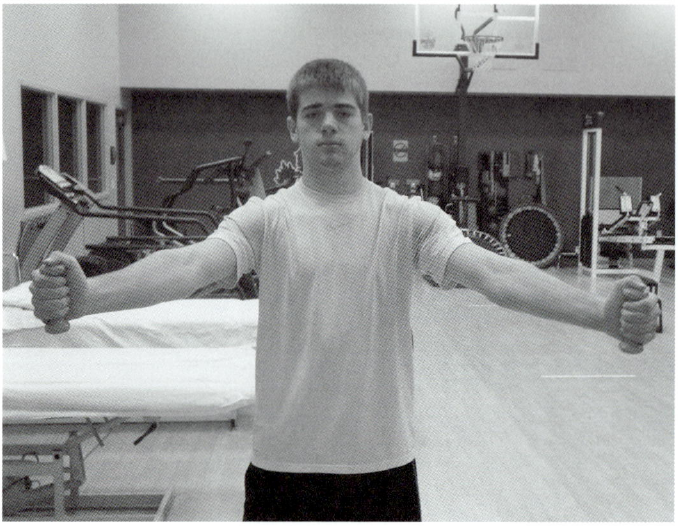

그림 2-9 견갑면에서 어깨 올리기 동작

을 내려서는 안 된다. 근력이 회복됨에 따라 무릎을 바닥에 댄 자세에서 푸시업을 할 수 있고, 기본 풀 푸시업을 할 수 있게 된다. 전방 관절낭을 보호하기 위한 어깨 압박과 광배근 풀다운 운동은 머리 뒤가 아닌 머리 앞에서 바를 아래로 당긴 상태에서 수행해야 한다.

3단계 운동에서는 어깨 높이가 더 높아진다. 관절와상완의 내·외전 운동은 전방 관절낭에 점차 스트레스를 주는 위치에서 수행된다. 이는 상지를 점차 45°, 80°, 90° 외전함으로써 달성된다. 이러한 회전근개 강화 운동은 선수에게 적합한 자세에서 진행해야 한다.

선수가 경기 복귀를 시도하는 것은 3단계다. 선수는 부분 탈구나 불안정한 느낌 없이 관절와상완관절을 완전히 통제할 수 있을 때 스포츠 복귀 프로그램을 시작할 수 있다. 견갑골과 회전근개 도수 근력 검사에서 결함이 확인되지 않아야 한다. 현재 환자는 축구선수이기 때문에 이러한 조건이 충족되면 가벼운 훈련을 시작할 수 있을 것이다. 연습 상황에 대한 내성을 점차 높여 몇 주 동안 완전한 접촉과 게임 상황에 대한 느린 복귀를 제공하는 것이 바람직하다. 운동선수는 느리고 이렇게 천천히 통제된 방식을 준수하며 완전한 활동으로 돌아갈 수 있다.

일부 접촉 스포츠 종목 선수들은 관절와상완관절의 부상 재발 방지를 위해 어깨 보호대를 착용해야 할 수도 있다. 관절와상완관절의 고유 특성과 관절와상완관절에 불안정성을 가진 개인에서 이러한 이동성 악화의 특성 때문에 어깨를 완전히 고정시키면서 허용 가능한 관절가동범위를 유지하는 것은 매우 어렵다. 대부분의 교정기는 관절와상완관절에서의 움직임을 90° 외전, 70~90° 회외전 각도로 제한하는데, 이는 일반적으로 축구선수가 수용할 수 있는 범위이다. 그러나 농구선수가 슈팅 시 주로 사용하는 팔이거나, 야구선수가 투구 시 주로 사용하는 팔이라면 오버헤드 동작이 필요한 종목에서는 이러한 유형의 교정기를 착용할 수는 없다.

근거 중심 임상적 추천

SORT: 추천 분류의 장점

A 일관된, 양질의 환자 지향적 근거

B 일관되지 않거나 제한된 질적 수준의 환자 지향적 근거

C 동의, 질병 중심의 근거, 일반적인 관행, 전문가의 의견 또는 사례 시리즈

1. 물리치료사는 운동선수의 어깨 전방 탈구 시 Bankart 병변 가능성을 고려해야 한다. A 등급
2. 관절와상완관절의 불안정성에 대한 비수술적 치료가 완료되었음에도 불구하고 탈구는 흔하게 재발한다. A 등급
3. 어깨 탈구가 처음 발생한 선수의 관절와상완관절 안정성 평가를 위한 검사는 체계적으로 이루어져야 하며 접근방식으로 구성되어야 한다. C 등급

종합 질문

2.1 운동선수에게 처음으로 발생한 어깨 전방 탈구 후 어깨 슬링은 얼마나 오래 착용해야 하는가?

A. 1주

B. 2주

C. 3주

D. 4주

2.2 불안정성 검사에 대한 양성반응은 어떤 병리학적 상태를 나타내는가?

A. 후방 관절와상완관절 탈구

B. 비외상적인 전방 이완

C. 만성적인 관절와상완관절 부분 탈구

D. 급성 외상에 따른 어깨 전방 탈구

정답

2.1 C

2.2 D

오목위팔관절 탈구: 수술 후 관리

Glenohumeral Joint Dislocation: Postsurgical Management

Christopher Seagrave

CASE 3

17세의 고교 미식축구 러닝백 선수가 경기 도중 태클을 당했고, 왼쪽 어깨(비우세팔) 탈구가 발생했다. 태클을 당한 후 선수는 경기장을 떠나 팀의 운동트레이너와 함께 정형외과 의사를 찾았고, 왼쪽 어깨에 명확하고 심각한 변형이 있음을 확인했다. 검사결과, 선수의 관절와상완관절이 처음으로 탈구되었고, 탈구 20분 내에 팀 정형외과 의사에 의해 맞춰진 것을 확인하였다. 이어진 방사선 검사에는 탈구(Hill-Sashs 병변)와 Bankart 병변을 나타내는 물리학적 소견이 나타났다. 선수는 수술을 진행하기로 결정한 뒤 전방 어깨 안정을 위해 관절경수술을 받았다. 수술 후, 약 20°의 견갑상선에서 어깨를 보호해 주는 받침대가 달린 슬링을 착용하게 되었다. 이 환자는 수술 5일 후에 상처치료를 위해 내원했고, 수술 후 4주 간의 수동 관절가동범위 운동을 처방받았다. 2주 후, 환자는 미리 정해진 수술 후 가이드라인에 따라 재활을 진행하기 위해 물리치료사에게 돌아왔다.

- ▶ 어떤 요소가 이 선수의 수술을 선택하게 했는가?
- ▶ 어깨 안정화 수술 4주 후 이 환자의 검사 우선순위는 무엇인가?
- ▶ 물리치료 중에는 어떤 주의가 필요한가?
- ▶ 진단과 수술에 따라 어떠한 물리치료 중재가 가장 적절한가?
- ▶ 재활의 예후는 어떠한가?

주요 정의

- **Bankart 봉합술**(Bankart repair): 관절경 검사 또는 개방적 시술로 수행 가능한 재발 어깨 탈구에 사용되는 수술법
- **이두박근 건고정술**(biceps tenodesis): 관절와에 있는 이두근힘줄의 근위부를 재부착하는 수술법
- **Hill-Sachs 병변**(Hill-Sachs lesion): 어깨 전방 탈구 시 전하방 관절와연과 상완골의 충돌로 발생된 상완골두 후측방의 외피 손상
- **어깨관절 불안정성**(shoulder instability): 관절의 부분 탈구 또는 탈구를 발생시킬 수 있는 과도한 움직임으로 인해 상완골머리가 관절와 내에서 관절성을 유지할 수 없는 임상적 조건. 1차적 문제 또는 병리학적 증상에 따른 2차적 결과일 수 있으며, 단수 또는 다분절 불안정성을 초래할 수 있음

목표

1. 전방 어깨의 불안정성을 비수술적 또는 수술적 방법으로 치료하기 위한 결정기준을 이해한다.
2. 5단계 재활 프로그램을 통해 적절한 물리치료 중재법을 결정한다.
3. 전방 어깨 불안정성의 외과적 안정화에 따른 초기 주의사항을 확인한다.
4. 스포츠 복귀를 위한 기능적 평가기준을 이해한다.

물리치료 시 고려사항

어깨 탈구 수술 후 물리치료 시 고려할 점:

- **일반적인 물리치료 계획/목표**: 통증 감소; 근육 유연성 증가; 근력 증가; 재활 진행을 통해 운동선수를 지도함으로써 수술 후 재활 시행
- **물리치료 중재**: 수술 후 예방조치 및 고정에 따른 환자 교육; 수동 관절가

동범위에서 능동보조 관절가동범위, 능동 관절가동범위로 향상을 위한 운동 진행; 전체 운동 사슬의 관절 운동 패턴을 최적화하기 위한 흉부 척추, 척추관절, 장골관절, 팔꿈치, 손목 및 손에 대한 도수치료 시행; 운동선수를 활동으로 복귀시키기 위한 기능 신경근육 운동의 패턴 복원

- **물리치료 시 주의사항**: 수술 후 관절가동범위 제한사항 및 외과적 수술을 위한 능동적 이동 제한사항 등 예방조치; 감염 초기 징후, 관절염, 가정 운동 프로그램 준수 여부 모니터링
- **물리치료를 방해하는 요인**: 부상 발생 및 이후 선수의 스포츠 복귀 태도와 향후 경기력에 미치는 영향; 부적절한 치료 개입을 초래하는 2차 유착관절낭염

건강 상태의 이해

어깨관절 불안정이란 스포츠 물리치료 실습에서 흔히 접하는 임상진단이다. 어깨관절 불안정성 분류에는 불안 정도의 정도(부분 탈구 또는 탈구), 성격(비자발성), 연대기(급성, 만성, 재발)에 대한 고려사항이 포함된다. 어깨관절 불안정성의 개념은 비외상성에서 외상성에 이르는 점진적인 연속체이다. 병리학의 구체적인 설명을 돕고 임상의사가 적절한 치료접근법을 형성할 수 있도록 돕기 위해 약어 “AMBRI”와 “TUBS”가 제안되었다. AMBRI는 비외상성, 다면성, 빈번한 쌍방향성, 재활에 대한 반응성을 나타내며, 재활에 실패하는 경우 하관절낭의 이동을 고려할 수 있다. ‘AMBRI’ 어깨는 일반적으로 ‘원래 느슨한 상태’인 반면, ‘TUBS’ 어깨는 ‘찢겨져 느슨한 상태’이다. AMBRI 어깨에서는 재활을 우선적으로 고려할 수 있지만, 비수술적 재활이 실패할 경우, 하관절낭 이동수술을 고려할 수 있다. TUBS 어깨는 일반적으로 수술이 필요한 Bankart 병변을 초래하는 외상성 일방적 병변(예: 탈구)을 말한다(그림 3-1, 3-2). 이

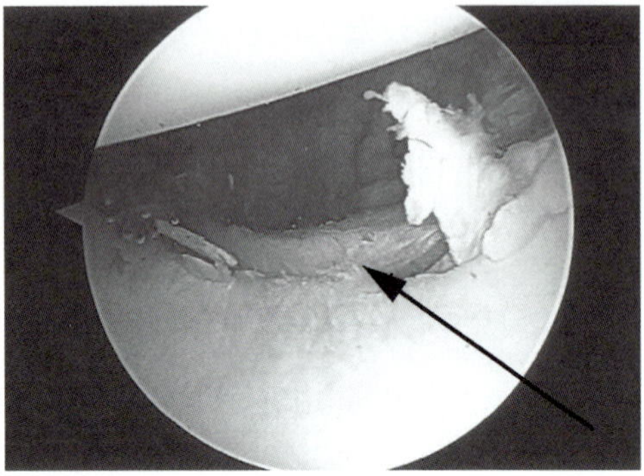

그림 3-1 Bankart 병변으로 알려진 전상방 관절와순 부상의 관절경 사진. 외상성 어깨 탈구로 발생하며, 화살표는 관절와순의 파열 부분을 가리키고 있다.

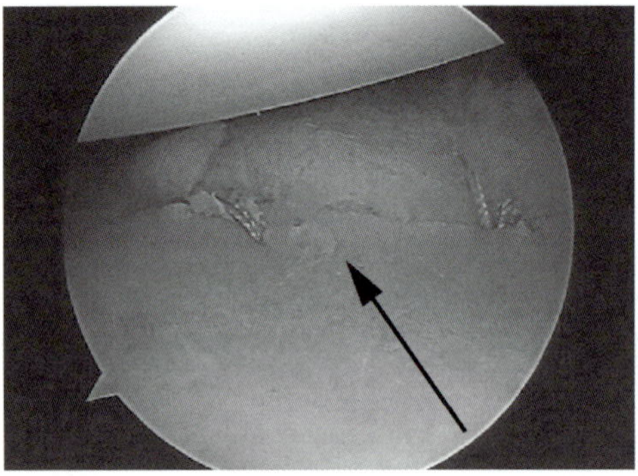

그림 3-2 Bankart 병변의 관절경 사진. 화살표는 수술된 관절와순을 가리키고 있다.

경우에는 전방 와순 재건술을 이용한 외과적 방법을 통해 어깨를 안정화시킬 수 있다. 외상성 탈구 후 흔히 발견되는 것은 Hill-Sachs 병변인데, 이것은 탈구 및 재배치 중에 관절와연과 상완골의 충돌로 발생된 상완골두의 외피 손상을 나타낸다. 본질적으로, 이것은 방사선 촬영과 관절경 촬영술을 통해 확인할 수 있는 상완골두의 "움푹 패임"을 초래한다(**그림 3-3**). Hills-Sachs 병변은 치료 선택사항에 큰 영향을 미치지는 않지만 방사선 촬영 결과, 확인 전 부분 탈구 및 탈구의 이력을 확인하는데 도움이 된다. "SLAP" 병변은 전방에서 후방 방향으로 발생하는 상부관절와순 파열을 나타낸다. 이러한 부상은 오버헤드에서 공을 던지는 선수에서 흔히 발생하는 인장 과부하와 관련이 있지만, 어깨

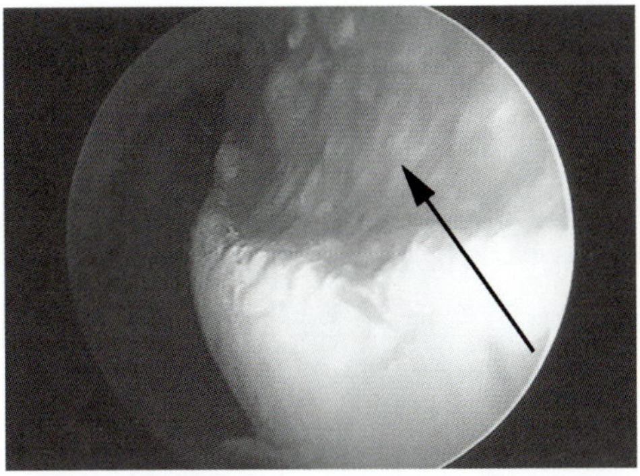

그림 3-3 Hill-Sachs 병변의 관절경 사진. 화살표는 피질 억제가 발생한 상완골두를 가리키고 있다.

탈구 시 이두근 부하 때문에 발생할 수도 있다.

매년 발생하는 어깨관절 탈구는 어깨 부상 10만 개 중 17개로 추정된다. 탈구의 96%는 전방에서 일어나며, 접촉성 운동선수와 나이든 여성이 넘어졌을 때 가장 흔하게 발생한다. Rowe는 1956년 20세의 젊은 피실험자 107명에서 83%의 재발률을 발견했다. 최근에는 청소년에서 100%에 육박하는 재발률을, 30세의 젊은 성인에게서는 96%의 재발률을 보이고 있다.

어깨 탈구의 수술 시기와 움직임 제한의 시기 결정과 관련한 논란이 있다. 30세 미만 성인의 탈구 재발생률이 높은 점을 감안할 때, 4~6주의 단순한 어깨 고정보다는 다양한 해부학적 위치에서 관절와순 재건술을 시행하는 추세로 바뀌고 있다(그림 3-4). 개방형 수술은 스포츠로의 기능적 복귀와 관련하여 그와 유사한 예후를 나타내는 관절경수술로 대체되었다. 수술 후 재발률이 감소했음을 보여주는 증거와 함께 관절경수술의 발전이 이러한 추세에 기여할 것으로 보인다. 비수술적인 방법에서 수술적 방법으로 변화했음에도 불구하고 물리치료 방법은 오목위팔관절에 가해지는 압력에 대한 안정성 회복과 상완골 움직임의 동기화, 고유감각기전 회복에 초점을 두며, 어느 정도 일관성을 유지하고 있다.

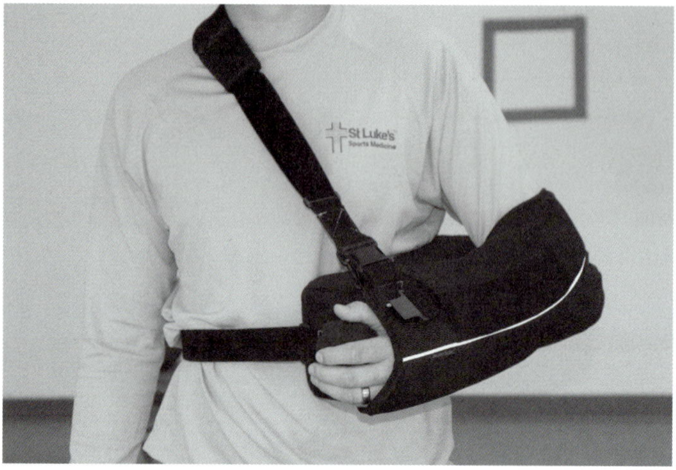

그림 3-4 수술 후 착용하는 받침형 보조대로, 어깨는 견갑면에서 약 20° 외전한 상태로 어깨를 보호해준다.

물리치료 환자/고객 관리

수술 이후 물리치료실에 찾아오는 어깨관절 불안정 증세를 보이는 개인에게는 5단계 재활 프로그램에 근거해 관리하는 경우가 많다. 첫 4주 후 수술은 1단계로, 수술부위를 최대한 보호하도록 설계된다. 2단계(수술 후 4~6주)는 점진적인 스트레칭과 능동적인 움직임을 시작한다. 3단계(수술 후 6~10주)는 전체 운동범위(관절가동범위)를 보장하고 근력을 향상시키기 위해 수술부위 보호를 최소화한다. 4단계(수술 후 8~16주)는 4~9개월 사이에 발생하는 최종적으로 경기에 복귀하기 위한 고급 강화 단계다. 각 단계에서의 구체적인 개입은 선수의 의사와 기능적 상태에 의해 결정된다. 대표적인 방법으로는 관절가동범위 운동, 신경근육 재교육 및 강화 운동, 도수 근력 검사, 양생(통증 감소) 등이 있다. 재활 다음 단계로의 진행 여부는 정형외과 의사와 물리치료사의 협의를 통해 결정하여야 한다. 심리학적 관점에서 환자의 요구를 고려하는 것도 중요하다. 부상, 후속 수술, 재활과정은 회복과 미래의 운동능력에 영향을 미칠 수 있다. 선수의 사회적 지원과 대처 전략은 회복 성공의 핵심 지표이다. 물리치료사가 정신건강전문가는 아니지만 재활과정에 대한 환자의 태도에 긍정적인 영향을 줄 수 있으므로 선수의 회복기간 동안 물리치료사의 역할이 매우 중요하다.

검사, 평가 및 진단

환자는 수술 5~7일 후에 어깨 보호대와 받침대를 착용한 채로 물리치료를 받게 된다(그림 3-4). 검진은 선수의 이전 기능 수준을 결정하고 치료적 개입의 목표를 확립하기 위해 전체 영역에서 시작된다. 객관적 검사에는 상처부위가 잘 아물고, 감염 징후/증상이 없는지 확인하는 절개 검사를 포함한다. 수술 후 처음 3주 동안은 활성 관절가동범위를 피하지만, 치료사는 의사가 명시한 한도 내에서 수동 관절가동범위를 평가하고 수행해야 한다. 대부분의 과정은 견갑하근을 보호하기 위해 처음 4주 동안 견갑면에서 약 90° 굴곡, 0° 외회전, 약 45° 내회전을 관절가동범위 한계로 시행한다. 물리치료사는 신경전도 검사 및 잡거나 꼬집기 등 피부감각 검사를 통해 상지의 신경혈관 상태를 평가해야 한다.

어깨 관절가동범위와 강도의 연속 측정은 재활 기간 내내 계속된다. 의료 팀과 운동 팀의 협력은 선수를 스포츠로 복귀시키는 일관된 접근법을 보여주기 위해 중요하다. 감염, 과도한 경직, 수술 후 주의사항 미준수 등으로 인해 합병증이 발생할 경우, 운동선수의 회복을 위한 의료진 내 협업이 더 중요해 질 수 있다.

재활이 진행됨에 따라 관절와상완관절과 견흉관절에 대한 스포츠 맞춤형 고유수용능력 평가가 시행된다. 오버헤드에서 공을 던지는 선수에게 남아 있는 이상운동증은 복귀 단계까지의 진행을 지연시킬 수 있다. 물리치료사의 개입과 신경근육 통제에 대한 평가뿐만 아니라 선수가 운동 패턴을 이해하고 조정하는 인지능력은 선수의 치료 단계에서 필수적이다. 선수의 특정 스포츠에 대한 생체역학 분석은 경쟁 상태로 안전하게 복귀하기 위해 이해하는데 매우 중요하다. 이 경우, 풋볼 러닝백에 대한 구체적인 고려사항에는 선수가 자신의 자세를 취하고, 패스 또는 핸드오프로서 공을 받을 수 있으며, 다양한 동적 운동면에서 움직이면서 공을 운반하고 보호할 수 있는 능력에 대한 평가가 포함될 수 있다. 스포츠 맞춤형 생체역학 분석은 선수가 시즌 모드로 안전하게 복귀하기 위해 매우 중요하다. 이 경우, 미식축구 러닝백에 대한 구체적인 고려사항으로는 선수가 자신의 자세를 취하고, 패스 또는 핸드오프로서 공을 받을 수 있으며, 다양한 동적 운동면에서 움직이면서 공을 가지고 있는 능력에 대한 평가가 포함될 수 있다.

치료 계획과 중재

Bankart 봉합술 후 관리의 궁극적인 목표는 운동선수를 정상 기능 수준으로 복귀시켜 성공적인 스포츠 복귀를 가능하게 하는 것이다. 순차적 5단계 재활 프로그램은 환자, 의사 및 물리치료사와 협력적인 방식으로 이루어진다. 진행률은 개인의 연령과 재활의 복잡성에 따라 달라지는 재활의 질, 치유율 등 여러 요인에 근거한다. **표 3-1**은 Bankart 봉합술 이 후 적용되는 물리치료 목표, 중재 및 활동을 요약한 것이다.

재활 1단계(수술 후 1~4주)에서는 수술부위를 최대한 보호하는 데 초점을 맞추고 있다. Bankart 병변의 수술은 관절와에 와순과 회전근개를 다시 부착하는 것을 포함한다. 초기 관절가동범위 제한(0° 이상의 외회전 방지 등)은 수술부위에 가해지는 인장력으로부터 보호한다. 첫 주에는 환자의 관절와상완관

표 3-1 • Bankart 봉합술 이후 적용되는 물리치료 목표, 중재 및 활동

단계(수술 후 시점)	목표	중재	허용/제한되는 활동
1단계(0~4주) 0~1주	• 통증과 염증 감소	• 치료요법(예: 냉찜질) • 관절와상완관절의 완전한 고정(24시간 슬링 착용) • 손목과 팔의 능동 관절가동범위 시작 • 수동적 팔꿈치 굴곡(상완이두근건염이 있을 경우)	능동 관절가동범위 제한
1~2주	• 통증과 염증 감소 • 수동 관절가동범위 시행 • 손목과 손, 견갑근 강화 운동 시작	• 치료요법(예: 냉찜질) • 수동 관절가동범위 운동 – 90°까지의 굴곡 – 0°의 내회전 – 견갑면에서 배꼽쪽으로 내회전(45°) – 45° 외전 • 수기로 제한한 상태에서 견갑골 올림과 수축을 시행 • 손목과 손의 근력 강화 운동	컴퓨터 사용 10일까지 제한
2~4주	• 관절가동범위 운동 지속 • 어깨 등척성 강화 운동 시작	• 수동 관절가동범위 운동 – 130° 굴곡 – 팔을 몸 옆에 붙인 채 30° 외회전, 45° 외전한 상태에서 50° 외회전 – 견딜 수 있는 범위까지 내회전 – 90° 외전 • 수동적 팔꿈치 굴곡 운동 계속(상완이두근건염이 있는 경우) • 최대하 등척성 운동 시작(외회전과 내회전, 외전과 내전, 굴곡과 신전)	

표 3-1 • Bankart 봉합술 이후 적용되는 물리치료 목표, 중재 및 활동 (계속)

단계(수술 후 시점)	목표	중재	허용/제한되는 활동
2단계(4~6주)	• 능동 관절가동범위 시작 • 10~12주경 관절가동범위 점차적 달성(선수가 투수인 경우 조금 더 일찍 시작)		능동 관절가동범위 동작 허용
4~5주		• 능동 관절가동범위 시작(35세 이상 환자) • 능동 관절가동범위 달성 목표: – 140° 굴곡 – 45° 외전상태에서 70° 외회전, 90° 외전상태에서 60° 외회전 – 90° 외전	
5~6주	• 관절가동범위 목표 달성 시, 점진적으로 회전근개 강화 운동 시작	• 능동 관절가동범위 시작(35세 이하의 환자) • 회전근개 저항밴드 운동 • 이두근과 삼두근 강화 운동 • 신경골격근 통제를 통한 고유수용감각 훈련	
3단계(6~8주)	강화 운동	• 능동 관절가동범위 운동 • 회전근개와 견갑골 근력, 안정성 강화 운동 • 신경골격근 통제를 통한 고유수용감각 훈련	7~8주경 러닝 시작

표 3-1 • Bankart 봉합술 이후 적용되는 물리치료 목표, 중재 및 활동 (계속)

단계(수술 후 시점)	목표	중재	허용/제한되는 활동
4단계(8~16주)	• 고급 강화 운동 • 플라이오메트릭 운동 • 10~12주경 능동 관절가동범위 목표(부상당하지 않은 팔을 비교하여) – 완전 굴곡에서 5° 짧게 – 5° 짧은 외회전 – 90° 외전상태에서 10° 짧은 내회전 – 90° 외전상태에서 90° 외회전 • 4단계 마지막: 부상당하지 않은 팔의 90% 정도의 근력과 완전한 굴곡	• 제한된 범위 내에서 닫힌사슬운동 시작(예: 몸의 cross midline 제한) – 월 푸시업 – 앉은 자세로 전거근 푸시업 • 플라이오메트릭 운동 시작 – Plyoball wall 훈련 – 한팔 리바운드 훈련	• 12주경 주 3~4회 근력 운동 시작: – 노 젓기 – 앞쪽 광배근 풀다운 – 덤벨 체스트 프레스와 플라이(바닥에 앉아 몸의 중간선을 넘지 않는 상태) • 복귀: – Golf chipping, putting 동작(8~10주) – 로드자전거(10~12주) – 전체 골프 동작(12~14주)
5단계(4개월 이후)	• 스포츠 활동을 제한 없이 점진적으로 발전 • 동작과 안정성, 근력 유지 • 외과 검진	• 인터벌 투구 프로그램 시작(외과의사의 권고에 따라) • 계속 근력 운동 진행	• 근력 운동 시, 손등을 체크하고 푸시업 동작 시 과도하게 넓은 그립이나 깊은 플라이 동작, 머리 아래까지의 광배근 풀다운 운동 제한 • 4개월쯤 산악자전거에 복귀하고 외과의사의 진찰에 따라 전체 운동으로 복귀

절은 견갑면에서 약 20° 외전된 상태로 슬링과 볼스터를 이용하여 하루 24시간 동안 완전히 고정된 상태를 유지해야 한다. 냉찜질은 통증과 염증을 줄이기 위해 자주 사용해야 한다(예: 1~2시간마다 20분씩). 수술 후 첫 주에는 선수가 참을 수 있는 범위에서 손목을 움직이고 손 동작을 시작할 수 있다. 수술 후 1~2주 사이에는 통증과 염증에 대한 양상이 활용된다. 어깨의 수동 관절가동범위는 최대 90° 굴곡, 45° 외전, 견갑면(45°) 내에서 환자의 배꼽 쪽으로 0°로 내회전한다. 두 번째 주에는 손목과 손 움직임의 점진적 강화 운동을 시행할 수 있고, 수기로 제한한 상태에서 견갑골 올림과 수축을 시행할 수 있다(**그림 3-5**). 2~4주까지는 어깨 수동 관절가동범위의 증가, 130°까지의 굴곡 진행, 90°의 외전, 팔을 몸의 옆에 둔 채 30° 외회전, 어깨 45° 외전상태에서 50° 외회전이 가능하다. 환자의 내성을 바탕으로 서서히 내부 회전 각도를 넓힐 수 있다. 손목과 손 동작이 계속되며 팔꿈치 능동 관절가동범위 향상 동작이 추가된다. 상완이두근건염이 발생할 경우, 이두박근장두건의 수축으로 발생하는 불필요한 인장력을 줄이기 위해 팔꿈치 신전은 제한한다. 어깨의 최대하 등척성

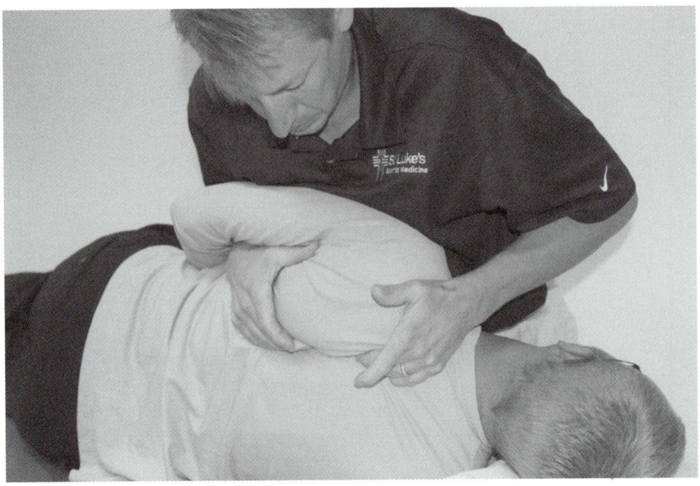

그림 3-5 견갑골 후인 도수 저항요법을 진행 중이다.

운동(외회전과 내회전, 외전과 내전, 굴곡과 신전)은 2~4주차부터 시작한다.

Bankart 봉합술 후 2단계(수술 후 4~6주)는 스트레칭과 능동적인 움직임을 점차적으로 추가한다. 4~5주 사이에 어깨 수동 관절가동범위는 환자의 내성에 따라 전체적으로 점진적으로 추가할 수 있다. 수술 후 10~12주 정도에는 완전한 관절가동범위 복원이 필요하지만, '과한 수축'으로 인한 위험을 줄이기 위해 그보다 빨리 시작해서는 안 된다. 하지만 관절가동범위를 빨리 복원하는 데에 중점을 두기 위해서는 추가적으로 고려해야 할 사항이 있다. 비록 현재의 증거에 의해 구체적으로 뒷받침되지는 않지만, 일부 의사들은 환자의 나이에 따라 관절가동범위 복구 정도를 조정한다. 환자가 35세 이상인 경우 젊은 환자보다 이동성이 빨리 상실되는 경향이 있기 때문에 어깨 관절가동범위에 일찍 중점을 두는 경우가 많다. 일반적으로 어깨의 활동 관절가동범위는 35세 이하의 환자(이전 환자의 경우)에서 수술 약 6주 후에 시작된다. 2단계에서 어깨 능동 관절가동범위 목표는 90°까지 외전하고, 45° 외전상태에서 70° 외회전, 90° 외전상태에서 60° 외회전을 수행하는 것이다. 5~6주 사이에 환자가 어깨 관절가동범위 목표를 달성하고 있다면 물리치료사는 점진적으로 회전근개 강화 운동을 시작한다. 회전근개의 특정한 동작을 진행하는 것은 보상적 견갑골 상승 패턴을 방지하기 위해 견흉관절을 제어하며 진행해야 한다. 이두근과 삼두근 강화 운동이 처방될 수 있으며, 이 단계에서 고유수용감각 훈련은 환자가 반듯이 누워 있는 동안 다양한 평면에서 팔을 리듬적으로 안정시키는 것이다.

3단계는 수술 후 6주부터 시작하여 10주까지도 진행되며, 강화 단계로 간주된다. 물리치료사는 환자의 보상적인 움직임 패턴을 면밀히 관찰해야 한다. 초기에는 통제되지 않는 보상성 견흉관절 근위축이 회전근개를 통한 근력 생성을 방해하여 강화가 지연되고, 스포츠복귀를 늦출 수 있는 것으로 나타났다. 10~12주가 되면 어깨 능동 관절가동범위는 점차 정상적인 마지막 범위를 목표로 증가시킨다. 회전근개 및 견갑골 강화 운동은 생체역학적으로 올바른 운동 패턴 내에서 계속한다. 고유수용감각과 닫힌사슬운동(closed kinetic chain, CKC)의 신경근육 조절 훈련은 환자의 능력에 따라 진행되며 관절가동범위가 복원됨에 따라 지속적으로 향상시켜 간다.

재활의 3, 4단계에서는 목표와 물리치료에 일부 중복이 있지만, 활동 진행은 선수가 어떻게 진행하느냐에 따라 달라진다. 4단계(수술 후 8~16주)는 이전에 처방한 부견갑피판과 회전근개의 특정 강화와 함께 강화된 근력 운동과 플라이오메트릭 운동이 포함된다. 근력 강화 운동으로는 한정된 관절가동범위 내에서 닫힌사슬운동이 포함된다. 예를 들어 물리치료사는 증상을 악화할 수 있는 전외측관절 표면의 압력을 피하기 위해서 Midline cross-over 동작을 제한할 수 있다. 닫힌사슬운동으로는 월 푸시업, 생체역학적으로 올바른 동작을 유지한 상태로 앉은 채로 전거근 푸시업이 있다. 가장 일반적인 보상 운동의 패턴은 관절상완의 굴곡이나 외전으로 인한 견갑골의 상승 동작으로, “흔들림” 형태의 운동 패턴이 발생하는 것을 포함한다. 플라이오메트릭과 닫힌사슬운동은 Plyoball을 이용한 벽면 운동과 한 팔 리바운드 훈련과 같은 운동으로 시작된다(**그림 3-6**).

수술 후 10~12주 사이의 어깨 관절가동범위 달성 목표는 부상당하지 않은 팔과 비교했을 때 5° 부족한 완전한 굴곡과 외회전을 달성하는 데 집중해야 한다. 외회전(90° 외전 시)은 90°로 제한해야 하며 과도하게 늘어나서는 안 된다. 내회전(90° 외전 시)은 부상당하지 않은 어깨에 비해 약 10° 정도 짧아야 한다. 시간이 지남에 따라 스트레칭이 계속되기 때문에 재활 중 완만한 end-range 동작이 부족한 Bankart 봉합술을 받은 어깨는 그대로 두는 것이 바람직하다. 12주차에 운동선수는 일주일에 3~4번씩 헬스 기반의 강화 운동을 시작할 수 있다. 대표적인 운동으로는 노 젓기, 앞쪽 광배근 풀다운, 이두근과 삼두근 강화 등이 있다. 덤벨 체스트 프레스와 플라이는 환자가 바닥에 앉아 몸의 중간선을 넘지 않는 상태에서 수행될 수 있다.

필드 복귀를 위한 최종 재활 단계는 전방 안정화 절차 4개월 후에 시작된다. 최종 단계로 진행하기 위한 기준은 풀숄더 능동/수동 관절가동범위와 대측면

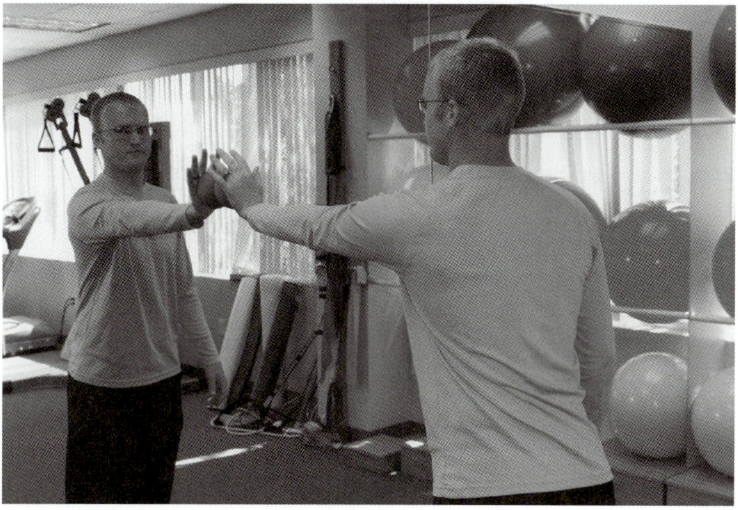

그림 3-6 닫힌사슬 어깨 운동을 진행하는 모습이다.

의 90%에 해당하는 강도를 얻는 것에 기초한다. 이 단계의 목표는 스포츠 활동을 제한 없이 점진적으로 발전시키는 것이다. 이 단계에서 인터벌 기반 프로그램이 규정되고 체육관 기반 프로그램으로 강도가 높아진다. 스포츠에 대한 완전한 무제한 허용 결정은 상지 안정성 검사와 같은 기능 검사의 수행과 환자, 물리치료사, 의사 및 코치 간의 협업을 기초로 이루어져야 한다.

근거 중심 임상적 추천

SORT: 추천 분류의 장점

A 일관된, 양질의 환자 지향적 근거

B 일관되지 않거나 제한된 질적 수준의 환자 지향적 근거

C 동의, 질병 중심의 근거, 일반적인 관행, 전문가의 의견 또는 사례 시리즈

1. Hills-Sachs 병변의 존재는 전방의 어깨관절 불안정성의 치료 옵션에 대한 의사결정 과정에 큰 영향을 미치지 않는다. **C 등급**

2. 어깨 전방 탈골은 재발률이 높기 때문에 활동적인 성인(<30세)에서 최초 탈골의 경우 1차 수술적 방법 적용이 권장된다. **A 등급**

3. 신경근육의 견흉관절이 불안정한 상태에서 회전근개 강화운동을 하면 운동선수의 적절한 회복과 경기복귀가 상당히 늦어진다. **B 등급**

종합 질문

3.1 어떤 병변이 외상 전방 불안정성의 결과로 전방 와순 분리를 포함하는가?

A. Hill-Sashs 병변

B. SLAP 병변

C. Bankart 병변

D. Osteochondral 병변

3.2 어깨관절 안정화 수술 이후 재활 1, 2단계를 진행하면서 어느 해부학적 구조에서 중립을 넘어선 능동 내회전 또는 수동 외회전을 피해야 하는가?

A. 극상근(supraspinatus)

B. 극하근(infraspianuts)

C. 소원근(ters minor)

D. 견갑하근(subscapulais)

3.3 어깨관절 안정화 수술 이후 재활 마지막 단계에서 선수가 집중해야 하는 운동은 무엇인가?

A. 인터벌 스포츠 복귀 프로그램

B. 최대하 등척성 운동

C. 견갑골 안정화에 중점을 둔 운동

D. 어깨 관절가동범위 회복 운동

정답

3.1 **C.** 1923년 Bankart는 외상성 전방 불안정에 있어 전방 관절와순 분리가 필수적인 병변이라고 묘사했다.

3.2 **D.** 견갑하근은 어깨의 주요 내회전 역할을 하며, Bankart 봉합술 중에 자주 재부착된다. 견갑하근을 신장시키는 수동 외회전과 재건에 방해가 되는 수축을 일으키는 능동 내회전을 피하는 것이 매우 중요하다.

3.3 **A.** 스포츠 맞춤형 인터벌 프로그램은 해당 종목에서의 요구를 충족하기 위해 활용된다. 인터벌 프로그램은 운동선수가 스포츠로 돌아가기 전, 재활 마지막 단계를 준비하기 위해 자주 사용된다. 1단계(B) 동안 최대하 등척성 운동이 수행되고, 어깨 관절가동범위 회복은(D) 4단계 동안 이미 달성되었어야 하며, 견갑골 안정화 운동(C)은 1단계와 4단계 사이에 통합적으로 진행되어야 한다.

대학 야구선수의 SLAP 재건 후 재활 및 스포츠 복귀

Rehabilitation and Return to Sport After a SLAP Repair in a College Baseball Player

Craig Garrison / Joseph Hannon

CASE 4

20세의 대학 야구 투수는 관절경 재건수술과 후방 관절와순 괴사조직 제거술 3일 후, 견봉하 강압술을 위해 물리치료실을 찾았다. 환자가 처음 부상을 입고 상부 관절와순 전후방 병변(SLAP 병변)을 진단받게 된 것은 7세 때부터 경쟁적으로 투구하면서 반복적이고 과도한 스트레스를 받아왔기 때문이다. 한 달 전 투구할 때마다 오른쪽 어깨 뒤쪽에 통증이 있었다고 했다. 투구를 계속하다가 한 달 동안 운동트레이너로부터 일반적인 치료(냉찜질 및 전기자극)를 받았지만 증상은 나아지지 않았다. 선수는 오버헤드 운동선수 치료를 전문으로 하는 이사회 인증 및 펠로우십 교육을 받은 정형외과 의사를 찾아갔고, MRI를 통해 윤활막염과 견봉하낭이 두꺼워져 있을 뿐만 아니라 후방 상하부 관절와순이 손상된 것을 확인했다. 선수는 괴사조직 제거와 견봉하 강압술을 위해 관절경 후방 관절와순 재건수술을 받았다. 이 선수는 수술 후 슬링을 착용한 채 진자 운동을 수행하도록 지시를 받았다. 환자는 수술 3일 후에 "진단을 받고 치료를 받으라"는 처방을 받고 물리치료실을 찾았다. 환자는 오른쪽 어깨를 축베개로 고정시킨 채 팔을 약 20°의 외전한 채 슬링을 착용하고 있었다. 환자는 신경뿌리증상은 없었고 휴식 중에는 느끼는 통증은 10 중 2, 드레싱을 하며 움직이는 중에 느끼는 통증은 5로 나타냈다. 이 선수의 경우 특이한 병력은 없었다.

- 이 선수의 상황별 요인이 환자/고객 관리에 어떤 영향을 줄 수 있는가?
- 환자의 진단에 근거하여 이 부상과 결과적으로 수술을 해야 했던 잠재적인 기여요인은 무엇인가?
- 수술 후 재활 예후는 어떠한가?
- 선수복귀를 위한 야구 특유의 고려사항은 무엇인가?

주요 정의

- **불안정성**(instability): 던지기 동작의 후기 코킹 또는 가속 단계에서 야구선수의 어깨가 외전 및 최대 외회전 위치에 있을 때 발생하는 오목위팔의 상완골두 이동성 증가 또는 과도한 이동
- **내적 충돌**(internal impingement): 투구 동작 후기 코킹 단계에서 어깨의 외전 및 최대 외회전 위치로 이동할 때 관절와순과/또는 관절낭의 후상위부 충돌
- **관절와순**(labrum): 관절와의 표면에 있는 연골로, 관절와상완관절에 안정감을 줌
- **PAINT 병변**(PAINT lesion): 부분적 두께의 관절 표면의 건내 파열(partial thickness articular surface intratendinous tear, PAINT)의 약자로 후방 극상근과 전방 극하근 건의 파열을 의미함. 이 부상은 투구 동작 중에 발생할 수 있으며 높은 인장 스트레스로 인해 발생함
- **PASTA 병변**(PAINT lesion): 부분적 두께의 관절 표면의 건 적출(partial thickness articular surface tendon avulsion, PASTA)의 약자로, 극상근의 원위 또는 극하근 건 상피 하표면의 파열을 의미함. 이 부상은 투구 동작 중에 발생할 수 있으며 높은 인장 스트레스로 인해 발생함
- **견봉하 강압술**(subacromial decompression): 섬유성 점액낭 또는 마모된 회전근개와 같이 인접 구조물에 대하여 어깨뼈봉우리를 열어서 수술하거나 긁어내는데 사용하는 관절경수술방법

목표

1. 관절상완와순 부상과 관련된 병리학적 이해와 이 부상의 잠재적인 메카니즘을 이해한다.
2. SLAP 수술 및 견봉하 강압술과 관련된 수술 후 예방 조치에 대한 근거를 파악한다.
3. 견봉하 강압술로 SLAP 재건 후 초기에 적합한 재활방법을 파악한다.
4. 견봉하 강압술로 SLAP 재건 후 투구를 시작하고 점진적으로 야구로 복귀하기 위한 객관적 기준을 확인한다.

물리치료 시 고려사항

견봉하 강압술에 따른 SLAP 재건 수술 후 야구선수 재활 물리치료 시 고려할 점:

- **일반적인 물리치료 계획/목표**: 능동 및 수동 어깨 운동범위 증가; 통증 감소; 견갑골 안정성과 회전근개 근력 향상; 하지 관절가동범위, 강도 및 균형 유지 또는 개선; 적합한 운동을 통한 경기복귀
- **물리치료 중재**: 기능해부학 및 상해병리학 관련 환자 교육 및 치유 조직 보호에 관한 일반적인 주의사항; 통증 완화를 위한 요법과 도수치료; 관절 이동성을 향상시키고 관절낭 제한을 최소화/예방하기 위한 동원 및 수동 스트레칭; 회전근개 및 견갑골의 근력, 지구력, 안정성 강화를 위한 최대하 저항 운동; 하지의 근력 및 균형 운동; 상지의 신경역학적 정상 유지 또는 재확립; 가정 운동 프로그램
- **물리치료 시 주의사항**: 신경 장력 징후 및 증상 모니터링; 환자의 최근 수술에 따른 운동 시 주의사항 또는 제한사항 확인
- **물리치료를 방해하는 요인**: 수술부위의 위치 및 범위; 조직 상태; 운동선수의 스포츠 복귀에 대한 열망; 같은 속도 또는 제구력으로 복귀하고자 하는 심리적 특성

건강 상태의 이해

관절와순은 섬유질소성 고리로, 관절상완에서 관절와순의 50%까지 깊게 위치해 불안전한 관절에 안정성을 더해주고 있다. 관절와순은 관절상완 상완골의 전체적인 관절성을 증가시키는 것 외에도 흡착컵 작용을 하여 어깨의 안정성을 높여준다. 관절와상완관절(GHJ)은 3개의 관절상완인대(상부, 중부, 하부)로 둘러싸여 만들어진다. 관절와순과 함께 관절주머니인대와 회전근개 근조직

은 모두 관절와상완관절을 안정시키기 위해 작용한다.

투구 동작을 주로 하는 운동 선수의 실험 병리학은 다면적이고 던지지 않는 운동선수의 병리학과는 구별된다. 팔을 뻗어서 넘어졌을 때 발생할 수 있는 급성/외상 어깨 탈구 또는 부분 탈구는 탈구의 방향과 정도에 따라 다른 실험의 병리(및 그에 상응하는 잠재적 상완의 병리)를 유발할 가능성이 있다. 이러한 종류의 관절와순 파열은 일반적으로 투구 동작에서 발생하는 만성 또는 "적응된" 파열과 다르게 나타난다. 투구 동작 중 어깨는 최대로 외전되어 후기 코킹 단계에서 발생하는 외회전은 매우 불안정한 위치에서 관절상완인대 내의 상완골두를 안정시키기 위해 관절와순, 관절상완와순인대와 회전근개 등의 움직임이 필요하다. 시간이 지남에 따라 미세한 불안정성이 발생할 수 있지만 이 증상은 실제 "어깨 불안정성"과는 다르다. 고랑징후 또는 불안전성 검사 시 1cm 이상의 어깨 불안전성을 보일 경우, 전체 관절와상완관절에 불안정성이 나타난다고 해석된다. 이와는 대조적으로 미세한 불안정성은 관절와상완관절 위의 상완골두에서 밀리미터 단위의 미세한 움직임을 보인다. 결과적으로 이 미세한 움직임은 상완골두의 후방상부 관절와순과 회전근개의 하면(관절면) 접합을 일으킨다. 내적 충돌의 결과는 견봉하 충돌과 같지는 않다. 견봉하 충돌에서는 견봉 아래를 지나는 구조(극상근건과 견봉하낭)의 더 큰 융기의 충돌이 일어난다. 내적 충돌로 최대 외전과 내회전(후기 코킹 단계)이 일어나 팔의 관절와상완관절 방향이 변경되어 하부 관절와상완관절이 전방/외측으로 미끄러진다. 이 새로운 위치는 상완골두를 후방/상측으로 밀어낸다. 이동된 위치는 관절와순 파열을 일으키며, 결국 후측면 관절와순 파열 그리고/또는 관절측 회전근개 파열(PASTA 또는 PAINT 병변)을 유발한다.

다른 요인은 오버헤드 운동선수를 관절와상완관절 내회전 결핍(GRID)과 견갑골 이상운동증 그리고 잘못된 투구 동작을 포함한 관절와순이상을 일으킬 수 있다. 관절와상완관절 내회전 결핍은 반복적으로 투구를 하는 선수에게 흔히 나타난다(Case 1). 선수의 우세 투구팔의 내회전 감소를 보완하기 위해 어깨는 외회전을 증가시키게 된다. 관절와상완관절 내회전 결핍은 10대 초반 선수에서부터 프로 선수에게까지 던지는 투구 동작에서 어깨나 팔꿈치 부상을 일으키는 것으로 나타났다. 관절와상완관절 내회전 결핍은 연조직 변화(예: 타이트해진 후방 관절낭, 특히 하부 관절와상완관절 복합체 또는 후방 근조직) 또는 뼈이상(예: 상완골의 후념)에 의해 발생할 수 있다. 종종 연조직의 변화와 뼈의 비정상적인 형성을 나타내는데, 관절와상완관절 내회전 결핍이 왜 부상위험을 증가시키는지는 완벽히 확인된 바는 없지만, 상완골의 유체 감속을 일으키기 위한 내회전이 일어날 수 없는 상황이라면 그 압력은 팔이나 어깨 그리고/또는 팔꿈치에 작용할 수 있다. 재활적 관점에서 관절와상완관절 내회전 결핍은 치료적 중재를 필요로 한다.

어깨 병리학에서 견갑골의 이상운동증 역할은 확인된 바가 없지만, 대부분의 임상의와 연구자들은 견갑골의 이상운동증이 있다면 물리치료로 해결할 수 있다는 바에는 동의하고 있다. 이미 복잡한 이 관절 구조는 견갑골의 운동이상성으로 인해 병증으로 나타날 확률을 증가시킨다. 팔이 머리 위로 움직일 때 관절와와 상완골두가 결합한 채로 견갑골이 위로 올라가고, 위쪽으로 회전하며 흉곽에서 후방으로 기울어지게 된다. 만약 이러한 동작 중 하나가 일어나지 않으면, 관절와와 상완골두의 이상적인 정렬은 이루어지지 않는다. 이것은 관절의 관절운동학을 변화시킬 수 있고, 일반적으로는 이 동작에서 발생하지 않는 압력이 증가할 수 있다.

마지막으로 투구 동작에 대한 역학은 어깨와 팔꿈치 병리학에서 중요한 역할을 한다. 팔과 몸통의 정확한 위치가 중요한데, 하지의 균형과 고관절의 관절가동범위 그리고 협응이 중요한 역할을 한다. 하지 인체사슬의 무너짐은 결국 어깨와 팔꿈치의 힘을 증가시켜 상지에 해로운 상황을 일으킨다는 가설이 있다. 일반적으로 투구를 하는 선수에게서 이 문제를 독립적으로 해결하기에는 어려울 수 있으므로, 물리치료사는 투구 코치와의 협업을 통해 어깨 장애를 일으킬 수 있는 가능한 다양한 결함을 식별하는 것이 중요하다.

SLAP 파열의 관절경수술은 오버헤드 운동선수에게서 흔히 진행된다. SLAP 파열을 경험한 오버헤드 선수 30명을 대상으로 진행된 연구에서 선수들의 만족도는 93.3%를 나타냈고, 복귀하는데 필요한 시간은 11.7개월이었다. 하지만 투수였던 오버헤드 선수들의 일상생활 수치는 향상되었으나, 경기 복귀 기능 결과 점수는 비투구 선수에 비해 약간 낮게 나타났다. 마찬가지로 운동선수의 SLAP 수술 후 경기 복귀에 대한 체계적인 검토에서 오버헤드 운동선수들은 비투구 스포츠 선수들에 비해 경기 복귀율이 낮았다. 회전근개 파열, 어깨 불안정성 병리학 등 SLAP 재활 후 오버헤드 선수에서 경기 복귀율이 낮은 이유는 여러 가지가 있을 것으로 보인다.

물리치료 환자/고객 관리

관절와순 관절경 재건술 이후 물리치료를 받는 환자에게는 어깨 관절가동범위, 근력, 어깨기능을 회복하기 위한 도수치료와 최대하 운동으로 구성된 중재 시술의 이점을 얻을 수 있다. 조직 상태에 따라 동작 중 조직에 가해지는 압력 정도와 관절와순의 부상 위치에 따른 정보는 물리치료사가 어깨의 초기 관절 가동범위를 최적화하고 조직을 치유하는데 도움을 준다. SLAP 수술 보고서에 대한 접근은 수술 절차와 외과의사의 상황 평가를 이해하는데 필수적이다. 또한 물리치료사는 재활과정에 대한 예방책이나 특별한 고려사항을 논의하기 위해 정형외과 의사들과 좋은 의사소통 창구를 만들어 가는 것이 중요하다.

검사, 평가 및 진단

SLAP 수술 3일 후인 선수를 대상으로 한 검사의 초점은 수술에 따른 주의를 기울이면서 관절가동범위를 측정하고, 견갑골 휴식상태의 정렬 및 위치 조절을 포함한다. 이때 선수의 어깨는 전림으로 고정되어 있다. 어깨 관절가동범위는 반듯이 누운 자세로 수동적으로 평가해야 한다. 수술 후 이 시점에서 근육의 활성화는 잠재적으로 수술부위의 스트레스를 증가시켜 통증을 증가시키고 부위를 손상시킬 수 있기 때문에 능동 관절가동범위는 피한다. 상완골의 내회전은 상완골두의 후방 이동을 일으켜 수술부위의 관절와순에 압력을 가해 조직을 손상시킬 수 있음을 인지해야 한다. 그러므로 가장 안전한 방법은 환자의 측면에서 0°의 외전 상태에서 수동적으로 어깨의 내회전을 일으키며 발생할 수 있는 관절가동범위를 전체적으로 제한하는 것이다. 외회전, 굴곡, 외전은 이론적으로는 상완골두의 전방 이동을 일으키기 때문에 수술부위를 압박하지 않는다. 수동 관절가동범위 평가 시 환자가 통증을 염려하거나 호소할 수 있으므로 물리치료사는 이 동작을 평가할 때 신경써야 한다. 저자의 임상경험에서는 이러한 범위의 동작을 4 이하의 통증 수준[0~10의 수치 통증 등급 척도(numerical pain rating scale, NPRS)] 내에서 점진적으로 진행하는 것이 중요하였다.

견갑면과 견갑골에서의 신경근육 조절기능은 환자가 앉아 있거나 서 있을 때 검사할 수 있다. 견갑면의 휴식상태 정렬에 대한 평가는 환자의 견갑골에 육안 검사 및 촉진을 통해 진행하며, 수술부위와 반대편을 비교하여 환자의 정상적인 상태를 평가하기 위해 과도한 척추 굴절, 고도 또는 압박에 대해 평가한다. 야구선수들, 특히 투수는 던지지 않는 팔과 비교해 볼 때 활기가 없이 축 쳐진 자세로 있는 것을 확인할 수 있다. 다음으로 물리치료사는 환자에게 긴장을 푼 상태에서 견갑골을 올렸다가 내려보고, 오므렸다가 펼쳐보는 동작을 하게 하여 관절와상완관절의 능동적 관여 없이 환자의 견갑골 조절능력을 평가할 수 있다. 어깨 관절가동범위 활성(수술 후 약 4~6주)을 위해 환자가 적응되면 물리치료사가 척추이질 검사를 시행하여 물리치료를 위해 보다 정확한 평가를 내릴 수 있다. 상지 검사와 더불어 하지 힘, 이동성, 전반적인 신경근육 조절에 접근하는 것이 중요하다. 이것은 인체사슬을 통해 힘을 효율적으로 전달하는 야구선수의 운동능력을 감소시킬 수 있는 결함을 확인하고 바로잡는데 도움이 된다.

치료 계획과 중재

수술 직후의 재활은 어깨 관절가동범위를 증가시켜 관절낭 유착을 방지하는 동시에 수술된 조직을 보호하는 데 초점을 맞추고 있다. 일부 재활과정은 수술 후 처음 4~6주 동안 팔을 몸통 옆에 둔 자세에서 90° 굴곡과 중립 자세에서 (0°)의 30°까지의 외회전과 같이 어깨 관절가동범위를 제한하고 있다. 여러 연구가 관절와상완관절의 이동에 대한 근거를 제시했는데, 이 이론은 관절의 전이와 관절낭의 길이를 늘려주고, 관절와순 전반에 걸쳐 작용하는 안전하고 보호적인 내재적 장력을 제공한다.

견갑골 움직임 운동은 바로 시작되어야 한다. 이러한 운동은 운동신경의 인식을 증진시키기 위해 고안된 것이며, 꼭 근력 강화를 위해서 고안된 것만은 아니다. 수술 이후, 고유수용성감각은 범위 절개, 부종 및 통증의 2차적으로 나타날 수 있다. 초기부터 운동을 시작하는 것은 고유수용성감각을 회복하는 데 유익하고, 치료과정에서 어느 운동을 진전시킬지에 대한 근거가 된다.

이 케이스의 선수의 경우, 관절와상완관절 내회전은 이 관절 운동으로 시행되는 가장 제한적인 움직임일 것이다. 내회전하는 동안 상완골두는 후방으로 움직이는데, 이것은 특히 90° 외전된 상태에서 수술부위를 마모시킬 수도 있다. 초기 내회전 관절가동범위는 팔이 0°로 외전된 상태에서 시행될 수 있다. 수술 4~6주 후, 45°까지 팔의 수동적 외전과 완만한 수동적 내회전 관절가동범위를 견갑면에서 실시할 수 있다. 어깨 굴곡과 외전은 처음 6주 간 90°로 제한해야 하지만, 물리치료사는 임상적 판단을 통해 어깨 이동성이 적절한 관절 운동으로의 복귀를 보여주는지를 판단해야 한다. 환자가 어깨를 90° 굴곡/

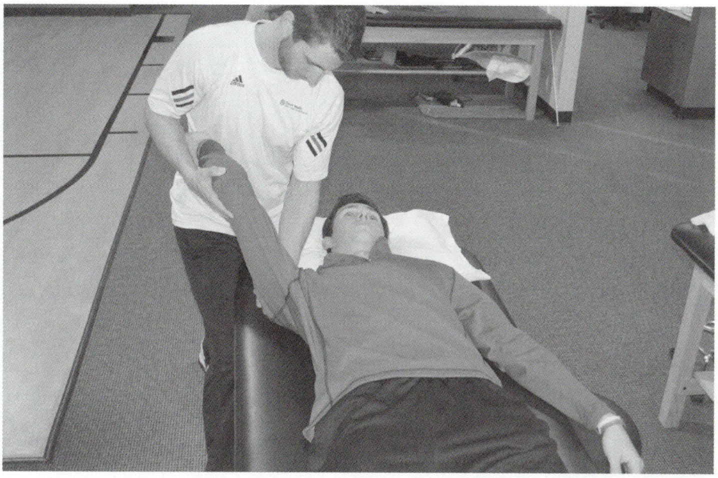

그림 4-1 초기 어깨 가동술로, 바로 누운 환자의 머리 바깥쪽에서 하방 관절상완을 활주시키며 환자의 팔을 수동적으로 굴곡시킨 채 외전시킨다.

외전하는데 어려움을 겪는다면 다양한 각도에서 스트레칭 및 움직임을 주는데 더 많은 시간이 필요할 수 있다. 일반적인 임상지침으로 이 기간 동안 어깨 움직임 및/또는 스트레칭 시 일반적으로 최대 90°의 굴곡과 외전이 없어야 한다(**그림 4-1**). 이 초기 단계에서는 낮은 1 또는 2단계로 관절와상완관절을 동원하며 원하는 관절가동범위를 달성하고 통증 조절에 초점을 맞추어야 한다. 전방에서 후방 움직임은 후방 관절와순에 작용하는 압력을 최소화하기 위해 피해야 한다. 환자가 목표하는 관절가동범위에 쉽게 도달할 수 있다면 어깨를 너무 이른 단계에서 멀리 밀어내는 동작은 관절와순 조직 회복에 악영향을 줄 수 있으므로 피해야 한다.

수술 6주경에는 의사 및 치료사의 재량에 따라 능동보조 관절가동범위(active assisted range of motion, AAROM)와 능동 관절가동범위(active range of motion, AROM) 운동이 시작될 수 있는데, 이때는 최대 가동범위를 달성하되 점진적으로 확대해가는 것이 중요하다. 견갑골의 안정화, 관절와상

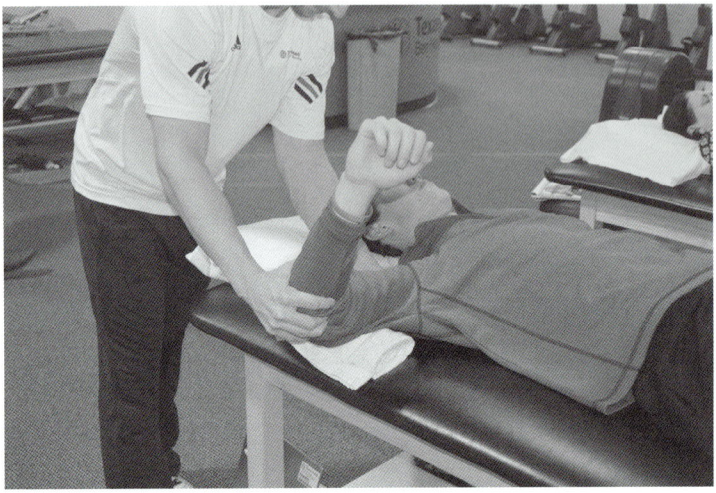

그림 4-2 도수 내회전 스트레칭 요법. 바로 누운 환자의 머리 바깥쪽에서 팔을, 어깨는 90° 외전, 팔꿈치는 90° 굴곡상태를 유지한 채 견갑골을 상방에서 하방으로 눌러주어 견갑골에서 움직임이 느껴질 때까지 팔을 내회전시킨다.

완관절의 이동과 능동적 움직임은 견갑골의 관절가동범위를 달성하고 유지하는 데 도움이 된다. 환자가 90° 외전상태에서 불편함 없이 저강도 내회전 스트레칭을 견딜 수 있는 경우(NRPS에서 0~4), 이 치료법을 적용할 수 있다(**그림 4-2**). 능동적인 움직임에는 중량 없이 또는 중량을 적용한 채 진행하는 어깨 굴곡, 스캡션, 외전 등이 있다. 물리치료사는 이러한 움직임으로 어깨 굴곡 중 견갑골의 과도한 거상과 같은 보상 운동 패턴을 확인하고 수정을 시도하는 것이 중요하다. 또한 오버헤드 운동선수에게서는 신경긴장이 흔히 나타나기 때문에 이 부분도 측정해야 한다. 만약 이 부분의 긴장도가 증가된 것으로 확인되면 상지의 신경긴장에서 활주 동작(**그림 4-3**)을 치료접근의 일부로 사용할 수 있다. 반듯이 누운 자세, 앉은 자세 또는 활성 동작에서 하부 관절와상완관절 움직임이 자연스러울 수 있다. 환자가 적절한 이동 패턴을 회복할 수 있도록 구두 또는 수기로 피드백을 제공할 수도 있다.

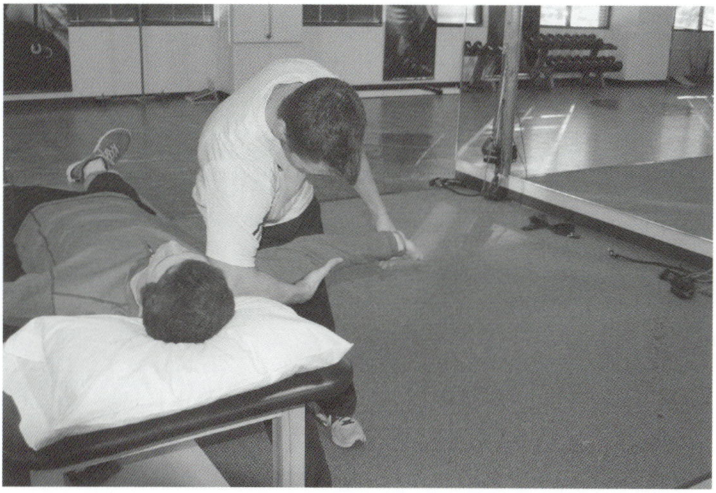

그림 4-3 상완 신경긴장 활주(정중신경). 바로 누운 환자의 머리 바깥쪽에서 팔꿈치와 손목을 완전히 신전시킨 상태에서 팔을 90° 외전시킨다. 물리치료사는 환자의 손목과 손가락은 신전시키며 반대쪽 팔꿈치로는 환자의 어깨를 눌러서 정중신경에 자극을 준다.

수술 6주 후부터는 본격적인 견갑골 강화와 통제 운동을 시작할 수 있다. 견갑골을 모으는 동작이나 회전근개, 중·하 승모근, 전거근의 활성화를 촉진하는 운동이 유익하다. 이러한 운동은 어깨 움직임이 거의 필요하지 않고, 견갑근에서 낮은 수준의 전자기파(EMG) 활동을 유도하는 기본 동작(예: 외회전 저항 운동 **그림 4-4**)에서부터 전신 운동이 필요하며, 하부 승모근에서 높은 EMG 활성화를 유도하는 어려운 동작(예: lawnmower 동작, **그림 4-5**)으로 진행해야 한다. 물리치료사는 이러한 운동을 처음에는 팔을 몸의 옆에 둔 자세에서 시작하게 하고, 순차적으로 근육을 활성화하여 어깨를 움직일 수 있게 하기 위해 반대편 하지가 이탈하는 데 중점을 두고 머리 위까지 올리도록 지도해야 한다(**그림 4-6**).

SLAP 수술 약 3개월 후, 운동선수는 견갑골 조절에 좋은 반응을 보여야 하고, 물리치료사는 보다 공격적인 강화 운동을 진행할 수 있다. 관절을 압축하

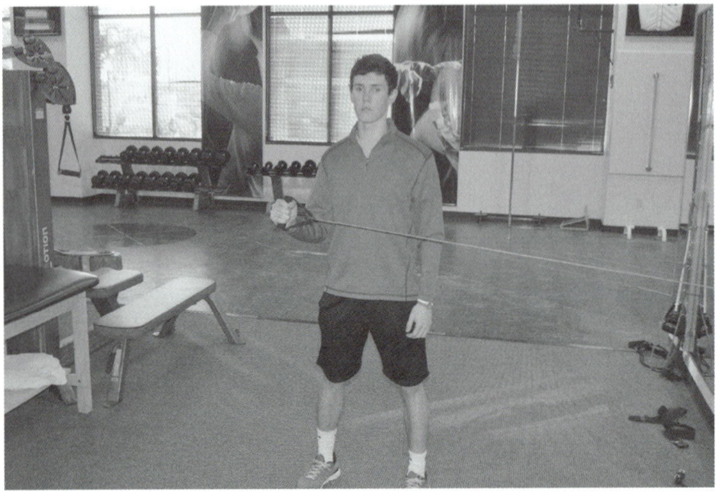

그림 4-4 외회전 저항 운동. 부상당한 팔로 탄성고무를 잡고 팔은 팔꿈치 위치에서 90° 굴곡시킨 상태로 서 있고, 상지는 몸의 옆에 둔다(중립 자세). 견갑골을 모아주는 동작을 하며(어깨를 뒤로 빼는 동작) 탄성고무를 당겼다가 견갑골과 팔꿈치의 자세를 유지하며 천천히 돌아온다.

고 안정성을 증진시키기 위해 더 다양한 닫힌사슬운동을 시작할 수 있다. 이러한 동작은 선 자세에서 시작하여 점차 투수의 투구 동작에서 진행될 수 있다. 일단 선수가 오버헤드 위치에서 팔을 적절히 제어하고 안정성을 확보하면 완만한 플라이오메트릭 운동을 시작할 수 있다. 여기에는 야구 특유의 움직임을 촉진하는 "월 볼" 운동(**그림 4-7**), 편심성 캐치, 바디블레이드 운동 등이 함께 적용될 수 있다. 몇 가지 기준을 충족하면 인터벌 던지기 프로그램을 시작할 수 있다. 여기에는 반대편에서 5° 이내 또는 그 이하인 전체 어깨 관절가동범위(90°외전 상태에서 측정한 내회전 및 외회전의 수동 결합 운동), 회전근개의 외회전 대 내회전 비율 75%, 정상화된 하지 균형감각(>94% Y Balance Test Composite Score), 정상 경골 신경근육 제어 등이 포함된다. 이 지표는 수술 후 4개월 정도에 나타나지만 환자의 개별적인 진행 정도에 따라 5개월까지 늘어날 수 있다.

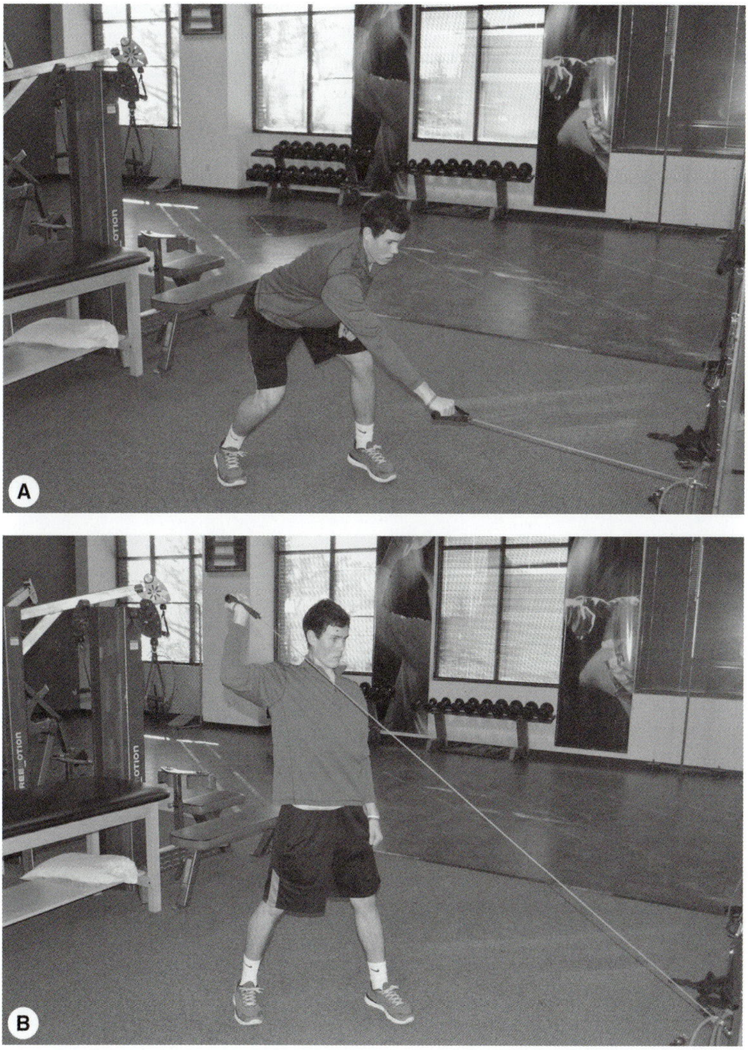

그림 4-5 두발 lawnmower 동작. **A** 부상당한 팔로 탄성고무를 잡고 팔을 쭉 편 상태로, 몸통과 무릎은 굴곡한 채 스쿼트 자세로 시작한다. 탄성고무를 당기며 스쿼트 동작에서 일어난다. **B** 탄성고무를 잡은 팔과 팔꿈치를 90° 외전시킨다(투구 동작).

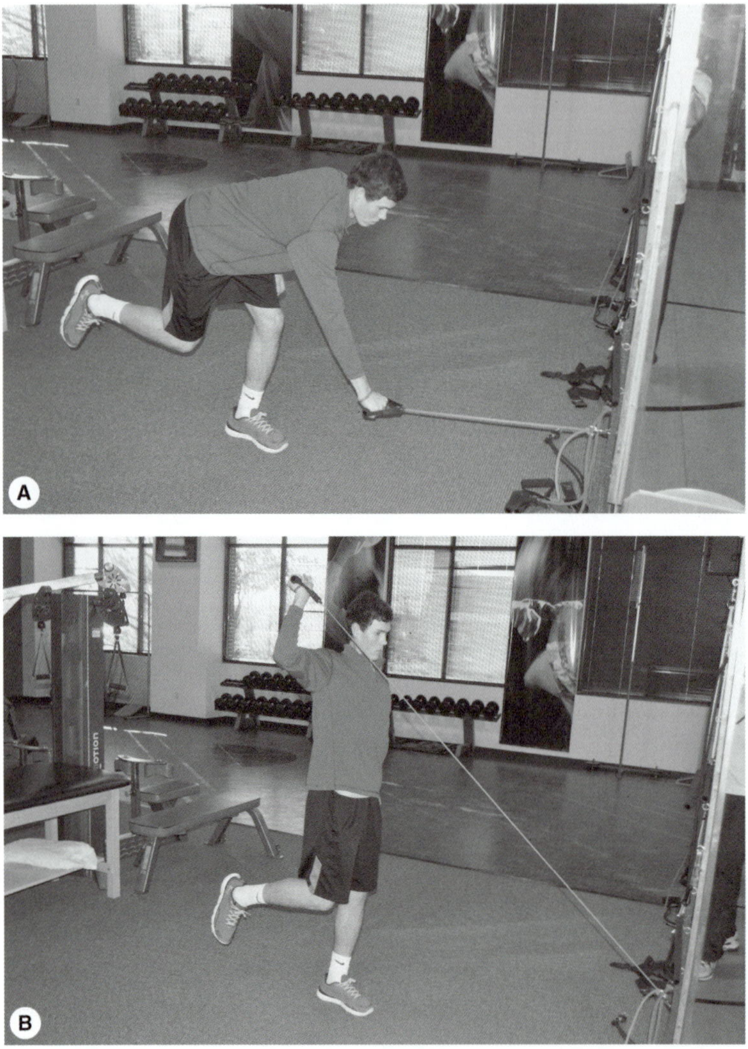

그림 4-6 외발 lawnmower 동작. A 부상당한 쪽 팔로 탄성고무를 잡고 팔을 쭉 편 상태로, 몸통과 무릎을 굴곡한 채 반대편 발로 스쿼트 자세를 잡는다. 탄성고무를 당기며 스쿼트 동작에서 일어난다. B 탄성고무를 잡은 팔과 팔꿈치를 90° 외전시킨다(투구 동작).

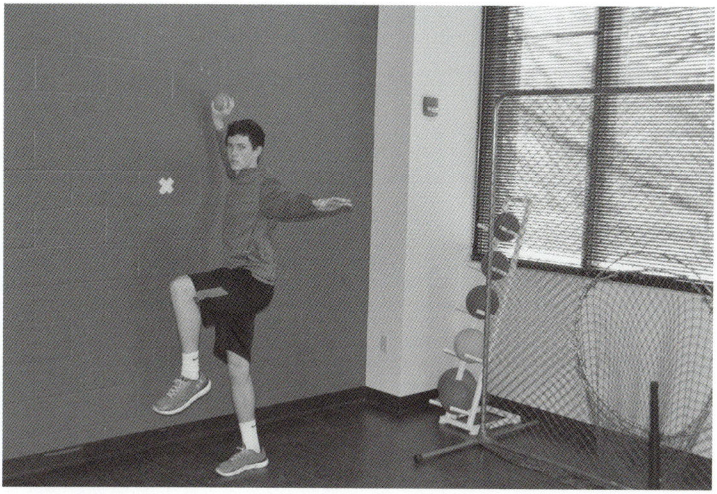

그림 4-7 월 볼 드리블. 부상당한 팔과 같은 쪽의 다리로 서서 팔은 투구 동작은 한다. 반대쪽 다리는 엉덩이와 무릎을 90° 정도까지 굴곡한 채 들어준다. 2lb 정도의 플라이오메트릭 공을 잡은 팔은 어깨에서 90° 외전, 팔꿈치는 신전시킨 채로 균형을 유지하며, 투구 동작을 시작함과 동시에 공을 벽으로부터 드리블한다.

근거 중심 임상적 추천

SORT: 추천 분류의 장점

A 일관된, 양질의 환자 지향적 근거

B 일관되지 않거나 제한된 질적 수준의 환자 지향적 근거

C 동의, 질병 중심의 근거, 일반적인 관행, 전문가의 의견 또는 사례 시리즈

1. 오버헤드 운동선수의 변화된 투구 동작은 어깨 부상의 원인이 될 수 있다. **B 등급**

2. 정상 견갑골 움직임의 회복은 오버헤드 운동선수의 관절와순 재건술과 괴사조직 제거의 재활에 중요하다. **B 등급**

3. 종목별 맞춤형 닫힌사슬운동은 오버헤드 운동선수의 적절한 운동 패턴과 신경근육 조절능력을 회복하는 데 도움이 된다. **C 등급**

종합 질문

4.1 스포츠 물리치료사는 야구선수가 투구하는 어깨의 후방 관절와순 파열 진단을 받은 후 평가를 진행한다. 환자가 투구 동작 중에 어깨에 통증이 있다고 보고한다면, 오버헤드 운동선수가 통증을 느끼는 단계는 어떤 투구 단계인가?

A. 초기 코킹 단계

B. 후기 코킹 단계

C. 가속 단계

D. 감속 단계

4.2 야구선수의 관절와순 파열에 대한 수술 및 괴사조직 제거 6주 후 적용하는 lawnmower 동작은 어느 근육의 EMG 활동을 유도하는가?

A. 상부 승모근

B. 중부 승모근

C. 후면 삼각근

D. 하부 승모근

4.3 야구선수가 인터벌 투구 프로그램을 시작할 준비가 되었을 때를 결정하는 데 사용되는 객관적 기준의 구성요소가 아닌 것은?

A. 회전근개 근력(75% 비율)

B. 어깨 전체의 가동범위 180°

C. 정상적인 하지 균형

D. 견갑골의 적절한 신경근육 조절

정답

4.1 **B.** 투구 동작의 후기 코킹 단계에서 어깨는 외전 및 최대 외회전 위치에 있게 된다. 이 위치에서 상완골두는 후방으로 회전하며 앞쪽으로 미끄러진다. 관절낭의 후측 부분(특히 하부 관절와상완관절의 후측 부위)이 조여지거나 제한되면 후측 및 상측으로 이동하여 전달력을 유발하고 후측에 충돌하게 된다.

4.2 **D.** '잔디깎기 동작'은 견갑골이 수축하며 동작의 마지막에서 후방으로 기울여지기 때문에 상부 또는 중간 승모근과 후면 삼각근에서 보다는 하부 승모근에서 높은 EMG활성을 유도한다.

4.3 **B.** 전체 어깨 가동범위는 부상당하지 않은 곳에 비교했을 때 같거나 5° 이하가 되어야 한다. 이것은 야구선수가 인터벌 던지기 프로그램을 시작할 준비가 되었는지를 판단할 때 사용되는 객관적인 기준 중 하나이다. A의 회전근개 강도(외부 대 내부)의 75% 비율은 야구선수가 인터벌 던지기 프로그램을 시작할 준비가 되어 있는지 여부를 판단하는 객관적 기준은 아니다. C와 D는 선수가 충족해야 할 좋은 기준이지만, 객관적 기준은 아니다.

척골측부인대 재건술

Ulnar Collateral Ligament Reconstruction

Robert C. Manske / B.J. Lehecka

CASE 5

28세 프로 야구선수가 우세한 오른쪽 팔꿈치를 척골측부인대(UCL) 재건술에 이어 물리치료를 받고 있다. 최초 부상은 1개월 전에 반복 투구 도중 발생했다. 환자는 증상이 나타난 정확한 투구를 기억한다. 가까운 팔뚝에서 극심한 경련을 느꼈지만, 터지는 듯한 느낌은 없었다. 수술 전 투구능력을 측정했지만 속도가 감소했고, 팔뚝 경련이 계속되어 속도를 높이거나 제구력을 유지하는 데 제한되는 느낌이었다. 물리치료사는 슬건을 이식한 오른쪽 척골측부인대 재건술 7일 후 선수를 평가하고 있다.

- ▶ 환자 진단 결과, 어떤 점이 환자 상태에 영향을 미친다고 생각하는가?
- ▶ 이 부상에 가장 적합한 물리치료 중재법은 무엇인가?
- ▶ 물리치료에 지장을 줄 수 있는 합병증은 무엇이 있는가?

주요 정의

- **동적 안정화**(dynamic stabilization): 능동적인 근육수축을 통한 팔꿈치관절의 안정화
- **팔꿈치 신전 결함**(elbow extension lag): 부상이나 나이, 평균과 비교했을 때 능동 및 수동 팔꿈치 신전의 결함
- **투구 동작 향상률**(throwing progression): 투구 거리 및 반복 횟수가 점진적으로 증가하고, 반복 횟수가 증가하여 어깨에 지구력이 붙어 과사용으로 인한 위험을 최소화하면서 투구로 복귀할 수 있음

목표

1. 척골측부인대 부상과 그 잠재적 원인에 대해 설명한다.
2. 척골측부인대 재건 수술 후 치료에 대해 설명한다.
3. 연조직 치료 기간과 관련된 수술 후 우려사항을 이해한다(급작스런 팔 움직임과 이식부위의 스트레칭 또는 골터널의 결합을 피한다).
4. 팔꿈치 동적 안정화를 회복하기 위한 운동을 제시한다.

물리치료 시 고려사항

척골측부인대 재건수술을 받은 야구선수의 재활 물리치료 시 고려할 점:

- ▶ **일반적인 물리치료 계획/목표**: 통증 감소; 팔꿈치 및 어깨 관절가동범위 및 유연성 증가; 동적 팔꿈치 제어 향상; 동적 어깨 안정성 유지; 투구 복귀
- ▶ **물리치료 중재**: 부종과 용출 감소; 수동/능동보조 관절가동범위; 팔꿈치 및 어깨 근육에 대한 점진적인 강화 진행(즉, 완만한 최대하 등척성 운동으로 시작하여 최대 등장성 운동을 거쳐 최종적으로는 플라이오메트릭 운동 적용); 투구 복귀

▶ **물리치료 시 주의사항**: 수술 후 지지대(일반적으로 수술 후 처음 6주 동안 착용) 착용을 통한 관절가동범위를 제한하며 점진적으로 관절가동범위를 회복하고 이식부위 보호

▶ **물리치료를 방해하는 요인**: 지속적인 수술 후 통증과 부종, 운동 손실, 인대 재손상, 척골 신경마비 또는 자극

건강 상태의 이해

팔꿈치관절은 상완척골관절, 상완요골관절, 상부 요척골관절의 세 가지로 구성된다. 팔꿈치에 대한 안정성의 대부분은 상완척골관절에서 나타난다. 이 관절은 원위부 상완골의 도르래패임의 볼록한 부분과 근위부 척골 도르래패임의 오목한 부분에서 발생한다. 상완척골관절은 굴곡과 신전 중에 척골도 약간의 축 회전과 횡방향 움직임을 가지고 있기 때문에 가동 변형 경첩관절로 간주된다. 상완요골관절은 상완골 작은머리의 돌출된 부분과 요골머리 방사형 머리의 오목한 부분의 관절이다. 이것은 안장관절로 간주되기 때문에 최소한의 관절 안정성을 제공한다. 상부 요척골관절은 가동관절로 요골절흔의 움푹 패인 부분과 윤상인대, 요골머리의 돌출된 부분에서 형성된다.

척골측부인대는 팔꿈치의 내측을 안정시킨다. 척골측부인대는 전방, 후방, 사선의 3개 밴드로 구성되어 있는데, 전방밴드는 가장 강하고 내측 팔꿈치에 놓인 외반하는 힘에 대한 저항의 대부분을 제공한다. 섬유는 중앙 상과의 전방에서 나와 근육돌기의 중앙으로 들어간다. 이 섬유들은 완전 신전 시 팽팽해져서 전체 가동범위에서 안정감을 제공한다. 후방밴드는 중앙 상과의 후방과 주두돌기의 내측면을 부착한다. 이 섬유들은 극도로 팔꿈치를 구부리면 팽팽해진다. 사선밴드는 전방과 후방밴드에 모두 부착되며, 안정성이 거의 없다. 척골측부인대는 모든 인대와 마찬가지로 자기수용체를 포함하고 있어 일반적으

로 자기감각을 제공하고 주변 구조물의 안전한 장력 한계를 감지한다.

Kooima와 연구진들은 16명의 무증상 프로 야구선수 표본에서 MRI 촬영을 한 결과, 87%가 만성 척골측부인대 부상을 나타내는 우세한 팔꿈치에 이상이 있었고, 81%는 후내측 골연골 부상이 있었다. 증상이 없는 메이저리그 야구투수에서 외반 스트레스에 대한 내적 이완 증가는 드문 일이 아니다. 불안전한 척골측부인대는 염좌로 인한 인대능력 상실을 의미한다. 척골측부인대 부상은 인대 부상의 심각성에 따라 등급이 매겨진다. 1등급 부상은 약간의 기능 손실을 의미하며, 인대가 스트레스를 받을 때 가벼운 통증과 부종, 불편함을 일으키는 인대조직에 약간의 손상이 나타난다. 인대가 손상되었지만 외반 스트레스 검사로 불안정성을 일으킬 정도로 심하지는 않다. 하지만 2등급 부상은 외반 스트레스 검사에서 중증도의 불안정성을 나타낸다. 약간의 부종과 색이 발생하며, 관절가동범위는 부종으로 인해 제한될 수 있다. 3등급 염좌는 심한 부종과 통증, 기능적 한계를 유발할 수 있다. 투구 동작은 부상으로 발생한 불안정성을 촉진하기 때문에 더 큰 통증을 유발할 수 있다. 1등급 염좌를 보이는 선수는 제 기능을 할 수 있지만, 2등급과 3등급 부상을 당했을 경우에는 일반적으로 어느 정도의 손상이 유발된다. 공격적인 투수 및 타자에게서 팔꿈치 중간 부분의 이완증 및 척골측부인대 부상이 자주 발견되기 때문에, 팔꿈치 중간 부위에 통증을 호소하는 오버헤드 운동선수 진단 시 척골측부인대 감별진단 또는 부수진단을 수행해야 한다.

척골측부인대 손상은 급성 부상 때문에 발생할 수도 있지만 주로 오버헤드 활동 중 만성적이고 반복적인 낮은 정도의 스트레스로 인한 미세 파열로 인해 발생하는 경우가 더 많다. 이러한 부상은 1~3등급까지의 모든 등급에서 발생할 수 있다. 이러한 내측 팔꿈치 부상의 대부분은 외반하는 힘이 64N · m에 도달할 때 투구 가속 단계에서 발생한다. 동작 기록과 분석을 통해 고속 투구 동작을 느리게 재생할 수도 있어 물리치료사들이 부상과 관련된 동작에 대한 운동학과 운동역학 검사를 할 수 있다. 오버헤드 투구 중에 팔꿈치는 상당한 외반력을 받게 된다. 대략 300N의 전단력은 내측 팔꿈치에 의해 가해지는데, 이 외반 회전력은 주로 척골측부인대 전방다발에 집중적으로 가해진다.

몇몇 저자들은 투구 동작을 (1) 와인드업, (2) 코킹, (3) 가속, (4) 릴리즈와 감속, (5) 마무리 자세로 묘사하고 있다. 와인드업 단계는 선수가 반대 다리를 높게 들며 글러브에서 공을 뺀 상태에서 투구 방향에서 멀리 던지는 어깨를 이동시켜 투구 방향을 준비한다. 던질 준비를 위해 어깨를 후방으로 움직이기 때문에 팔꿈치는 근력 활동이 최소화되어 와인드업 단계에서 역동적인 버팀목이 된다. 코킹은 발이 지면에 닿았을 때 시작되며, 팔꿈치가 약 90° 외전되고 수평 외전과 함께 바깥으로 90° 이상 회전할 때까지 지속되는 반면, 팔꿈치는 약 85°의 최대 어깨 외부 회전 지점에서 팔꿈치에 놓인 외반 응력에 저항하기 위해 내반 회전력이 생성된다. 최대 어깨 외회전이 이루어지기 직전 팔꿈치가 약 95°까지 구부러지기 때문에 내반 회전력은 약 85N · m에 이른다. Morrey와 An은 이 시점에서 척골측부인대가 외반 부하에 대한 저항에 54%를 기여하고 있다고 보고했다. 이는 코킹 시 인대부전 최대 하중 용량에 가까운 45N · m(85N · m의 54%)의 변형률이 척골측부인대에 적용되고 있음을 의미한다. 가속은 최대 어깨 외부 회전 지점에서 시작하여 볼 릴리스에서 끝난다. 공이 던져지고 팔이 감속되기 시작할 때 해제와 감속이 발생한다. 마지막으로 팔과 함께 몸이 앞으로 움직이며 어깨와 팔꿈치에 산만한 힘이 생기면서 마무리 자세로 투구 동작이 끝난다.

척골측부인대 염좌에 대한 비수술적 치료 후 스포츠로 복귀할 수 있는 오버헤드 선수는 약 42%에 불과하다. 따라서 많은 운동선수가 성공적으로 스포츠에 복귀하기 위해서는 외과적 수술이 필요하다. 외과적 수술에는 접합술과 재건술이 있다. 접합술은 척골측부인대의 찢어진 섬유를 다시 이어 붙이는 것이다. 재건술은 이러한 접합술과는 구분이 되는데, 이식을 통해 척골측부인대 전방 대역의 정적 안정성을 높이는데 도움이 된다. 주로 반건양근건, 대퇴박근건, 장장근건이 이식에 활용된다. 이 건은 척골 원위부의 승화결절과 내측상관의 구멍을 통해 8자 모양으로 통과된다. 척골측부인대 수술(50~63%)의 경우 비수술적 치료(42%)보다 경기 복귀율이 높은 편이지만, 오버헤드 선수에게 있어 경기 복귀율을 이식을 통한 재건술(80~92%)이 가장 높게 나타난다.

물리치료 환자/고객 관리

척골측부인대 재건 수술 후 재활요법은 수술기법, 이식받은 건, 척골신경의 전치 여부 그리고 외과의사의 수술부위 고정과 즉각적인 움직임에 대한 선호도 등 많은 요인에 따라 달라진다. 일반적으로 재건된 연조직에 과도한 스트레스를 주지 않도록 단기간(4~6주) 동안 움직임을 제한할 필요가 있다. 이 때 고정은 부목이나 지지대를 활용한다. 첫째 주 동안 팔꿈치를 90° 굴곡 상태에서 후방에 부목을 고정해 둘 수 있다(**그림 5-1**). 이 후 환자는 동작이 제한된 동작제어 힌지형 보조기를 착용하여 팔꿈치에는 주어진 관절가동범위만 허용하고 팔뚝, 손목, 손에는 자유로운 동작을 허용한다. 이 기간 동안 관절가동범위를 회복하고 나면 수술 후 약 6주 후에 지지대 없이 완전한 관절가동범위를 회복할 수 있다. 첫 번째 물리치료 시간은 2~3일 또는 수술 후 일주일까지이며, 외과의사 지시에 영향을 받는다. 초기 물리치료 평가에 앞서 외과의사는 팔뚝과 손의 뻣뻣함을 줄이기 위해 통증 없는 관절가동범위에서 손목과 팔뚝을 움직이는 방법을 환자에게 보여주었다. 수술과 물리치료 세션 시작 전에 짧은 휴식기간을 주어 초기 연조직 치유가 시작될 수 있도록 해야 한다.

검사, 평가 및 진단

척골측부인대는 급성 파열 또는 수 개월간 지속된 기능장애로 계속된 미세 손상과 통증을 동반한 투구 동작으로 손상될 수 있다. 비록 일부 운동선수는 만

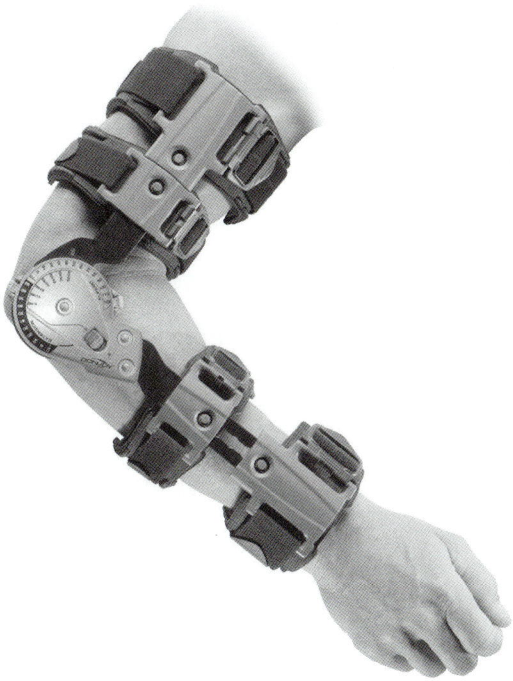

그림 5-1 외반·팔꿈치 안정성을 위한 힌지형 보조기

성 미세 외상을 입고도 투구를 계속할 수는 있지만, 대다수의 선수들은 급성 파열 후 통증이 너무 크다고 생각한다. 계속 던질 수 있는 만성적인 부상을 입은 선수는 일반적으로 제구력 상실, 속도 감소 또는 내측 팔꿈치와 팔뚝에 경련이 일어난다고 한다. 운동선수는 인대가 파열되면 일반적으로 갑작스럽고 날카로운 팔꿈치 통증을 일으킨 특정 사건을 떠올릴 수 있다. 내측 팔꿈치의 압통이 있을 수 있으며, 때로는 일반적인 관절 용출이 있을 수 있다.

척골측부인대 재건 수술 후 물리치료 평가는 일반적으로 수술 후 며칠에서 1주일 후에 수행되며, 시기는 현재 진행 중인 의사와 치료사에 따라 달라진다. 수술 후, 능동적이고 수동적인 팔꿈치 및 전완의 관절가동범위는 일반적으로 통증과 부종 및/또는 분비물로 인해 제한된다. 평가를 위해 측정되는 주요 동작은 팔꿈치 굴곡과 신전, 전완의 회외, 회내 동작이다. 치료사는 수년 동안 투구를 해온 투수들이 종종 우세팔에 비대칭적인 팔꿈치 신전 결함(즉, 팔꿈치 전체 신전 상실)을 가지고 있다는 것을 알아야 한다. 척골측부인대 부상의 비수술적 치료방법을 선택한 개인을 평가할 때, 도수 근력 검사에서 팔꿈치 굴곡근과 신전근, 전완의 회외근과 회내근의 움직임이 통증으로 인해 실제보다 더 축소되어 나타날 수 있다. 물리치료사는 척골측부인대 재건수술을 받은 선수를 대상으로 이후 재활프로그램 구성을 위해 중력에 대한 근력을 확인하고자 능동 관절가동범위를 관찰한다. 추가 강도 평가는 수술 직후에는 시행하지 않고, 재활을 진행하면서 추후(수술 후 약 3주 뒤)에 시행한다.

척골측부인대 부상이 의심되는 사람은 치료사가 인대 무결성 검사를 수행해야 한다. 이러한 신체 검사는 재건수술 직후에 시행하지 않으며, 주로 비수술적 방법으로 척골측부인대를 치료하고자 하는 선수들의 초기 검사에 활용된다. 재건수술의 경우 수술 6~12주 후 사용될 수 있다. 척골측부인대의 구조적 무결성을 위한 3가지 고전적인 임상시험이 있다. 이러한 검사는 대개 관절에 무리가 갈 때 내적 이완 정도를 평가하기 위해 수행된다. 이러한 검사 중 하나에 대한 양성반응은 외반 스트레스, 내측 관절 개방 및/또는 통증에 대한 비정상적인 종말감이다. 외반 불안정성 검사는 환자가 앉아 있거나 서 있는 자세에서 진행한다.

팔꿈치를 최대로 신전한 상태(**그림 5-2A**)에서 25~30°의 굴곡(**그림 5-2B**). 시킨다. 치료사는 한쪽 손을 팔꿈치에 대고 다른 한 손은 환자의 손목 위에 올려놓아 환자의 팔을 전완 중간에 고정시킨다. 치료사는 팔꿈치를 안정화시킨 손으로 척골측부인대를 촉진하며 전완 원위부를 외전하거나 외반하여 척골측부인대에 자극을 가한다. 치료사는 척골측부인대 위에 손가락을 얹은 상태에서 끝 촉감뿐만 아니라 열거나 두드리는 정도를 평가한다. 검사 전에 환자가 상지를 더 이상 회전하지 않도록 환자의 어깨를 외부로 회전시켜주면, 검사 시 증가된 내측 팔꿈치관절 이완을 잘못 지각하게 되는 점을 보완할 수 있다. 과도한 공백이나 부드러운 종말감, 국소적인 통증 등은 각각 척골측부인대 부상

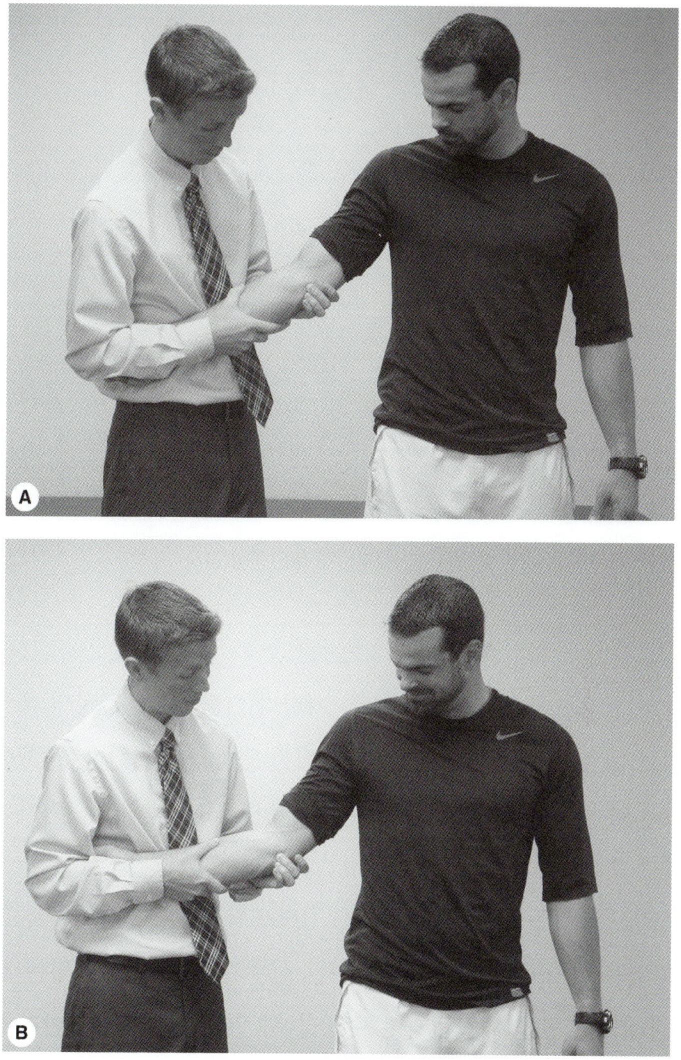

그림 5-2 어깨 외전 검사. **A** 거의 최대 신전 상태에서 **B** 25~30° 정도 굴곡시킨다.

을 나타낼 수 있다.

Milking maneuver 검사법은 환자의 팔꿈치를 90° 이상 굴곡 상태로 팔뚝을 받치고 앉거나 서 있다. 치료사는 운동선수의 엄지손가락을 움켜쥐고 옆으

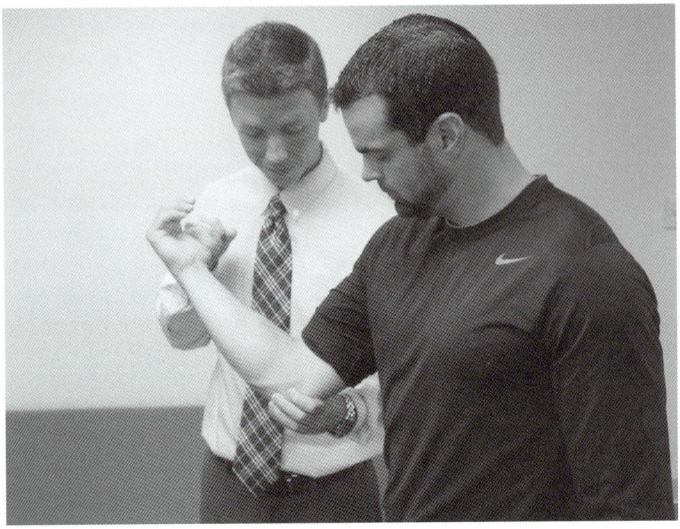

그림 5-3 Milking maneuver. 팔꿈치 척골측부인대 불안정성 검사

로 잡아당겨 팔꿈치에 외반 스트레스를 가한다(**그림 5-3**). 증상의 재발현은 양성반응으로, 내측인대가 부분적으로 파열되어 있음을 암시한다. 현재까지 외반 불안정성 검사나 milking maneuver 검사의 민감도나 특수성을 평가하는 연구는 없었다.

마지막 검사는 이동 외반 응력 검사로 100%의 정확성을 보이며, 75% 정도로 부분 파열을 감지할 수 있다. 이 검사는 선수가 반듯이 누워 있는 자세 또는 서 있는 자세에서 팔을 외전시키며 수행할 수 있다(**그림 5-4**). 환자의 팔꿈치를 완전히 구부린 상태에서 치료사는 외반 스트레스를 주면서 재빨리 팔꿈치를 뻗는다. 선수의 팔꿈치 내측 통증이 120~70°로 재현되면 양성반응과 척골측부인대의 부분 파열로 나타난다.

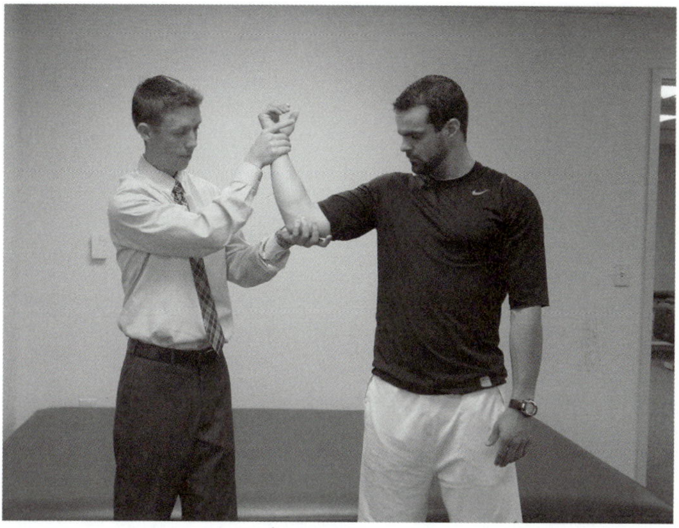

그림 5-4 팔꿈치 척골측부인대 불안정성을 파악하기 위한 외전 검사의 중간 동작

치료 계획과 중재

이 케이스의 선수는 28세의 프로야구 투수로, 약 1개월 전 척골측부인대를 다쳐 1주일 전 대퇴박근건을 자가이식하여 척골측부인대 재건술을 받았다. **표 5-1**은 척골측부인대 자가조직 이식 후 진행하는 재활 프로그램을 보여준다. 운동선수는 수술 후 첫째 주 동안 팔꿈치 굴곡의 90°에 있는 후부에 부목을 대어 고정시켰다. 부종, 관절 분비물 및 통증 감소를 위해 극저온요법과 함께 압축 드레싱을 사용하기도 한다. 선수의 통증에 대한 내성, 연령, 수술 후 근력과 같은 다양한 요인에 기반하여 투약과 함께 굴곡과 신전을 위한 손은 쥐는 동작 및 능동적으로 손목을 움직이는 운동법이 처방되었다. 이 선수의 처음 내원 시 부상당하지 않은 팔꿈치의 능동 관절가동범위는 3~140°로 과신전했다. 이 선수의 경우 오른쪽 팔꿈치 능동 관절가동범위는 30~90° 각도로 제한적이었다. 정상 전완의 회외와 회내는 각각 80°였고, 부상당한 팔의 회외와 회내는

표 5-1 ● 척골측부인대에 대퇴박근건 이식 수술 후 재활프로그램

단계	시기	목표	제한	재활요법	임상지표
1단계 (수술직후)	1일~4주	• 수술부위 보호 • 통증과 염증 감소 • 고정으로 인한 부정적인 영향 예방 • 팔꿈치의 정상 관절운동 형상학 회복 • 일차/이차적 저가동성 예방 • 동적 안정성 촉진 • 반사 억제와 부수적 근육 위축 예방	• 지지대 – 1주: 90° 신전 상태에서 고정 – 2주: 참을 수 있는 범위까지 열어주기, 목표는 15~105° – 3주: 5~120°를 목표로 풀어주기	• 1~2주 *관절가동범위* – 팔꿈치: 능동 관절가동범위/수동 관절가동범위(물리치료 중 지지대 착용) – 어깨: 능동 관절가동범위(외회전 제한) – 손목: 능동 관절가동범위/수동 관절가동범위 *근력* – 어깨: 등척성 운동(내회전/외회전 제한) – 팔꿈치: 등척성 운동 – 견갑골: 등척성 운동 – 견갑골: 등장성 운동 • 3~4주 – 플캔: 엄지손가락을 들어 올린 채 어깨 올림 운동 – 래터럴 레이즈: 전완과 손목의 중립상태에서 어깨를 0°까지 올리기 – 견갑면 올리기 – 이두/삼두 등장성 운동 – 가벼운 강도의 내회전/외회전 등장성 운동	• 팔꿈치 통증 제거 • 진물 제거 • 불안정성 제거 • 어깨, 팔꿈치, 전완근력 회복(4/5)

표 5-1 • 척골측부인대에 대퇴박근건 이식 수술 후 재활프로그램 (계속)

단계	시기	목표	제한	재활요법	임상지표
2단계 (중급)	4~7주	• 점차적으로 팔꿈치 관절 가동범위 회복(6~8주) • 수술부위 회복 • 단계적으로 움직임, 근력, 근육 균형 회복	• 6주부터 지지대 제거(외과의사의 동의하에) • 통증을 유발하는 동작 제한 • 등장성 운동을 통한 근력 향상 시작	• 팔꿈치 능동 관절가동범위/수동 관절 가동범위 지속(6~8주까지) • 강도와 속도에 변화를 주며 상지 강화 운동 지속 • 1~2lb의 가벼운 중량 운동 시작 • 손목 말기 • 손목 회내/회외 등장성 운동	• 팔꿈치 전체 신전과 굴곡 회복(6~8주) • 통증 없음 • 부종 없음 • 어깨, 팔꿈치, 전완근력 회복(4/5)
3단계 (고급근력 강화)	8~14주	• 통증 없이 전체 능동 관절 가동범위와 수동 관절가동범위 회복 • 근력과 힘, 지구력 회복 • 통증 및 압통 해소 • 기능적 활동 도입	• 통증을 유발하는 동작 제한 • 단계적 근력 운동 시작	• 전체 관절가동범위 유지 • 일반 운동 시 강도를 높이고 횟수 줄이기 • 옆으로 누운 자세에서 어깨 외회전 운동 • 양팔 플리오메트릭 운동(가슴 높이에서의 패스, 장작 자르기 동작) • 손목 돌리기, 손목 치기 동작: 손목 신전 상태를 유지한 채로 2lb 공을 바닥을 향해 던지는 동작	• 양쪽 전체 능동 관절 가동범위/수동 관절 가동범위 회복 • 통증 없음 • 부종 없음 • 어깨, 팔꿈치, 전완근력 회복(5/5) • 견갑근 근력 회복(5/5)

표 5-1 • 척골측부인대에 대퇴박근건 이식 수술 후 재활프로그램 (계속)

단계	시기	목표	제한	재활요법	임상지표
4단계 (복귀)	14~21주 이후	• 근력과 힘, 지구력 유지 • 팔꿈치 움직임 유지 • 기능적 움직임 향상 • 제한사항 없이 경기 복귀	없음	• 이전 운동 계속 유지 • 강화된 양팔/한팔 운동 시작 • 종목 맞춤형 강화 운동 시작 • 인터벌 운동 진행 • 플라이오메트릭 운동 – 한팔 드리블 – 한팔 내회전 투구 – 한팔 외회전 포구 – 누운 자세로 90/90 던지기: 어깨와 팔꿈치를 90/90 자세로 테이블에 누워 2lb 공을 던졌다가 잡는 운동	• 일반적 활동이나 경기로 복귀

각각 40°였다. 첫 주 후, 후부 부목을 동작 제어 힌지형 지지대로 교체했다. 힌지형 지지대는 움직임을 제어할 뿐만 아니라 활동 중 팔꿈치에 외반과 내반 안정성을 제공한다. 치료 세션과 가정 운동을 수행하는 동안 팔꿈치 관절가동이 허용되도록 브레이스를 잠금 및 해제할 수 있다. 치료사는 처음 몇 번의 물리치료를 받은 후 운동선수가 팔꿈치와 팔뚝 관절가동운동을 거의 또는 전혀 통증이 없는 상태에서 견딜 수 있어서 이두박근과 어깨 등척성 운동을 처방했다. 이때(그리고 수술 후 4~6주) 이식부위 보호를 위해 제한되어야 하는 유일한 동작은 외회전 동작으로, 이 동작은 척골측부인대에 스트레스를 가할 수 있다. 극저온요법 및 간섭 전기자극(예: 15분 동안 초당 90~120펄스)과 같은 요법를 활용하여 통증과 부종을 감소시킬 수 있다.

수술 후 첫째와 둘째 주 사이에 이전의 모든 운동은 선수가 통증을 느끼지 않는 범위 내에서 계속 진행한다. 부드러운 강도의 팔꿈치 신전 등척성 운동이 시작되는데, 팔꿈치 동작은 일반적으로 완전한 능동 관절가동범위가 달성될 때까지 신전 10°, 굴곡 20°만큼 진행되도록 허용된다. 이 방식으로 전체 팔꿈치 관절가동범위(0°~145°) 여섯째 주 말까지 달성되어야 한다. 수술 후 2~3째 주 사이에는 어깨 능동 관절가동범위를 회복하고 견갑근을 강화하는 운동을 시작한다. 3주차 종료와 4주차 시작까지 선수의 팔꿈치 능동 관절가동범위는 전체 신전 11°까지, 굴곡 130°까지 증가하였다. 이때 처음으로 이두근, 삼두근, 손목 굴곡근과 신전근, 회외근와 회내근에 대항 도수 근력 검사를 실시하였고 그 결과과 4−/5 등급이 나왔다. 수술 후 여섯째 주말에 물리치료사와 외과의사는 운동선수가 힌지형 보호대 착용을 중단할 수 있다고 결정했다.

척골측부인대 재건술 후 일부는 팔꿈치 관절가동범위, 특히 신전하는데 어려움을 겪는다. 이 선수의 경우 팔꿈치 능동 관절가동범위는 8~135°였다. 이 환자는 프로선수였기 때문에 수술 전에도 투구 동작 시 신전의 대칭을 보이지 않았고, 수술 전 팔꿈치 신전 각도를 거의 회복한 상태였다. 마지막 몇 단계 신전 운동을 시도하기 위해 관절가동술(**그림 5-5**)과 팔꿈치 신전에 저강도, 장시

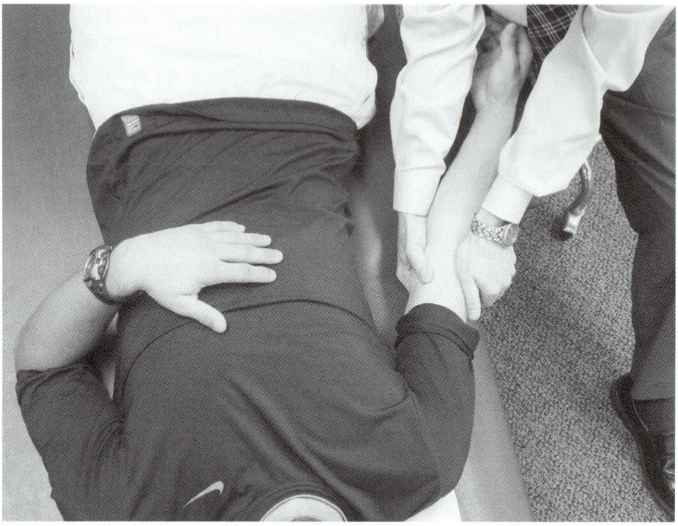

그림 5-5 팔꿈치 신전 향상을 위한 도수치료 관절가동술

간 스트레칭이 추가되었다(**그림 5-6**). 6주차에는 어깨, 팔꿈치(**그림 5-7**), 손목, 손 등에 대한 등장성 운동이 가벼운 무게와 밴드 저항을 이용하여 시작되었다. 운동 강화는 팔꿈치와 손목의 굴곡근과 회내근이 내측 팔꿈치 위에 놓여 있고, 외반 스트레스와 과부하에 필요한 동적 지지와 저항력을 제공하기 때문에 중요하다. 특히 척골측부인대 상부에 놓여 있는 척측수근굴근과 천지굴근은 팔꿈치 중간에서 동적 안정성을 유지하는데 매우 중요한 역할을 한다. 8주차에는 종목 맞춤형 가벼운 운동 등이 허용된다.

수술 후 9~16주에는 더 높은 레벨의 운동을 시작할 수 있다. 편심 운동과 플라이오메트릭 운동은 기능 활동 시뮬레이션을 시작하기 위해 함께 적용된다. 이때, 운동선수는 양손으로 가벼운 경량 운동을 견딜 수 있어야 하며, 한 손으로 진행(14주까지)해야 하며, 유사한 활동(예: 던지기, 테니스 포핸드, 백핸드, 수영)을 시작할 수 있어야 한다. 16주까지 선수의 팔꿈치 능동 관절가동범위는 5~145°를 보이며 여전히 신전 동작은 늦게 일어났지만, 이것은 선수

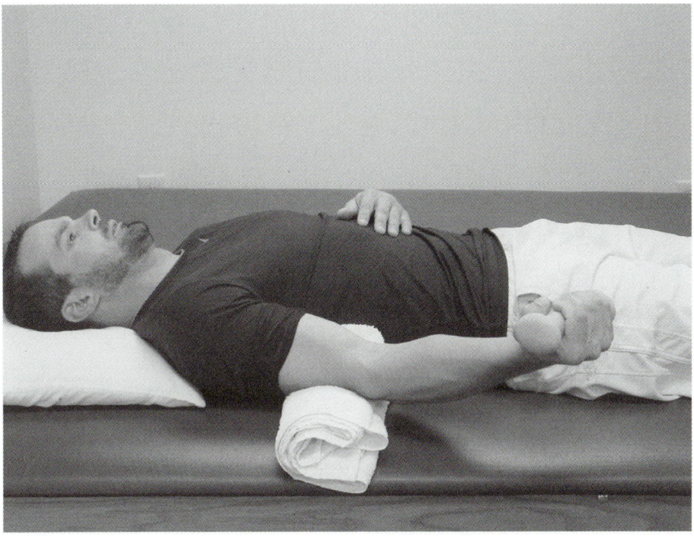

그림 5-6 저강도, 장시간의 스트레칭을 통해 팔꿈치 신전을 향상시킨다.

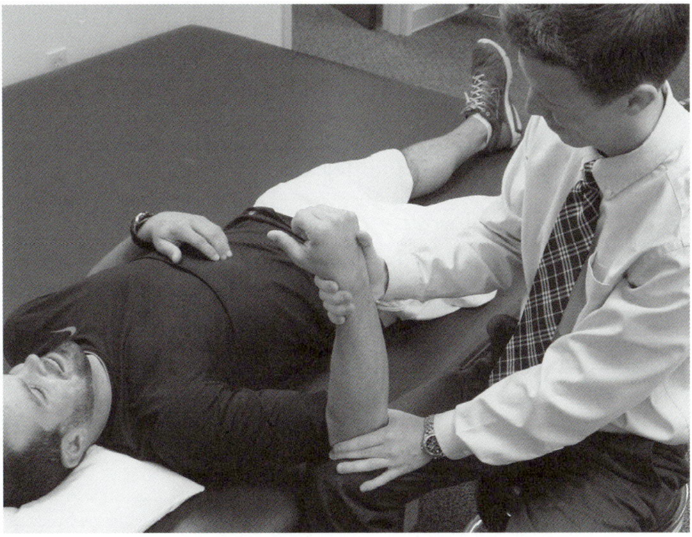

그림 5-7 통증 없는 최대하 등척성 운동을 위해 이두와 삼두에 도수 저항을 준다.

가 정상적인 비대칭으로 되돌아가는 것을 나타낸다. 도수 근력 검사 결과는 어깨, 팔꿈치, 전완, 손목, 손근육에 대해 5/5였다. 수술 후 4개월이 지나면 인터벌 던지기 진행이 허용되며, 대부분의 경우 인터벌 던지기 프로그램 시작 후 4~8주 이내에 마운드에서 투구를 이어간다. 외과의사는 일반적으로 수술 후 9~12개월 혹은 그 이상의 시간이 흐른 뒤 실제 투구에 복귀를 허가해준다.

근거 중심 임상적 추천

SORT: 추천 분류의 장점

A 일관된, 양질의 환자 지향적 근거

B 일관되지 않거나 제한된 질적 수준의 환자 지향적 근거

C 동의, 질병 중심의 근거, 일반적인 관행, 전문가의 의견 또는 사례 시리즈

1. 물리치료사는 투수가 상완척골관절에 외전 스트레스로 팔꿈치 내측 통증을 호소할 때 척골측부인대 부상을 고려해야 한다. **B 등급**
2. 척골측부인대 손상에 따른 척골측부인대 재건술로 오버헤드 선수 대다수가 부상 전 단계로 복귀할 수 있다. **A 등급**
3. 척골측부인대 부상이 의심되는 개인에 대한 검사에는 진단 정확도가 우수한 인대종합검사가 포함되어야 한다. **C 등급**

종합 질문

5.1 대학 투수의 팔꿈치 재활과정에서 어떤 팔꿈치 관절가동범위를 보일 것으로 예상되는가?

A. 좌우의 대칭 동작

B. 투구하는 쪽의 심한 정도의 과신전

C. 투구하는 쪽의 약간의 신전 감소

D. 신전의 대칭과 투구하는 쪽의 굴곡 감소

5.2 만성 척골측부인대 부상에 이어 투구를 계속하는 선수에게서 흔하게 발생하지 않는 증상은 무엇인가?

A. 제구력 감소

B. 속도 감소

C. 경련

D. 타는 듯한 느낌

정답

5.1 **C.** 수년 간의 투구로 인해 우세팔의 신전이 감소한다.

5.2 **D.** 제구력 감소와 속도 감소, 경련은 만성 척골측부인대를 부상당한 선수에게서 흔히 나타난다. 타는 듯한 느낌은 척골측부인대 부상으로 발현되는 증상이 아니다.

체조선수의 척추분리증

Spondylolysis in a Gymnast

Kaan Celebi / Airelle O. Hunter-Giordano

CASE 6

14세의 여성 체조선수가 2주 전 체조 연습 도중 넘어져 물리치료를 받았다. 평균대의 공중 동작 중 평균대에서 손을 놓쳐 척추가 과신전된 상태로 매트 위에 떨어졌다. 2주 후 처음으로 물리치료사에게 검사를 받았을 때 환자는 허리골반 스크린에서 양성반응을 보였으며, 요추 5번과 천골 1번을 따라 촉진 시 압통을 느끼고, 요추 신전 시 큰 통증과 요추 3/4번과 4/5번에서 과움직임을 보였다. 물리치료사는 고통의 근본적인 원인이 척추융해 때문일 수 있다고 의심했다. 물리치료사는 선수에게 2주 동안 휴식(체조 연습에 참여하지 않도록)을 취하도록 권고했지만, 이 체조선수는 10위 안에 들어 청소년 국가 결승전에 진출하고, 2개월 뒤에 전국대회에 진출할 수 있는 좋은 기회를 얻었기 때문에 연습과 경쟁을 계속했다. 이 선수는 통증관리(전기자극, 냉찜질, 연부조직가동화)에 초점을 맞춰 비스테로이드성 항염증제를 복용해가며 시즌을 보내고 있었다. 환자는 지난 몇 달 동안 간헐적으로 낮은 요통을 호소해왔다. 2개월 전 처음 물리치료 평가를 받은 뒤에도 허리 통증은 여전히 4/10(0~10 수치 통증 등급 기준)로, 줄어들지 않았다. 물리치료사는 부상 메커니즘, 총체적인 신체검사 결과 그리고 운동선수 스포츠의 특성을 바탕으로 선수에게 나타나는 고통의 근본적인 원인이 척추분리증 때문일 수 있다고 판단했다.

- ▶ 척추분리증 진단과 관련된 징후는 무엇인가?
- ▶ 우선적으로 진행해야 하는 검사는 무엇인가?
- ▶ 환자에게서 의심되는 증상에 기초하여 어떤 요소가 환자의 상태에 영향을 주었는가?
- ▶ 가장 적합한 물리치료 중재법은 무엇인가?
- ▶ 재활과 경기 복귀를 위한 예후는 무엇인가?

주요 정의

- **척주전방전위증**(spondylolisthesis): 관절간부의 손상 및 골절로 인한 척주가 다른 척주 위에서 이동하는 증상
- **척주분리증**(spondylolysis): 척추 일부의 퇴화 또는 결함. 일반적으로 신경아치의 관절간부에서 발생하며, 다섯 종류로 나뉨
- **척주증**(spondylosis): 노화로 인한 척추의 퇴화. 척주나 후관절, 추간원판의 퇴화로, 방사선 촬영으로 확인할 수 있으며, 관절사이의 축소 및 경화를 나타냄
- **스트레스 골절**(stress fracture): 스트레스 반응과 실제 골절의 첫 징후에 뼈가 부러졌을 때 나타나는 첫 번째 징후. 눈에 띄지 않는 정도의 스트레스 반응이 계속되거나 운동선수가 악화되는 활동을 계속하는 경우 발생
- **스트레스 반응**(stress reaction): 뼈에 영향을 미치는 스트레스가 뼈의 재구축보다 더 큰 비율로 일어날 때 발생하는 뼈 상처의 초기 형태. 처음에는 국부적인 뼈의 압통으로 발현됨

목표

1. 척주분리증을 정의하고 동반되는 위험요소를 파악한다.
2. 척주분리증을 진단 또는 제외하기 위해 완료해야 하는 적절한 의료 의뢰 및 진단 영상을 확인한다.
3. 척주분리증 환자에게 적합한 물리치료 중재법을 확인한다.
4. 척주분리증을 보이는 젊은 선수의 예후를 알아본다.

물리치료 시 고려사항

척추분리증 증상이 의심되는 10대 체조선수의 재활 물리치료 시 고려할 점:

▶ **일반적인 물리치료 계획/목표**: 통증 감소; 통증이 없는 범위에서의 관절가동범위와 근유연성 향상; 척주와 하지사분역의 근력과 지구력 향상, 몸통의

운동 제어, 신전 중심의 운동을 제한하면서 유산소성 능력 유지

- **물리치료 중재**: 기능적 해부학 및 부상 병리학 관련 환자 교육; 증상이 발현되는 자세와 조작을 피하도록 지시하고 방사선 사진 참고; 방사선 촬영으로 척주분리증이 확인되면, 지지대로 고정하고 척추 안정화를 위한 치료 운동('중립 척추' 위치), 뻣뻣해진 부위(척추전만 확대를 야기하는 근육과 척주분절)를 스트레칭하거나 가동화
- **물리치료 시 주의사항**: 요추의 신전 제한; 스트레스 반응이 나타나는 경우 운동으로의 복귀는 통증이 사라질 때까지 늦춰야 함; 스트레스 골절이 나타나는 경우 체조선수는 적절한 휴식과 치료를 받아야 함
- **물리치료를 방해하는 요인**: 골절부위의 증상적 비조합; 척주전방전위증으로 진행; 요추 신전 시 발생하는 통증에 대한 불만족

건강 상태의 이해

척주분리증은 신경아치의 관절간부 손상으로 발생한다. 이 증상은 인구의 약 6%에서 발생하며 보통은 일반적으로 증상을 나타내지 않는다. 그러나 젊은 운동선수에게서의 발병률은 훨씬 높은 편으로, 허리 통증이 심하지 않다고 한 젊은 선수의 47%가 척주분리증 진단을 받은 것으로 알려졌다. 엘리트 체조선수 내에서는 15~20%가 이같은 진단을 받고 있으며, 뚜렷한 증상을 보이곤 한다.

척주분리증의 발병기전은 척주단위에서 급성적으로, 반복적으로 발생하는 미세손상이다. 척추에 대한 압력은 척주의 독립적 과신전 또는 회전운동과 결합된 과신전으로 인해 발생할 수 있다. 또한 굴곡은 특히 관절간부에서 절단력을 발생시켜 피로 스트레스 및 골절을 유발할 수 있다. 모든 척추에서 발생할 수 있지만, 71~95%의 척주분리가 요추 5번-천골 1번에서 발생하며, 5~25%는 요추 4번-요추 5번에서 발생한다. **표 6-1**은 다섯 가지 유형의 척주분리증

표 6-1 • 척주분리증 분류방법		
Type 1	선천성	중립 아치의 요추 5번이나 천골 상부의 유전적 이상증으로, 요추 5번이 천골 1번에서 전방 탈구되는 현상이다. 관절간부가 길어지고 온전하거나 물리적인 힘에 의해 2개로 분리되었을 때 발생할 수 있다.
Type 2	협부형	다음 중 하나로 인해 발생하는 병변 1. 용해: 피로골절로 인한 관절간부의 분리 2. 신장: 분해 없이 관절간부의 신장 3. 급성 골절: 심한 외상으로 인해 발생
Type 3	퇴행성	관절돌기의 재건과 관련되어 발생하는 분절사이 불안정성으로 발생
Type 4	외상형	급성 외상으로 발생한 관절간부 아치의 골절로 발생
Type 5	병리형	전반 또는 국소적인 뼈의 질병으로 인한 신경궁 절단으로 발생

을 Wiltse 등이 고안한 분류법으로 나타낸다.

많은 요소가 척추분리 결함을 일으키는데, 심한 척추측만증과 폐쇄성 이분척추, 반복적인 신전 동작을 요하는 스포츠(체조, 발레, 피겨스케이팅, 축구, 배구)에 참여 등이 포함된다. 척추전만의 증가나 척추전만 증상이 심화되는 다양한 요인(장요근 수축, 흉요근막 수축, 약한 복근, 흉부후만증) 또한 척추분리증을 심화시킬 수 있다. 청소년기의 척추는 여전히 성장과 골조직 재생성이 일어나며, 완전한 골격의 성숙은 20대 중반까지 일어나지 않는다. 이것은 젊은 층에서 성숙되지 않은 뼈구조로 인해 발생하는 다양한 이유로 계속되는 스트레스 손상에 더 쉽게 노출되게 한다.

척추의 스트레스 반응이나 스트레스 골절의 치유를 강화하기 위해서는 조기 진단이 필수적이다. 미성숙한 척추의 관절간부에서 조기에 손상을 발견하면 더 높은 치유율을 기대할 수 있다. 단, 증상 시작과 진단 사이의 평균 시간은 5번 요추와 1번 천골 사이 손상의 경우 3년, 4번 요추와 5번 요추 사이 이상 결함의 경우 최대 11년이다. 척추의 특정 결함을 조기에 진단하지 않고 적절하게 치료하지 않으면 척추전방전위증(척주의 전방 이동)이 발생할 수 있다. 이 환자의 경우 이번에 평균대에서 넘어지면서 발생한 급성 부상과 체조 종목에서 나타나는 반복적인 척추 신전 운동으로 유발되는 다양한 만성 스트레스 반응에 미세외상이 겹쳐서 발생한 것으로 추정된다.

물리치료 환자/고객 관리

환자의 부상 이력 및 신체검사에 따른 척추분리증이 염려되는 경우, 물리치료사는 기능해부학과 부상에 대한 병리학에 대해 환자를 교육하고, 방사선 촬영 등을 통해 진단해야 한다. 촬영술은 치료방법을 결정하고 예후를 개선하며, 선수가 언제 경기에 복귀할 수 있는지 판단하는데 도움이 된다. 만약 촬영술을 통해 척추분리증이 확인되면 물리치료사는 해부학적 결함이 고통의 주요 원인인지 아니면 단지 부수적인 발견인지 판단하고, 재활과정에서 과부하를 주지 않는 방법으로 최대한 빠르고 안전하게 통증 없이 활동으로 복귀하는 것을 1차 목표로 설정할 수 있다.

검사, 평가 및 진단

척추분리증 징후를 보이는 환자에게서 종종 심하지 않은 국소 허리 통증이 발생한다. 이 통증은 "낮은 수준"에서 "심각한 수준"까지 다양할 수 있으며, 엉덩이나 허벅지 뒤쪽으로 퍼질 수 있다. 어떤 환자는 외상으로 인해 통증이 시작되었다고 이야기할 수 있지만, 대부분의 환자는 통증이 점진적으로 심해진다고 불평한다. 척추분리증과 관련된 통증은 일반적으로 움직일 때 심해지고, 쉬는 동안은 감소한다. 환자가 이전 부상 이력 없이 낮은 강도의 허리 통증을 호소한다면, 물리치료사는 잠재적 원인으로 척추분리증을 간과하게 될 수도 있다. 대신 물리치료사는 환자의 증상과 근골격계 검사 결과에 따른 물리치료 적용에 초점을 맞출 수 있다. 일반적인 경우 이것은 적절한 치료계획이 될 수 있지만, 반복적인 요추 신전 운동으로 스포츠에 참가하는 선수에게 요통이 발병할 경우, 치료사는 척추분리증의 조기 진단을 지연시키고 현재 스트레스 반응의 추가적인 진행으로 차도를 늦출 수 있으며, 잠재적으로 척추전방전위증으로 이어질 수 있다는 점을 고려해야 한다. 젊은 환자, 특히 요추에 대한 반복적인 신전 스트레스를 경험하는 것으로 알려진 운동선수의 경우, 물리치료사는 허리를 검사하는 동안 이 가능성에 염두를 두고 있어야 한다.

척추분리증을 보이는 환자에게서 촉진 중 요천추 압통과 근경련이 자주 발생하는데, 이는 종종 일방적인 것일 수 있고 척추측만에 의해 생성되는 증상과 유사할 수 있다. 다른 주요 발견사항으로는 과전만된 자세와 요추 과신전으로 인한 통증이 있다. 대부분의 경우 척추 굴곡에서 증상을 보이지 않고 신경학적 검사(예: 반사, 피부과, 근막)에서 음성을 보인다. 이 환자의 경우 척수 근골격계 검사 결과, 오른쪽 굴곡과 왼쪽 회전의 감소 및 통증을 나타냈고, 다른 총 능동 척추가동범위는 모든 방향에서 정상 또는 과다하게 확인되었다. 물리치료사는 보다 면밀한 시각적 평가와 요추 가동 검사를 통해 체조선수의 척추 움직임이 주로 3번 요추와 4번 요추의 척주면과 상부에서 이상을 발견했지만, 하부에서는 주목할 만한 신전 가동범위를 보이지는 않는 것을 확인했다. 주요 근육의 불균형은 양쪽 장요근의 긴장(Thomas 검사법으로 진단)과 늘어난 넙다리뒤근(수동 레그레이즈 동작 시 90° 이상인 경우)으로 확인할 수 있다.

촬영술은 척추분리증과 척추전방전위증을 진단하는데 필수적이다. 의사는 처음에 일반적인 방사선 촬영을 진행하는데, 후전위, 서 있는 자세의 측면, 사선 촬영을 추천한다. 일반 방사선 촬영은 척추분리증 관절간부의 병변, 전반적인 척추 정렬(예: 측만증) 및/또는 기타 뼈 병변을 파악하는데 도움이 된다. 요추분리증이나 전방전위증을 보이는 환자에게서는 후전위 촬영술을 통해 극돌기의 측방편위 및 반대쪽 돌기의 경화증을 확인할 수 있고, 측면 촬영술은 관절간부 병변과 전방전위증을 확인하는데 이상적이다. 사선 촬영술을 통해서는 'scotty dog의 목' 병변을 확인할 수 있다. 척추의 단일광자단층촬영(single photon emission computed tomography, SPECT)은 척추분리증 이력과 임상적 징후가 있는데도 방사선 촬영으로는 확인되지 않는 척추분리증을 발견하는 방법이다. SPECT의 양성반응은 관절간부, 추궁판, 극돌기에서의 흡수 증가를 나타내는데, 이는 스트레스 반응, 스트레스 골절 또는 증상이 발현된 척추분리증 결합을 나타내는 것이다. SPECT 검사 후에는 컴퓨터단층촬영(computed axial tomography, CT)을 사용하여 증가된 흡수 영역을 검사할 수 있다. CT는 척추분리증의 뼈 형태를 확인하기 위한 최고의 촬영 양식으로 알려져 있다. CT 스캔은 자연적으로 발생되는 경화된 관절간부 결함인 만성적인 병변을 식별하는 데 가장 좋은 방법이다. 자기공명영상(magnetic resonance imaging, MRI)은 환자가 요통과 함께 신경학적 증상을 나타낼 때 척추분리증을 파악하기 위해 많이 활용된다. 일부 연구자는 이 검사가 기존의 방사선 촬영에서 누락되었을 수 있는 능동성 척추분리증 진단을 위한 유용한 방법일 수 있다고 제안한다.

치료 계획과 중재

척추분리증을 진단하는 것은 어려울 수 있고 심지어 스포츠 의학 임상의도 간과할 수 있다. 하지만 스포츠에서 반복적인 신장 운동을 하는 선수를 검사할 때는 의심해야 한다. 비록 운동선수에게 나타나는 척추분리증에 대한 최고의 치료 프로토콜에 대해 확인된 문헌 연구결과는 없지만, 대부분의 사람들이 치료과정에 치유를 위한 휴식 기간을 포함해야 한다는 것에 동의한다. d'Hemecourt 등은 척추분리증으로 진단된 선수는 스포츠 활동에서 제외되어야 하며, Boston overlapping brace(**그림 6-1**)를 요천추가 0° 신전된 상태에

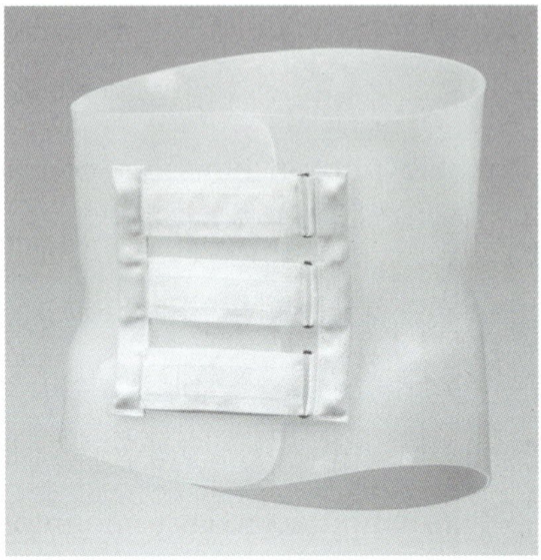

그림 6-1 Boston overlap brace, 일반적으로 하루 24시간 착용을 권장하며, 샤워 등 개인 위생을 위한 경우에만 잠깐 벗도록 한다. 처방된 활동 제한과 함께 증상 정도에 따라 착용 기간이 달라진다.

서 착용하여 하루 최대 24시간 동안 고정해야 한다고 제안한다. 척추분리증이 확인되면 통증 조절, 전골반근과 후골반근 사이의 균형 회복, 요추전만 방지에 초점을 둔 물리치료 중재법이 적용될 수 있다. 요추 신전은 물리치료 전체 과정에서 반드시 제한되어야 한다. **표 6-2**는 척추분리증 또는 척추전방전위증 증상을 보이는 젊은 선수에게 요추의 큰 움직임을 제한한 채 수행할 수 있는 동작의 예를 제시하고 있다. 이 운동의 목적은 요추 안정성을 촉진하는 근력(복횡근과 다열근 위주)을 강화하고 요추 신전과 특히, 고관절 굴곡근을 스트레칭하거나 가동시키는 것이다.

일반적인 척추 안정과 강화 운동 외에도 요추 극간근에 대한 신경근전기자극(neuromuscular electrical stimulation, NMES)을 사용하여 근육을 정렬하고 요추 안정을 도모할 수 있다. 환자는 중립적이거나 가벼운 요추 굴곡(복부/엉덩이 아래 2~3개의 베개를 둔채로)에서 엎드린 자세에 취하고, 전기자극 중 골반이 전방으로 기우는 것을 방지하기 위해 치료 테이블에 고정시킨다(**그림 6-2**). 일반적으로 전기자극은 물리치료 세션당 15분 동안 수행되며, ON:OFF 비율은 10초:50초이다. 근육피로를 피하기 위해 충분한 휴식시간을 갖고 총 15번의 수축만을 달성하는 것이 목표이다.

표 6-2 • 척추분리증 선수에게 추천되는 치료적 운동방법

스트레칭/가동술	강화운동
• 이 운동을 매일 1~2회 시행 • 가동술: 30회 반복 • 스트레칭 3회 반복하고 30초 유지	• 기본 운동을 하루 1~2회, 30회 반복 • 역동적 코어 안정성 운동을 매일 1~2회, 10회 반복 • 복횡근 수축을 활성화하는 초기 기본 프로그램 수행 • 환자가 복횡근 수축 등척성 운동을 수행할 수 있으면 역동적 코어 안정성 강화운동을 추가할 수 있음
• 고양이/낙타가동술(요추 위치를 중립에서 후만 자세로 움직이며 골반은 전방과 후방으로 굴려줌)	• hooklying 자세를 5초 유지하며 복횡근 수축
• 척추–골반 굴림운동(골반을 후방으로 말았다가 척추 중립 상태로 이동)	• hooklying 자세에서 한 쪽 발꿈치를 밀어주며 복횡근 수축
무릎을 굽힌 채 엉덩이굴곡근 스트레칭	• hooklying 자세에서 한 쪽 다리를 신전하며 복횡근 수축 • hooklying 자세에서 두 다리를 신전하며 복횡근 수축 • 프론트(**그림 6–3**)/사이드(**그림 6–4**) 플랭크 10초, 10회 반복(처음에는 무릎을 굴곡한 채로 진행하다가 점차 무릎을 바닥에서 뗀다). 다음 운동으로 진행하기 전에 10~60초까지 시간을 늘림 • "버드–도그" 동작: 한 쪽 다리를 신전한 채로 시작. 무릎을 굴곡한 채로 상지와 반대쪽 하지 신전(**그림 6–5**). 이어서 푸시업 진행(**그림 6–6**) • 플랭크 동작이 완성되면 팔을 신전(**그림 6–7**)한 채로 진행. 시간을 10초에서 60초로 늘림 • 고관절 외전상태로 사이드 플랭크(**그림 6–8**): 고관절 외전 10초 유지, 10초씩 증가하여 60초까지 진행

운동선수는 4~6주 후 지지대를 착용한 채 스포츠 경기에 복귀할 수 있다. 단, 이 결정은 선수에 따라 달리 이루어져야 하며, 신전 편중 스포츠가 아닌 종목(예: 축구, 필드하키, 소프트볼, 야구)에만 해당한다. 4개월까지 CT를 통해 뼈의 치유가 확인되거나 통증이 없으면(즉, 방사선 촬영 결과 치유가 확인되지

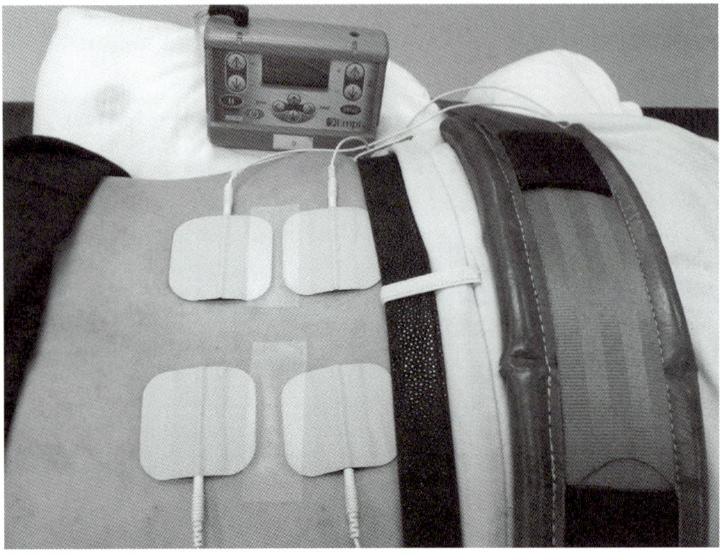

그림 6-2 척추분리증 환자의 요추 근육횡단면 신경근전기자극. 증상이 나타나는 부위(요추 3번–5번)의 양쪽면에 한쌍의 패드를 부착하고 등척성 모드로 설정한다. 강도는 통증을 최대한 참을 수 있는 수준으로, 육안으로 수축(척주의 경직성 수축과 신전으로 유발)을 확인할 수 있는 정도로 설정한다.

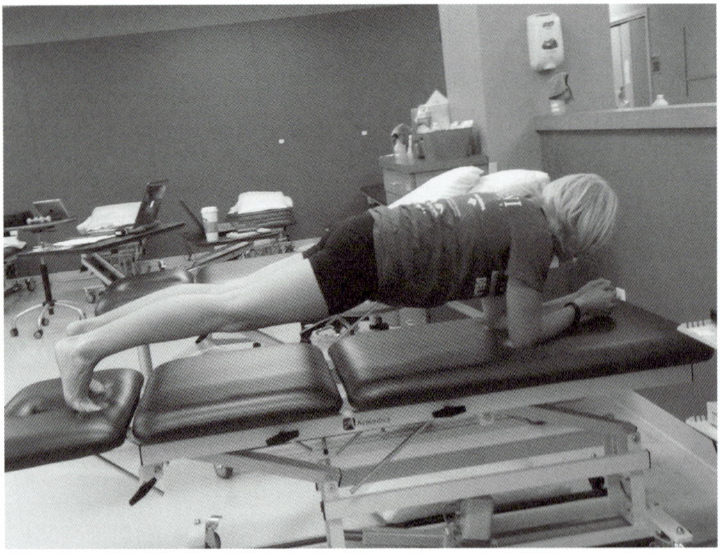

그림 6-3 팔꿈치 프론트 플랭크

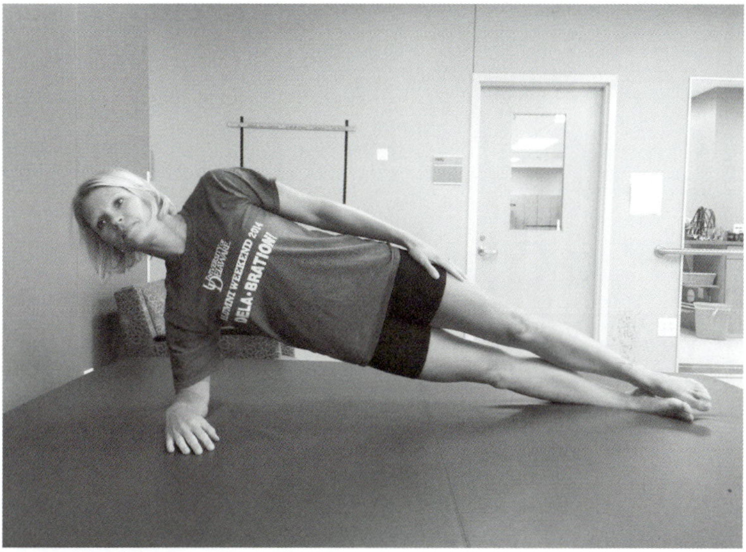

그림 6-4 사이드 플랭크

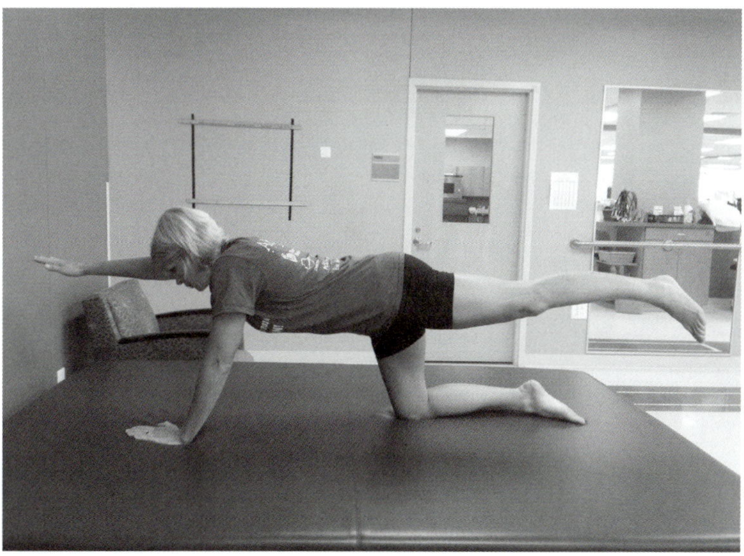

그림 6-5 버드-도그(bird dog) 자세

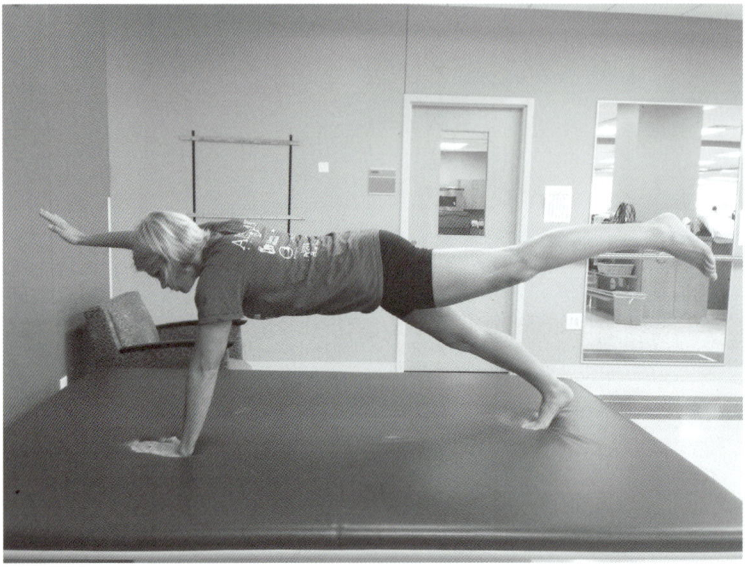

그림 6-6 팔굽혀펴기 자세에서 반대쪽 팔과 다리를 든 버드-도그 동작

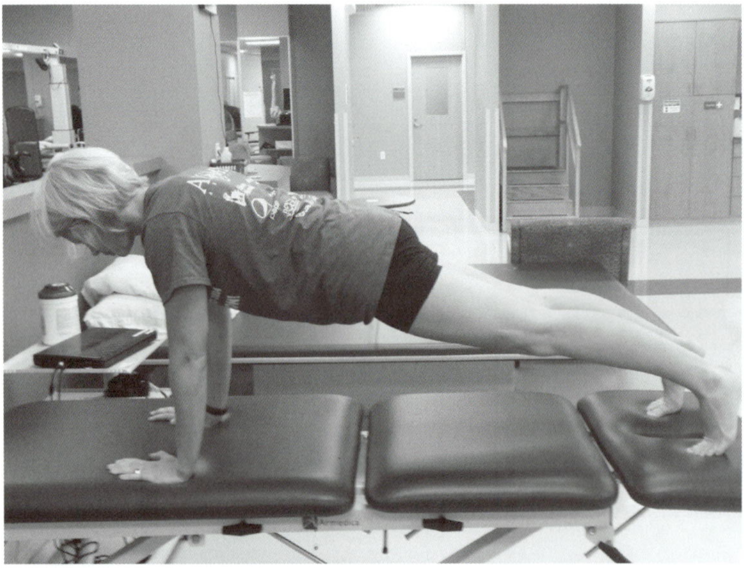

그림 6-7 팔꿈치 신전 상태에서 프론트 플랭크

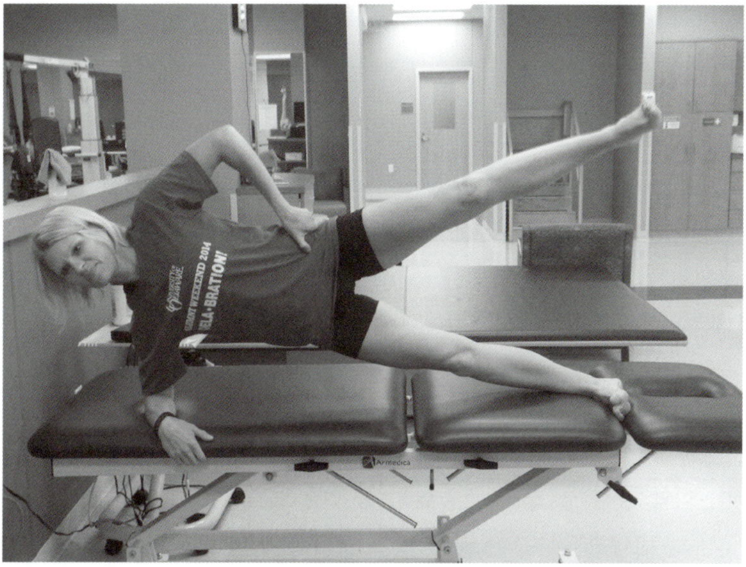

그림 6-8 고관절 외전자세에서의 사이드 플랭크

않아도 통증은 사라졌을 수 있음) 지지대 없이 운동에 복귀할 수 있다. 체조와 같이 지지대를 착용할 수 없는 종목의 경우, 통증이 사라짐에 따라 점차적으로 복귀를 위한 훈련을 시행하고 궁극적으로 경기에 복귀할 수 있다. 예후는 환자마다 다를 수 있고, 경기 복귀 여부는 일반적으로 통증의 유무에 따라 달라지지만 문헌에 명시된 기준은 없다. 척추분리증의 해부학적 결과에는 완전한 뼈 치유, 섬유조직으로 치유 또는 유착결여의 세 가지 시나리오 중 1개가 포함된다. 유착결여는 운동선수가 계속 통증을 호소하는 경우에만 문제가 된다. 예를 들어 운동선수가 영상촬영에서 양성반응을 보였지만 통증이 없다면 경기에 복귀할 수 있다. 체조선수가 스포츠로 복귀하는 것이 안전한지를 결정할 때, 물리치료사는 선수의 부상과 함께 선수가 연기에 사용하는 기구(도마, 이단평행봉, 평균대, 마루 운동)에 부상이 어떤 영향을 미치는지도 고려해야 한다.

체조선수가 척추분리증을 앓고 있을 때, 통제 또는 강제로 신전 시 작용하는 제한을 서서히 완화시킬 필요가 있다. 환자는 추후 부상과 병변를 예방하기 위해 고통 없는 방법으로 재활 프로그램에 임해야 한다. 이 경우 체조선수는 척추 가동범위의 극한점을 제한한 채로 이단평행봉에서 스윙하며 체육관으로 복귀할 수 있고, 이어 마루 운동과 평균대에서 작은 도약과 점프로 힘과 충격을 견딜 수 있었다. 또한 심혈관건강을 유지하기 위해 평균대 외 마루 운동에서 댄스 연기와 도약 연기를 진행할 수 있었다. 이러한 활동을 통증 없이 수행한 후, 체조선수는 달리는 동작과 쉬운 난이도의 도마 훈련에 복귀하여 예기치 않은 무거운 착지 없이 양발이나 롤스루 방식으로 착지하는 동작 연습을 시작할 수 있다. 다음으로 등 신전 운동을 통해 척추 신전이 일어나는 백핸드스프링과 도약, 점프 동작 등 보다 역동적인 동작을 추가할 수 있다. 먼저 요추 신전을 제한하는 방법을 터득한 다음, 요추 신전과 고관절 신전 운동을 시행할 수 있다. 또한 이단평행봉과 비행 동작 및 텀블링의 릴리즈 동작은 천천히 시작할 수 있다. 각 개인별 움직임을 따로 평가해 체조선수가 통증을 호소하는지 확인해야 한다. 환자가 운동진행 시 통증을 보이지 않는다면, 향후 세션을 반복 수행할 수 있다. 또한 물리치료사는 운동선수가 유연성 운동과 특정 체조 동작을 정확하게 수행하도록 확인해야 한다. 예를 들어, 체조선수가 고관절이 신전한 상태가 아닌 돌아간 상태에서 다리를 찢거나, 다리를 찢은 동작에서 점프를 할 때 요추 부분이 '느슨해' 진다. 이 동작은 요추에 과도한 스트레스를 주므로 코치와 스포츠 물리치료사는 적절한 형태와 통증 없는 움직임과 착지를 보장하기 위해 선수에게 재도입되는 각각의 움직임을 평가해야 한다.

근거 중심 임상적 추천

SORT: 추천 분류의 장점

A 일관된, 양질의 환자 지향적 근거

B 일관되지 않거나 제한된 질적 수준의 환자 지향적 근거

C 동의, 질병 중심의 근거, 일반적인 관행, 전문가의 의견 또는 사례 시리즈

1. 척추분리증을 앓고 있는 개인을 대상으로 신체검사를 하면 일반적으로 국소적인 천요추 압통과 근육 경련, 과전만, 요추의 과신전에 따른 통증 등이 나타난다. **C 등급**
2. 척추분리증, 특히 반복적인 신전 운동과 관련된 종목의 부상 이력과 체력검사를 위한 방사선 촬영 시, 후전위와 경추 측면, 요추의 양쪽을 사선 촬영하는 방법을 포함하여 부위의 결함을 식별해야 한다. **B 등급**
3. 척추분리증이 있는 선수에 대한 치료는 요추받침 지지대를 착용한 채 초기 휴식을 취하여 증상 악화를 방지하고, 요추 안정화 프로그램과 단계적으로 통증이 없는 스포츠 활동을 도입하는 것을 포함한다. **B 등급**

종합 질문

6.1 물리치료사가 6주 전부터 오른쪽 허리 통증을 보였던 13세 우완 투수를 평가하고 있다. 초기 증상은 서서히 나타났지만 전날 7이닝 투구 중 오른쪽 허리부터 엉덩이, 후방 허벅지에 극심한 통증을 호소했다. 검사결과 하부 극간근과 요방형근의 압통, 근육 경련이 확인되었고, 요추의 신전과 오른쪽으로 굽힐 때 움직임 제한과 함께 통증을 호소했다. 다음 중 어떤 방사선 촬영법이 관절부를 평가하는데 가장 적합한가?

A. 사선 촬영
B. 후전위 촬영
C. 3/4 정도 엎드린 자세
D. 선 자세로 경추 측면 촬영

6.2 척추분리증을 진단받은 선수가 스포츠 복귀 단계의 재활과정에 돌입하는데 중요한 지표는 무엇인가?

A. 현재 동작 시 고통 없음
B. 운동 시 적절한 기술과 움직임 구사
C. 시간
D. 다가오는 경기 및 시합

정답

6.1 **A.** 요추와 척추 평가를 위한 방사선 촬영법에는 후전위와 선 자세에서 경추 측면 촬영, 사선 촬영(A, B, D)이 기본이지만, 관절부를 평가하기 위한 가장 효과적인 방법은 사선 촬영이다.

6.2 **A.** 선수의 재활과정에서 복귀를 위한 프로그램의 시작 시점을 나타내는 다양한 요인과 지표가 있지만, 앞서 설명한 사례에서 최선의 지표는 현재 동작 중 통증 없음이다.

급성 요통: 척추 교정 도수치료

Acute Low Back Pain: Spinal Manipulation and Manual Therapy Intervention

Jaynie Bjornaraa

CASE 7

22세 여성 축구선수가 3일 전 경기 중 발생한 부상으로 물리치료실을 찾았다. 환자의 부상은 슬라이딩 태클 중 엉덩이로 착지하는 동작에서 발생했다. 그녀는 경기를 계속 뛰려고 했지만, 둔부로 퍼지는 요통(low back pain, LBP) 때문에 할 수 없었다. 그날 저녁 침대에서 뒹굴 때와 앉아 있다가 일어서는 동작, 옷을 갈아입으면서 한 다리로 서 있는 동작에서 통증을 느꼈다. 이 환자는 축구를 하다가 오른쪽 측면으로 몇 차례 넘어졌지만 이 정도로 심한 허리 통증은 경험하지 못했다고 한다. 다음날 통증이 계속되었기 때문에 의사와 상의했고, 의사는 그녀에게 물리치료를 권했다. 이때까지는 아무런 영상촬영도 수행되지 않았다. 환자가 외래 치료 클리닉에 들어서자 치료사는 그녀가 큰 포복의 걸음걸이를 보였다고 언급했다. 그녀는 평상 시에는 10 중 4 정도(시각 아날로그척도)의 통증을, 걷기와 같이 통증이 유발되는 동작 시에는 7 정도의 요통을 느낀다고 했다. 그녀는 자신의 통증이 대부분 오른쪽 허리와 둔부에서 나타난다고 했지만, 때때로 넙다리뒤근과 사타구니 통증도 종종 나타난다고 했다. 뚜렷한 기타 부상 이력은 없지만 환자의 부상, 징후, 증상 메커니즘은 천장관절(SU) 병리와 일치한다.

- ▶ 이 진단과 관련된 검사징후는 무엇인가?
- ▶ 가장 적절한 검사방법은 무엇인가?
- ▶ 가장 적절한 물리치료 중재법은 무엇인가?
- ▶ 건강상태의 각 단계에 따른 물리치료 계획을 설명한다.

주요 정의

- **중심화**(centralization): 특정한 동작의 반복이나 자세로 인한 방사통이 척추의 중간선으로 이동하는 현상
- **임상예측규칙**(clinical prediction rule, CPR): 진단, 예후 설정 또는 환자 관리 전략 결정에 도움이 되는 특정 예측 변수를 포함하는 구조화된 의사결정도구
- **유사 증상**(familiar symptom): 특수 또는 진단 검사에서 발생하는 통증 및 기타 증상(예: 간지러움, 타는 느낌, 둔감)으로, 이전까지는 통증도면으로 확인되며, 환자가 진료를 받게 된 이유를 나타냄. 이러한 증상은 특수 또는 진단 검사에서 생성되는 다른 증상과 구별되어야 함
- **힘 폐쇄**(force closure): 주로 동적 활성화를 통해 주변 근조직과 연조직에서 발생하는 천장관절의 안정성
- **형태 패쇄**(form closure): 천골과 장골의 뼈 구조로 인해 발생하는 천장관절의 안정화로, 피복력에 대한 안정성과 저항성 제공
- **음성 천장관절 통증 유발 검사**(negative provocation SIJ test): 비슷한 증상을 생성하거나 증가시키지 않는 천장관절 통증 유발 검사
- **말초화현상**(peripheralization): 특정 동작의 반복이나 자세로 인해 증상이 원위로 이동하는 현상
- **양성 천장관절 통증 유발 검사**(positive provocation SIJ test): 비슷한 증상을 생성하거나 증가시키는 천장관절 통증 유발 검사
- **적기 신호**(red flag): 물리치료 실무범위를 벗어난 심각한 건강 문제를 나타낼 수 있기 때문에 상급병원에 진단을 즉시 의뢰해야 하는 징후 및 증상
- **천골관절/천장관절/천식관절 병리**(sacroiliac joint pathology): 조직의 통증을 유발하는 천장관절의 구조

목표

1. 천장관절기능부전 진단에 대한 신뢰도를 높이는 적절한 검사방법을 설명한다.
2. 급성 요통을 가진 운동선수에게 척추 도수치료에 대한 임상예측규칙(CPR)을 어떻게 적용할 수 있는지 설명한다.

3. 급성 요통에 대한 증거 기반 물리치료 개입을 확인한다.
4. 요통 회복 단계에 따른 물리치료 계획을 확인한다.

물리치료 시 고려사항

급성 요통을 가진 젊은 운동선수에게 척추 및 기타 도수치료를 적용한 재활 물리치료 시 고려할 점:

- **일반적인 물리치료 계획/목표:** 통증 감소; 비대칭 골반 및 천골 위치 복원; 척추의 능동 관절가동범위 증가; 척추 및 천골 안정성 개선; 스포츠 복귀
- **물리치료 중재:** 부상에 관련된 요추와 천골 해부학, 생체역학 및 병리역학에 대한 환자 교육(예: 신체역학 및 재상해 위험을 줄이기 위한 움직임); 통증을 줄이고 치유를 최적화하기 위한 연부조직가동술(soft tissue mobilization, STM)과 도수치료; 통증 완화와 개선된 척추 도수치료; 안정성과 근력; 지구력 증가를 위한 운동; 홈트레이닝 지도
- **물리치료 시 주의사항:** 징후 및 증상 모니터링, 특히 신경학적 불만사항; 증상이 있는 천장관절에 영향을 주는 움직임과 편측 자세 제한
- **물리치료를 방해하는 요인:** 운동 및 환자 교육의 불일치; 통증 발생 조직에 대한 부정확한 평가로 인해 최적의 치료효과 방해

건강 상태의 이해

경도 요통은 매우 흔히 발생하는 건강 문제로, 금전적 · 신체적 · 정서적으로 광범위한 개인적 부담을 준다. 대부분의 사람들은 삶의 어느 시점에서 요통을 경험한다. 일반적으로 20~40세 사이에 최초 발생하며, 대부분은 자연스럽게 사라진다. 그러나 최초 급성 요통을 경험한 사람의 약 1/3은 6개월 이내에 원

래 건강 상태로 완전히 회복되지 않을 것이다. 최초 발생한 요통의 1년 발병 추정치는 6.3~15.4%인 반면, 다른 증상으로 발생하는 요통의 1년 발생율은 1.5~36%이다. 병원이나 보건시설의 연구에 따르면, 1년 동안 환자의 관해율은 54~90%까지 다양하지만, 이러한 결과는 요통의 발병요인이 명확하지 않기 때문에 주의 깊게 고려할 필요가 있다. 그럼에도 불구하고 일상생활에 지장을 줄 정도의 요통을 경험하는 대부분의 사람들은 다시 요통을 겪게 된다. 1년 동안의 재발 추정치는 24~80%이고, 보다 최근의 연구에 따르면 일상생활에 지장을 주는 요통 발병율은 12%이고, 1개월 유병률을 약 23%로 추정했다. 요통 치료계획 수립 시 임상진단의 어려움은 요통 발병과 증상의 원인파악이 어렵다는 점이다. 허리, 엉덩이, 골반의 모든 구조와 조직은 대부분 허리, 둔부, 사타구니, 하지 등에 통증을 일으킬 수 있다. 천장관절과 관련 인대, 척추돌기관절, 허리 디스크, 신경뿌리 및 기타 구조 또한 요통을 발생시킬 수 있다. 요통 원인이 요추와 같이 제한되는지 또는 기타 원인이 있는지를 파악하기 위해 다양한 측정 검사를 통해 물리치료 계획을 수립하는 것이 중요하다.

급성 요통은 보통 12주까지 지속되는 통증이고, 통증이 12주 이후까지 지속되면 만성 통증으로 분류할 수 있다. 요통은 상방각과 둔주름 사이에 나타날 수 있으며 한쪽 또는 양쪽 다리로 발산될 수 있다. 요통의 원인은 명확하게 알 수 없지만 내재할 수 있는 심각한 질병 원인을 파악하는 것만큼이나 급성 요통의 병인에 대한 감별 검사를 필수적으로 진행해야 한다. 흔한 급성 요통의 발병요인으로는 감염, 종양, 골다공증, 골절, 염증성 관절염 등이 있다. 감별 검사는 부상 이력, 검사방법, 적기 신호 확인 등에 따라 달라진다. 적기 신호로는 암, 말총증후군, 골절, 감염 등이 있다. 이는 환자에게 갑작스런 체중 감소, 야간 통증, 발열, 피로 쇠약과 같은 체질적 징후와 증상에 대해 질문하는 데 매우 중요하다. 이러한 징후와 증상의 존재는 암과 같은 전신질환을 나타낼 수 있다. 양쪽 다리 약화와 감각 상실, 방광 및/또는 장 요실금 등은 말총증후군과 같은 더 심각한 상태를 나타낼 수 있다. 장기간의 스테로이드제(예: 프레니

손), 골다공증 이력 및/또는 외상으로 인한 척추 연성과 제한된 움직임은 골절을 유발할 수 있다. 열, 상처, 척추 연성 및/또는 척추 관절가동범위 제한으로 인한 수술 이력이 있는 심한 통증은 감염을 나타낼 수 있다. 이런 증상이 있는 경우 즉시 병원 진단을 받게 해야 한다. 2009년 한 연구에 따르면, 어떤 적기 신호는 다른 것보다 더 중요하며 전반적으로 요통의 더 심각한 원인보다는 미세하게 나타난다고 했다. 저자들은 요통을 위해 1차 진료 환경에서 치료를 받으려는 환자에게서 적어도 1개의 적기 신호가 나타나지만 심각한 상태는 거의 없다는 것을 발견했다. 그러나 물리치료사에게 적기 확인, 감별 검사, 병원으로의 이송 등에 대한 중요성은 아무리 강조해도 지나치지 않다. **표 7-1**은 급성 요통에 대한 감별 검사를 나타낸다.

영상 진단법은 일반적 급성 요통 환자에게는 시행하지 않는다. 심각한 병리학의 가능성을 나타내는 징후와 증상이 나타나지 않는 한 임상적 결과는 달라지지 않기 때문이다. 심각한 상태가 의심될 경우 방사선 촬영은 민감도가 낮고 급성 요통의 원인에 대한 특수성으로 진단 값이 거의 없기 때문에 자기공명영상(MRI)이 최선의 선택일 가능성이 높다. 혈구수치 확인과 같은 검사는 감염이나 악성종양이 의심될 경우에 유용하다.

물리치료 환자/고객 관리

물리치료사는 급성 요통 환자를 위해 여러 가지 치료방법을 제시할 수 있다. 도수치료에 대한 임상적 의사결정은 정상과 비정상적인 척추 이동의 생체역학 원리와 임상예측규칙을 기반으로 할 수 있다. 척추 도수치료와 동원술은 급성 요통 환자에게 흔히 적용된다. 다른 유익한 치료기법으로는 STM, 근에너지기법(muscle energy technique, MET), 몸통 안정성 강화 운동, 유산소 운동과 환자 교육 등이 있다.

표 7-1 • 급성 요통 감별 검사에 따른 주요 임상 지표

진단	주요 임상 지표
근골격계	
압박골절	외상이나 골다공증 이력, 압통, 척추 굴곡 시 통증 발현, 앙와위 → 앉는 자세 → 서는 자세 시 통증
요추추간판탈출증	요통보다 심한 다리 방사통, 신경학(운동, 감각, 반사)적 양성반응, 앉아 있는 자세에서 심해짐
척추관협착증	보행이나 서 있는 자세에서 한 쪽 또는 양쪽 하지에 통증이 심화되었다가 앉아 있거나 척추 굴곡 시 완화됨. 보행이 어색함
척추분리증 또는 척추전방전위증	척추 신전 및 활동 중 통증 발현, 촉진 시 계단 변형이 확인됨
퇴행성 추간판질환(DDD) 또는 후관절병증	전반적인 요통(둔부 통증을 동반할 수도 있음), 퇴행성 추간판질환의 경우, 척추 굴곡 시 통증이 심해짐, 후관절병증의 경우 척추 신전 시 통증이 심해짐
요추 염좌 또는 좌상	전반적인 요통(둔부 통증을 동반할 수도 있음), 활동 중 통증이 심해졌다가 휴식 중에는 완화됨
천장관절 기능장애	PSIS와 S2부위의 국소적 통증 발현, 사타구니, 둔부, 넙다리뒤근 또는 전체 다리에서 통증이 단독적으로 나타남
기타 신체계통	
복부대동맥류	복부 불편감, 눈으로 보았을 때와 촉진 시 복부의 맥이 보임
위장상태	위장장애 증상과 징후, 식사 후 요통, 복부 촉진 검사의 양성반응
골반상태	경도의 복부, 골반, 엉덩이 통증 또는 불편감
신장상태	늑골 척추각 통증, 요실금 증상과 징후, 발열이 나타날 수 있음
대상포진	편측성 피부 통증과 과민성반응, 발진
전신	
암	요통과 함께 전신적 증상 발현, 척추의 압통
강직성척추염	아침에 허리 통증 및 뻣뻣함, 휴식 중 통증, 눈이나 창자에 문제 발생
골수염 또는 추간판염	지속적인 통증, 극돌기의 압통, 발열, 최근 수술력
자가면역질환 또는 관련된 상태(예: 섬유근육통)	전반적인 관절의 통증, 발열, 체중 감소, 피로감

검사, 평가 및 진단

치료를 최적화하면 요통과 관련된 의료비용의 대부분을 차지하는 만성 통증 발생을 최소화할 수 있다. 검사의 주요 측면은 전반적인 개인의 부상 이력 검토 후 검사기법을 확인하여 급성 요통에 대한 척추 도수치료법이 환자의 부상 이력과 주관적 보고 그리고 검사 결과에 비추어 보았을 때, 도움을 줄 수 있는지 판단해야 한다. 척추 도수치료법으로 효과가 있을지를 예측하는데 도움이 되는 검사법은 다음과 같은데, Flynn 등(2002)은 역사적으로 천장골 기능장애 환자에게 사용되었던 한 가지 조작기법에 대한 임상예측규칙을 개발했다. 특정 주관적이고 객관적인 포함 및 배제기준을 충족한 급성 요통 환자 71명이 이 연구에 참여했고, 이 연구에는 통증그림, 시각통증척도를 활용한 통증평가, 공포회피반응 설문지(fear-avoidance beliefs questionnaire, FABQ), 질병설문(oswestry disability questionnaire, ODQ)의 다섯 가지 자기보고식 검사가 활용되었다. FABQ는 고통에 대한 각 주체의 두려움과 활동에 대한 믿음을 평가하는 데 사용되었다. 저자들은 도수치료로 어떤 피험자가 이득을 볼지 결정하기 위해 FABQ의 작업부록인 FABQW(fear-avoidance beliefs questionnaire work)를 사용하였다. 19점 미만인 경우 그 대상이 현재 또는 미래에 움직임 손실과 장애가 발생할 가능성이 있어 척추 도수치료의 좋은 후보군이 될 수 있다는 것을 시사했다. 저자는 신경학적 검사(예: 피부분절, 근분절, 반사신경 검사)를 수행하여 척추 도수치료를 방해할 수 있는 요인을 파악했다. 양성, 음성반응은 반대쪽과의 비교를 통해 확인할 수 있다. 이러한 배제기준을 통해 참가자가 척추 도수치료에 어떠한 장애반응도 보이지 않음을 보장해준다. 저자는 엎드린 자세에서 고관절의 관절가동범위와 반듯이 곧게 뻗은 다리 평가를 하고, 요추의 스프링 검사를 수행하여 통증 및 초·저·정상 분할 이동성을 평가했다. 천장골 기능장애를 확인하기 위해 제안된 몇 가지 특수 검사도 진행되었다. 천장관절 평가방법은 세 가지로 나눌 수 있는데, 위치 검사(뼈 구조의 대칭성 평가), 유발 검사(증상 재현 검사), 가동성 검사(골반 움직임의 대칭성 평가)이다. 참가자는 최대 2회의 척추 도수치료를 받았다. 약 2~4일 후 결과 확인을 위한 재평가를 실시했는데, ODQ에서 적어도 50% 개선된 사람들은 '성공적' 치료를 받은 것으로 간주되었다. 이 수치를 충족하지 못한 사람들은 다시 도수치료를 받았고, 2~4일 후 재평가를 받았다. 그 결과 참가자의 50%는 다시 성공적 치료를 받은 것으로 평가되었고, 그렇지 못한 피험자에게서는 효과가 없던 것으로 간주되었다. Flynn 등은 여러 가지 기존의 천장골 특수 검사와 평가, 주관적 · 객관적 정보를 이용하여, 로지스틱 회귀분석을 활용한 요통에 효과적인 척추 도수치료의 요인을 예측하였다. 그들은 다음 다섯 가지 기준의 척추 도수치료를 통해 급성 요통을 효과적으로 개선할 수 있다고 결론을 내렸는데, 이는 (1) FABQW 점수 19점 미만(즉, 작업 활동에 대한 낮은 공포회피반응), (2) 현재 통증의 지속이 16일 미만이고, (3) 무릎까지 퍼지는 통증이 없고, (4) 적어도 하나의 요추분절에서의 가동성 저하를 보이고 있으며, (5) 한 쪽 고관절의 내회전 범위가 35° 이상인 경우이다.

관찰과 촉진은 척추 검사 초기에 진행하는데, 현재 환자에게서는 보행 중 넓은 걸음걸이를 관찰했다. 서 있는 자세에서 환자의 머리와 어깨가 살짝 전방으로 나와 있었고, 정상적인 전만굴곡을 확인하였다. 서 있는 자세에서 양쪽 후상장골극(posterior superior iliac spine, PSIS), 장골능선(iliac crest, IC), 전상장골극(anterior superior iliac spine, ASIS)을 촉진했고, 그 결과 오른쪽에서는 ASIS가 높았지만, PSIS는 낮았고 왼쪽 장골능은 살짝 더 높은 비대칭성을 확인했다. 이는 오른쪽 무명골의 상향, 후방 회전을 의미하는데, 오른쪽 천골 위 무명골이 깎여 있고 시상면의 천골에서 후방 방향으로 회전한다는 것을 의미한다. 치료사는 요추와 골반근육의 긴장도를 평가하기 위해 연성조직을 촉진했다. 오른쪽 요추 근간근과 둔근, 이상근, 요방형근, 장요근에서 압통과 경련이 발견되었다. 왼쪽 근육의 근육 긴장도는 증가했지만, 같은 정도는 아니었다.

다음으로 신경학적 검사와 관절가동범위, 척추 가동성을 평가했다. 환자는 예리한/둔한 것에 대한 정상적인 하지반사와 감각을 가지고 있었고, 근분절 약화는 보이지 않았다. 물리치료사는 환자에게 한 번의 척추 관절가동을 하게 한 뒤 몇 차례 반복 수행하게 요청했다. 반복된 척추 운동을 통해 디스크 유발 통증을 나타낼 수 있는 증상의 중추화 또는 말초화현상을 식별할 수 있다. 이 통증 행동은 요추와 천골병리학을 구별하는 데 도움을 줄 수 있고, 이를 통해 좀 더 구체적인 치료가 가능하다. 요추의 단일 반복 능동 관절가동범위는 통증과 불안으로 굴곡 시 70%, 신전 시 25%, 오른쪽 측면 굴곡 시에는 25%, 왼쪽 측면 굴곡 시에는 50% 제한되어 있었다. 반복된 요추 관절가동범위 움직임에서는 중추화와 말초화현상이 발견되지 않았다. 엎드린 수동 골반 내회전 시 왼쪽(33°)에 비해 오른쪽(20°)에서 제한된 움직임을 보였고, 스프링 검사 결과와 동일하게 요추 움직임이 정상이었다.

척추 검사는 종종 천장관절의 병리학적 또는 생체역학적 기능장애가 환자의 하부 요통의 근원인지 여부를 결정하기 위한 특별 검사를 포함한다. 또한 이러한 검사는 조작 및 MET를 포함한 다양한 치료 개입의 기초가 된다. 천장관절 통증 유발 검사는 천장관절 기능장애를 결정할 수 있는 것으로 주장되어 왔지만, 여러 증거는 개별 검사의 결과가 양성진단주사만큼 정확하지 않다는 것을 시사한다. 양성진단주사는 천장관절에 용액을 주입하면 환자의 익숙한 통증이 유발되고, 국소 마취제(예: 리도카인)를 주입하면 마취 기간 동안 80% 이상 감소한다. 현재 연구결과에 따르면 천장관절 통증 유발 검사의 조합을 사용하는 것이 천장관절 기능장애를 더 정확하게 진단할 수 있다는 것을 보여준다. 허리 지지대의 관절가동범위 시험 중 중앙집중화가 없는 상태에서 세 가지 양성 유발 천장관절 검사를 종합하면 천장관절 기능상실 진단을 위한, 임상적으로 의미 있는 민감도, 특이도 및 양성 우도비를 가질 수 있다. Laslett 등에 따르면 천장관절 유발 검사의 유형과 순서도 중요하다. Laslete 등 허용 가능한 평가자 간 신뢰성에 기초하여 5개의 유발 검사(천장관절 신연 검사, 천장관절 압박 검사, 대퇴 밀치기 검사, 천골 밀치기 검사, 게인슬렌 검사)를 선택하였다. 48명의 환자를 대상으로 한 블라인드 골드 표준 관련 설계(즉, 천장관절에 국소 마취주사)에서 그들은 천장관절 신연 검사가 가장 높은 단일 양의 예측값을 갖는다는 것을 발견했다. 대퇴 밀치기, 천장관절 압박 및 천골 밀치기 검사는 천장관절 병리학에 대한 전반적인 진단 정확도를 향상시키지만, 게인슬렌 검사는 그렇지 못하다. 저자는 최적의 전략은 먼저 천장관절 신연 검사를 수행한 후 대퇴 밀치기, 천장관절 압박 및 천골 밀치기 검사를 수행하고, 이 중 2개에서 양성반응이 나타나면 하나의 검사를 추가하는 것은 특수성을 최소한의 정도에서 향상시키는 것 뿐이기에 검사를 중지해야 한다고 결론을 내렸다. 그러나 현재 환자를 치료하는 물리치료사는 두 가지 이유로 2번의 천장관절 검사 후 3번째 검사를 실시하기로 결정했다. 첫째, van der Wurff 등은 3개 이상의 유발 검사에서 양성반응을 보일 때 통증이 천장관절 기능장애와 관련될 가능성이 65~93% 정도라고 보고했다. 둘째, Laslett 등의 데이터를 정밀 검사한 결과, 3개 이상의 양성 검사로 진단의 정확도가 높아졌다. 따라서 물리치료사가 먼저 천장관절 신연 검사를 실시했다. 환자가 반듯이 누운 상태에서 치료사는 양쪽 ASIS에 압력을 가하여 ASIS를 "분산"하도록 했다. 양성반응은 둔근이나 환측 다리 후미에 통증이 느껴질 때 발생한다. 이 환자는 오른쪽 둔근 부위에서 익숙한 통증을 느꼈다. 다음으로 물리치료사는 대퇴 밀치기 천장관절 유발 검사를 수행했다. 치료사는 환자가 아직 반듯이 누운 상태에서, 환자의 오른쪽 둔부와 무릎을 90° 구부렸다. 치료사는 환자의 천골 아래에 손을 두고 대퇴골의 긴 축을 통해 천장관절에 후방 절단력을 가했다. 환자는 이 검사로 오른쪽 천장관절에 익숙한 통증을 호소했고, 이는 양성으로 간주되었다. 셋째, 치료사는 천장관절 압박 검사를 진행했다. 옆으로 누워 있는 환자 뒤에 서서 장골 하부 전방측을 아래로 누르는 힘을 가하여 천장관절이 벌어지게 하였다. 검사 결과는 양성으로 환자의 우측에 통증이 재현되었다. 3가지 검사 결과가 양성으로 나타나며, 환자의 요통 원인이 천장관절에 있음을 파악할 수 있었기에 물리치료사는 추가적인 통증 유발 검사는 진행하지 않기로 하였다.

물리치료사는 천장관절 영역을 추가로 평가하기 위해 3회의 능동형 이동성 검사를 수행했다. Gillet 검사는 2번 천골에 대한 PSIS의 움직임에 주목하여 천장관절 기능장애를 평가했다. 양성 검사는 환자가 서서 엉덩이를 구부릴 때 PSIS가 2번 천골에 비해 후방 및 하퇴부를 움직이지 못할 때 발생한다. 검사 결과 우측 부위에서 양성반응을 확인하였다. 다음으로 스탠딩 굴곡 검사를 수행했다. 치료사가 PSIS 위치를 촉진하고 서 있는 환자에게 가능한 최대한 몸통을 굽히도록 지시한다. 검사는 한 PSIS가 다른 PSIS에 비해 더 우수하고 빠르게 이동할 때 양성으로 간주된다. 스탠딩 굴곡 검사는 이 환자에게 음성으로 나타났다. 마지막으로, 치료사는 환자가 천장관절을 통해 외부 압박력을 사용하거나 사용하지 않고 테이블에서 다리를 들어 올리는 어려움을 비교하는 ASLR(active stright leg rise)을 수행하도록 요청했다. 이 환자는 장골 양쪽에 수동으로 압력이 가해질 때 다리를 5cm 정도 능동적으로 들어올릴 수 있었는데, 이것은 천장관절 힘 폐쇄의 증가를 나타낸다. 이 검사법은 허리골반부위의 부하 전달 상태를 확인하는 효과적인 방법이다. O'Sullivan 등은 환자가 통증 또는 기능장애로 인해 ASLR을 수행하는 데 어려움을 겪을 때 형태 및/또는 힘 폐쇄 장애로 인한 하중 전달을 위해 변경된 운동반응 및 신경근육 시스템 보상이 필요하다고 제안했다.

검사 결과를 요약하면, 이 환자는 골반 비대칭(오른쪽이 높은 ASIS, 오른쪽이 낮은 PSIS, 왼쪽이 약간 높은 IC)과 오른쪽 둔부 수동 내회전 감소되어 있었다. 환자는 통증의 집중화 또는 주변화를 보이지 않았지만, 요추의 관절가동범위는 감소되어 있었고 연부조직의 압통과 우측 요추와 골반 근육, 후방 천장관절의 긴장도가 증가되어 있었고, 이것은 해당 조직의 염증과/또는 불편감이 있음을 나타낸다. 환자는 3개의 천장관절 통증 유발 검사인 신연(distraction) 검사, 대퇴 밀치기(thigh thrust) 검사, 압박(compression) 검사와 우측에서는 Gillet과 ASLR 검사를 받았다. 요추의 스프링 검사에서는 정상 움직임을 보여주었으나, 척추 도수치료의 임상진단 검사기준에 따르면 다음과 같은 양성반응을 보였다(FABQW: 19점 미만, 통증 지속: 16일 미만, 무릎까지 퍼지는 통증 부재). 이러한 결과에 따라 신경학적 양성반응 결여와 함께 통증의 집중화 또는 주변화는 발견되지 않았고, 초기 단계에서 척추 도수치료를 적용하도록 제안되었다. 또한 환자의 골격 해부학적 주요 지점의 비대칭 소견과 요추 및 고관절 운동 검사 소견은 허리와 골반 기능장애를 일관되게 보여주고 있었다. 척추 도수치료가 성공하지 못한다면 좀 더 집중적인 천장관절 도수치료를 시행하는 것이 적절할 것이다. 이는 천장관절의 변위가 발생하고 그 변화를 촉진할 수 있다는 것에 근거를 두고 있다. 하지만 방사선 및 생체역학적 진단은 천장관절에 미세하지만 분명한 변위가 있음을 보여주고 있다.

치료 계획과 중재

천장관절의 병리를 암시하는 검사 결과에 기초하여, 초기 재활에는 환자 교육, 운동, 척추 도수치료가 포함되었다. 척추 도수치료는 천장관절의 생체역학적 장애를 보이는 사람들에게 적용되어 왔다. Flynn 등이 개괄적으로 설명한 다섯 가지 예측기준 중 세 가지를 충족하면 시술 후 성공 확률(ODQ 점수의 50% 향상으로 정의)이 거의 0에서 68%로 증가한다. Flynn 등은 기준 중 4개가 충족되면 도수치료가 성공할 가능성은 95%로 향상된다.

Childs 등 및 Flynn 등에 의한 척추 도수치료의 성공 여부는 '딸깍'하는 소리를 들을 수 있는지로 확인이 가능하다. 두 번의 시도 끝에 더 증상이 심한 쪽에서 도수치료 적용 중 '딸깍'하는 소리가 들리지 않는다면 잘못된 쪽에 도수치료를 적용한 것이다. 임상예측규칙 개발 이후, 성공적인 도수치료를 위해 '딸깍'하는 소리의 확인이 필요하지 않다는 것을 발견했다. Cibulka 등에 따르면 골반 위치의 변화는 어느 한쪽으로 도수치료 시 발생하므로 기본적으로 어느 쪽을 적용할 것인지의 결정은 무작위적일 수 있다.

물리치료사는 이러한 새로운 데이터를 고려했지만, 도수치료 적용 이전에 Childs 등과 Flynn 등에서 개괄적으로 설명한 원래의 프로토콜을 따랐으며, 물리치료사는 천장관절 부위의 연조직 조임과 불편함을 줄이는 몇 가지 STM 기법을 시행했다. 증상을 보이는 쪽의 천장관절을 보호하고 안정화시키기 위해 주변 근육 조직이 빽빽한 경우가 많다. 이 환자에게는 골반의 골격 교정, 요방형근 발통점과 근막 이완, 수축-이완법을 활용한 이상근 이완, 중둔근 발통점 이완과 장요근 이완법과 같은 STM을 양측에 적용하였다. 물리치료사는 STM에 이어 임상예측규칙의 기초가 되는 요골 척수 도수치료를 수행했다. Flynn 등의 프로토콜과 일치하도록 도수치료를 하기 위해 증상이 더 나타나는 우측에 적용하였다. 환자는 치료를 받기 위해 반대편에 있는 치료사와 함께 누워 있었다. 물리치료사는 환자의 통증이 있는 쪽을 향해 옆으로 몸을 기울이게 했다. 치료사는 환자의 손가락이 머리 뒤에 맞물린 상태에서 팔과 상체를 반대쪽으로 회전시키고, 오른쪽 ASIS에 후방과 하방 방향으로 빠르게 추력을 가했다(**그림 7-1**). 치료사는 이 환자에게 도수치료를 적용할 때 '딸깍'하는 소리를 들었다.

도수치료 직후, 환자에게 복근을 끌어당긴 채 유지하기, 브릿지 동작, 매트에 발을 댄 채로 척추 신전, 엎드린 자세에서 한 다리-고관절 신전과 무릎을 바닥에 댄 채 사이드 플랭크 동작과 같은 허리 안정화를 위한 운동을 안내했다. 모든 동작 전에 복근을 끌어당긴 채 유지하는 동작을 시행하도록 강조하였다. 환자는 각 운동을 하루에 3번씩 10회 반복하도록 지시받았으며, 통증이 증가하지 않는 범위 내에서는 능동적으로 움직이도록 지시받았다.

이 환자는 초기 검사와 첫 번째 물리치료 적용 3일 후에 후속 치료를 위해 물리치료실에 내원했다. 이때 통증 등급과 ODQ가 재평가되었다. 환자는 통증이 초기 등급에 비해 약간 호전된 것으로 평가했으며, 움직임이 있는 경우 5/10으로, 휴식이 있는 경우 3/10으로 감소했다. 하지만 그녀의 ODQ 점수

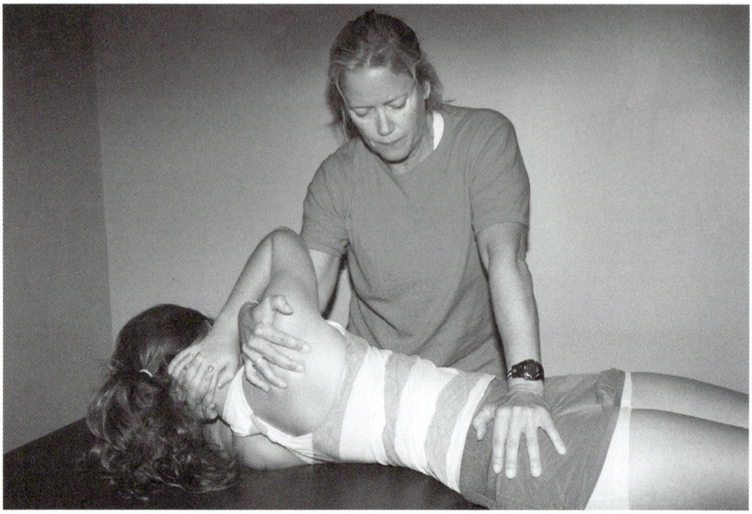

그림 7-1 척추 요추뼈골반 도수치료. 환자는 머리 아래에서 손깍지는 한 채로 바로 눕는다. 물리치료사는 환자의 통증이 있는 곳 옆에 서서 한 손으로는 오른쪽 ASIS를 누르며 순간적 힘으로 몸을 구부린다.

는 25%만 줄었을 뿐, 성공했다고 여겨지기에는 충분하지 않았다. 따라서 치료사는 초기 중재에서 행해진 것과는 다른 척추 도수치료를 하기로 결정했다. 치료사는 Cleland 등이 설명한 대체 측면 요추 도수치료를 선택했다. 이 치료방법은 Flynn 등(즉 요골반의 도수치료)이 사용한 방법과는 다른 방법으로 골반의 무명골이 아닌 요추 4–5번을 대상으로 한다. 많은 연구가 도수치료 기술이 척추 수준에서 특정되지 않는다는 것을 뒷받침하기 때문에 물리치료사는 Cleland 등이 설명한 대체 방법을 시도할 수 있다고 확신했다. 또한 연구는 하위 요추 대 상위 요추로 향하는 도수치료의 더 큰 이점을 뒷받침하고 있다. 환자는 치료사가 앞에 서 있는 상태에서 오른쪽을 위로 하여 치료를 받았다. 치료사가 척추간 요추 4–5번 공간에서 움직임을 감지할 때까지 환자의 윗다리를 구부렸다. 환자는 발을 아래쪽 다리의 슬와에 두고, 치료사는 환자의 아래쪽 어깨와 팔을 잡아당겨 치료사의 몸을 향하게 하고, 반대쪽으로 회전시키며

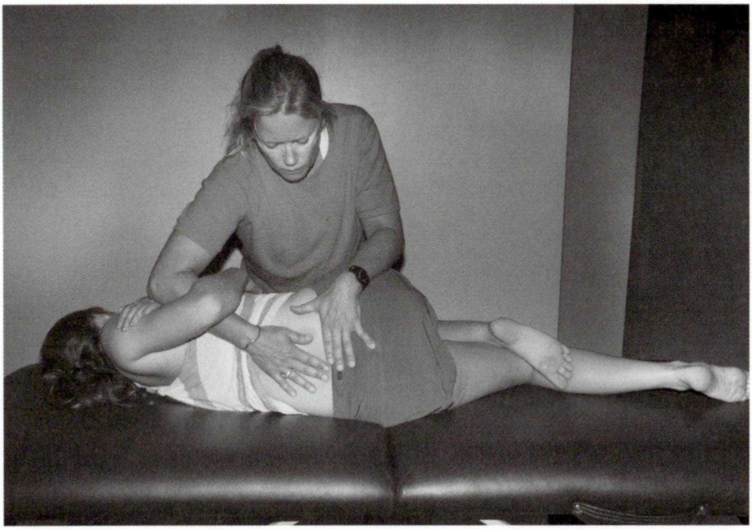

그림 7-2 요추 도수치료 환자는 통증이 있는 부위를 위로 한 채 옆으로 눕고 물리치료사는 환자의 앞에 자리한다. L4-L5 가시돌기가 느껴질 때까지 환자의 위쪽 다리를 수동적으로 굴곡시킨다. 환자를 회전시켜 어깨 아래와 팔을 당기며 L4-L5가 만져지는 자세에서 고속-저진폭으로 골반을 전방으로 교정한다.

요추 4-5번의 움직임을 확인한다. 이때 치료사는 골반의 전방으로 고속-저진폭의 추력을 적용시킨다(**그림 7-2**). 다음으로 치료사는 첫 번째 치료 세션에서 했던 것과 같이 또 다른 요추-골반 도수치료를 수행했다. 왜냐하면 최근 보고에 따르면 천장관절과 요추 도수치료의 단일 세션이 천장관절증후군 환자들만의 천장관절 도수치료보다 기능장애를 개선하는 데 더 효과적이었다. 물리치료사는 환자가 동일한 요추 안정화 가정 운동법을 계속할 수 있도록 격려해 주었다.

3일 후 환자는 다시 물리치료실을 찾았고, 이때의 통증과 움직임의 불편감은 크게 나아지지 않았다. 이를 감안하여 치료의 초점을 MET를 활용한 생체역학 기능부전 회복에 집중하도록 수정하였다. MET는 하부 요통 감소와 기능 향상에 효과적일 수 있다. 치료사는 MET를 시작하기 전에 설명한 대로 STM

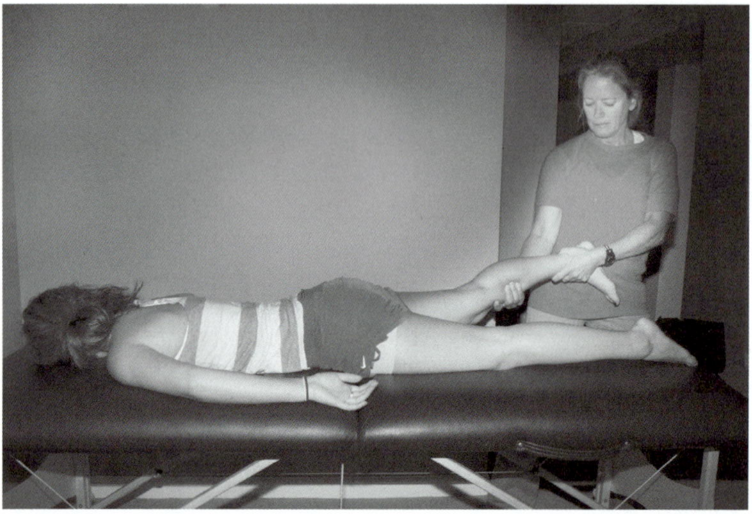

그림 7-3 오른 좌골결절 불균형에 따른 V자 장축 추력 도수치료

을 수행했다. 뼈의 대칭을 확인하기 위한 검사 단계와 비슷한 촉진을 시행하였고, 그 결과 초진 때와 비슷한 비대칭을 확인했다(우측 ASIS가 높고, PSIS는 낮으며, 좌측 IC는 살짝 높음). 먼저 '치골 비우기' 동작이 시행되었는데, 이 동작은 환자가 정 자세로 누워서 무릎은 90° 굽히고 발은 테이블 위에 올린 채로 환자의 무릎 사이에 있는 물리치료사의 팔에 고관절 내전에 저항하는 동작이다. 이 동작은 주로 우측 또는 좌측면에 기법을 적용하기 전에 사용되기도 한다. 고관절 내전 시 수축하는 근육은 치골 위치를 회복시킬 수 있고 심지어 우측에서 좌측에 있다. 이는 종종 무명골의 움직임도 확인할 수 있는데 '퍽'하는 소리를 내기도 한다. 이 경우에도 '퍽'하는 소리가 나서 자세 교정이 필요함을 파악할 수 있었다. 다음으로, 환자는 엎드린 자세로 이동하도록 요청받았고, 물리치료사는 우측 하지에 V등급의 미는 힘을 장축으로 가하여 우측 무명골의 상방 활주를 교정하고자 했다(**그림 7-3**). 이 과정에서 물리치료사와 환자 모두 '쾅'하는 느낌을 받았다.

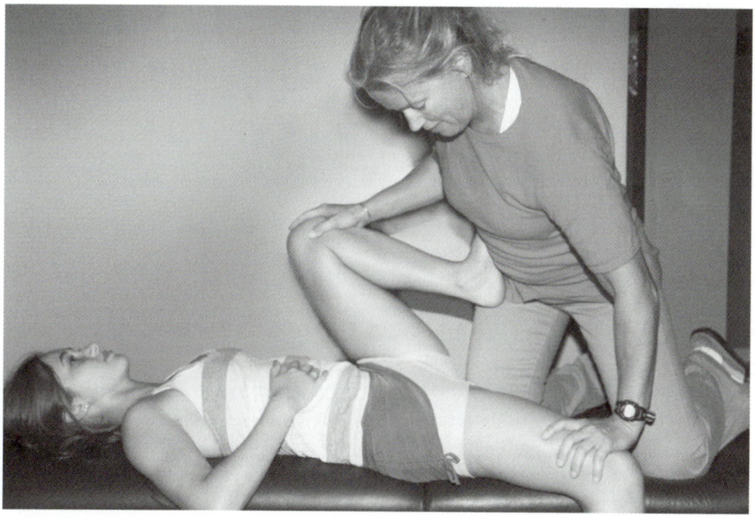

그림 7-4 우측 후방좌골결절 근에너지기법. 오른쪽 다리의 끝을 테이블에 걸친 채로 왼쪽 골반을 위로 굽혀 준다. 물리치료사는 오른쪽 다리를 밀어내며 왼쪽은 최대로 뒤로 굽혀준 채로 5초 동안 정리했다 풀었다를 5번 반복해준다. 각 동작마다 오른쪽 골반에 조금 더 큰 자극을 가해준다.

이 요법 이후, MET를 시행하여 우측 무명골의 후방 회전을 교정하였다(**그림 7-4**). 이 동작은 오른쪽 다리의 고관절 신전에 저항하며 왼쪽 다리를 완전히 후방으로 젖힌 채 유지하며 진행된다. 그 위치는 5초간 유지되고 5번 반복되었다. 오른쪽 둔부는 각 저항 단계 이전에 느슨한 부분을 메우기 위해 수동적으로 확장되었다(**그림 7-4**). 전체 치료 후, 치료사는 ASIS, PSIS 및 IC의 대칭을 확인하였다. 그리고 환자는 통증이 적고 활성 요추 관절가동범위가 증가했음을 보여주었다. 또한 치료사는 요골반 조절과 안정성을 개선하기 위해 모든 방향에서 골반의 저항성 동심 및 편심성 대각선 운동을 시작했다. 치료사는 이 단계에서 가정 운동 프로그램을 변경하지 않았다.

환자는 이틀 후 내원했고, 통증과 움직임 중 느끼는 불편감이 상당히 낮아져 있었다. 그녀는 이전 치료 후 하루 동안만 우측 둔부에 통증이 있었다고 했다. 이 세션 동안 치료는 STM과 요골반 안정성 향상을 위한 다음 연습으로 구성되었다. 골반의 대각선 움직임에 저항하는 동작, 다양한 면에서 브릿지 동작, 기본 플랭크, 리버스 플랭크, 사이드 플랭크, 엎드린 상태에서 팔과 다리를 교차로 들어올리는 동작이다. 이 연습들은 가정 운동 프로그램에 추가되었고, 그녀가 이 활동을 완전히 익혔기 때문에 끌어당기는 동작은 제외하였다. 그녀는 증상을 악화시키는 동작은 피하면서 꾸준히 운동을 하도록 지시받았으며 4번 더 방문하기 위해 물리치료를 계속했다. 이러한 방문은 요골의 안정과 운동활동의 진행을 위해 지도된 운동지침으로 구성되었다. 대부분의 연구가 만성 하부 요통을 위해 운동의 이점에 초점을 맞추고 있지만, 일반적인 운동에 적절한 복부 및 분할 안정화 운동을 추가하는 것은 통증 완화, 기능 회복 및 추가 요통 예방에 도움이 된다. 필요한 경우 자가치료를 위한 가정용 MET 운동법도 환자에게 안내했다. 이 운동법은 우측 무명골 후방 회전을 위한 MET의 무저항성 버전의 방법이다. 또한 후방 근육의 활성화와 상지 강화, 안정성 향상을 위해 수영을 운동 프로그램에 추가했다. 여덟 번째 내원이자 마지막 치료세션 때에 환자는 통증을 호소하지 않았고, 축구로 복귀할 수 있었다.

급성 하부 요통에 대한 재활의 핵심요소는 임상전문가를 가장 효과적인 치료 결과로 안내하는 주관적 이력과 검사에 기초한 임상적 의사결정을 요구한다. 척추 도수치료를 위한 임상예측규칙은 결과를 최적화하면서 하부 요통 환자에 대한 치료를 시작할 수 있는 효율적인 임상에 기반한 증거를 임상의사에게 제공한다. 통증 측정을 위해 선 자세에서 요추 굴곡과 신전, 측면 굴곡 동작을 추가하고, 디스크성 통증 여부를 파악하기 위해 증상의 중심화 또는 말초화 현상을 확인하고, 추가 특정 검사법을 추가하는 것이 매우 중요하다. 각 방문 시 결과를 포착하는 것은 효과적인 환자 관리의 또 다른 핵심요소이다. 예상 결과가 충족되지 않는 경우, 철저한 재평가를 통해 효과적인 재활 목표 달성을 위한 물리치료 중재법 수립 지침을 제공할 수 있다. 임상예측규칙은 기준을 충족하는 사람들을 위한 치료로서 척추 도수치료 적용을 권장할 수 있지만, 다른 다양한 방법도 고려하여 성공적인 재활을 돕는 것이 필수적이다. 운동, 교육,

환자의 목표와 생활방식에 대한 고려는 하부 요통 관리의 중요한 부분이다. 향후 연구는 급성 및 만성 하부 요통 환자에 대한 치료 개입을 최적화하기 위한 진단 검사와 기준을 지속적으로 밝힐 것이다.

근거 중심 임상적 추천

SORT: 추천 분류의 장점

A 일관된, 양질의 환자 지향적 근거

B 일관되지 않거나 제한된 질적 수준의 환자 지향적 근거

C 동의, 질병 중심의 근거, 일반적인 관행, 전문가의 의견 또는 사례 시리즈

1. 급성 하부 요통치료를 위한 척추 도수치료의 적용은 (1) FABQW 점수 19점 미만, (2) 현재 증상의 지속 기간 16일 미만, (3) 무릎까지 확장되는 증상 없음, (4) 최소 1개의 저운동성 요추부위가 있는 경우 그리고 (5) 최소한 쪽 고관절의 내회전 관절가동범위가 35° 이상일 때 권장된다. **B 등급**
2. 3회 혹은 그 이상의 천장관절 통증 유발 검사에서 양성반응은 천장관절의 통증 및 기능장애 진단의 정확도를 향상시킨다. **B 등급**
3. METs를 포함한 재활 프로그램은 천장관절의 생체역학적 기능 및 대칭성을 회복하고 통증을 줄이고 기능을 향상시키는 데 도움이 될 수 있다. **C 등급**
4. 물리치료 프로그램에 복부 및 분할안정("핵심 안정화") 운동을 추가하는 것이 통증 완화, 기능 회복 및 추가 요통 예방에 도움이 된다. **B 등급**

종합 질문

7.1 Flynn 등(2002)이 다음의 개발한 임상 예측 규칙 중 급성 요통 환자에게 언제 척추 도수치료가 도움이 될 것이라는 기준을 나타내는가?

A. FABQW 점수가 19점 미만, 현재 증상의 지속 시간이 12주 미만

B. 무릎까지 오는 증상이 없고, 35° 이상의 외부 회전운동범위(관절가동범위)를 가진 둔부 1개 이상

C. 최소 1개의 요추분절 과신전, FABQW 점수가 19점 미만

D. 무릎까지 오는 증상이 없으며, 회전 관절가동범위가 35° 내부 회전 관절가동범위보다 큰 둔부 1개 이상

7.2 천골관절(천장관절) 통증 및 기능장애의 표시에 대한 민감도, 특이도 및 양성 우도 비율이 가장 높은 시험은?

A. 패트릭 검사, 압박 검사, 천골 밀치기

B. Gillet 검사, 신연 검사, 대퇴 밀치기

C. 신연 검사, 압박 검사, 대퇴 밀치기

D. 게인슬렌 검사, 천골 밀치기, 패트릭 검사

정답

7.1 **D.** Flynn 등이 개발한 임상예측규칙의 다섯 가지 기준은 다음과 같다.

기준	양성반응
증상 위치	무릎까지 오는 증상 없음
현재 증상의 지속일	16일 미만
FABQ 척도	19점 미만
전방 후방 방향 구간 이동성 검사 (스프링 검사)	적어도 하나의 요추분절에서 가동성 저하
고관절의 내회전 가동범위	적어도 한 쪽 고관절에서 35° 이상

7.2 C. Laslett 등에 따르면 특정 순서로 천장관절 검사를 수행하면(비틀림, 대퇴 밀치기, 압박 및 천골 밀치기 검사) 전체적인 진단능력이 향상된다. 2개의 검사결과에서 양성을 나타내면 정확한 특이성 및 민감도, 양성 우도비를 나타낸다. 진단 정확도는 추가 양성 검정을 통해 약간만 개선된다.

스포츠 탈장
Athletic Pubalgia

Christine Panagos / Emily Ohlin

CASE 8

23세의 남성 프로축구선수는 왼쪽 전방 고관절과 사타구니 통증을 호소하여 의료진과 함께 시즌 전 신체검사를 받은 후, 운동 트레이너에 의해 물리치료를 받았다. 그는 4개월 전, 이전 시즌 말에 처음으로 증상을 경험했다. 환자의 증상은 커팅과 점프 동작 시 확연하게 나타난다. 2~3일의 휴식 시 통증은 감소하지만, 훈련을 재개하면 통증이 다시 발생하는 상태이다. 그는 매일 있는 팀 훈련을 소화하는 것에 대해 걱정하고 있다. 2년 전 비구순 골성형술, 여러 번의 발목 염좌, 1년 전 우측 중앙 반월판 손상과 같은 주요 부상 이력이 있다.

- ▶ 주관적인 정보를 바탕으로 관절내와 관절외의 고관절 병리를 결정하기 위해 어떤 임상 평가방법을 활용할 것인가?
- ▶ 의심되는 진단과 관련된 검사징후는 무엇인가?
- ▶ 비수술적 치료계획이 시행될 때 가장 적절한 물리치료 중재법은 무엇인가?
- ▶ 재활 예후는 어떠한가?
- ▶ 물리치료 효과를 제한할 수 있는 합병증은 무엇인가?

주요 정의

- **스포츠 탈장**(athletic pubalgia): 흔히 "스포츠 탈장"으로 알려져 있음. 임상적으로 눈에 잘 보이는 탈장이 아닌 서혜부 벽이 약화된 상태. 증상은 심한 하복부, 치골, 허리가 저리거나 힘이 드는 사타구니 통증 포함
- **FABER 검사**(FABER test): 굽힘(Flexion), 외전(ABduction), 외회전(External Rotation)의 약어. 고관절이 이 결합 위치에 있을 때 고관절 또는 천골절 관절 기능장애를 평가하는 데 사용되는 임상 검사. 전방 고관절에서 유발되는 통증은 가능한 고관절 병리를 나타내며, 골반 부위의 후면에서 생성된 통증은 천골절 관절 병리학, 후방 고관절에 나타난 통증은 이상근 또는 장경인대증후군을 나타낼 수 있음
- **FADIR 검사**(FADIR test): 굽힘(Flexion), 내전(ADduction), 내회전(Internal Rotation)의 약어. 환자의 둔부를 이 결합 위치로 이동시킬 때 전방 둔부에서 유발되는 통증은 대퇴 관골구 충돌을 나타낼 수 있음
- **대퇴비구충돌**(femoral acetabular impingement, FAI): 대퇴골두 및 대퇴경부가 관골구와 과도하게 부딪히는 상태
- **치골 골염**(osteitis pubis): 치골결합의 염증

목표

1. 스포츠 탈장을 가진 개인의 임상적 표현에 대해 설명한다.
2. 스포츠 탈장과 관련된 위험요소를 설명한다.
3. 관절 내 고관절장애와 관절 외 고관절장애를 평가하는 데 사용되는 임상 검사를 설명한다.
4. 스포츠 탈장에 대한 감별진단 목록을 작성한다.
5. 스포츠 탈장이 있는 선수를 위한 적절한 비수술 프로그램을 만든다.
6. 의료기관의 의뢰가 필요한 시기를 확인할 수 있는 지표를 설명한다.

물리치료 시 고려사항

스포츠 탈장을 가진 운동선수의 재활치료 시 고려할 점:

- **일반적인 물리치료 계획/목표**: 통증 감소, 근육 유연성 및 관절 이동성 증가, 요골반 안정성 향상, 고관절 및 복부 힘 증가, 자세 인식 향상, 스포츠 복귀 능력 증가, 유산소 운동능력 감소 예방 및 손실의 최소화
- **물리치료 중재**: 기능해부학 및 부상병리학과 관련된 환자 교육; 통증을 줄이기 위한 요법 및 도수치료; 정상 운동범위(관절가동범위)를 회복하거나 유지하기 위한 유연성 운동; 근육 힘, 정렬, 몸통 근육운동을 통한 지구력 유지; 유산소 운동 프로그램
- **물리치료 시 주의사항**: 활력징후 모니터링; 환자의 기존 상태에 따라 예방조치 또는 제한사항 확인; 치료를 최적화하고 재수술 위험을 줄이기 위한 훈련량 관리
- **물리치료를 방해하는 요인**: 장시간의 이동 및 과도한 훈련; 물리치료 예약 및/또는 가정 운동 프로그램 준수에 대한 불일치

건강 상태의 이해

스포츠 탈장은 서혜관의 후방 복부벽 약화로 인해 발생한다. 약해진 벽은 횡격막 근막을 팽창시켜 서혜삼각으로 알려진 복부벽의 영역이 넓어지게 한다. 복직근, 서혜관, 하복부 혈관은 서혜삼각의 경계를 형성한다. 복직근의 정지점과 건막 내의 내전근 장측 결합의 기시점은 치골결합에서 만나게 된다. 치골결합은 치골의 상부에서 결합하고 섬유질반경화디스크에서 분리된다. 또한 치골결합은 전방 골반을 동적으로 안정시키고 정렬시키는 많은 근육질결합의 바쁜 교차점 역할을 한다. 치골결합에는 복직근의 측외부, 복횡근, 내/외복사

근과 고관절 내전근(치골근, 장내전근, 단내전근, 대내전근)이 부착되어 있다. 스포츠 탈장으로 서혜삼각이 넓어지면 위쪽과 중앙부로 수축한다. 운동선수는 아랫배, 안쪽 허벅지 또는 음낭으로 방사되는 둔하거나 타는 듯한 통증을 호소할 수 있다. 이 통증은 서혜삼각이 넓어지면서 생성된 긴장 때문에 복직근이 불룩해질 수 있으며, 이는 장골하복신경(하복부에 대한 감각), 장골서혜신경(사타구니에 대한 감각) 그리고 생식신경(음낭 및 음순의 감각)의 생식기를 압박할 수 있다. 이 부위의 신체적 운동과 스트레스는 그 상태를 악화시켜 사타구니와 음낭 통증을 유발하여 운동선수가 운동에 더 이상 참여하지 못하게 할 수 있다.

스포츠 탈장은 다양하게 설명될 수 있지만, 일반적으로 복직근 및 장내전근 근막과 정지점의 부상과 이 부위에 위치한 하복부 혈관의 부상으로 나타난다. 후복벽 약화의 가장 가능성 있는 원인은 약화된 복직근과 강화된 장내전근 사이의 장력 불균형과 치골결합에서 생성된 전단력이다. Hammound 등은 프로 축구선수에게 지적된 부차적인 스포츠 탈장과 대퇴비구충돌(femoral acetabular impingement, FAI) 증상의 높은 유병률은 골반관절, 치골결합 및 요추의 가동범위 제한에 대한 2차적 스트레스에 기인할 수 있다는 가설을 세웠다. 고관절 움직임이 제한되면 치골결합, 천골관절 및 요추에 보상 움직임이 발생하는데, 이 부위의 과도한 움직임은 이를 안정시키기 위해 주변의 복근과 고관절 근육에 부담을 주게 된다.

스포츠 탈장은 절단, 회전, 급가속과 감속, 발차기, 뒤틀기와 같은 활동에 참여하는 남성선수에게서 더 자주 발생한다. 가장 널리 알려진 스포츠는 축구, 아이스하키, 럭비이다. 남성축구선수의 경우, 사타구니 통증의 연간 발생률은 10~18%이다. 스포츠 탈장은 비수술적 치료법으로 효과가 나타나지 않는 선수에게 사타구니 통증을 일으키는 가장 흔한 원인으로 인식되지만 진단에서는 제외되기도 한다. 단순한 신체검사는 스포츠 탈장에 대한 의심만 불러일으킬 수 있다. 프로토콜별 자기공명영상(MRI), 동적 초음파, 국소마취로 진단주입과 같은 방법은 진단에 어느 정도 가능성이 있음을 보여주었다. 만성 사타구니 통증에 대한 차등 진단은 고관절 내전 기능장애, 치골 골염, 고관절 내 및 외관상 병리학, 운동성 치주통의 네 가지 범주로 분류할 수 있다. 숙련된 물리치료사, 스포츠의학 의사 또는 외과의사가 수행할 때 진단 검사는 수술 결과와 큰 상관관계가 있다. 하지만 어떤 임상 실험이나 진단 영상 그룹도 스포츠 탈장을 정확하게 진단할 수 없다. 복강경 검사를 통해서만 스포츠 탈장을 확정적으로 진단할 수 있다.

3개월간의 비수술적 치료로 증상이 완화되지 않을 경우, 복강경술로 치골과 서혜인대에서의 복직근분리 상태를 회복할 수 있다. 동시 시술에는 장골서혜신경과 음부대퇴신경의 내전근건의 방출 및/또는 절제를 포함할 수 있다.

물리치료 환자/고객 관리

고관절, 사타구니 및/또는 복부 통증을 가진 환자에 대한 물리치료 검사는 일반적으로 이러한 부위의 많은 장애에 대한 특수 검사의 진단 효용성이 낮기 때문에 어렵고, 특히 스포츠 탈장에 대한 특수 검사의 부족으로 인해 어렵다. 물리치료사는 장애의 특정 위치와 상관없이 처음에 확인된 자세결손, 근육 약화 및 근육 경직성을 다루는 중재적 시술로 고관절, 사타구니 및/또는 하복통을 가진 운동선수의 치료를 시도한다. 잘 설계된 치료 운동 프로그램을 통해 둔부 내전근, 골반바닥, 복강 및 복부 하부 사이의 강도-장력 비율을 다루는 것은 선수에게 성공적인 결과를 위한 최상의 기회를 제공할 수 있다. 수술 전 약 3개월 동안 치료적 운동 개입을 시도해야 하며, 비수술적 치료로 개선되지 않을 경우 의사의 진단을 받도록 해야 한다. 외과적 수술법은 가장 효과적으로 증상을 조절할 수 있고 일반적으로 3개월 이내에 경기에 복귀할 수 있다.

검사, 평가 및 진단

전방 고관절과 사타구니 통증을 가진 환자를 평가할 때, 모든 잠재적인 고관절 병리학이 고려되어야 한다. 물리치료사가 우선순위를 정해야 하는 객관적인 검사와 측정을 간결하게 안내하는 주관적인 평가부터 시작하는 것이 도움이 된다. 이 선수의 경우 둔한 감각이 나타났고, 왼쪽 사타구니 통증이 앞 허벅지와 하복부에 퍼지는 것 같다고 했다. 그는 통증이 훈련활동(무뎌진 것에서 날카롭게 변하는 것)으로 악화되고, 약 3일간의 휴식으로 해결된다고 말했다. 단거리 달리기, 방향 바꾸기, 점프와 같은 활동은 고통을 악화시킨다. 이 설명은 스포츠 탈장과 일치하지만, 몇 가지 관절내 또는 관절외 고관절 병리학에 대한 임상적 설명과도 일치한다. 치료사는 운동선수가 이러한 병리 중 하나 이상을 동시에 가질 수 있다는 것을 알아야 한다.

검사의 객관적인 부분은 자세를 관찰하는 것에서 시작한다. 환자를 앞에서 관찰했을 때 자세의 불균형은 관찰되지 않았다. 환자의 전상장골극은 수평 위치에 있었다. 그의 하퇴부는 약간 바깥쪽으로 회전하여 양쪽에서 바깥쪽으로 뻗은 자세였다. 측면에서 보면, 운동선수는 전방으로 기울어진 골반, 증가된 요추 경락 그리고 고도로 발달된 요추근육을 나타냈다. 앙와위 자세로 시술대 위에 있는 상태에서 능동 및 수동 고관절의 이동성을 평가했다. 이 운동선수는 반대쪽과 동일하게 완전하고, 통증 없는 수동 고관절 가동범위를 보여주었다. 그러나 왼쪽 고관절 수동 외전 시, 고관절 통증이 나타난 왼쪽 사타구니가 조여지는 느낌이 든다고 했다. 치료사는 관절내 병리를 평가하기 위해 통나무 굴리기(log-roll), FABER, FADIR, 저항 다리 들어올리기(straight leg raise, SLR) 검사를 시행했다. 이러한 검사 중 고관절 전방에 나타난 '꼬집히는 듯한' 통증은 대퇴비구충돌에 동반되는 관절순 파열 및/또는 골관절염(즉, 고관절 내 병리)으로 인한 것일 수도 있다. 환자가 이러한 검사로 전·측면 고관절 또는 사타구니 부위의 통증이나 전·측면 고관절 부위의 통증을 보고한 경우, 이는 외인성 고관절 병리학이 있음을 나타낼 수 있다. 관절외 병리학의 예로는 발음성 고관절, 치골 골염, 내전근 염좌, 이상근증후군, 대전자 점액낭염, 장경인대증후군이 있는데, 이 환자의 경우 이러한 검사에 증상을 보이지 않았다.

다음으로, 30°에서 수동 SLR과 저항 SLR을 수행하였다. 환자는 요추신경근의 관여를 배제하는 데 도움이 되는 통증이 없는 SLR을 70°까지 증명했다. 치료사는 그의 팔을 약 30°까지 내려 무릎 바로 위까지 내려오는 저항을 제공했다. 저항 SLR 시험 중 유발된 통증은 장골, 복부 하부 또는 천장관절 병리를 나타낼 수 있다. 환자가 왼쪽 하복부와 왼쪽 저항 SLR에 대한 가벼운 정도의 사타구니 불편감이 30°에서 보고되었다. 물리치료사는 앞 둔부에 통증을 유발할 수 있는 대퇴골 근위부 골절의 가능성을 배제하기 위해, 슬개골-치골 타진(patellar-pubic percussion, PPP) 검사를 시행했다. 환자는 반듯이 누워 있고, 하지가 치료대에 평평하게 놓여 있는 가운데, 청진기를 치골결합 위에 올려두었다. 치료사는 양쪽 다리를 중립 자세로 안정시키면서 각 팔뚝에 번갈아 가며 완충력을 가했다. 물리치료사는 소리의 높이와 크기를 비교했다. 뼈의 붕괴가 있다면, 골격의 둔하고 감소된 소리는 관련 없는 쪽에 비해 작을 것이다. 14개 논문에 대한 메타분석에서 슬개골-치골 타진 검사가 86%(95% CI 78~92%)의 특이성과 95%(95% CI 92~97%)의 민감도를 보인다는 것을 확인할 수 있었다. 선수의 PPP 검사에서 좌우로 감지할 수 있는 차이는 없었다. 물리치료사는 운동선수의 정상적인 고관절 가동범위 결과, 고관절 특수 검사의 부정적인 결과 그리고 음성 PPP 검사에 기초하여, 그의 증상이 선천적으로 관절내 증상이 아닐 가능성이 있다고 결정했다.

도수 근력 검사는 둔근 근력과 몸통의 안정성을 평가하기 위해 수행되었고, 치골지에 부착되는 근육에 초점을 맞췄다. 정자세에서의 대둔근 측정은 양측이 약화와 고관절 신전 시 비정상적 통증이 발현된다. 특히, 물리치료사는 대둔근이 아닌 넙다리뒤근과 요추 신전근으로 고관절을 신전시킨 것으로 판단했다. 고관절 강도 검사 중 다른 중요한 발견은 왼쪽 고관절 외전근과 신전근의 약화와 내전근의 통증 발현 및 약화였다. 치료사는 몸통근육(복횡근, 복직근, 복사근)의 강도를 측정했다. 치료사는 활성 좌측 SLR 동안 복횡근 수축 지연을 확인하였다. 치료사는 촉진과 함께 다리 들어올리기 전과 반대로 다리 올리기 시작 후 복횡근 수축이 일어났다고 언급했다. 이 지연된 복횡근 수축은 오랜 사타구니 통증과 관련이 있다. 복직근의 근력을 검사할 때(일부 윗몸일으키기) 운동선수는 왼쪽 하복부와 사타구니 부위에 통증을 느꼈다. 복사근의 근력을 검사하는 부분 윗몸 일으키기 동안 오른쪽 어깨의 수동 저항은 왼쪽 아랫배 증상을 악화시켰다. 촉진을 통해 왼쪽 서혜륜 표면, 치골결합, 내전건 정지점 압통을 확인하였다.

이 시점에서 물리치료사는 다음 결과에 근거하여 대퇴비구충돌 이력이 없는 환자에게서 스포츠 탈장을 진단할 수 있었다. 운동 중 통증 발현 및 휴식 중 통증 완화, 통증 없는 고관절 전체 가동범위, 고관절 관절내 병리 검사의 음성반

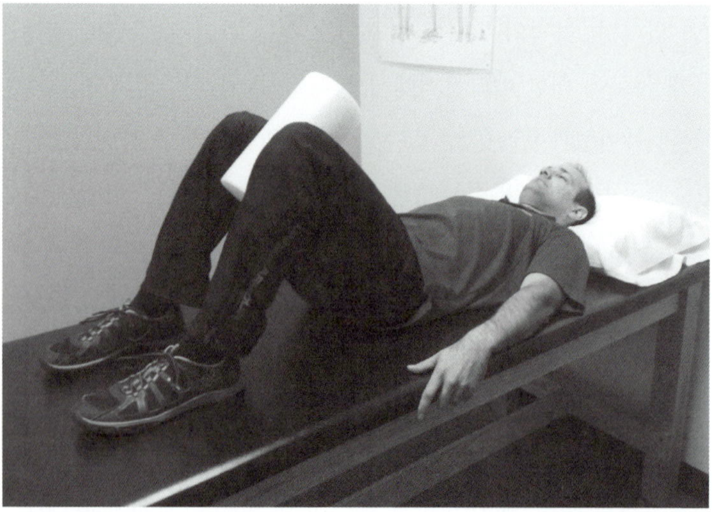

그림 8-1 내전근 스퀴즈 검사. 무릎을 세우고 바로 누운 상태에서 6인치 정도 너비의 물건을 무릎 사이에 넣은 채 무릎을 붙이는 동작을 하며 물건을 쥐어짜준다. 만약 환자의 증상이 재현된다면 내전근 손상에 대한 양성반응이다.

응, 근력 검사 중 하복부/서혜부의 증상 발현, 서혜륜 촉진 시 압통과 촉진 없이 표면상의 탈장이 확인되었다.

스포츠 탈장 감별 검사로 도움이 될 수 있는 특별한 검사방법으로는 내전근 스퀴즈 검사(**그림 8-1**), 발살바 조작(항문을 조인 채로 호흡을 참는 방법)이 있다. 내전근 스퀴즈 검사는 고관절 내전근 능동 수축을 일으킬 수 있도록 환자는 무릎을 세우고 바로 누워서 시행하며, 내전근 및 치골결합에 증상이 나타나면 양성반응이다. 이 시험의 임상적 가치를 평가하기 위해 추가 연구가 수행되

표 8-1 • 고관절, 사타구니, 복통 진단의 차이점

상태	임상증상	진단방법
대퇴비구충돌	• FABER 양성반응 • 고관절 수동 굴곡, 외전, 내회전 시 통증 발생 • 정상 고관절에 수동 관절가동범위 감소	• 방사선 촬영 (개구리 자세) • MRI
대요근 병변	• 고관절 능동 굴곡 시 통증 발생 • 고관절 능동, 수동 신전 관절가동범위 감소 • 장요근건 압통	• 초음파 • CT
관절내 병변 (예: 골관절염, 관절순 파열)	• FABER 양성반응 • 엉덩관절 문지르기 검사 양성반응 • 반대편과 비교했을 때 고관절 수동 내회전 가동범위 감소	• MRI • 조영술 • 주사
내전근좌상/건염	• 고관절 수동 외전 시 통증 • 스퀴즈 검사 양성반응 • 고관절 저항 내전 시 통증 • 내전건 압통	• 초음파 • MRI
대퇴경부 피로골절	• 발뒤꿈치 타진 검사 양성반응 • 충격활동 시 통증 발생	• MRI
치골 골염	• 치골결합의 압통 • 고관절 저항 내전 시 위축 및 통증 • 스퀴즈 검사 양성반응	• MRI

어야 하지만, 예비 결과는 양쪽 내전근 검사의 특수성이 88~93%까지라는 것을 보여준다. 또한 발사바 조작 시 왼쪽 아랫배 부위에 통증을 재현했다.

표 8-1에는 전방 고관절 증상이 있는 환자를 위한 감별 검사 및 임상증상이 설명되어 있다. 스포츠 탈장에 대한 잠정적인 진단으로 환자, 물리치료사, 의료진은 추가 진단 검사를 추진하기 전에 8~12주 동안 신체적 치료를 비수술적 방법으로 관리하기로 결정했다. 이 방법이 효과적이라면 8~12주 안에 운동선수가 고통 없이 스포츠로 돌아갈 수 있도록 해야 한다. 만약 환자가 경기로 복귀할 수 없다면 추가 진단 검사가 필요한 것이다. 현재 스포츠 탈장을 확인할 수 있는 방법은 비대조 MRI 검사법이 있다.

치료 계획과 중재

재활 프로그램의 첫 번째 단계는 통증을 줄이고 자세근력을 향상시키기 위한 중재안으로 구성되어야 한다. 현재 이 운동선수는 어떠한 고관절 가동범위 결손도 나타나지 않았다. 하지만 2년 전 받은 대퇴골 성형술의 영향으로 고관절 가동범위가 감소되어 있었다. 스포츠 탈장은 종종 대퇴비구충돌과 함께 나타난다. 급성 스포츠 탈장의 경우, 요추 이동성, 관절 힘, 활동적인 고관절 가동 및 복횡근 수축에 악영향을 미칠 수 있다. 이 선수의 확인된 결손을 해결하기 위해 골반정렬에 세심한 주의를 기울이는 무통보행, 고관절 강화, 쌍방 스쿼트 등의 수중 프로그램이 시작되었다. 이 운동선수는 일상생활에서 통증이 없을 때 두 번째 단계로 나아갔다.

두 번째 재활 단계에는 반듯이 누운 상태에서 요추 안정화 운동, 네 발로 진행, 무릎 꿇기, 반무릎 꿇기 운동 그리고 마지막으로 서는 운동이 포함되었다. 운동요법은 복횡근, 대요근, 둔근, 복사근의 전체면을 강화시킬 수 있도록 설계되었다. 치료사는 선수에게 클램쉘(**그림 8-2**), 데드버그(**그림 8-3**) 및 네발자

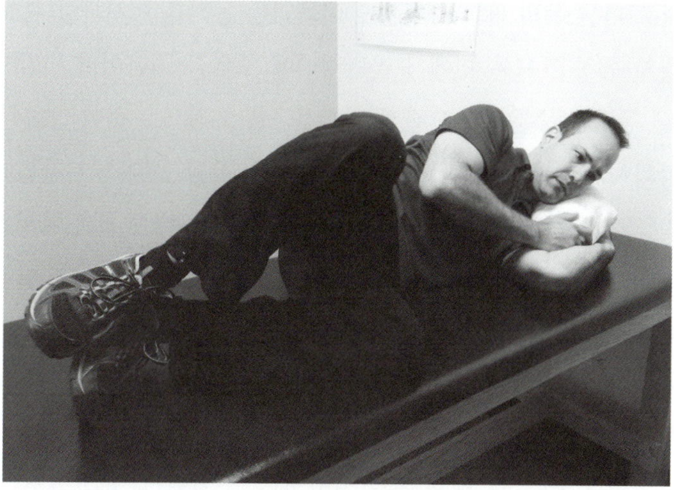

그림 8-2 중둔근과 고관절 외회전근을 강화하는 클램쉘 동작. 옆으로 누운 자세에서 무릎을 45° 굴곡한 상태에서 고관절을 살짝 앞쪽으로 회전시키며, 발목과 무릎을 함께 움직인다. 위쪽에 위치한 무릎과 발목을 위로 올리고, 무릎이 올라가면서 고관절이 후방으로 회전하지 않도록 주의한다.

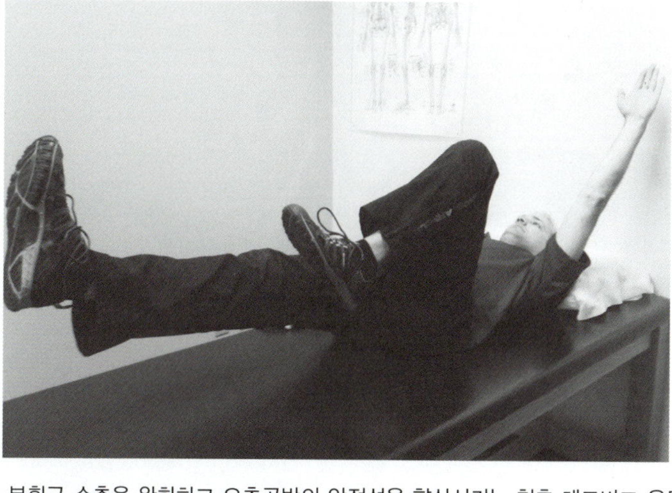

그림 8-3 복횡근 수축을 완화하고 요추골반의 안정성을 향상시키는 척추 데드버그 운동. 바로 누운 자세에서 팔은 옆에 두고, 무릎과 골반을 90° 굴곡한다. 왼쪽 팔을 올리며 오른쪽 다리를 쭉 뻗어주고 팔과 다리를 바꿔서 동작을 진행한다. 동작 중 골반과 상체 자세를 유지하기 위해 보조가 필요할 수도 있다.

세에서 서로 다른 쪽의 팔과 다리를 들어올리는 동작을 지시하였다(**그림 8-4**). 양측 브릿지 동작은 모든 면에서 골반정렬에 주의를 기울이며 번갈아 시행했다. 클램쉘 동작은 중둔근과 고관절 외회전근을 초점으로 하여 약화된 외측 고관절을 강화시키는 동작이다. 데드버그 동작은 복횡근 수축 시간을 단축하여 요골-골반의 안정성을 향상시킨다. 네발 자세에서 반대쪽 팔과 다리를 들어올리는 동작(버드-도그)은 둔근을 강화하고 몸통의 회전 및 회측의 안정성 강화에 도움이 된다. 브릿지 동작 역시 둔근 강화를 위해 적용되었는데, 양쪽 둔근을 고정시키고 요골-골반의 회전 안정성을 통합하는데 도움이 된다. 환자가 동작을 하는 동안 골반회전, 요추전만, 몸통의 기울어짐이나 고관절이 빠지지 않도록 물리치료사가 피드백을 주는 것이 매우 중요하다. 환자가 이러한 동작을 정확하게 수행할 수 있게 된다면, 회전 안정성 강화를 위해 환자에게 무릎 높이의 팔로프 프레스(pallof press) 운동을 지시한다. 물리치료사는 중립적인

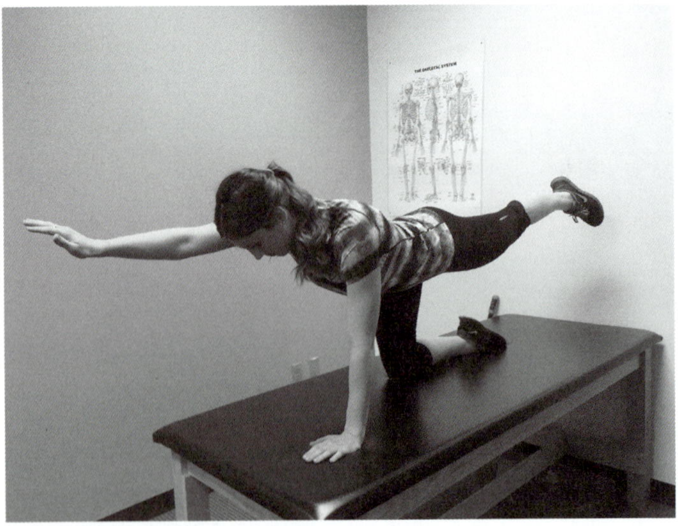

그림 8-4 둔근의 근력과 몸통 측면의 안정성 향상을 위한 버드-도그 운동. 네 발 자세에서 반대쪽 팔과 다리를 몸통 높이로 올리면서 가능한 한 몸통을 평평하게 유지하도록 한다. 올린 팔과 다리를 천천히 내리고 반대쪽 팔과 다리도 같은 동작을 시행한다.

골반정렬에서 고관절과 몸통 근력 향상을 위해 환자가 무릎 꿇은 자세를 유지할 때, 상지의 모든 면에서 저항을 가해주었다. 고관절 신전과 외전근 강화 운동도 요추 경락과 함께 앞쪽으로 기울어진 골반을 회복하기 위해 치료사의 지도하에 함께 수행되었다. 환자가 좋은 요추골반과 고관절 조절을 유지하면서 내/외부의 약한 움직임을 동반하여 이 운동을 할 수 있을 때, 단계적인 종목 맞춤형 운동프로그램 시작을 위한 플라이오메트릭 운동을 시작하였다.

스포츠 탈장 증상이 있는 운동선수는 고관절근의 힘과 요골반 안정에 대처하기 위해 12주간의 비수술적 치료 프로그램에 참여할 것을 권고한다. 한 연속적 연구는 스포츠 탈장의 비수술적 관리가 6~8주 이내에 성공적으로 스포츠에 복귀할 수 있다는 것을 보여주었다. 외과적 수술의 효과성을 제시하는 다양한 연구결과가 있는데, 연구에 따르면 수술을 받은 환자의 80%가 경기에 복귀했다고 보고하였다. 물리치료사로서 비수술적 조치에 반응하지 않는 환자를 인식하고 추가 진단 검사와 가능한 수술 개입을 위해 적절하게 참고하는 것이 필수적이다. 비수술적 치료에서 효과를 보이지 않는 경우에는 제한된 고관절의 움직임으로 인해 골반과 주변 근육에 스트레스가 증가하여 스포츠 탈장이 악화될 수 있기 때문에 대퇴비구충돌에 대한 평가도 수반되어야 한다.

근거 중심 임상적 추천

SORT: 추천 분류의 장점

A 일관된, 양질의 환자 지향적 근거

B 일관되지 않거나 제한된 질적 수준의 환자 지향적 근거

C 동의, 질병 중심의 근거, 일반적인 관행, 전문가의 의견 또는 사례 시리즈

1. 축구와 같은 스포츠에서 성적이 좋은 선수에게 수반되는 스포츠 탈장과 대퇴비구충돌의 높은 유병률은 천장관절, 치골결합 및 요추에 가해지는 비정

상적인 스트레스 때문일 수 있다. **C 등급**

2. 스포츠 탈장의 진단은 배제를 통해 이루어지며 오직 외과적 검사를 통해서만 확인할 수 있다. **B 등급**
3. 고관절 내전, 외전, 하복근 사이의 힘의 불균형을 해결하기 위한 치료적 운동은 스포츠 탈장이 의심되는 사람들의 증상을 감소시킨다. **C 등급**
4. 스포츠 탈장의 수술적 치료는 통증을 줄이고 기존의 경기력 수준으로 회복하는데 효과적이다. **A 등급**

종합 질문

8.1 스포츠 탈장이 의심되는 환자를 평가할 때 사용하는 다섯 가지 감별진단법과 임상징후는 무엇인가?

A. 제한된 고관절 내전/외전, 장요근건 압통, 제한된 윗몸일으키기 시 통증, 발살바 조작 시 통증

B. 제한된 고관절 내전, 치골 압통, 제한된 윗몸일으키기 시 통증, 운동 중 사타구니 통증 발현 및 휴식 시 완화, 발살바 조작 시 통증

C. 하복부 고관절 내전근 통증, 치골결합 압통, 고관절 수동 관절가동범위 감소, 제한된 고관절 내전 시 통증, 발음성 고관절

D. 큰돌기 압통, 천장관절 압통, 고관절 타진 검사 시 통증, 중둔근 통증, 제한된 고관절 외전 시 통증

8.2 스포츠 탈장이 있는 사람의 근골격계 장애를 해결하기 위해 일반적으로 치료적 운동을 처방해야 하는 근육 그룹은 어느 것인가?

A. 복사근, 고관절 내전근, 등 신전근

B. 복횡근, 복사근, 다열근, 고관절 외전근

C. 고관절 내회전근, 고관절 외전근, 대퇴사두근

D. 고관절 내전근, 복직근, 복횡근

정답

8.1 **B.** 스포츠 탈장이 있는 사람들은 종종 하복부/사타구니 통증이 운동 시에는 악화되었다가 휴식 중에는 완화되고, 제한된 고관절 내전과 윗몸일으키기 시 통증이 발현되고, 치골 내 압통, 기침 또는 재채기 시와 발살바 조작 시 통증이 증가한다. 수동 고관절 관절가동범위(C)와 제한된 고관절 외전(A, D) 시에는 통증의 변화가 없다.

8.2 **B.** 스포츠 탈장 치료에서 요골 안정성에 영향을 미치는 근육 그룹은 복횡근, 복사근, 고관절 외전근과 다열근을 포함하지만 이에 국한되지는 않는다.

대퇴사두근 타박상

Quadriceps Contusion

Jason Brumitt

CASE 9

22세 남성 축구선수가 오늘 디비전 II 리그 경기에서 오른쪽 허벅지에 부상을 입었다. 그는 코너킥 도중 상대 수비수에게 허벅지 앞쪽을 걷어차였다고 했다. 그는 남은 경기를 소화할 수 있었지만 경기가 종료 후 물리치료사에게 트레이닝 룸에서 치료를 받았다. 경기가 끝난 뒤 통증, 부종, 뻣뻣함을 보였고, 오른쪽 허벅지 검사 결과 통증으로 인해 혈종과 무릎 굴곡 활성 가동범위(ROM)가 120°로 제한되어 있었다. 그는 열흘 후 열리는 다음 경기에서 통증 없이 뛸 수 있기를 바라고 있다.

▶ 예상된 진단을 근거로 했을 때, 무엇이 환자의 상태를 발생시켰다고 생각하는가?

▶ 이 진단과 관련된 증상은 무엇인가?

▶ 가장 적절한 검사방법은 무엇인가?

▶ 가장 적절한 물리치료 중재법은 무엇인가?

주요 정의

- **혈종**(hematoma): 손상된 혈관으로 인한 조직 내 혈액 결집
- **골화성 근염**(myositis ossificans, MO): 다친 근육 내 뼈의 이소성 골화증. 정확한 발생 기전은 확인된 바 없음. 허벅지에 타박상을 입은 후 완전히 회복되지 않았을 때에는 골화성 근염은 배제해야 함
- **쿼드 세트**(quad set): 대퇴사두근의 등척성 운동. 일반적으로 쿼드 세트는 무릎을 신전한 상태에서 시행하지만, 다양한 각도에서 시행할 수 있음

목표

1. 대퇴사두근의 타박상과 관련된 징후와 증상을 확인한다.
2. 대퇴사두근의 감별진단을 확인한다.
3. 대퇴사두근의 타박상에 대한 근거 기반 재활 프로그램을 처방한다.

물리치료 시 고려사항

대퇴사두근 타박상을 입은 대학 운동선수의 재활 물리치료 시 고려할 점:

- ▶ **일반적인 물리치료 계획/목표**: 통증 감소; 근육 유연성 증가; 능동 및/또는 수동 관절가동범위 향상; 하부 대퇴사두근 근력 향상; 유산소 운동능력 손실 방지 및 최소화
- ▶ **물리치료 중재**: 기능해부학 및 부상병리학에 대한 환자 교육; 근육 유연성 운동; 하지 강도를 높이기 위한 저항 운동; 유산소 운동 프로그램
- ▶ **물리치료 시 주의사항**: 초기 단계에서 도수치료와 고강도의 근력 운동 피하기; 부상 직후에 부상부위 접촉 최소화
- ▶ **물리치료를 방해하는 요인**: 최초 부상 또는 초기 부상과 관련된 동반질환 발생; 코칭스태프와 팀 동료의 경기 복귀 압박과 관련된 스트레스

건강 상태의 이해

대퇴사두근은 흔히 사두근을 통칭하며, 앞대퇴부의 부피를 형성하는 근육의 집합체다. 대퇴사두근을 구성하는 4개의 근육은 대퇴직근, 내측광근, 외측광근, 중간광근이다. 이 근육의 기시부는 골반이나 대퇴부이며, 정지부는 슬개건을 통해 경골조면에 위치한다. 대퇴사두근의 1차 근육 활성화는 무릎을 신전시킨다. 또한 기시부가 전상장골극에 있기 때문에 대퇴직근은 고관절의 굴곡에도 기여한다.

사두근의 타박상(앞쪽 허벅지의 타박상이라고도 함)은 근육에 대한 외상력으로 발생하며, 일반적으로 태클과 같이 대퇴부에 직접적으로 가해지는 타격을 말한다. 이러한 부상은 스포츠에서 두 번째로 가장 자주 경험하는 전방 허벅지 부상으로 미식축구, 럭비, 축구, 무술에서 자주 나타난다. 대퇴사두근 타박상은 대퇴골을 향한 근육의 압력이 분산되지 못할 때 발생하는데, 이때 충격을 받은 부위의 모세혈관과 근혈관이 손상되어 혈종이 발생하면 통증, 부종, 손에 만져지는 부종, 근력과 관절가동범위 상실을 동반할 수 있다.

부상 후에도 연습이나 경기를 계속할 수 있을 정도로 많은 운동선수가 경미한 정도에서 심한 정도까지 타박상의 정도가 다양하다. 그러나 중간 또는 심한 타박상 후, 일부 선수들은 상당한 고통과 경기 출전을 포기(평균 45일, 2~180일 정도)해야 할 때도 있다. 일반적으로 통증은 경기나 연습 후 지속적인 출혈과 부종 증가 시에 느끼게 된다.

물리치료 환자/고객 관리

대퇴사두근 타박상에 대한 주된 물리치료 중재법은 양상과 휴식 그리고 치료적 운동을 포함한다. 치료는 선수가 더 이상 경기를 할 수 없을 때 시작해야 한다. 물리치료사는 치료를 시작하기 전에 허벅지의 다른 급성 근골격계 질환을 배제하기 위해 감별진단을 수행해야 한다. 급성 구획증후군(예: 마비, 맥박의 부재, 과도한 통증)의 징후와 증상이 있는 선수는 응급 부서에 문의하여 즉시 치료를 받아야 한다. 부상 발생 후 4주 이내에 통증 없이 전체 관절가동범위를 달성하지 못한 선수는 이소성 골화증을 확인하기 위해 정형외과 의사를 찾아갈 필요가 있다.

검사, 평가 및 진단

대퇴사두근 타박상을 입은 선수는 연습이나 경기 중 발생한 부상의 원인인 외상성 충격을 정확하게 기억할 수 있을 것이다(예: 태클, 허벅지 킥). 앞쪽 허벅지에 타박상을 입은 선수는 일반적으로 충격부위의 통증, 통증으로 인한 관절가동범위 손실, 부상부위 촉진 시 불편감, 혈종, 진통 보행, 부종이나 만져질 정도의 외형 중 하나 또는 그 이상의 증상을 보인다. 대퇴부 주변의 둘레 측정은 부종 정도를 파악할 수 있지만, 이 측정치는 진단으로 활용할 수 없으며, 오직 둘레를 정상부위와 비교하는 데만 사용할 수 있다. 능동 관절가동범위의 각도 측정은 부상의 심각도를 평가하는 데 도움이 될 수 있다. Jackson과 Feagin은 이후 굴곡 관절가동범위의 손실을 근거로 대퇴사두근 타박상의 심각도 분류 체계를 개발했다(**표 9–1**).

운동선수들은 허벅지의 근골격계 부상을 여러 번 경험할 수 있기 때문에 물리치료사는 허벅지 타박상을 입은 운동선수를 위해 감별 진단을 수행해야 한다(**표 9–2**). 근육 염좌는 일반적으로 그 부상부위와 기전을 근거로 타박상과 구별할 수 있다. 대퇴사두근 염좌는 근육과 건을 따라 어디에서나 발생할 수 있지만 주로 근건결합부에서 발생한다. 대퇴사두근 염좌는 주로 달리기와 발차기(대퇴직근의 편심 수축)와 같이 근육의 편심 수축 시 발생한다. 마찬가지로 장요근(대요근과 장골근) 염좌는 근육이 편심 수축할 때 흔히 발생하는 급

표 9-1 • 대퇴사두근 타박상 분류 체계

심각도	증상
경도	• 최소 90°의 무릎 신전, 혈종, 촉진 시 뻣뻣함, 걸음걸이 이상 없음
중등도	• 최소 90°의 무릎 신전, 혈종, 부종, 촉진 시 뻣뻣함, 진통 보행 • 다음 동작을 통증 없이 수행할 수 없음: 딥 스쿼트, 계단 오르기, 앉은 자세에서 일어나기
중증도	• 중등도와 유사하지만 무릎 신전이 45° 이하까지만 가능

표 9-2 • 전방 허벅지 부상의 다양한 진단

진단	임상적 징후
대퇴사두근 염좌	• 통증(심각도에 따라 경증에서 중증) • 고관절 굴곡 및 무릎 신전 또는 부상부위의 근육 촉진 시 통증 • 손상된 근육 촉진 • 부종(최소-최대) • 근력 손실(심각도에 따라 최소화에서 최대화)
장요근 염좌	• 부상당한 대요근과 장골근에서의 통증과 근력 약화 • 전방 고관절과 사타구니부위의 통증 • 달리기나 점프로 인해 발생하는 부상
발음성 고관절	• 관절 내 또는 관절 외에서 발생 • 고관절 움직임 시 통증 없이/통증과 함께 딸깍거리는 소리가 남
구획증후군	• 허벅지 부종을 동반한 극심한 통증 • 대퇴사두근 수동 스트레칭 시 통증 • 마비, 감각 소실, 맥박 없음 • 구획 압력 증가를 통해 측정
골수염(뼈의 염증)	• 인접한 관절의 움직임 소실, 열, 피로감, 염증에 대한 증상(홍조, 종양, 동통, 열감)
골화성 근염 (근육의 이소성골화증)	• 타박상 완치로 예상되는 시점 이후에도 계속되는 통증, 움직임 소실 • 촉진 가능한 부종이 있을 수 있음

성 부상이다. 이와는 대조적으로 타박상은 외상 충돌로 충격을 받은 부위에 발생한다. 발음성 고관절(coxa saltans, 'snapping hip')은 전방 고관절과 사타구니부위의 통증 그리고 고관절 부근의 움직임과 함께 발생하는 소리와 관련이 있다. 허벅지의 구획증후군은 드물게 나타나지만 이 증상의 징후를 보이는 선수는 즉시 응급실로 이동하여야 한다. 급성 허벅지 구획증후군이 대퇴사두근 타박상 이후에 발병한 사례가 있다. 이는 근육 손상의 심각성과 부상부위의 지속적인 출혈 때문에 발생할 수 있다. 물리치료사는 운동선수가 6P 증상(감각 소실, 맥박 없음, 마비, 창백, 압력, 과도한 통증)을 나타낼 때 구획증후군을 의심해야 한다.

부상 4주 후 무릎에 통증 없이 정상 관절가동범위를 달성하지 못할 경우 방사선 촬영을 시행한다. Bonsell 등은 고등학교 미식축구선수에게서 대퇴사두근 타박상 이후 5개월 만에 골수염이 발견된 흔치 않는 사례를 연구했다. 이 경우 부상이 발생한 지 2개월 만에 복귀했지만 경기 중 통증과 경직을 계속 경험했다. 의사는 환자에게 5개월 동안 감염과 관련된 증상(예: 발열, 오한)을 경험했는지 조사했지만, 환자는 해당 징후는 없었다고 답변했다. 의사는 방사선 촬영과 MRI 촬영, 적혈구 침전율, C-반응성 단백시험 등을 추가하여 골수염을 진단했다. 감염을 치료하기 위해 6주 동안 수술과 정맥주사 투여를 진행했다. Bonsell 등은 골수염이 이미 발병했거나, 타박상으로 인해 발생할 수 있다는 가설을 세웠다. 대퇴사두근 타박상에서 회복될 것으로 예상되는 시점을 넘어서도 통증과 관절가동범위 소실이 계속된다면, 물리치료사는 부상부위의 골화성 근염이나 뼈의 비정상적인 형성을 의심해야 한다. 중등도 및 중증도의 대퇴사두근 타박상을 입은 선수에게서 골화성 근염이 발생할 가능성이 더 크고, 이 경우 눈에 보일만한 덩어리를 확인할 수 있다. 만약 운동선수에게서 골화성 근염이 나타났다고 판단되면, 물리치료의 적용은 정형외과 의사의 사후 평가 이후로 연기해야 한다.

치료 계획과 중재

대퇴사두근 타박상을 입은 선수의 재활과정에는 휴식과 양상 그리고 치료적 운동이 포함된다. 앞서 언급했듯이, 어떤 선수들은 부상 발생 직후 바로 치료를 받지 않을 수도 있다. 이러한 선수들은 증상 발현 직후가 아닌 경기 종료 후 통증 증가와 움직임 소실로 인해 치료를 받으러 온다. 이 선수는 무릎을 120° 굴곡한 상태(또는 타박상 정도가 심한 경우 통증을 참을 수 있는 범위)로 허벅지와 무릎에 보호대를 착용하여 고정시켜야 한다. 고정한 이후에 선수는 한 명 또는 그 이상의 부축을 받아 치료실로 이동하여야 한다. 치료실에서는 보호대를 120° 굴곡상태로 유지(또는 가능한 가까이)한 채 고정대로 교체해준다. 이후 24시간 동안 보행 중 부상부위에 하중이 가해지는 것을 방지하기 위해 지지대와 목발을 사용해야 한다. 팀 닥터가 상주하고 있다면 선수에게 2~3일분의 비스테로이드성 항염증약을 처방할 수 있다. 그 다음 날 물리치료사는 지지대를 제거하고 치료적 운동을 시작할 수 있다(**표 9–3**). 선수는 통증 없이 하지의 관절가동범위를 회복할 때까지 목발을 사용하여야 한다. 최근 극저온요법의 사용(매일 한두 시간마다 20분 정도 시행)은 고통과 부종을 줄이는데 도움을 준다. **표 9–3**에 선수가 2~5일 안에 경기로 복귀하는데 필요한 치료방법을 정리하였다. 선수는 무릎의 정상 관절가동범위를 회복하고 통증 없이 경기와 관련된 동작을 할 수 있을 때 경기에 복귀할 수 있다. 예방책으로 선수는 허벅지 패드를 착용하여 부상당한 부위를 보호하고, 재발을 방지해야 한다.

Aronen 등은 대퇴사두근 타박상을 가진 47명의 장교후보생에게 **표 9–3**에 제시된 치료방법을 적용했다. 부상 2시간 후 모든 장교후보생들은 통증 없이 120°의 능동 관절가동범위를 보였고, 75%는 쿼드 세트와 레그레이즈를 시작할 수 있었다. 모든 피험자가 부상당하지 않은 쪽과 동일한 관절가동범위를 통증 없이 복원했다. 평균 3.5일(2~5일)만에 장교후보생들은 부상부위를 보호하기 위해 허벅지 패드를 착용해야 했지만 제한 없이 활동과 스포츠로 복귀할

표 9-3 • 대퇴사두근 타박상의 재활 프로그램

부상 단계	재활 프로그램
급성 부상 시 사이드라인 처치법	• 무릎을 120° 굴곡한 상태에서 고무밴드으로 고정 • 현장 치료실(또는 AT실)로 옮겨서 치료
현장 치료실에서의 처치법	• 무릎을 120° 굴곡한 상태를 유지한 채 고무밴드를 지지대로 교체 • 지지대를 24시간 동안 착용하고, 보행 시 목발 사용 지시
부상 후 하루 이내(24시간)	• 지지대 제거 • 통증 없는 범위에서 사두근 스트레칭 및 쿼드 세트(그림 9-1) 시작 • 부상부위 주변의 무릎, 고관절의 통증 없는 완전한 능동 관절가동범위를 회복할 때까지 보행 중 목발을 계속 사용

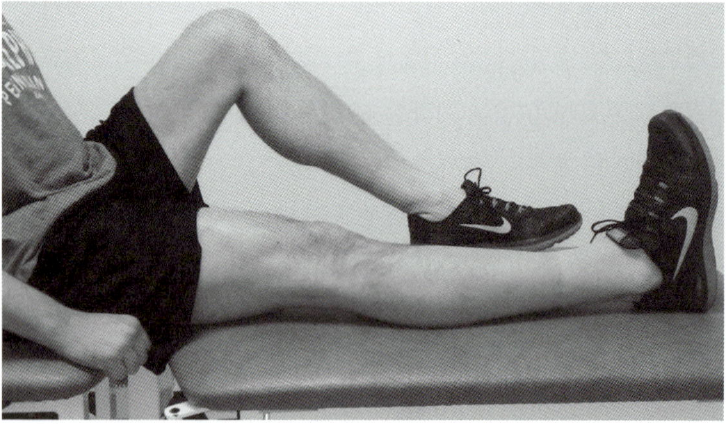

그림 9-1 쿼드 세트(Quad set) 운동

수 있었다. 이 치료법에서는 해당 실험군에서 골화성 근염 발생을 감소시켰을 수도 있는데, 부상 3개월과 6개월 후 47명의 피험자 중 23명을 대상으로 방사선 촬영을 실시한 결과, 단 1명에게서만 골화성 근염이 발병했다. 이는 4%의 발병율로 문헌에 보고된 9~17%에 비해 낮은 수치였다.

근거 중심 임상적 추천

SORT: 추천 분류의 장점

A 일관된, 양질의 환자 지향적 근거

B 일관되지 않거나 제한된 질적 수준의 환자 지향적 근거

C 동의, 질병 중심의 근거, 일반적인 관행, 전문가의 의견 또는 사례 시리즈

1. 대퇴사두근 타박상을 당한 운동선수의 즉각적인 치료방법으로는 무릎을 120° 굴곡한 상태에서 고정과 목발을 이용하여 이동 시 체중을 싣지 않게 하는 것이다. **B 등급**
2. 대퇴사두근 타박상 후 운동선수는 허벅지에 패드를 착용하여 그 부위를 보호하고 추가 부상의 위험을 줄여야 한다. **C 등급**
3. Aronet 등이 기술한 대퇴사두근 타박상 재활 프로그램으로 환자를 치료하는 것은 골화성 근염의 발생을 감소시킬 수 있다. **B 등급**

종합 질문

9.1 고등학교 미식축구선수가 전반전이 끝날 무렵 오른쪽 허벅지에 태클을 당했다. 그는 통증 때문에 경기를 계속할 수 없었고 하프타임에 물리치료사는 부상부위를 확인했다. 허벅지를 육안으로 관찰한 결과 혈종이 발견되었고, 통증 때문에 촉진할 수 없는 상태에서 선수는 감각 상실을 호소했다. 물리치료사는 오른쪽 발등에서 맥박을 감지할 수 없을 때, 다음 중 어느 조건을 즉시 배제하여야 하는가?

A. 골화성 근염

B. 대퇴사두근 염좌

C. 구획증후군

D. 골수염

9.2 대퇴사두근 타박상과 염좌 모두 앞 허벅지의 통증을 일으킨다. 다음 중 두 조건을 구별하는 데 도움이 되는 검사기법은?

A. 부상부위 촉진

B. 외상적 충격의 원인

C. 관절가동범위 손실

D. 도수 근력 검사로 인한 통증

정답

9.1 **C.** 구획증후군은 대퇴사두근 타박상과 관련하여 잠재적으로 나타날 수 있는 합병증이다. 구획증후군의 특징으로는 부종으로 인한 허벅지의 과도한 통증, 마비, 맥박의 부재, 감각 없음이다. 허벅지 구획증후군이 의심되는 선수는 바로 응급실로 보내야 한다.

9.2 **B.** 대퇴사두근 타박상은 충돌(대퇴부에 킥, 태클 중 헬멧이 대퇴부에 부딪힘)로 인해 발생하지만, 염좌는 대퇴사두근에 가해지는 편심 과부화로 인해 발생한다. 타박상과 염좌 모두 촉진과 근육 검사 중 통증을 유발하고, 관절가동범위의 손상을 나타내기 때문에 A, C, D는 정답이 아니다.

급성 넙다리뒤근 파열
Acute Hamstring Strain

Marc Sherry / Amanda Gallow
Bryan Heiderscheit

CASE 10

17세 남성이 급성 허벅지 부상을 입어 물리치료를 받았다. 3일 전, 이 선수는 200m 경주에 출전했다. 턴을 질주했을 때 '펑'하는 작은 소리와 오른쪽 허벅지 뒤쪽에서 날카로운 통증을 느꼈고, 그는 경주를 완주할 수 없었다. 반상출혈은 없었지만 좌골 조면에서 7cm 떨어진 부분을 촉진했을 때 통증을 호소했고, 근력과 유연성 검사 시에 통증이 재발했다. 부상이 없는 쪽 슬와의 각도는 40°였지만, 부상이 있는 부위의 각도는 56°였다. 관련 측면의 등축 무릎 굴곡 강도는 굴곡 90°에서 5/5였고, 굴곡 1°에서 4+/5였다. 경골 회전이 변화하는 무릎 굴곡의 15°에서 시험했을 때 등축 무릎 굴곡 강도는 외부 경골 회전이 있는 경우 4/5, 내부 경골 회전이 있는 경우 4+/5였다. 물리치료사는 부상 이력과 신체검사 결과를 바탕으로 운동선수가 급성 넙다리뒤근인대 변형을 보이는 것을 우려했다.

- 가설 기반의 감별 검사 계획 수립을 위해 환자를 통해 추가적으로 수집해야 할 정보는 무엇인가?
- 가장 적합한 검사방법은 무엇인가?
- 가장 적절한 물리치료 방법은 무엇인가?
- 재활 예후는 어떠한가?

주요 정의

- **급성 넙다리뒤근 파열**(acute hamstring strain): 하나 이상 넙다리뒤근 근건접합부의 파열로 10일 사이에 일어난 출혈 및 염증 반응으로 나타남
- **최대 회전력 각도**(angle of peak torque): 최대 회전력 생성 시 접합부의 각도. 넙다리뒤근 부상 이력이 있는 경우, 환측 무릎의 굴곡 최대 회전력 각도(~40°)는 반대쪽 각도(30°)에 비해 큼. 지속적인 신장성 스트레칭은 접합부위의 공간을 확장시켜(근육 길이의 증가) 이 상관관계를 변화시킬 수 있음
- **신장성 수축**(eccentric contraction): 근건에 생성되는 힘보다 더 큰 힘에 대항하기 위해 근육의 힘이 더 크게 작용할 때 발생. 이러한 근 수축은 근섬유 구조의 정상 한계를 넘어선 신장을 일으켜 근섬유 손상 및 파열을 일으킬 수 있음
- **경기로의 복귀 시간**(return-to-sport time): 이전 수준의 능력, 경기력, 연습에 참여하는데 소요되는 시간. 이 사례의 경우 부상에서 회복하여 전체 경기능력을 회복하는 데까지 소요되는 시간을 말함. 일반적으로 물리치료가 종료되는 시점이지만, 경기 복귀 이후에도 재활은 지속되어야 함

목표

1. 급성 넙다리뒤근 부상 후 가장 적절한 검사 및 발견사항과 그 결과가 재활계획, 예후, 스포츠 복귀와 어떤 관련이 있는지 설명한다.
2. 급성 넙다리뒤근 부상 후 근거 기반의 재활치료 및 치료 진행에 대해 설명한다.
3. 선수가 부상 이전 수준으로 복귀할 때, 부상 가능성을 최소화하기 위한 전략을 구현한다.

물리치료 시 고려사항

급성 넙다리뒤근 파열 부상을 입은 젊은 육상선수의 재활 물리치료 시 고려할 점:

- ▶ **일반적인 물리치료 계획/목표**: 걸음걸이 정상화; 통증 없는 움직임과 전체 관절가동범위 및 강도 회복; 종목 맞춤형 트레이닝 중 신경근육 제어 회복;

통증, 뻣뻣함 또는 불안감 없이 종목 맞춤형 트레이닝 중 최대 속도로 복귀

- **물리치료 중재**: 기능해부학 및 부상병리학과 관련된 환자 교육과 근-건 치유를 위한 보호에 관한 일반적인 주의사항; 염증 및 통증 관리를 위한 극저온 냉동치료; 요골반부위의 신경근육 조절을 증가시키기 위한 운동; 비정상적으로 연장된 자세에서의 넙다리뒤근의 편심 강화
- **물리치료 시 주의사항**: 재활 초기 중 넙다리뒤근 조직의 과도한 스트레칭 방지; 구체적이고 등급이 높은 활동 복귀
- **물리치료를 방해하는 요인**: 공포와 재상해에 대한 우려; 좌골조면에 인접한 부상부위; 단면적 또는 길이와 관련된 부상; 동일한 넙다리뒤근에 대한 이전 부상; 재활 프로그램을 준수하지 못하는 등의 심리사회학적 요인

건강 상태의 이해

급성 넙다리뒤근 파열은 복잡한 근골격계 질환으로 종종 높은 재상해율, 장기간의 증상, 운동으로 인한 시간 손실로 이어진다. 운동 인구에서 급성 넙다리뒤근 부상은 축구, 트랙, 럭비에서 흔한 고속 달리기 또는 댄스나 발차기 운동과 같이 과도한 고관절 굴곡과 무릎 연장을 필요로 하는 활동 중에 발생한다. 넙다리뒤근 파열의 병인은 다양하고 복합적이기 때문에 재활 중 임상의와 환자에게 어려움을 줄 수 있다. 급성 넙다리뒤근 파열에 따른 운동선수의 성공적인 재활과 스포츠 복귀는 넙다리뒤근 해부학, 예후 인자, 부상 메커니즘, 결손을 해결하고, 부상 재발을 방지하기 위한 편심 강화 및 요골반신경근육 제어 운동의 효과에 대한 임상의의 이해도에 달려 있다.

내셔널 풋볼 리그의 한 팀을 대상으로 한 10년간의 연구에서 넙다리뒤근 파열은 두 번째로 흔한 부상(첫 번째는 무릎 파열)으로, 8~25일 기간 동안 경기장을 떠나있게 했다. 러닝백, 디펜스백/세이프티, 와이버 리시버의 넙다리뒤

근 파열은 각각 22%, 15%, 12%로 나타났다. 8년(2001~2009년) 동안 51개 유럽 프로축구 팀을 분석했을 때, 근육 부상의 37%는 넙다리뒤근과 연관되었고, 1~128일 동안 경기에 복귀할 수 없었으며, 재상해률은 16%였다. 호주 축구선수들을 대상으로 한 연구에서 스포츠 복귀 후 부상 재발이 처음 2주 이내에 가장 높았다. 전체 22주의 시즌 동안 집단 재상해 위험은 30.6%였다. 경기 복귀 후 넙다리뒤근 파열의 높은 재발율은 적용된 재활프로그램이 부상 및 재발 방지를 위한 원인을 해소하는데 효과적이 않았음을 나타낸다.

넙다리뒤근 복합체는 대퇴이두근의 장두와 단두, 반건양근, 반막양근으로 구성되어 있으며, 대퇴이두근의 단두를 제외하고는 이관절로 양쪽 모두 고관절과 무릎관절을 관통한다. 이 복합체의 단축성 수축은 고관절의 신전과 무릎의 굴곡을 유발하고, 신장성 수축은 고관절의 굴곡과 무릎의 신전을 유발한다. 많은 스포츠 활동 동안, 넙다리뒤근인대는 편심적으로 높은 수준의 힘을 생산하여 고관절과 무릎 관절에 적절한 안정감을 준다. 신장된 자세에서 충분한 힘을 낼 수 없는 것은 근육의 부상위험성을 높인다. 넙다리뒤근육 부상 후에는 최대 무릎 굽힘 회전력은 짧아진 근건 길이(무릎 굽힘각의 증가)로 전환된다. 부상의 재발은 연장된 자세에서 가해지는 힘의 증가로, 최대 회전력의 변화와 관련이 있다.

넙다리뒤근인대 근육 복합체 내 부상의 정확한 해부학적 위치는 고속으로 달릴 때 발생하는 부상과 느린 과도한 스트레칭으로 인한 부상 사이에 다양하게 발생한다. 고속으로 달릴 때 중 단자 스윙 단계는 넙다리뒤근인대 부상 발생 시점으로 확인되었으며, 대부분 대퇴이두근 장두의 근육 내 건과 관련이 있다. 다리가 마지막 스윙 단계에 진입할 때 넙다리뒤근은 지면과의 접촉을 위해 감속하며, 능동적으로 연장된다. 이때 대퇴이두근 장두는 근건에 큰 신장과 하중이 실리게 되는데, 이는 반건양근이나 반막양근에 비해 대퇴이두근에 부상이 자주 발생하는 이유를 설명할 수 있다. 이와는 대조적으로, 춤이나 발차기와 같은 활동 중 넙다리뒤근인대 부상은 과도한 근건 스트레칭 때문에 반막양근의 근위부 건 내에서 발생한다. 넙다리뒤근육 복합체 내의 부상부위는 회복시간과 관련이 있다. 대퇴이두근 장두의 근내 건에 부상을 입은 사람(보통 고속 달리기 중 발생)은 반막양근 원위부 건에 부상을 입은 사람에 비해 회복시간이 더 빠른 편이다.

급성 넙다리뒤근 파열의 가장 큰 원인은 이전의 파열이라고 문헌에 잘 나타나 있다. 넙다리뒤근 부상 후 스포츠 복귀 첫 3주 이내에, 선수들의 재상해 위험이 20배 더 클 수 있다. 넙다리뒤근 부상의 또 다른 원인은 사두근 근력의 불균형이다. Croisier 등은 프로축구선수를 대상으로 한 시즌 전 검사에서 근력의 불균형을 보인 경우, 정규 시즌 중 부상을 당할 확률이 4.7배 높게 나타난 것을 발견하였다. 넙다리뒤근 부상으로 발생한 변화는 근건의 신장성을 약화시키고 움직임 패턴과 생체역학 변화를 일으켜 부상의 재발을 높일 수 있다. 넙다리뒤근 스트레칭이 재활과정에서 자주 시행되지만, 스트레칭과 유연성 회복이 넙다리뒤근 파열 회복과 예방에 효과적인지에 대해서는 논란이 많다. 나이는 넙다리뒤근 부상에 큰 영향을 미치지는 않지만, 노화에 따른 골격근의 변화는 영향을 미칠 가능성이 있다. 나이가 들면서 골격근의 변화에는 근육 단면적의 감소, 근육섬유 크기의 감소 그리고 근육섬유의 변형이 포함된다. 이러한 변화의 정확한 시기는 알려져 있지 않지만, 노인 인구에서 넙다리뒤근 파열의 위험을 증가시키는 원인이 될 수 있다. Gabbe 등은 지난 12개월 동안 넙다리뒤근 부상 이력이 있는 24세 이상의 호주 축구선수들이 어린 선수들에 비해 두 번째 부상을 입을 위험이 4배 더 높다는 것을 발견했다. 넙다리뒤근의 약화, 요골반의 약화와 불균형, 사두근의 유연성 감소와 같이 다양한 요소를 반영하여 재활계획을 수립하여야 한다.

물리치료 환자/고객 관리

급성 넙다리뒤근 파열은 물리치료사가 다루기 까다로운 증상이다. 물리치료사는 상세한 환자 인터뷰와 철저한 검사를 통해 정확한 물리치료 진단을 확인하고, 부상의 심각성을 평가하고, 영상이 필요한지 여부를 판단할 수 있다. 건의 박리 또는 골단성 박리골절의 우려가 있을 경우에는 영상 촬영 및 의사의 소견을 확인해야 한다. 관련 해부학, 개별화되고 근거에 기초한 재활계획 및 예후를 환자와 논의해야 한다. 물리치료를 통한 달성 목표는 2가지로, (1) 통증 없이 이전 수준의 운동 수행으로 환자를 복귀시키고, (2) 재상해를 예방하는 것이다.

검사, 평가 및 진단

급성 넙다리뒤근 염좌 부상을 입은 선수는 고속 동작, 스프린팅 또는 극한의 골반 굴곡과 무릎 신전 시 허벅지 뒤쪽에 갑작스런 통증이 나타난다. 기타 증상으로는 '퍽'하는 소리가 들릴 수 있고, 성큼성큼 걸을 때 보폭이 감소하며 통증이 있을 수 있고, 반상출혈과 허벅지뒤 부종, 앉아 있거나 직접적인 압박 시 통증을 호소할 수 있다. 이러한 증상은 선수와 물리치료사에게 급성 넙다리뒤근 파열을 예측하게 하지만, 철저하고 객관적인 면담 및 검사와 함께 감별 검사를 시행해야 한다. 왜냐하면 이러한 넙다리뒤근 파열의 증상과 징후는 요추 5번–천골 1번 신경뿌리의 연관성, 넙다리뒤근 건의 박리, 골단성 박리골절, 근위 넙다리뒤근 건병증, 내전근 부상과 골반골절 시에도 나타날 수 있기 때문에 맞춤형 재활계획을 수립하고, 신속히 경기에 복귀할 수 있도록 정확한 확인이 필요하기 때문이다. 만약 검사결과 건 박리 또는 골단성 박리골절이 의심될 경우 영상 진단을 받아야 한다. **표 10–1**에는 후방 허벅지 통증 관련 감별 검사에 따른 임상적 · 진단적 소견이 설명되어 있다.

표 10-1 • 후방 허벅지 통증에 대한 진단의 차이점

상태	일반적인 소견	임상/징후적 소견
좌골 골단 박리	• 나이: 13~16세 • 부상기전: 전력질주, 스트레칭, 딱 하는 소리	• 앉을 때 좌골 통증 및 압통 발생 • 하지 직거상과 능동 무릎 신전 시 움직임 증가(반대쪽 다리에 비해) • 전후방 골반의 방사선 촬영이 권고됨
햄스트링건 박리	• 부상기전: 강제적인 고관절 굴곡과 무릎 신전(예: 로데오 경기, 워터스키)	• 무릎 굴곡 시 오므라들어 원위부가 튀어나옴 • 혈종, 반상출혈 • 촉진 가능 • 좌골신경의 압박으로 신경학적 증상 발생 • 부상부위로 중량운동이 불가능함 • MRI 촬영이 권고됨
후방 허벅지 통증 관련	• 부상기전: 점차적 또는 급작스런 발현 • 최소한의 통증	• 신경역동학적 검사의 양성반응(예: 슬럼프 검사) • 걷기 또는 달리기 중 최소한의 증상 발생 • 천장관절과 요추 검사 시 비정상 반응 • 좌골결절 근위부와 무릎 원위부의 증상(예: 경련, 얼얼함, 따끔거림) • 요추 사분원 검사의 양성반응
골반골절	• 여성에게서 발생 비율 높음 • 부상기전: 불균형한 둔근 또는 허리 통증의 급작스러운 충격 또는 서서히 진행되어 발현	• 치골결합 및 좌골결절 관절의 압통 • 고관절 굴곡, 외전, 외회전 관절가동범위 통증 • 신경뿌리증상 • MRI와 함께 방사선 촬영 권고
몸쪽 넙다리뒤근인대 건염	• 나이: 29~37세 • 부상기전: 서서히 발현 • 이전 넙다리뒤근인대 부상 이력 • 축구선수, 중·장거리선수, 크로스컨트리 스키선수에게 자주 발생	• 정상적인 넙다리뒤근인대 근력 • 좌골결절 압통 • 유연성 검사 시 불편감 • 변형된 굽힌 무릎 스트레칭 검사: 양성(민감도 89%, 특이도 91%, 양성판정기준 0.91, 음성판정기준 0.89) • 보존적 치료에 효과가 없는 경우 MRI 촬영 권고
내전근 좌상	• 부상기전: 가속 또는 갑작스런 방향 전환 시 발생, 고관절 외전 및 외회전 스트레칭 시 발생	• 치골지 압통 • 고관절 저항 내전 시 통증 재발현

부상의 기전과 구조, 압통의 위치와 통증 없는 보행으로 복귀까지 소요되는 시간은 부상 회복의 예후 요인으로 검사 시에 확인되어야 한다. 일반적 신체검사 결과 급성 넙다리뒤근 파열은 통증, 저항 무릎 굴곡근 및 골반 신전근 약화, 수동 골반 굴곡 및 무릎 신전 시 통증, 촉진 시 통증 발생과 보행 시 통증이 나타난다. 이러한 요인은 단거리 종목 선수에게 있어 근육내 건 또는 건막 부상 시 예후를 진단하는 요소이기도 하다. 근위 건 부상의 경우 좀 더 장기간의 재활이 필요하다. 최대 통증을 유발하는 부상부위가 좌골결절에 가까울수록 재활 시간이 늘어나는데, 이는 재활 소요시간을 예측하는데 중요한 요소이다.

넙다리뒤근 복합체 및 요골반 부위의 종합적인 물리적 검사에는 건측 하지와의 비교가 포함된다. 그러나 한쪽 측면의 부상 이후 양측의 신경근육과 힘의 결손이 관찰되고 있다는 점을 유념하는 것이 중요하다. 운동 중 고관절의 신전과 무릎 굴곡각에 따른 근건의 길이 변화는 앙와위 자세에서 고관절과 무릎을 다양한 각도로 움직이며 넙다리뒤근의 근력을 측정해야 한다. 고관절이 확장 0°에서 안정화되면 무릎 굴곡의 90°와 15°에서 각각 내경골과 외경골 회전으로 중근과 횡근에 대한 편향이 달성된다. 무릎 굴곡의 역할 외에도 넙다리뒤근도 고관절 확장에 기여한다. 고관절 확장 강도는 무릎이 90°와 0° 위치에 있는 상태에서 원위부 후퇴부 및 발꿈치에 각각 수동 저항을 적용하여 평가해야 한다. 수동 하지 직거상 검사와 능동 무릎 신전 검사를 통해 측정한다(**그림 10-1**). 넙다리뒤근 긴장은 수동 하지 직거상 검사 중 고관절의 각도가 80° 미만이고 능동적 무릎 신전 검사 중 무릎 굴곡 각도가 20° 이상이면 존재한다. 능동 무릎 연장 검사는 급성 넙다리뒤근 부상(<5일) 환자의 넙다리뒤근 유연성을 측정하는 신뢰할 수 있는 검사이다. 관련 측면의 관절가동범위가 관련되지 않은 쪽에 비해 상당히 증가된 경우, 항진 부상에 대한 우려가 있어야 한다. 근육 위축은 이전의 넙다리뒤근의 부상 이력이 있는 선수에게 나타날 수 있다. 촉진은 좌골결절에 대한 최대 통증의 근접성, 통증 부위의 길이, 관련 근육 및 근육 내 결점을 파악하는 데 도움이 된다.

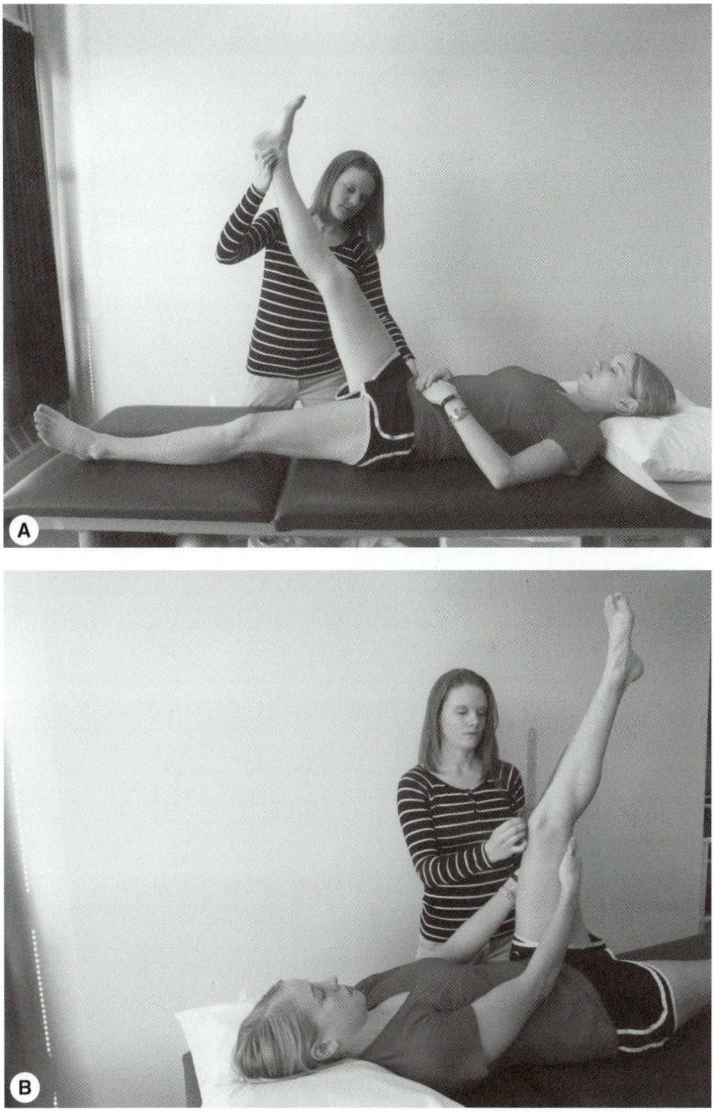

그림 10-1 하지 직거상 검사와 능동 무릎 신전 검사. A 하지 직거상 검사. 반대쪽 다리는 테이블 위에 내려놓고, 무릎 전체를 편 상태에서 관련 둔부를 수동적으로 구부리고, 발목은 약간 발등을 굴곡한 상태로 유지한다. 고관절 각도는 사용 가능한 범위의 끝에서 측정되는데, 통증과 불편감을 느끼는 각도가 80° 미만인 경우 넙다리뒤근 긴장을 나타낸다. B 능동 무릎 신전 검사. 무릎을 최대 범위까지 편 상태에서 고관절을 90°로 유지한다. 통증과 불편함을 느끼는 무릎 각도가 20° 이상일 경우 넙다리뒤근 긴장을 나타내며, 이 검사는 급성 넙다리뒤근 부상을 입은 환자의 넙다리뒤근인대 유연성을 측정하는 좋은 방법이다(부상 5일 이내).

표 10-2 • 급성 넙다리뒤근인대 좌상 후 회복 시간에 따른 예후	
검사 결과	예후
좌골결절 근위부 부상	좌골결정 근위부의 부상이 심할수록(촉진으로 판단), 경기로 복귀하는데까지 소요시간이 늘어남
부상기전	댄서에게서 나타나는 과도한 스트레칭으로 인한 부상은 단거리선수의 부상에 비해 오랜 시간이 걸림
넙다리뒤근인대 근육 내 부상부위	자유건 근위부의 부상은 근건 결합부의 부상보다 오랜 시간이 소요됨
보행 시간	통증 없는 보행이 1일 이상 소요될 경우, 100% 경기 복귀에는 3주 이상이 소요됨
능동 무릎 신전 검사	경기복귀에 소요되는 시간이나 넙다리뒤근인대 재상해의 원인을 찾는데 관련 없음
MRI 결과	
부상부위의 상하 길이	부상부위의 상하 길이가 길수록 경기 복귀까지의 시간이 늘어감
횡단면	MRI 횡단면의 증가는 경기복귀까지 오랜 시간이 걸림을 의미함
T2의 최대 과민성반응	T2 최대과민성을 나타내는 MRI 결과는 오랜 기간의 회복이 필요함을 의미함
좌골결절로부터 T2최대 과민성까지의 길이	길이가 길어질수록 회복에 오랜 시간이 필요함을 의미함

통증 및 불안과 같은 환자 관련 요인은 급성 넙다리뒤근 파열 후 정확한 신체검사를 수행하는 데 방해가 될 수 있다. 통증은 검사하는 동안 근육 억제로 이어질 수 있다. 가능한 경우 임상 검사 결과와 자기공명영상(MRI) 결과는 재활 시간 및 스포츠 복귀 시간을 추정하는 데 도움이 될 수 있다. **표 10-2**에는 임상 검사 및 MRI 검사 결과를 포함한 급성 넙다리뒤근 파열 후 회복에 대한 예후 인자가 강조되어 있다.

치료 계획과 중재

철저한 신체검사를 시행하고 허벅지 뒤쪽 통증에 대한 다른 잠재적 원인을 배제하고 난 후, 급성 넙다리뒤근 파열의 초기 관리는 부상당한 조직의 보호에 초점을 두어야 한다. 보호에는 통증, 부상의 전파 또는 흉터조직 형성을 증가시킬 수 있기 때문에 중간에서 극단적으로 수동적이거나 능동적인 넙다리뒤근 연장을 제한하여야 한다. 짧은 보폭 길이 또는 목발을 이용한 보행의 개조는 보호 및 긴장 증가를 피할 수 있도록 권장되어야 한다. 얼음찜질은 통증 조절과 염증을 돕기 위해 하루에 여러 번 시행한다. 넙다리뒤근에 끝점 부하를 주의하면서 조직을 조기에 동원하면 근육 위축과 신경근육 조절 결손을 최소화하고, 부상부위의 재세정화를 증가시키며 흉터조직 형성의 해로운 영향을 최소화하는 데 도움이 될 수 있다. 재활 초기(부상 후 1~2주)의 목표에는 보행 정상화, 통증 및 부종 조절, 넙다리뒤근 중간 길이의 위치에서 통증이 없는 최대치 이하의 강화 등이 포함되어야 한다.

고관절의 넙다리뒤근 부착부위로 인해 정상적인 스포츠 활동 동안 최적의 기능을 나타내려면 요골반 부위의 신경근육 제어가 필요하다. 이로 인해 임상의들은 넙다리뒤근 재활을 위해 다양한 상체 안정과 점진적인 민첩성 훈련을 점점 더 많이 사용하게 되었다. 예를 들어, 점진적인 민첩성 운동 및 체간 안정화 운동(progressive agility and trunk stabilization, PATS) 프로그램은 넙다리뒤근 스트레칭과 강화로 구성된 기존의 프로그램에 비해 복귀 2주~1년 동안의 부상 재발율을 현저히 감소시킨다. PATS 프로그램은 주로 신경근육 제어 연습으로 구성되었으며, 초기에는 전면 및 가로 평면에서 능동적인 동원을 시작한 다음, 시상면에서 움직임을 진행한다. PATS 그룹의 재상해 감소에 기여한 정확한 신경근육 변화는 알려져 있지 않지만 초기 신경근육 제어, 전방 및 횡방향 평면의 드릴과 움직임은 요골반 조절을 개선할 수 있다. 요골반 제어의 개선은 동적 이동 중에 넙다리뒤근이 안전한 길이로 기능하도록 하여 재상해 위험을 줄일 수 있다. PATS 프로그램 연습의 예로는 사이드 스텝(1분 3세트), cariocas(1분 3세트), 복서 셔플(3세트 1분) 및 회전 사이드 플랭크 등이 있다(**그림 10-2**, 20회씩 3세트). PATS 그룹의 환자들은 스포츠 복귀에 필요한 기준(평균 19일)을 충족할 때까지 매일 이 운동을 하도록 요청받았다.

넙다리뒤근 파열로 인해 근육 활성화의 변화 및 하지 고유수용감각 인지 저하를 포함한 근육신경계 조절에 장애가 발생한다. 이전의 넙다리뒤근 부상이 있었던 경우, 한쪽 다리 검사에서 부상이 나타난 부위와 부상이 없는 양쪽에서 대퇴이두근과 내측 넙다리뒤근의 조기 활성화가 관찰되었다. 양측의 변화는 중추신경계 신경근육 제어 결핍의 역할을 보여준다. 호주 풋볼선수를 대상으로 한 다리스윙 판별 검사에서 넙다리뒤근 부상은 고유수용감각 인지 저하에 영향을 주는 것을 확인할 수 있었다. 고유수용감각 결핍과 관련하여 HamSprint 프로그램은 부조화된 신경근을 재단련하기 위해 한쪽 다리 균형잡기, 점진적인 민첩성 동작운동 등을 포함하고 있다. 이 프로그램 연습의 예로는 발목차기, 전방 달리기 훈련, 스킵, 무릎 높이뛰기, 빠른 출발 등이 있다.

편심 강화는 근건의 길이 연장의 최대 힘 발달의 변화를 촉진하는 것으로 나타났다. 근육이 더 작은 무릎 굴곡 각도에서 더 많은 힘을 생성하도록 허용하면 편심 하중이 최종 신전에서 가장 클 때 고속 달리기 중 부상위험이 잠재적으로 감소한다. 급성 넙다리뒤근 부상 후 활동 장력에 대한 최적의 길이는 붕괴되고 부상 7일 후 바로 시작되는 신경근육 제어 또는 흉터조직 형성의 변화에 따라 2차적으로 짧아진 위치로 이동한다. Proske 등은 넙다리뒤근에서 피크 토크의 무릎 굴곡 각도가 그룹 간에 유의미한 강도 차이를 발견하지 못한 채, 이전에 부상당한 선수 대 부상하지 않은 선수에서 12° 더 크다는 것을 발견했다. 흉터조직 형성과 더불어 부상 후 활동적인 장력에 대한 짧은 최적 길이는 부상 재활 또는 정상 훈련의 일부로 반복적인 동심 강화 연습에 대한 이차적인 훈련 효과일 수 있다. 넙다리뒤근의 편심 강화는 연장된 근건 길이로의 전환을 생성할 수 있으며, 넙다리뒤근을 더 긴 위치로 최적의 길이로 회복시

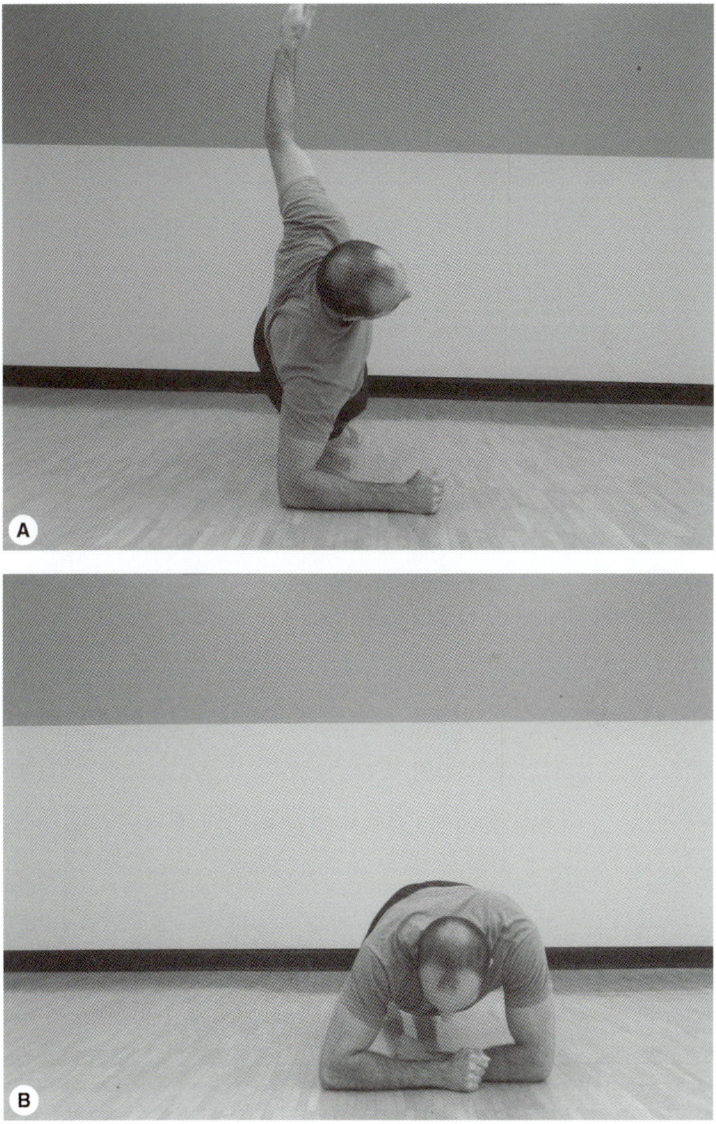

그림 10-2 회전 사이드 플랭크 운동. A 어깨, 엉덩이, 발목을 오른쪽에서 일직선으로 맞춘 측면 플랭크 자세에서 5초 유지한다. B 골반 위치를 유지하며 몸을 바닥과 평행하게 움직인다.

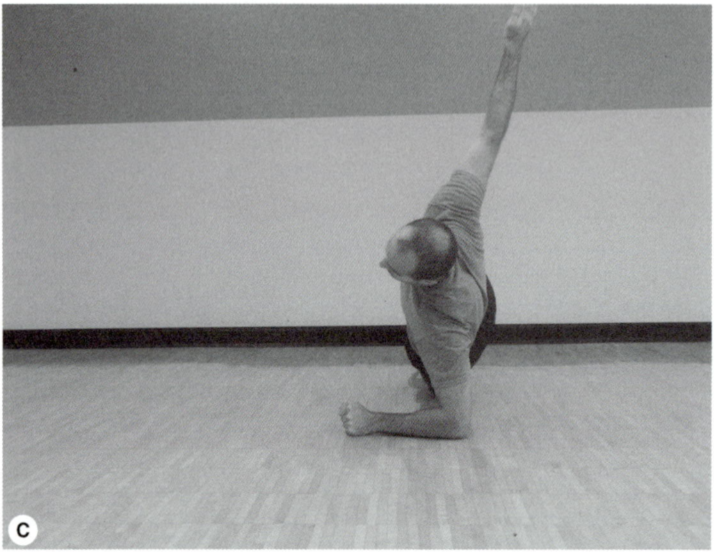

그림 10-2(계속) 회전 사이드 플랭크 운동. C 몸을 돌려서 왼쪽 측면 플랭크 자세를 5초 유지한다. 양쪽을 번갈아가며 반복해준다. 이 동작은 덤벨 등과 함께 진행할 수 있다.

킬 수 있다. 길어진 위치에서 편심 굴곡 또는 토크(즉, 무릎 굴곡의 약 25~5°)는 부상하지 않은 조정기에 비해 지난 12개월 이내에 넙다리뒤근 부상 이력이 있는 개인에서 현저하게 적었다. 부상 후 넙다리뒤근 복합체의 더 짧은 근건의 길이, 연장된 위치에서 굴곡 또는 토크 감소, 스프린트 동작의 마지막 스윙 단계에서 넙다리뒤근에 가해지는 높은 관성 하중은 무릎 굴곡의 25~5°에서 편심 강화의 중요성을 강조한다.

성공적인 넙다리뒤근 부상 예방 프로그램에서 편심 강화의 사용은 다양한 연구에 의해 뒷받침된다. Mjølsnes 등은 최대 편심 강도를 개발하는 데 있어 동심 강화 프로그램보다 편심기의 이점을 강조하였다. 환자는 통증이 없는 등축성 이하 넙다리뒤근 수축을 수행할 수 있을 때 편심 강화 쪽으로 나아갈 준비가 되어 있다. 편심 강화는 운동 범위 중간에서 최대 이하의 수축에 초점을 맞춰야 한다. 운동선수가 무릎 굴곡 90°에서 5/5의 힘을 보일 때, 물리치료사는 하중을 증가시키며 끝 가동범위까지 강화시킬 수 있다. 끝 가동범위 편심 강화 동작의 예로는 외발 윈드밀(**그림 10-3**), 한쪽 다리 체어-브릿지(**그림 10-4**), 한쪽 다리 데드리프트(**그림 10-5**), 누워서 무릎을 구부린 채 걷기(**그림 10-6**)가 있다.

재활과정의 마지막 단계에는 선수의 스포츠와 관련된 스포츠별 훈련과 스포츠 복귀 검사가 포함된다. 넙다리뒤근 파열 이후 스포츠로 복귀할 때 재상 위험이 높기 때문에, 선수는 완전한 참가로 돌아가기 전에 모든 지정된 기준을 충족해야 한다. 이러한 공동 스포츠 복귀 기준에는 다음이 포함된다. (1) 다양한 무릎 굴곡 정도에서 최소 4회 반복의 최대 등축 강도(예: 90° 및 15°) 중 측면 경골 회전 편향, (2) 통증 없는 엉덩이 및 무릎 가동범위 회복, (3) 동심 사두근 비율에 대한 편심 넙다리뒤근이 5% 미만의 결손을 입증하는 동역학 검사, (4) 후방 허벅지 촉진 시 압통 없음, (5) 통증이나 불안감 없이 스포츠별 기능적 동작 수행 가능, (6) 능동 넙다리뒤근 검사 시 통증이나 불안감 없음. 능동 넙다리뒤근 검사의 경우 충격 흡수 유연성 검사로서 부상을 일으키지 않을 정도의 수준으로 능동 직거상을 최대한 빠르고 최대 고관절 신전 상태로 수행하는 방법이다. 이 시험은 끝 가동범위 부위의 근육질 구조를 신속하게 강조함으로써 운동선수의 운동 수행 시 불안정성을 식별하는 데 유용하다. 넙다리뒤근 파열 이후에 따른 스포츠 복귀 전 수동적 유연성과 표준 임상 검사를 통과한 선수의 경우 95%가 능동 넙다리뒤근 검사로 불안정을 보고하였다. 2주 단위로 검사를 반복한 후, 능동 넙다리뒤근 검사에서 아무런 불안정성도 보고되지 않은 선수들은 스포츠 복귀 4주 후에도 부상이 없었다. 높이뛰기, 멀리뛰기, 크로스오버 홉은 넙다리뒤근 부상 이후 종목으로 복귀 여부를 판단하는 데 주요한 지표는 아니다. 문헌에 제시된 스포츠 복귀 기준에도 불구하고, 넙다리뒤근 부상에 따른 스포츠 복귀를 위한 근거 기반 알고리즘의 개발 가능성 외에 재상해를 예방하는 이러한 기준의 효과를 결정하기 위한 향후 연구가 수행되어야 한다.

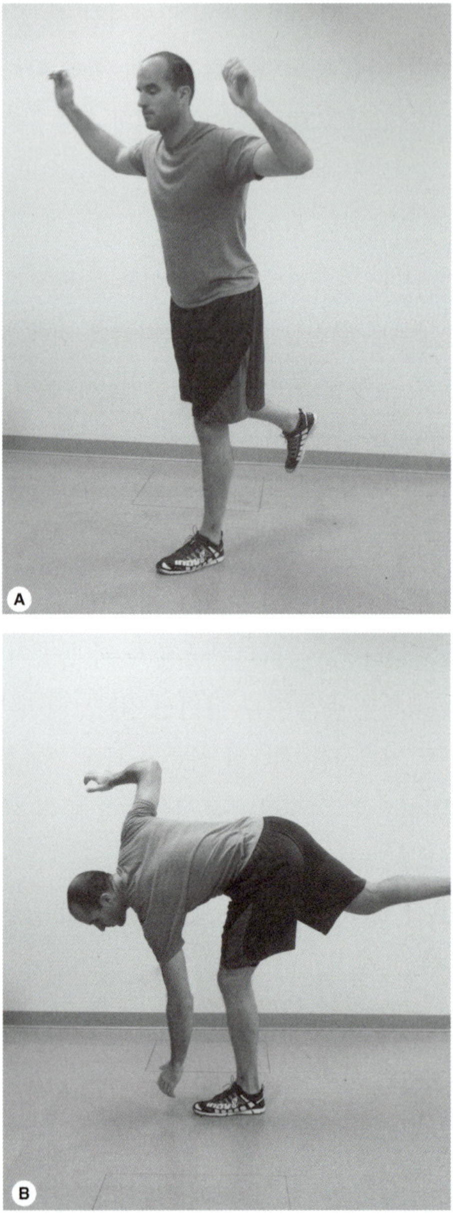

그림 10-3 외발 윈드밀과 반대편 터치 동작. **A** 어깨를 90° 외전한 채 환측 다리로 선다(덤벨을 추가할 수도 있음). **B** 운동선수는 팔을 바닥으로 회전시키면서 가슴을 앞으로 떨어뜨리는 윈드밀 동작을 취한다. 엉덩이와 무릎은 살짝 굽혀 몸통이 바닥과 평행할 수 있도록 한다. 원 위치로 돌아가 반대쪽 팔로 같은 동작을 반복한다.

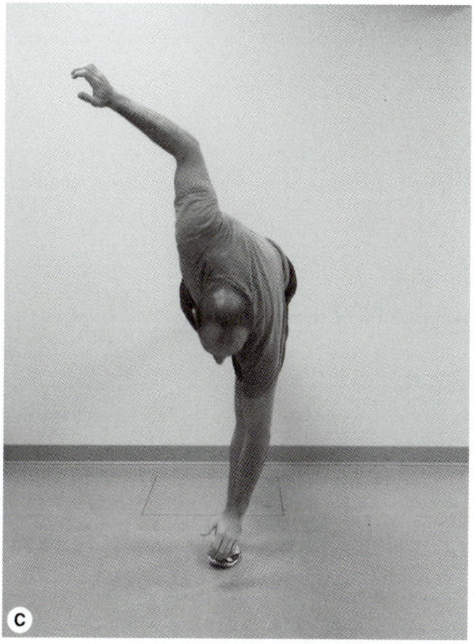

그림 10-3(계속) 외발 윈드밀과 반대편 터치 동작. C 운동선수는 팔을 바닥으로 회전시키면서 가슴을 앞으로 떨어뜨리는 윈드밀 동작을 취한다. 엉덩이와 무릎은 살짝 굽혀 몸통이 바닥과 평행할 수 있도록 한다. 원 위치로 돌아가 반대쪽 팔로 같은 동작을 반복한다.

스포츠 복귀기준의 중요성은 다양한 영상 연구에서 강화된다. Silder 등은 MRI 진단결과, 넙다리뒤근 복합체 단면적이 26%로 현행 표준 기준을 충족하는 환자라도 스포츠 복귀 후 근육 부상이 계속되는 것을 관찰했다. Sanfilippo 등은 넙다리뒤근 파열 후 MRI상의 잔여 부종뿐만 아니라 등속성 무릎 굴곡 힘의 감소를 확인하였는데 이는 부상 6개월 내에 해소되었다. 물리치료사는 스포츠 복귀기준을 충족하거나 초과함에도 불구하고 근육에 지속적인 형태학적 및 강도 결핍이 존재한다는 것을 알아야 한다. 스포츠 복귀 후 독립적이고 점진적인 편심 및 요골반 강화 프로그램을 계속하면 선수가 이전 수준의 경기로 복귀하는 데 도움이 될 수 있으며, 재상해 위험을 줄일 수 있다.

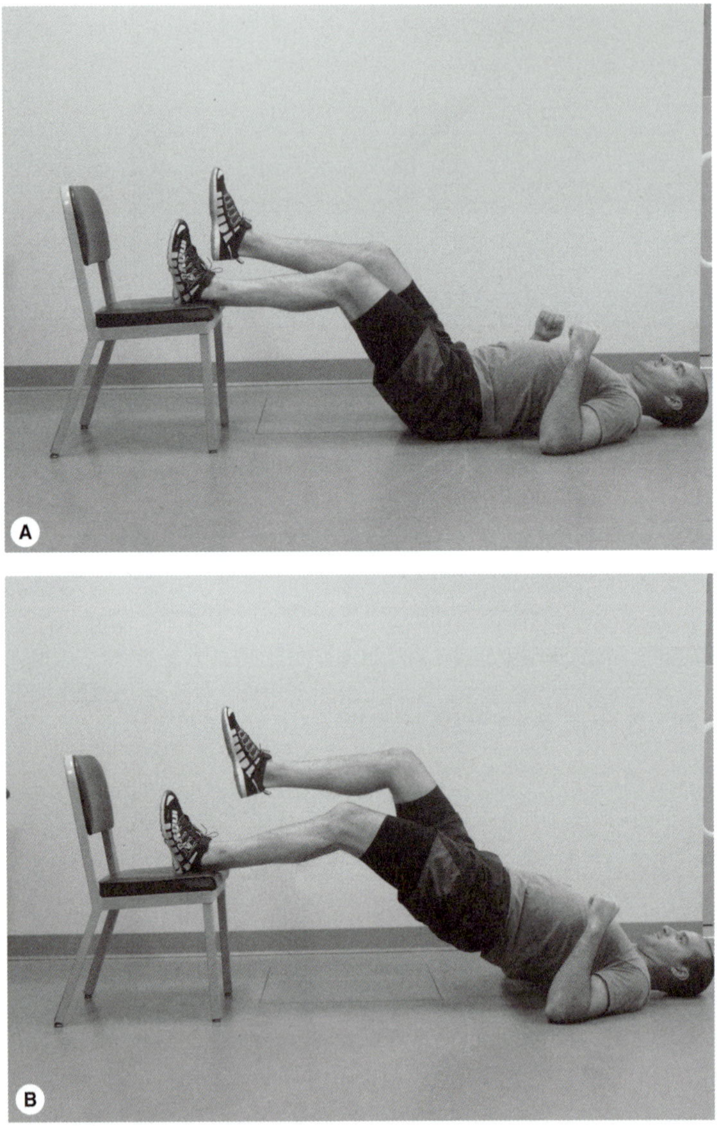

그림 10-4 의자를 활용한 외발 브릿지 동작. A 부상당한 발을 의자에 올려놓는다. B 척추와 엉덩이는 중립 상태를 유지하면서 엉덩이와 골반을 들어 올렸다가 5초 정도 멈춘 뒤 다시 원래 자세로 돌아온다. 넙다리뒤근 길이에 따라 속도를 높이거나 다양한 무릎 굴곡 상태 또는 필요에 따라 두 발로 진행할 수 있다.

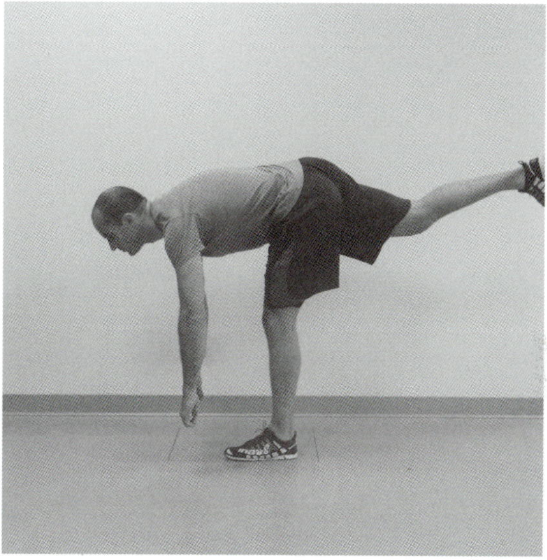

그림 10-5 외발 데드리프트. 환측 다리로 외발 자세에서 시작하여 무릎 자세를 유지하고, 반대쪽 고관절은 몸통과 같은 라인에서 신전시키며, 넙다리뒤근에 긴장이 느껴질 때까지 몸통과 엉덩이를 굽혔다가 다시 시작자세로 돌아온다.

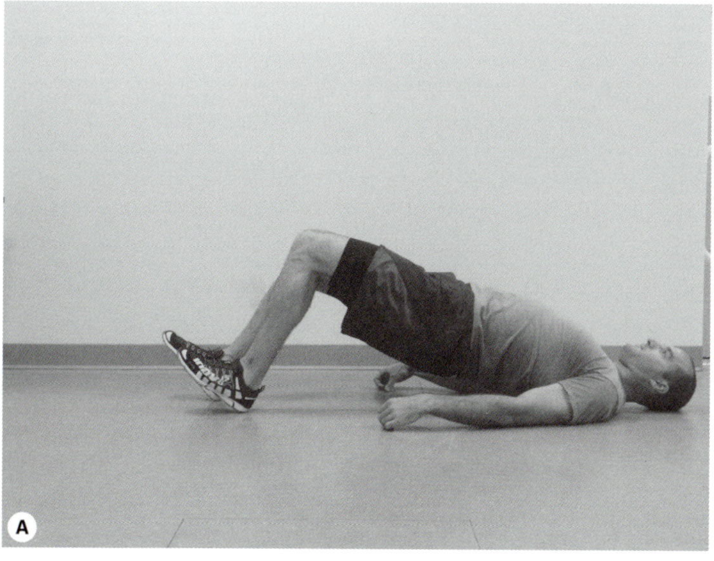

그림 10-6 누워서 무릎을 구부린 채 걷기. A 기본 브릿지 동작에서 시작

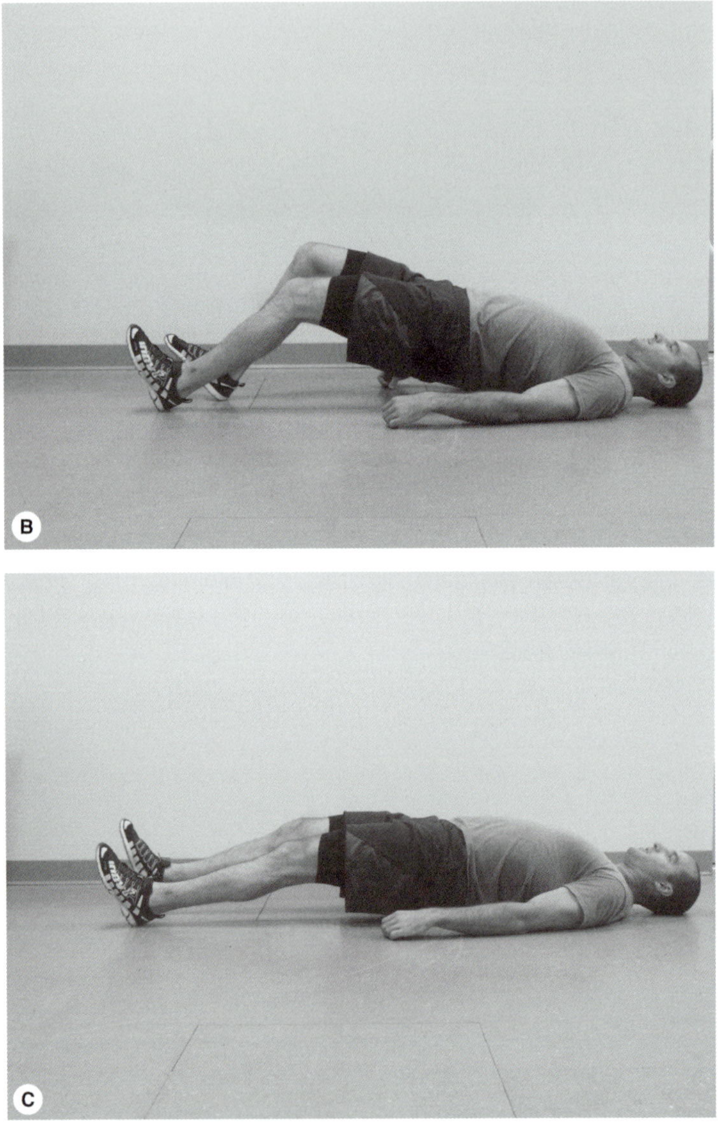

그림 10-6(계속) 누워서 무릎을 구부린 채 걷기. B 몸에서 발을 떼고 걷는 자세, C 엉덩이를 높게 들고 있는 자세

근거 중심 임상적 추천

SORT: 추천 분류의 장점

A 일관된, 양질의 환자 지향적 근거

B 일관되지 않거나 제한된 질적 수준의 환자 지향적 근거

C 동의, 질병 중심의 근거, 일반적인 관행, 전문가의 의견 또는 사례 시리즈

1. 강도 검사, 촉진, 움직임 범위 및 걸음걸이 관찰을 포함한 철저한 주관적 인터뷰와 신체검사는 물리치료사가 급성 넙다리뒤근 파열에 따른 감별 검사, 예후 및 개별화된 재활계획을 개발하는 데 도움이 된다. **C 등급**
2. 급성 넙다리뒤근 파열에 따른 예후와 스포츠 복귀 시간을 결정하는데 사용되는 요소에는 보행 시간, 좌골결절의 최대 압통부위, 부상 단면적, 부상부위의 양측 상하 길이, 부상의 원인이 포함된다. **B 등급**
3. 급성 넙다리뒤근 부상을 입은 선수를 위한 재활 프로그램에는 요골반 안정화, 하지 신경근 제어 및 편심 넙다리뒤근인대 강도를 향상시키기 위한 운동이 포함되어야 한다. **B 등급**
4. 선수들은 스포츠 복귀 허가에도 불구하고, 부상당한 조직에 존재하는 형태학적 변화의 지속성 때문에 독립적인 운동 프로그램을 계속해야 한다. **B 등급**

종합 질문

10.1 급성 넙다리뒤근 파열 후 선수에게 가장 적합한 치료법은 무엇인가?

A 무릎 굴곡의 25~50°까지 강화되는 편심 넙다리뒤근 및 신경근육 조절 운동

B. 최대 동심 넙다리뒤근 강화

C. 스트레칭 운동

D. 수동 넙다리뒤근 스트레칭 및 등축 고관절 강화 운동

10.2 스포츠 복귀에 필요한 시간을 예상할 때 예측되는 요소를 바탕으로 다음 중 스포츠 복귀가 가장 빠른 선수는 누구인가?

A. 25세의 남성 축구선수가 발차기를 하다가 허벅지 뒤쪽의 펑하는 소리를 보고함

B. 이전에 두 차례 넙다리뒤근 파열 부상을 입은 18세 남성 축구선수가 전력질주 중 허벅지 뒤쪽의 갑작스러운 통증을 보고함

C. 100m 경주에서 첫 넙다리뒤근 파열에 시달리는 16세 여성 스프린터가 통증 없는 보행으로 트랙에서 걸어나옴

D. 21세의 여성 발레 무용수가 엉덩이 굴곡과 무릎 확장의 극한 위치로 이동하는 동안 갑자기 허벅지 뒤쪽 통증이 시작되었다고 보고함

10.3 14세 남성선수가 5일 전 축구 중 전력질주 부상 후 오른쪽 허벅지 뒤쪽 중간 정도의 통증을 호소하며 물리치료를 받고 있다. 부상 당시 무언가 작게 터지는 느낌과 함께 심각한 통증을 느껴 경기를 계속할 수 없었다고 했다. 그는 고통에 대한 이차적으로 보행 시 통증이 있으며, 앉아 있는 동안 통증이 증가했다고 보고한다. 능동 무릎 신장 검사는 비접촉 측면에서는 35°, 관련 측면에서는 20°, 직선 다리는 비접촉 측면에서는 80°, 관련 측면에서는 95°였다. 이 환자는 좌골결절 촉진 시 통증은 있었지만 반상출혈은 없었다. 앙와위 자세에서 무릎 90°와 15° 굴곡 강도 검사 결과 4/5였다. 검사 결과를 고려할 때 다음 단계는 무엇인가?

A. 보행의 정상화와 부상부위의 보호를 위해 목발을 사용하게 하고, 좌골 골단성 박리 여부를 확인하기 위해 전후방 고관절 방사선 촬영을 전문가에게 의뢰한다.

B. 보행의 정상화와 부상부위의 보호를 위해 목발을 사용하게 하고, 전후방 고관절 MRI 촬영을 의뢰하여 좌골 골단성 박리 여부를 확인한다.

C. 환자를 다른 의료전문의에게 의뢰하여 MRI를 받아 넙다리뒤근 건 박리 여부를 확인한다.

D. 넙다리뒤근의 가벼운 스트레칭과 관절가동범위 회복 운동을 시작하고 필요에 따라 동심성 컬 운동을 시작한다.

정답

10.1 A. 넙다리뒤근 파열 부상 후 흔히 관찰되는 두 가지 변화를 교정하려면 편심 강화가 필요하다. 즉, 끝 힘은 더 짧은 근건의 길이로 이동하여 무릎 굴곡 시 25~5°로 근력이 감소한다. 넙다리뒤근 부상 후 근육 활성화 및 사지 자가 수용의 변화를 포함한 신경근육 제어 결손이 발생하며 물리치료 중에 다루어야 한다. 동심 강화는 부상 재발을 증가시킬 수 있는 활동적인 장력을 위해 더 짧은 최적 길이로의 이동을 촉진할 수 있다(B). 마지막으로, 부상 회복에 대한 넙다리뒤근 스트레칭의 영향은 명확하지 않다(D).

10.2 C. C에 설명된 환자는 더 긴 회복 기간과 경기 복귀 기간 예측을 위한 어떠한 변수에도 해당하지 않는다(표 10–2 참고). 첫째, 그녀는 과도한 스트레치형 부상(A와 D)보다 회복 시간이 짧은 단거리 경주에서 부상을 입었다. 둘째, 이것은 그 선수의 첫 넙다리뒤근 부상이다. 넙다리뒤근 부상은 일반적으로 더 심각하며 회복 및 스포츠 복귀에 더 오랜 시간이 걸린다(B). 마지막으로, 그녀는 즉시 통증 없는 정상적인 걸음걸이 패턴을 보여주었다. 통증 없는 정상적인 보행을 하는데 하루 이상이 걸릴 때에는 더 긴 회복시간이 필요할 수 있다.

10.3 A. 통증으로 인한 정상적인 보행 패턴을 보여 목발을 이용해 손상된 조직을 보호하고, 걸음걸이를 정상화하는 것이 병원에서 볼 수 있는 첫 단계이다. 이 사례의 경우 좌골 골단성 박리 여부 확인을 위한 몇 가지 감별 검사를 수행할 수 있다(표 10–1 참고). 첫째, 좌골 골단성 결합은 16~25세 사이에 발생하며, 부상 발생 가능성이 가장 높은 시기는 13~16세 사이이다. 둘째, 환자는 앉아 있을 때 압통과 좌골결절의 통증을 호소했고, 촉진 시 압통이 증가한다고 했다. 마지막으로 직거상 검사와 능동 무릎 신전 시 골단의 위치가 이탈할 것 같다고 이야기했다.

넙다리뒤근 건병증: 수술 후 관리

Hamstring Tendinopathy: Postoperative Management

Daniel Cooper / Jonathan Eng
Jason James / Timothy Mansour

CASE 11

활동적인 35세 여성이 새해 첫날, 크로스컨트리 스키를 타다가 골건접합부의 근위 넙다리뒤근 박리를 보였다. 그녀의 스키가 갑자기 빙판을 넘어왔을 때 부상이 발생했다. 왼쪽 하지의 고관절이 완전히 굴곡되고 무릎이 신전된 채로 넘어졌다. 그녀는 즉시 왼쪽 뒤쪽 허벅지와 엉덩이에 통증을 느꼈고 다른 사람의 도움 없이는 걸을 수 없었다. 부상 이틀 후 실시된 자기공명영상(MRI) 촬영결과, 왼쪽 넙다리뒤근이 5cm 수축하면서 좌골결절에서 완전히 벗어났다. 부상 16일 후, 그녀는 왼쪽 근위 넙다리뒤근 수술을 받았다. 2개의 생체흡수성 고정핀을 좌골결절에 삽입했고, 넙다리뒤근의 안정을 위해 근위 넙다리뒤근 건에 4개의 봉합을 시행했다. 또한 수술 팀은 흉터조직과 자유 접착제를 제거하기 위해 좌골신경에 대한 신경 분석을 수행했다. 그녀는 외과의사가 처방한 근위 넙다리뒤근 수술 후 프로토콜을 따랐다. 그녀는 수술한지 9개월이 지난 후, 앉아 있을 때와 달리기, 사이클 중 나타나는 지속적인 통증 평가를 위해 물리치료실을 찾아왔다. 휴식 중 통증 정도는 숫자평가척도의 0 정도라고 했지만, 오랫동안 앉아 있거나 운동 중의 통증 정도는 5 정도에 이른다고 했다. 그리고 10분 이상 계속해서 앉아 있기가 힘들다고 했다. 그녀는 통증을 유발하는 자세를 중단하고 수술받은 넙다리뒤근을 스트레칭할 때 통증이 완화된다고 하였다. 그녀는 현재 일주일에 4개의 그룹 부트캠프 스타일 수업에 참여하고 있다. 부상 이전에, 그녀는 경쟁력 있는 마라톤선수였고 사이클로크로스 레이서였다. 그녀의 목표는 통증 없이 달리기와 사이클링을 수행하며, 경기에 복귀하는 것이다.

- ▶ 환자의 진단, 수술 중재, 재활 일정에 따라 환자의 상태에 어떤 영향을 미칠 것으로 예상하는가?
- ▶ 이 진단과 관련된 검사징후는 무엇인가?
- ▶ 이 회복 단계에서 가장 적절한 물리치료법은 무엇인가?
- ▶ 물리치료 효과를 제한하는 합병증은 무엇인가?

주요 정의

- **사이클로크로스 경주**(cyclocross racing): 도로 주행과 산악자전거를 혼합한 자전거 경주. 보통 45분간 지속되며, 일반적으로 포장 구간과 비포장 구간, 가파른 오르막길, 자전거에서 하차하여 자전거를 들고 이동해야 하는 장애물 등을 포함한 형태의 주로. 유산소 운동이지만, 일부 구간에서는 하지 근육의 힘을 요하는 무산소 운동도 포함함
- **골건 박리**(osteotendinous avulsion): 뼈 삽입으로 인한 근건 섬유의 찢어짐
- **건병증**(tendinopathy): 만성적인 통증과 위축을 나타내는 과사용으로 인해 건에 영향을 미치는 임상 용어. 영향을 받는 건은 특정한 조직학적 변화를 나타냄

목표

1. 넙다리뒤근 파열 및 박리 부상의 위험인자를 파악한다.
2. 잠재적인 박리 상해를 평가하기 위해 수행해야 하는 적절한 의료 의뢰 및 진단 영상을 식별한다.
3. 넙다리뒤근 박리 재건과 그에 따른 건병증을 가진 개인에 대한 임상 기반 또는 모범 사례 개입을 설명한다.
4. 스포츠 복귀 검사 프로토콜을 통해 진전을 위한 적절한 기준을 설명한다.

물리치료 시 고려사항

넙다리뒤근 박리 부상 수술 환자의 물리치료 시 고려할 점:

- **일반적인 물리치료 계획/목표**: 통증 감소; 통증없는 관절가동범위 및 근육 유연성 회복; 고관절 근력 및 지구력 증가; 유산소 운동 능력 유지
- **물리치료 중재**: 해부학, 수술 절차 및 재활 프로토콜과 관련된 환자 교육; 관절가동범위 및 관절 이동성을 회복하기 위한 도수치료; 근육 유연성 운동; 고관절 강도를 높여 역동적인 안정성을 향상시키는 저항력 훈련; 안정

성과 힘을 향상시키기 위한 코어와 하지근력 및 지구력 강화 훈련

- ▶ **물리치료 시 주의사항**: 조직 치유 특성 및 적절한 치료 운동 선택과 복용량에 관한 수술 후 일정 고려
- ▶ **물리치료를 방해하는 요인**: 환자가 초기 예방 조치 및 후속 치료 계획을 준수하지 않음; 조기 단계 진행; 조직치료 불량; 사회심리학적 과제(예: 다른 선수의 영향, 재상해에 대한 두려움, 현재 능력에 대한 비현실적인 견해, 물리치료에 대한 사전 경험/지식)

건강 상태의 이해

넙다리뒤근 복합체는 반건양근, 반막양근, 대퇴이두근으로 구성되어 있다. 이 근육들은 좌골결절의 근위부에서 시작되어 경골 중간과 비골 측면의 원위부에서 정지한다. 표 11-1에는 개별 근육의 부착점이 설명되어 있다. 일반적으로 동심성 넙다리뒤근 활성화는 무릎을 구부리거나 고관절 확장에 기여한다. 하지가 고정된 경우(즉, 지면과 접촉), 넙다리뒤근 복합체는 골반을 후방으로 기울이고 엉덩이를 확장하는 것을 도울 수 있다. 무릎이 구부러졌을 때, 넙다리뒤근은 반건양근과 반막양근의 수축으로 인해 내회전하거나, 대퇴이두근의 수축을 통해 외회전할 수 있다. 대퇴이두근의 장구는 고관절 내전에 도움을 준다.

넙다리뒤근 부상의 일차적인 발생기전은 근육이 끝 범위까지 길어질 때 갑작스런 편심 과부하를 초래하는 것이다. 고관절이 최대로 굴곡하고 무릎이 신전했을 때 무릎이 둔화되며, 넙다리뒤근에 상당한 장력이 가해진다. 넙다리뒤근 건의 박리는 모든 넙다리뒤근 부상의 약 8%에서 관찰된다. 넙다리뒤근 박리를 일으키는 가장 일반적인 스포츠는 크로스컨트리 스키, 활강 스키, 수상 스키가 있다. 넙다리뒤근 박리는 미식축구와 단거리 종목에서도 자주 발생한

표 11-1 • 넙다리뒤근의 기시점과 정지점

근육	기시점	정지점	동심성 근수축
대퇴이두근	• 장두: 좌골조면 • 단두: 대퇴조선면, 외측과상선	• 비골두	• 무릎 굴곡 • 대퇴골에서 경골의 외회전 • 고관절 신전
반막양근	• 좌골결절	• 경골과의 내측면	• 무릎 굴곡 • 고관절 신전 • 대퇴골에서 경골의 내회전
반건양근	• 좌골결절	• 경골의 상내부	• 무릎 굴곡 • 고관절 신전 • 대퇴골에서 경골의 내회전

다. 청소년에게서는 좌골조면의 이탈로 인한 골단 박리골절이 자주 나타난다. 골단이 한번 골절되면(25세 전후), 뼈에서 건이 박리되는 증상이 더 쉽게 나타나게 된다.

신장성 수축이 발생할 때, 기울어진 범위가 2cm 이상 후퇴한 경우 외과적 재결합이 권장된다. 근육 강도와 지구력 향상을 경험하고, 높은 환자만족도 점수를 보고하고, 다시 운동할 수 있는 좋은 기회를 가진 완전 건 박리 증상을 가진 사람들은 근육의 힘과 지구력이 향상되는 것을 경험한다. 또한 수술은 이 부상에 따른 만성 통증과 장애발생률을 감소시킨다. 수술로 관리된 286개의 근위 넙다리위근 박리와 비수술적 처리를 진행한 14개의 케이스에서 외과적 수술을 받은 사람의 82%는 부상 이전 수준으로 스포츠에 복귀할 수 있었고, 반면 비수술적 요법으로 관리한 사람은 14%에 불과했다.

넙다리뒤근 박리는 처음에 좌상으로 잘못 진단될 수 있다. 치료사가 환자에게 박리가 발생했을 수 있다고 우려하는 경우, (박리 첫 달 이내) 조기 수술로 좌골신경이 손상될 가능성이 감소하기 때문에 필요한 후속 조치와 이미징을 위해 환자를 정형외과 의사에게 의뢰하는 것이 중요하다. 만성 넙다리뒤근 박리가 발생하면 건에 신경이 부착되는 흉터조직이 형성되어 좌골신경 손상이 생길 수 있다. 물리치료사는 가능한 경우 언제든지 수술보고서를 받아 수행된 특정 절차를 검토하고 관련 조직의 상태를 파악해야 한다. 예를 들어, 정형외과 의사가 수술 중에 좌골신경을 식별하고 좌골신경에서 흉터조직을 제거하기 위해 신경 분석을 수행하는 것이 일반적인 관행이다.

물리치료 환자/고객 관리

넙다리뒤근 박리수술에 따른 재활의 고려사항에는 관련 조직의 현재 상태와 건강, 환자의 기능적 한계, 환경적 요인 및 스포츠별 고려사항이 포함된다. 물리치료사는 치료 조직의 건강을 결정하고 예후를 용이하게 하기 위해 환자의 나이와 동반성, 수술 후 시간, 수술보고서(접착물 또는 흉터조직의 존재에 주목), 후속 영상촬영 및 주관적 환자보고서를 고려한다. 완전한 넙다리뒤근 박리가 있던 11명의 성인을 대상으로 한 코호트 연구에서 9명의 운동 활동 대상자 중 7명은 외과적 수술과 수술 후 물리치료 평균 6개월 후에 스포츠로 돌아왔다. 최근에 Choen 등은 근위 넙다리뒤근 수술을 받은 성인 52명 중 40명은 급성, 12명은 만성이었다고 보고했다. 모든 피험자는 6~8주 사이의 재활 프로토콜에 참여했으며, 여기에는 엉덩이 보호대, 점진적인 체중 조절, 관절가동운동 및 점진적인 등장성 운동이 포함되었다. 스포츠 복귀의 평균 시간은 수술 후 6.6개월이었다. 스포츠 복귀는 넙다리뒤근의 강도, 길이, 특정 시간보다 스포츠별 활동을 포함한 기능적 결과 측정치에 기초해야 한다. 스포츠 복귀는 개인의 넙다리뒤근 기능에 기초하여 이루어짐으로써 재상해의 위험을 줄일 수 있다.

검사, 평가 및 진단

급성 넙다리뒤근 부상은 고통스러우며 일반적으로 후퇴부 허벅지와 엉덩이 부분에 광범위한 멍이 발생한다. 환자들은 완전한 파열 시 종종 건이 파열되는 것을 느끼거나 통증과 허약함을 동반한 "팝" 또는 "펑" 소리를 들었다고 보고했다. 물리치료사는 건이 완전히 분리되었을 때 좌골결절 원위부의 손상을 촉진할 수 있다. 그러나 이것은 심각한 부종이 있는지 발견하기 어려울 수 있다. 물리치료사는 박리가 의심될 경우 신속하게 환자를 정형외과 의사에게 의뢰하여 건의 무결성을 확인하고, 건의 손상이 확인된 경우에는 신속하게 외과로 이송하여 진단받게 해야 한다. 성인의 넙다리뒤근 조직 손상을 진단할 때 MRI는 필수요건이다.

초기 물리치료 평가는 일반적으로 넙다리뒤근 건 근위부 수술 후 7~10일 후에 실시된다. 이때 환자는 여전히 외과의사의 수술 후 프로토콜을 따르고 있을 것이며, 물리치료실을 찾았을 때 보조대를 이용하여 보행 시 보조를 받고 있을 것이다. 이 환자의 경우 정형외과 의사의 물리치료에 대한 권유를 따르지 않았고 그녀 스스로 재활을 관리하기로 결정했다. 그래서 그녀는 수술 후 9개월 동안 지속된 통증과 약화를 해결하기 위해 물리치료사를 찾았다. 그녀는 평가의 비정상적인 시간 때문에 수술 후 예방책이 없었고, 표준 정형외과적 평가가 완료되었다. 평가에는 상세한 주관적 검사, 객관적인 손상 측정(강도, 관절가동범위, 넙다리뒤근 길이, 근육둘레), 기능 한계 및 기능 평가(외발 균형 및 외발 홉 검사)가 포함된다. 넙다리뒤근 박리에 좌골신경이 가깝고 자주 관여하기 때문에 하지의 강도, 감각 반사 등을 포함한 신경학적 검사를 실시해야 한다.

환자의 주관 평가 영역에서는 통증의 빈도와 강도, 지속 정도와 부위, 앉아 있을 수 있는 정도 및 현재 활동 수준과 일상생활 및 종목별 운동 중 통증을 참을 수 있는 정도와 함께 환자의 달성 목표를 확인하여야 한다. 힘 평가에는

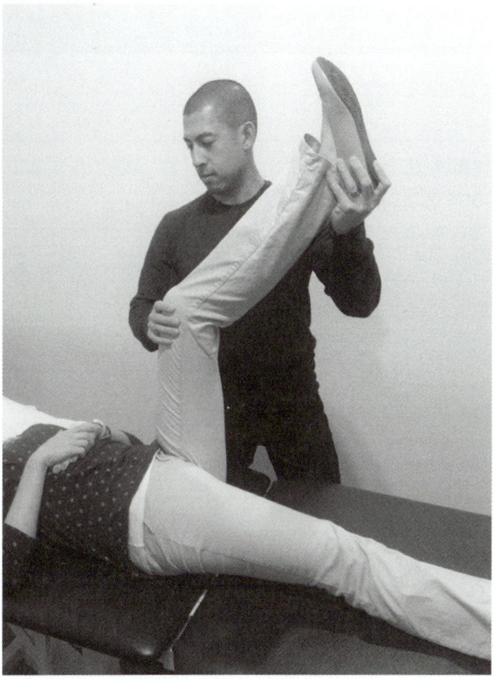

그림 11-1 넙다리뒤근 길이 측정을 위한 90-90 검사법

기능적 움직임 관찰뿐만 아니라 둔부와 무릎 근육의 도수 근력 검사(manual muscle testing, MMT)가 포함된다. 예를 들어, 걸음걸이에서 자세 단계 동안 트렌델렌버그 검사 시, 전방 스텝 다운을 통한 하지 및 요추골반 조절의 결여 및/또는 외발 스쿼트를 사용한 중간 무릎 편차가 기능적 하퇴부, 엉덩이 및 코어 약화를 나타낼 수 있다. 관절가동범위, 강도, 촉진 및 기능 안정성은 부상이 없는 부위와 비교해야 한다. 넙다리뒤근 길이는 90-90 검사(**그림 11-1**)를 통해 확인할 수 있다. 90-90 검사는 환자가 반듯이 누운 상태에서 수행된다. 치료사는 무릎이 완전히 구부러진 상태에서 하지를 90° 고관절 굴곡으로 이동한 다음, 부드러운 끝의 느낌이 감지될 때까지 무릎을 펼 수 있다. 무릎 굴곡 각도가 측정되며 넙다리뒤근의 길이를 나타낸다. 대퇴부의 둘레 측정과 슬와에서 좌골결절까지의 넙다리뒤근 촉진은 양쪽 다리에서 진행되었다. **표 11-2**는

표 11-2 • 물리치료 검사를 통한 확인사항	
환자의 불편감	• 앉아 있기 불편함(10분 이하) • 운동 중 통증
관절가동범위	• 왼쪽 고관절 신전, 내회전 및 외회전 감소 • 왼쪽 넙다리뒤근 길이가 짧아짐
유연성	• 대퇴근막장근의 유연성 감소
근력	• 왼쪽 고관절 외전: 4/5, 왼쪽 무릎 굴곡: 3/5
기능적 동작	• 외발 스쿼트 시에 왼쪽 하지의 내측 붕괴 및 몸통 측면으로 기울기가 증가
촉진	• 왼쪽 좌골결절의 압통

환자에 대한 주관적이고 객관적인 결과를 제시하였다.

스포츠별 활동은 평가되어야 한다. 이 경우, 환자의 일차적인 목표는 통증이 없는 달리기 및 사이클로크로스 경주로 복귀하는 것이기 때문에 달리기 및 사이클링 평가가 적절할 것이다. 처음에 외발 스쿼트 및 외발 홉 검사는 그녀의 하퇴부와 골반의 동적 제어를 평가하기 위해 사용되었다. 외발 홉 검사는 신체 무게 충격 하중의 동적 요추골반 안정성 및 하퇴 운동 제어의 최고 수준을 평가하기 위해 사용되었다. 외발 스쿼트는 사이클 자세와 더 유사한 골반과 하지의 의도적인 미세한 운동 제어 및 균형 전략을 평가하기 위해 사용되었다. 자전거 장착 및 사이클링 평가는 다음 치료 세션 동안 수행되었다(Case 13 참고).

치료 계획과 중재

근위 넙다리뒤근의 수술에 따른 재접합의 주요 목표는 성공적인 치유를 촉진하고 재상해를 예방하는 것이다. 수술 후 재활 프로그램은 주로 외과의사의 선

표 11-3 • 수술 후 재활 과정	
수술 후	**예방책 및 진행사항**
1~10일	• 비중량 운동
10~14일	• 발터치 중량 운동 • 수동 관절가동범위 시작
3주	• 25%의 중량 운동 • 능동 관절가동범위 시작
4주	• 50% 중량 운동 • 붕대 보조대 제거 • 제한된 닫힌사슬 저항성 운동, 코어 강화 운동
5주	• 100% 중량 운동
10주	• 조깅과 종목 맞춤형 트레이닝 시작

호도에 따라 결정된다. 대부분의 정형외과 의사들은 수술 후 4주(고관절 굴곡을 예방하는 고관절 보호대 사용)와 비중량 운동과 수술 4~6주 후 단계적으로 견딜 수 있을 정도의 중량 운동(weightbearing as tolerated, WBAT)을 시행할 수 있다. 저항 훈련의 시작은 일반적으로 수술 6주 후에 시작할 수 있다. **표 11-3**에는 근위 넙다리뒤근 접합 수술 후 기간에 따른 재활 프로그램이 정리되어 있다.

이 환자의 경우 5주 후 비중량 운동에서 중량 운동으로 전환하였고, 6주 후부터는 점차적으로 닫힌사슬운동을 진행하여 넙다리뒤근과 코어 강화 훈련을 시작했고, 10주 후부터는 스포츠 맞춤형 훈련을 시작했다. 그녀는 독자적으로 운동을 계속했다. 수술 후 약 9개월 동안 환자의 주된 불편함은 약화, 통증 그리고 앉아 있는 자세 유지가 어렵다는 것이었다. 치료사는 검사 중 왼쪽 허벅지 결절의 촉진 가능한 뻣뻣함, 왼쪽 무릎 굴곡의 고통스러운 약함, 왼쪽 엉덩이 외전부 및 양쪽 엉덩이 내/외전 관절가동범위 감소, 왼쪽 넙다리뒤근의 유연성 감소, 외발 스쿼트 시 체간 안정성 저하를 주목했다(**표 11-2** 참고). 따라서 물리치료 중재는 통증을 줄이고, 힘과 관절가동범위를 향상시키며, 환자가 달리기 및 사이클로크로스에 완전한 참여로 돌아갈 수 있게 앉아 있는 시간을 늘려갈 수 있도록 설계했다.

평균적으로 사람들은 근위 넙다리뒤근 수술 6개월 후에 스포츠로 복귀할 것으로 기대할 수 있다. 시술자가 수술 후 건의 원래 인장 강도를 회복하지 못하고, 1년이 지나면 최적의 강도에 도달한다는 사실을 깨우치는 것이 중요하다. 11명의 피험자를 대상으로 한 예비 연구에서는 건강한 넙다리뒤근과 비교하여 평균 91% 기능을 회복한 반면, 15명의 피험자를 대상으로 한 다른 회고적 연구는 수술 후 3년 동안 78%의 기능을 회복했다. 스포츠 복귀는 재상해의 위험을 줄이기 위해 넙다리뒤근의 근력, 길이, 종목별 활동을 포함한 기능적인 평가를 기준으로 판단하여야 한다. 프랑스와 벨기에의 남성 프로축구 클럽의 스포츠 의학의사 37명은 넙다리뒤근 부상 후 일반적인 경기 복귀를 판단하기 위한 기준은 다음과 같다. 완전한 통증 완화, 근육의 힘, 선수가 보고한 주관적인 감정, 근육의 유연성 그리고 스포츠별 검사 성과이다. 비록 이 환자가 축구선수는 아니지만, 이전에 논의된 다섯 가지 기준은 치료사가 환자와 그녀의 특정한 목표를 위해 정보에 입각한 결정을 내리도록 안내하는데 도움을 주었다.

넙다리뒤근 접합수술을 받은 환자들이 건병증과 같은 만성 합병증과 연관될 수 있는 심각한 조직 손상으로부터 재활하고 있다는 것을 이해하는 것이 중요하다. 건병증은 움직일 때 통증, 촉진 시 국부적인 긴장감, 건의 부종 및 기능 저하가 특징인 일반적인 임상적 질환이다. MRI 연구에 따르면 근위 넙다리뒤근 수술 후 평균 3년 후에 환자의 25%에서 건병증이 나타났다. 세포 수준의 건병증은 "회복의 실패"로 인한 건 기질의 장애로 인식되는데, 이는 과혈관성, 신경화, 시토카인 농도 증가를 일으킨다. 넙다리뒤근 건병증은 기능적으로 통증, 약화, 앉아 있는 자세 유지의 어려움, 활동 불가, 넙다리뒤근 피로를 나타낼 수 있다. 좌골신경 분포, 특히 엉덩이의 통증, 허벅지 결절에 대한 불편함에 대한 가벼운 보고는 흔하다.

이 경우 환자의 증상은 회복된 건의 건병증에 해당한다. 재활 중에 근육과 건이 편심 부하되면 콜라겐 합성을 증가시키고 콜라겐 발현을 조절할 수 있다. 최적의 콜라겐 합성은 운동 후 2~4일 사이에 발생한다. 축구선수들에게 노르딕 넙다리뒤근 컬 운동은 넙다리뒤근에 초점을 맞추지 않은 다른 운동에 비해 이 부위의 부상위험은 감소하며, 부상재발생률을 70%까지 감소시킨다. 환자는 이 운동을 하기 위해, 발을 고정된 지지대 아래에 놓거나 운동하는 동안 발바닥이 바닥에서 떨어지지 않도록 하며, 무릎을 꿇고 발을 바닥에 단단히 고정시키는 큰 무릎 꿇기 운동으로 시작한다. 머리에서 무릎까지 똑바로 선 자세를 유지하고, 환자는 느리고 통제된 자세로 앞으로 기울어진다(**그림 11-2A**). 환자는 상체를 바닥 쪽으로 낮추어 몸통을 가능한 똑바로 유지하고(**그림 11-2B**), 뻗은 손을 사용하여 시작 위치로 밀고 돌아가면서 바닥과의 충격을 최소화한다. 이 운동 패턴은 원하는 횟수만큼 반복한다.

넙다리뒤근 편심 하중 운동은 건병증을 치료하고 재상해위험을 감소시키는 효과가 큰 것으로 나타났지만, 넙다리뒤근 부상 재활 관련 다른 중재법에 대한 연구가 추가되었다. 급성 넙다리뒤근 좌상을 가진 24명의 선수를 대상으로 한 연구에서 선수들은 각각 정적 스트레칭, 고립적-단계적 넙다리뒤근 저항 운동과 얼음찜질(STST 그룹), 점진적인 민첩성 운동 및 체간 안정화 운동과 얼음찜질(PATS 그룹)로 나누어졌다. 스포츠 복귀 후 2주와 1년 동안 STST 그룹은 PATS 그룹에 비해 훨씬 더 높은 재상해율을 보여서 부상위험 감소에 점진적인 민첩성 운동 및 체간 안정화 운동이 중요하다는 것을 나타냈다. 또한 점진적인 다단계 훈련은 스포츠 복귀를 촉진하고 재발부상을 예방하는 데 효과적인 것으로 밝혀졌다. 그러므로 재활에는 부상 다리의 편심 하중 운동과 요추골반의 제어/고유수용성감각 활성화 및 단계적인 민첩성/플라이오메트릭 운동이 포함되어야 한다. 마지막으로 물리치료사는 스포츠별 움직임과 스포츠 참

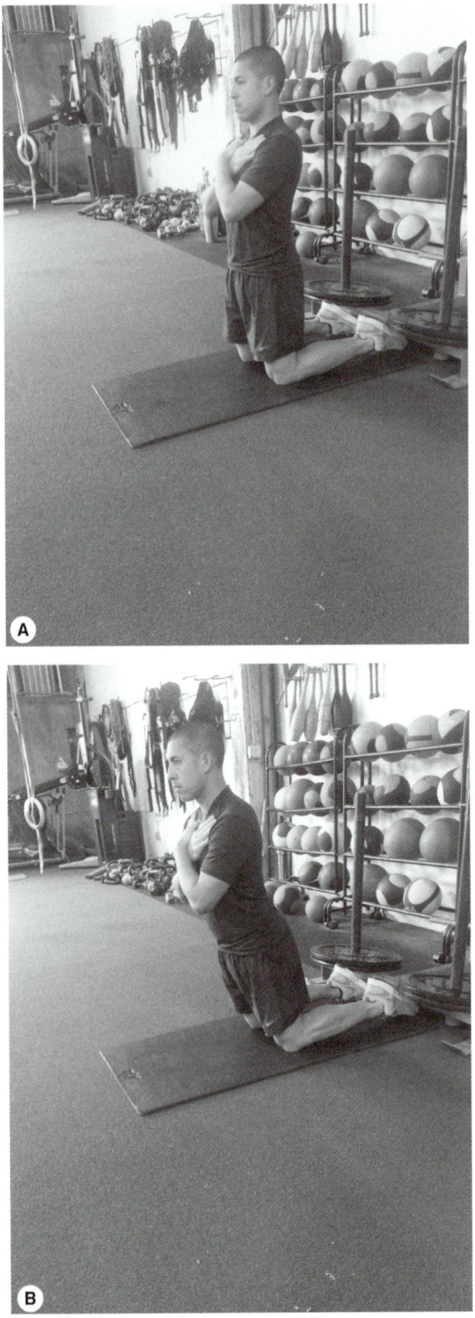

그림 11-2 노르딕 넙다리뒤근 컬 운동. A 시작 자세, B 바닥으로 내려가는 자세

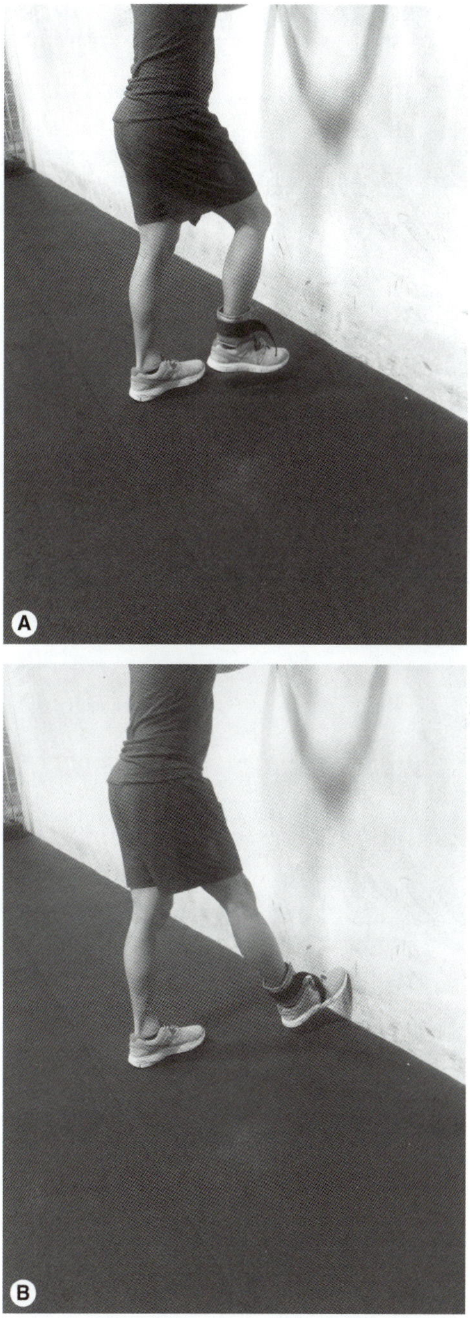

그림 11–3 발목 부하 상태에서 발차기 동작. A 시작 자세, B 끝 자세

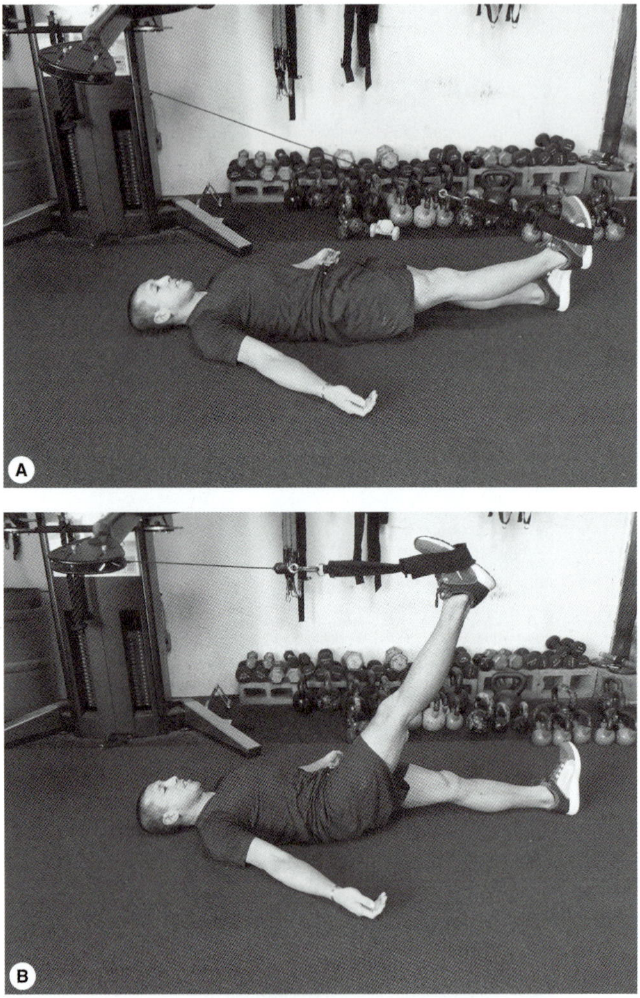

그림 11-4 척추 정렬상태에서 다리 원심성 운동. A 시작 자세, B 끝 자세

여 복귀에 필요한 요구를 통합해야 한다. 이 경우 노르딕 넙다리뒤근 운동, 서서 고관절을 살짝 굽힌 채 발목 부하 상태에서 발차기 동작(그림 11-3), 척추정렬 상태에서 다리 원심성 운동(그림 11-4)과 같은 편심 하중 운동을 진행하였다. 한쪽 다리 운동은 균형과 요추골반 조절을 향상시키기 위해 처방되었다.

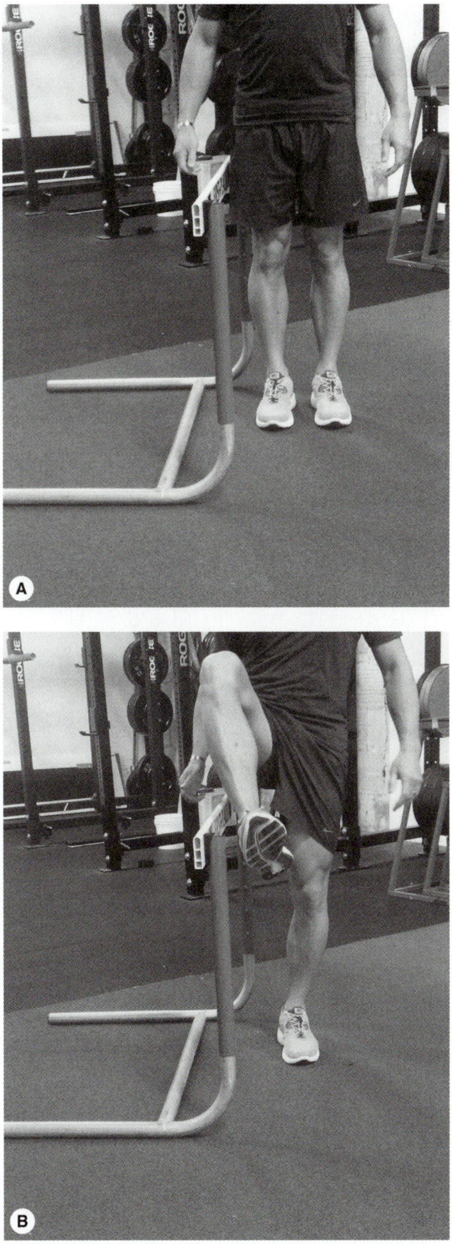

그림 11-5 측면에서 허들넘기 동작. A 시작 자세, B 넘어가기. 초반에는 늑골반의 움직임을 제어하며 천천히 허들을 넘어간다(매 동작 시 허들을 완전히 넘어간다). 요추골반이 적절히 움직이면 자전거를 타고 내리는 것과 같이 속도를 높여준다.

선수가 스포츠로 복귀할 수 있도록 재활 프로그램의 종료 즈음에 측면에서 허들 넘기 동작(**그림 11-5**)과 고속 중량 달리기 프로그램을 추가하였다.

근거 중심 임상적 추천

SORT: 추천 분류의 장점

A 일관된, 양질의 환자 지향적 근거

B 일관되지 않거나 제한된 질적 수준의 환자 지향적 근거

C 동의, 질병 중심의 근거, 일반적인 관행, 전문가의 의견 또는 사례 시리즈

1. 넙다리뒤근 조직 손상 진단을 위해 MRI 촬영은 필수적이다. **A 등급**
2. 물리치료사는 근위 넙다리뒤근 수술 후 건병증을 합병증으로 간주해야 한다. **B 등급**
3. 편심 운동은 콜라겐 합성을 개선하고 후속 부상의 위험을 줄여준다. **B 등급**
4. 넙다리뒤근 건병증 치료에는 넙다리뒤근 편심 하중이 포함되어야 한다. **A 등급**

종합 질문

11.1 건병증치료에 가장 효과적인 치료법은 무엇인가?

A. 초극저온치료법

B. 편심 하중

C. 초음파

D. 수동 연조직 동원

11.2 다음 중 넙다리뒤근 박리에 대한 일반적인 후유증이 아닌 것은?

A. 좌골신경 손상

B. 넙다리뒤근 건병증

C. 앉아 있기 불편함

D. 대퇴사두근 약화

정답

11.1 B. 편심 하중은 넙다리뒤근 건병증을 효과적으로 치료하는 것으로 나타났다. 적절한 강도의 동작은 근건부위에 긍정적인 효과를 나타낸다.

11.2 D. 좌골신경의 관여는 일반적이며, 특히 부상 후 1개월 이내에 수술이 이루어지지 않을 때는 더욱 그러하다. 건병증은 수술이 끝난 3년 후, 환자의 25%에서 나타났다. 앉아 있을 때 불편함은 이 환자의 주요 불편사항이었는데, 넙다리뒤근 박리 후에 흔하게 발생하는 증상이다.

크로스컨트리 러너의 슬개대퇴 통증

Patellofemoral Pain in a Cross-Country Runner

B.J. Lehecka / Robert C. Manske

CASE 12

17세 여고생 크로스컨트리선수가 오른쪽 무릎 앞쪽의 통증으로 인한 평가와 치료를 위해 물리치료를 받고 있다. 그녀는 크로스컨트리 시즌을 준비하던 두 달 전, 정규 달리기를 재개한 후 오른쪽 무릎관절이 부어오르는 등 통증이 심상치 않게 시작되는 것을 알아챘다. 두 달 전, 그녀는 약 6주 동안 일주일에 몇 번씩 일립티컬 트레이너도 운동을 하고 있었지만, 달리기는 하지 않았다. 그녀는 이전에 하지 부상 경험이 없었다. 그녀의 증상은 약 1/4마일을 달린 후에 발생하며, 주행거리가 증가할수록 심해졌다. 숫자평가척도에서는 기준(휴식)에서 1/10로, 최악의 경우 5/10으로 통증등급을 매긴다(2마일 이상의 주행 관련). 며칠 쉬면 통증과 부종이 대부분 없어진다. 이번이 그녀의 첫 공식 물리치료이지만, 증상을 완화하기 위해 비처방전 항염증제 복용과 스트레칭을 지속해왔다. 크로스컨트리 팀이 2주 전에 컨디션 조절 연습을 시작했지만, 그녀는 통증으로 인해 참가할 수 없었다. 그녀의 목표는 가능한 한 빨리 증상 없이 달리기 경기로 돌아가는 것이다. 그녀의 주치의는 달리기를 그만두고 물리치료를 받을 것을 권했다.

- ▶ 건강상태에 따른 활동 제한의 원인이 무엇이라고 예상하는가?
- ▶ 검사의 우선순위는 무엇인가?
- ▶ 물리치료의 가장 적절한 치료법은 무엇인가?

주요 정의

- **슬개대퇴 통증**(patellofemoral pain): 앞무릎에 대한 만성 통증의 가장 흔한 형태 중 하나로, 통증이 서서히 발생함
- **편평족**(pes planus): 발 중앙 종단 아치가 정상보다 낮은 상태로, 평발이라고도 함
- **Q-각**(Q-angle): 대퇴직근, 전하장골극에서 슬개골, 슬개건의 말단에서 슬개골까지의 각도, 대퇴사두근의 힘을 나타냄
- **신체의 연결성**(regional Interdependence): 경골의 근위부 또는 원위부(또는 양쪽 모두)에서 발생하는 기능장애가 무릎의 병리학에 기여할 수 있다는 이론

목표

1. 슬개대퇴 통증을 설명한다.
2. 신체의 연결성을 평가하는 방법을 확인한다.
3. 슬개대퇴 통증을 유발하는 근육 약화에 대해 설명한다.
4. 슬개대퇴 통증을 가진 개인에게 적절한 치료 중재를 선택한다.
5. 하퇴부 기능장애를 대상으로 하는 치료 운동 프로그램을 시행하여 슬개대퇴 통증을 치료한다.

물리치료 시 고려사항

슬개대퇴 통증을 가진 선수 관리를 위한 재활 물리치료 시 고려할 점:

- ▶ **일반적인 물리치료 계획/목표**: 통증 감소; 근육의 유연성 증가; 하복부 근력 향상; 유산소 운동 능력의 손실 방지 및 손실 최소화; 팀과 함께 하는 크로스컨트리 경기 복귀
- ▶ **물리치료 중재**: 기능해부학과 부상병리역학에 관한 환자 교육; 통증을 줄이기 위한 요법과 도수치료; 근육 유연성 운동; 코어의 근지구력 능력을 향상

시키고 고관절 부위의 하지 근력 향상을 저항성 운동; 유산소 운동 프로그램; 보상 패턴을 허용하지 않는 위치에서 환측 하지를 강화하기 위한 가정 운동 프로그램

- **물리치료 시 주의사항**: 활력징후 모니터링; 환자의 기존 상태에 따른 예방 조치 또는 금지사항 해결
- **물리치료를 방해하는 요인**: 끊임없는 통증 또는 부종; 과도한 연조직 손상

건강 상태의 이해

슬개대퇴 통증(patellofemoral pain, PFP)은 활동적인 청소년과 성인에서 가장 흔한 만성 무릎질환 중 하나이다. 슬개대퇴 통증은 달리기 부상 중 최대 17%를 차지하며, 특히 여성 달리기 선수에게서 가장 흔하게 발생한다. 슬개대퇴 통증은 무릎 전체에 압박력을 증가시키는 활동으로, 심화되는 앞쪽 무릎의 통증이다. 슬개대퇴 통증과 관련된 몇 가지 요인에는 종아리정렬, Q각 증가, 하지의 약화, 하퇴부 유연성 감소, 하퇴부 과사용 및 하퇴부 내 근육 불균형이 있다.

슬개골은 대퇴사두근 건 내에 위치한 큰 종자골로 역삼각형 모양이다. 윗부분과 아랫부분이 각각 대퇴사두근과 슬개건에 부착되어 있다. 전방 슬개골은 볼록하고, 후방 표면은 면이라고 불리는 2개의 약간 오목한 영역을 가지고 있다(그림 16-1A 참고). 후면의 표면은 정중부위에서는 대략 6mm 두께의 관절 연골로 덮여있지만, 그 주변을 따라서는 1mm 두께 이하로 좁아진다.

앞무릎의 골격 방패막 역할 외에도 슬개골의 주요 기능은 대퇴사두근 건을 움직이고 모멘트 암을 증가시키는 것이다. 대퇴사두근의 모멘트 암은 슬개골 때문에 무릎 동작 축에서 멀리 떨어져 있다. 길어진 모멘트 암은 무릎관절 중간으로부터 신전 메커니즘의 거리를 증가시켜 무릎 신전을 일으킨다. 이 신전

모멘트 암은 무릎 굴곡의 20~60° 사이에서 가장 큰 대퇴사두근의 힘을 발생시킨다. 이 범위는 가장 많은 양의 슬개대퇴 압박력과 일치한다. 중량이 가해진 채 무릎 굴곡이 증가하면 대퇴골과 경골 사이의 각도가 감소함에 따라 압박력이 증가한다. 후방 슬개골의 접촉력은 몸무게의 0.5~1.5배로, 계단 오르기는 몸무게의 3배, 쪼그려 앉는 경우 몸무게의 8배까지 된다.

여러 연구들이 고관절장애와 슬개대퇴 병리 사이의 관계를 입증했다. Dierks 등은 각 주자가 스스로 선택한 속도로 평균 40분 동안 중거리 달리기 시 슬개대퇴 통증이 있는 주자의 고관절 강도와 고관절 운동학의 관계를 조사했다. 연구자들은 슬개대퇴통증증후군을 가진 선수의 경우, 중거리 달리기 전과 후에 환측 고관절 외전 근육이 일반 선수에 비해 더 약화되어 있음을 확인했다. 보다 최근에 Ferber 등은 슬개대퇴통증증후군을 호소하는 달리기선수에게서 고관절 외전 강도와 정면 평면 무릎 역학의 관계를 조사했다. 슬개대퇴통증증후군이 있는 선수들이 대조군보다 고관절 외전 강도가 현저히 낮다는 것을 입증했다. 더욱이 이 모집단에서 고관절 외전 강도는 무릎 통증, 힘 증가, 보폭 변동성의 정상화를 보였다. 멀티모드 동력계로 등축 둔부 근육 토크 생성을 측정하는 연구에서 슬개대퇴 통증을 가진 여성은 통증이 없는 대조군에 비해 고관절 외전 강도 14%와 고관절 신장 강도 17%를 낮췄다. 이러한 연구와 기타 연구를 통해 고관절 외전근과 신전근이 슬개대퇴 통증과 밀접한 관련이 있다는 것을 확인할 수 있다.

물리치료 환자/고객 관리

슬개대퇴 통증에는 주로 비수술적 치료방법이 적용된다. 물리치료 프로그램에는 하지 강화 및 스트레칭 운동과 도수치료가 포함되어야 한다. 근위 근육 약화 문제를 해결하기 위한 치료적 운동은 슬개대퇴 통증을 효과적으로 감소시킨다. 슬개대퇴통증증후군을 가진 선수를 위한 효과적인 중재안으로 힘 훈련(대퇴사두근과 고관절 외전근)과 스트레칭 운동(대퇴사두근)이 강력하게 지원된다. 테이핑 및 지지대 삽입과 같은 부가적인 치료방법은 약간의 도움이 되지만, 단독으로는 큰 도움이 되지 못한다.

검사, 평가 및 진단

임상 중 중요한 것은 환자의 부상 이력 및 증상에 대한 검토와 무릎의 기능적 움직임(보행 분석 포함), 무릎 관절가동범위 및 둘레 측정, 사지의 힘 측정, 신경학적 촬영과 특수 검사를 포함한다. 임상 검사는 일반적으로 검사 절차를 안내하기 위한 걸음걸이 분석으로 시작한다(일부 임상의는 검사가 끝날 때까지 계속하는 것을 선호한다). 그리고 무릎 및 관절가동범위 측정 관찰, 하지 근력 검사, 신경학적 촬영 등이 이어진다. 치료사는 이 사례에서 걸음걸이 분석 동안 환자가 양쪽에서 경미한 평발을 보여주었지만 다른 편차는 없었다고 언급했다. 환자가 영향을 받는 무릎관절에 부종이 있는지 확인하기 위해, 치료사는 둘레 측정과 부구감 검사를 수행할 수 있다. 둘레는 관절 위치에서 줄자를 사용하여 원주형으로 측정해야 한다. 물리치료사는 환자가 앉아 있는(또는 무릎을 편 채로 누운 자세) 채로 대퇴사두근을 이완시킨 상태에서 부구감 검사를 시작한다. 치료사는 한 손은 무릎에, 두 손을 무릎 가까이에 위치하고, 두 손을 무릎 쪽으로 움직인다. 그다음 슬개골을 관절면 아래 방향으로 밀어주었다가 재빨리 시작 자세로 돌아온다. 이 검사의 양성반응은 슬개골이 원래 위치로 돌아가는 것을 촉진 또는 관찰하는 것으로 판별할 수 있는데, 이는 무릎관절 삼출을 나타낸다. 부구감 검사는 자기공명영상(MRI)에 나타난 삼출에 비해 급성 무릎 통증 환자의 경우 민감도가 83%, 특이도가 49%인 것으로 나타났다. 또한 연구진은 무릎 부종이 의심될 때 수행하는 이 검사는 각각 80%와 45%

의 민감도와 특이도 값을 확인했다. MRI 평가와 비교하여 무릎관절 부종을 감지하는 데 있어 부구감 검사 외 부종이 있다는 환자 보고는 67%의 민감도와 82%의 특수성을 보였다. 현재 환자의 경우, 치료사는 오른쪽 무릎 둘레와 관절선이 왼쪽 무릎과 같으며, 부구감 검사결과, 관절 삼출은 나타나지 않았다.

다음으로 치료사는 운동선수의 무릎 가동범위를 반듯이 누운 상태에서 측정했는데, 이는 대퇴직근의 조임으로 인해 무릎 굴곡 가동범위가 달라질 수 있기 때문이다. 반듯이 누운 자세에서 수동적 무릎 가동범위는 영향을 받지 않은 왼쪽 무릎이 7°−0°−150°(초신장 7° 및 굴곡 150°)이고, 영향을 받는 오른쪽 무릎이 7°−0°−147°인 것과 양면적으로 유사했다. 엎드린 자세에서 무릎 굴곡을 측정할 때 치료사는 환자의 측두 고관절이 자연스럽게 구부러지지 않도록 해야 하며, 이는 촘촘한 후퇴 대퇴골(Ely 양성 검사)을 나타낸다. 현재 환자는 여전히 왼쪽에서 150°의 굴곡을 보였지만 오른쪽에서는 140°의 굴곡만을 보였다. 이는 오른쪽 대퇴직근이 좀 더 타이트한 상태(무릎 최대 굴곡이 10°로 제한됨)를 의미하며, 치료계획에서 대퇴골의 스트레칭이 필요하다는 것을 나타낸다.

다음으로 환자가 앉아 있는 상태에서 슬개골 가동성 검사를 시행한다. 슬개골 가동성 검사결과, 양쪽이 모든 방향(내측, 외측, 상측, 하측)에서 동일하게 움직였다. 오른쪽에는 더 큰 저운동성이 기록되었지만, 중간 기울기의 부족은 양쪽에서 관찰되었다. 예를 들어, 치료사가 왼쪽 종아리뼈의 측면 가장자리를 5° 이상의 중간 기울기로 움직일 수 있는 동안, 오른쪽 종아리뼈는 수평을 지나갈 수 없었다. 슬개골 외측면이 수평면을 넘어선 움직임을 보이지 않는다면, 이는 슬개골에 부착된 심층 외측 지대의 섬유경화를 나타낸다.

치료사는 먼저 개입되지 않은 좌측을 시험하면서 운동선수의 하퇴부 강도를 평가했다. 치료사는 4+/5로 등급이 매겨진 그녀의 고관절 외전근을 제외하고 왼쪽의 고관절과 무릎 근육 대부분을 5/5로 등급을 매겼다. 환자의 오른쪽에는 대퇴사두근, 넙다리뒤근, 고관절 굴곡근, 고관절 내회전근, 고관절 내전근은 5/5로 등급이 매겨졌지만, 고관절 신전근, 고관절 외회전근, 고관절 외전근은 4/5로 등급이 매겨졌다. 도수 근력 검사에서 지적된 강도 결손 외에도 환자는 기능 검사를 하는 동안 운동 제어 능력이 떨어지는 것을 보여주었다. 환자의 외발 수직 점프를 관찰한 결과, 착지 시 상당한 골반 붕괴가 나타났으며, 이는 슬개대퇴 통증의 위험요인으로 제시되었다(**그림 12-1**). Star excursion balance test(SEBT; Case 23 참고) 동안 선수는 왼쪽과 비교하여 오른쪽에서 6cm 짧게 보였으며, 이는 부상의 위험요인으로 나타났다. 게다가 몸통이 오른쪽으로 기울어지는 것에 대한 보상반응으로 SEBT 동안 오른쪽 무릎의 내번이 붕괴됨을 보였다. 이러한 붕괴 및 보상작용은 착지 동작 중 고관절 외전 및 내회전 제어의 불가능과 오른쪽 둔근의 약화를 나타낸다.

마지막으로 감각 및 반사 검사를 포함한 하지의 신경학적 검사가 수행되었

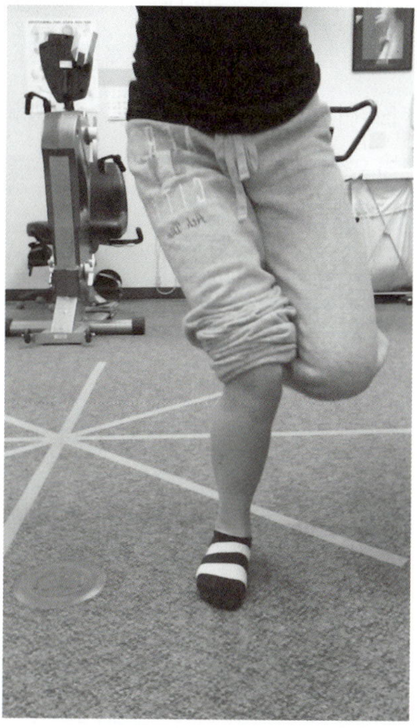

그림 12-1 외발 점프 후 착지 시 무릎 외반의 붕괴

다. 환자는 양쪽에서 가벼운 접촉(면화공으로 검사)과 깊은 접촉(손가락 촉진 검사)에 대한 정상적인 감각을 가지고 있었다. 슬개골 및 아킬레스 심부건 반사율은 정상이고 2/3에서 대칭이었다. 심부건 반사율 검사의 등급은 다음과 같다. 0=증상 없음, 1=저긴장성 반사, 2=정상 반사, 3=고긴장성 반사.

치료 계획과 중재

슬개대퇴 통증을 보이는 젊은 여성 주자를 위한 몇 가지 임상을 기반으로 한 중재법이 있다. 물리치료 중재는 임상 검사 중에 발견된 기능장애를 대상으로 해야 한다. 예를 들어, 현재 환자는 오른쪽 둔근(신전근, 외회전근, 외전근), 오른쪽 대퇴슬개관절의 저운동성(슬개골 중앙의 기울어짐 부족), 운동 조절 결손(착지 시 오른쪽 무릎뼈 붕괴), 오른쪽 대퇴직근의 강직(Ely 검사를 통해 측정한 조임 10°)에서 약화를 보였다. 따라서 중재는 환자의 상태를 객관적으로 측정하고, 점점 더 까다로워지는 프로그램과 규정된 활동에 대한 환자의 허용 오차를 일관되게 하는 것을 목표로 삼아야 한다. 치료사는 환자에게 통증이 없는 운동을 하도록 지도하고 무릎이 붓는 행동을 피하도록 조언해야 한다. 치료사는 처방된 활동이 증상을 재현하고 무릎 둘레가 붓는 것을 관찰하는지 정기적으로 물어봐야 하며, 이는 운동 진행이 너무 과격했음을 나타낼 수 있다.

재활 초기 단계 동안 등척성 강화와 스트레칭은 환자가 영향을 받는 다리의 골반 붕괴 없이 외발 운동을 수행할 수 없는 경우에 가장 적절하다. 고관절 신전, 고관절 외회전 및 고관절 외전 운동을 위한 등척성 운동은 정적 반듯이 누운 다리, 고관절 외전을 위한 착석 상태에서의 발꿈치 압착 및 벽에 대한 고관절 외전술의 형태로 규정되었으며 각 반복은 3초 동안 수행되었다. 치료사는 이러한 운동을 강화와 지구력을 증진시키기 위해 하루에 두 번 피로에 맞게 하도록 처방했다. 또한 환자는 엎드리기 쉬운 대퇴사두근 스트레칭(30초 홀드, 3

회 반복, 하루 3회)과 중간 종아리 기울기를 사용하여 종아리 이동성의 결함을 해결하도록 지시받았다. 환자는 오른쪽 무릎은 굽힌 채 앉아서 슬개골을 내측으로 기울였다. 이때 엄지손가락을 슬개골의 중앙면에 두고 나머지 손가락으로는 슬개골의 후면부 아래에서 전방으로 30초 정도 힘을 가하여 유지하는 동작을 수행했다. 그녀는 이 동작을 세 번씩, 하루에 세 번 하도록 지시받았다.

재활의 두 번째 단계는 고관절 강화로 발전했고, 대퇴사두근 스트레칭과 슬개골 가동술을 계속 시행했다. 브릿지 동작의 마지막 자세에서 등척성 자세를 유지하는 것을 등장성 브릿지 동작으로 변경하여 중둔근의 단축성, 신장성 수축을 향상시키고자 했다. 처음에는 양발로 시작하며, 동작의 흐트러짐이 없고 통증이 없이 15회 반복하여 2세트를 수행할 수 있을 때 한 발(한쪽 무릎을 뻗은 채)로 이루어졌다. 등척성 고관절 외회전은 서 있는 동작에서의 고관절 외회전 향상을 위해 추가했다. 이 운동을 위해 환자는 오른쪽 무릎을 구부린 채 왼쪽 다리에 서서 다리를 구르는 의자에 올려놓았다. 그녀는 오른쪽 하퇴부와 발을 중앙으로 움직여 오른쪽 둔부를 바깥으로 회전시키라는 지시를 받았다. 무릎 높이에서 오른쪽 발목까지 환자의 오른쪽 벽걸이에서 탄력 있는 튜브를 반복하여 저항을 가했다. 이 연습은 15회 반복 2세트로 수행되었으며, 허용되는 탄성 튜빙을 점진적으로 강화하였다. 고관절 외전을 위한 강화 운동은 측면 고관절 외전 자세(피로에 반복적으로 수행됨)와 서 있는 고관절 상승으로 진행되었다. 치료사는 고관절을 올리기 위해 환자에게 약한 오른쪽 하퇴부에 서서 왼쪽 고관절을 "올리도록" 지시했다. 후자의 두 운동은 고관절 근육 활동을 유도할 뿐만 아니라 무릎이 완전히 늘어난 상태에서 수행되기 때문에 슬개대퇴관절의 스트레스를 최소화한다.

환자가 증상의 악화나 보상 패턴의 증명 없이 더 높은 수준의 운동을 수행할 수 있을 때, 물리치료사는 이전의 운동을 외발 운동으로 대체했다. 외발 스쿼트, 외발 데드리프트, 저항밴드를 외측에 착용한 채 걷기를 추가하여 중둔근과 대둔근을 최대 활성시키고자 했다. 이러한 운동은 환자가 관절 염증을 예방하기 위해 증상 악화 없이 올바르게 수행할 수 있는 경우에만 수행해야 한다.

도수 근력 검사에서 환자의 오른쪽 고관절 힘이 5/5로 증가했고, 대퇴직근과 종아리 운동성이 영향을 받지 않는 측면에 맞게 회복된 후, 치료사는 그녀를 스포츠별 활동으로 발전시켰다. 수직면, 시상면, 관상면에서의 홉 점프는 증가된 하중에 대한 환자의 내성을 향상시키기 위해 양발 홉 점프에서 외발 홉 점프로 진행되어 몇 주 동안 수행되었다(Case 15 참고). 그녀의 착지 패턴을 재훈련시키고 슬개대퇴관절의 스트레스를 최소화하기 위해 무릎 외번을 제한하며 발가락으로 착지하는 방법을 안내했다.

약 8번의 치료과정(6주 동안 1~2회)과 통증 없는 운동 후에, 환자는 느린 조깅 진행에 대한 교육을 받았고 트레드밀에서 여러 번의 재훈련을 받았다. 선호하는 스텝 속도의 110%로 스텝 레이트(케이던스)를 증가시키면 주로 입각기에 무릎이 더 확장된 자세에 놓임으로써 슬개골의 슬개대퇴관절력이 14% 감소한다는 것이 밝혀졌다. 환자의 초기 선호 단계 속도는 분당 150보였으며, 잠재적으로 신체의 전방 관상면에서 발꿈치가 많이 부딪힐 수 있다. 따라서 환자는 (메트로놈의 도움으로) 1분에 165 걸음까지 케이던스를 높이도록 지시받았고, 원래의 전방 착지 패턴(**그림 12-2**) 대신에 고관절 아래의 관상면에서 발꿈치를 부딪치도록 교정받았다. 치료사는 "슬개골을 앞으로 향하게 하세요."와 "둔근에 힘을 주세요." 같은 단서를 제공했는데, 이러한 단서들 또한 슬개대퇴통증증후근을 통해 달리기 역학을 향상시키고, 피실험자들의 고통을 줄이는 데 도움이 되는 것으로 나타났기 때문이다. 치료사는 미러 보행 재훈련을 2회 세션에 통합했는데, 이는 슬개대퇴통증증후근을 통해 여성 달리기선수의 통증을 줄이고 역학을 향상시킬 수 있기 때문이다.

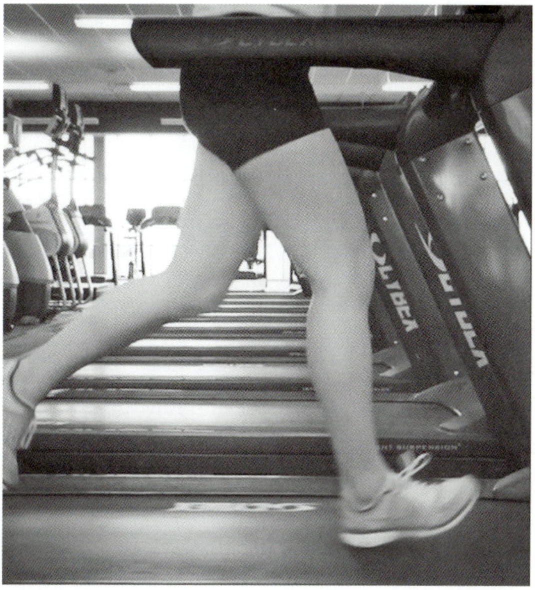

그림 12-2 오른쪽 무릎 앞쪽에 통증이 있는 선수가 러닝머신 위를 달리는 동작으로, 오른쪽 발뒤꿈치가 엉덩이 앞쪽에서 크게 부딪치는 것을 볼 수 있다. 이것은 무릎의 굴곡을 증가시켜 슬개대퇴 관절에 충격을 가한다.

근거 중심 임상적 추천

SORT: 추천 분류의 장점

A 일관된, 양질의 환자 지향적 근거

B 일관되지 않거나 제한된 질적 수준의 환자 지향적 근거

C 동의, 질병 중심의 근거, 일반적인 관행, 전문가의 의견 또는 사례 시리즈

1. 슬개대퇴 통증을 가진 사람을 위한 재활 프로그램에 고관절 강화 운동을 포함하면 무릎 통증이 감소하고 힘이 증가한다. **B 등급**
2. 슬개대퇴통증증후군 환자는 측두근 고관절에서 근육의 약함을 나타낸다. **B 등급**

3. 무릎관절 부종에 대한 환자 보고와 슬개골 부구감 검사를 통해 치료사가 중간 정도의 특수성으로 무릎관절 부종의 유무를 감지할 수 있다. **B 등급**

종합 질문

12.1 환자의 외발 스쿼트 및 수직 점프를 검사하는 동안 치료사는 무릎에서 상당한 대퇴골 내회전 및 골반 붕괴를 관찰했다. 어떤 운동이 해당 근육 그룹을 다루는데 가장 적합한가?

A. 직거상 및 걷기

B. 저항밴드를 이용한 고관절 내회전, 외전

C. 옆으로 누운 채 고관절 외전 및 측면에 밴드를 두고 걷기

D. 레그 프레스 및 넙다리뒤근 컬

12.2 슬개대퇴 통증 환자의 달리기 패턴을 분석한 결과, 발꿈치가 관상면에서 전방을 향하며 분당 145케이던스를 기록했다. 재교육에 가장 적합한 신호는 무엇인가?

A. 러닝 케이던스를 분당 160보까지 늘린다.

B. 러닝 케이던스를 분당 145보로 유지한다.

C. 러닝 케이던스를 분당 140보 줄인다.

D. 러닝 케이던스를 분당 185보까지 늘린다.

정답

12.1 C. 착지 시 대퇴골 내회전과 골반 붕괴는 특히 고관절 외전근의 약화를 나타낸다. 고관절 신전근과 외회전근의 도수 근력 검사도 결손을 탐지할 수 있다. 측면 고관절 외전은 육상선수 그룹에서 중둔근을 비교적 높은 수준으로 활성화시키는 것으로 나타났다. 측면에 밴드를 두고 걷는 동작 또한 중둔근을 높은 수준으로 활성화시켰다. 만

약 발 주위에 탄성 저항이 사용된다면, 이 운동은 대둔근을 크게 활성화시킬 수 있다. 직거상은 주로 대퇴사두근과 둔부 굴곡(A)을 사용한다. 레그 프레스 및 넙다리뒤근 컬은 주로 대퇴사두근과 넙다리뒤근(D)을 활성화한다.

12.2 A. 러닝 케이던스의 미묘한 증가(5~10%)는 달리기 중 무릎과 엉덩관절의 하중을 상당히 감소시키며, 따라서 슬개대퇴 통증과 같은 일반적인 러닝 관련 부상을 줄이는 데 효과적일 수 있다. 러닝 케이던스를 10%(D) 이상 증가시키면 대사 시스템에 너무 많은 수요가 발생할 수 있으며, 환자가 선호하는 리듬에서 너무 급격한 변화를 보일 수 있다.

사이클선수의 슬개대퇴 통증

Patellofemoral Pain in the Cyclist

Christine Panagos / Emily Ohlin

CASE 13

32세의 남성 사이클선수는 봄 사이클 시즌의 지난 3개월 동안 오른쪽 무릎의 통증이 점차적으로 악화되어 정형외과 의사를 찾아 상담을 받았다. 무릎 엑스레이 검사결과 이상은 없었고, 정형외과 의사는 물리치료를 권했다. 환자는 클리닉에서 겨울에는 일주일 평균 150마일, 봄과 가을에는 일주일에 250마일 이상 자전거를 탄다고 말한다. 그는 CAT 3레벨의 로드레이서이다. 그는 고교시절 농구부에서 오른쪽 무릎 통증의 부상 이력을 보고했다. 2년 전 좌측 쇄골골절과 13개월 전 오른쪽 경골과 비골 원위 골절로 인해 개방정복술 및 내고정술(ORIF)을 받았다. 환자는 현재 무릎 증상이 약 35마일을 사이클링한 후 악화되고, 안장에서 페달을 밟으면 호전된다고 보고한다. 그는 계단을 내려갈 때도 무릎 통증을 호소하지만, 같은 날이나 전날 자전거 타기가 선행될 때만 무릎 통증을 호소한다. 자전거 안장 높이를 조절해도 증상은 나아지지 않았다.

- ▶ 환자의 부상 이력과 현재 상태를 봤을 때, 어떠한 비정상적인 움직임 패턴이 슬개대퇴 증상에 영향을 미치는가?
- ▶ 가장 적합한 검사는 무엇인가?
- ▶ 어떤 장애를 발견할 것으로 예상하는가?
- ▶ 물리치료의 효과를 제한할 수 있는 합병증은 무엇인가?
- ▶ 물리치료의 가장 적절한 치료법은 무엇인가?

주요 정의

- **자전거의 구조**(anatomy of a bike): **그림 13-1**
- **케이던스**(cadence): 분당 페달 회전 수
- **3단계 로드레이서**(cat 3 road racer): CAT(범주의 약어)는 경쟁적 성공의 수준을 평가하기 위해 아마추어 및 프로 사이클선수에게 할당된 레벨로, CAT 5는 초급 레벨, CAT 1은 엘리트 레벨을 말함. 사이클선수는 다음 상위 레벨로 진출하기 전에 10개 이상의 레이스에서 상위권 순위에 들어야 함
- **클릿페달**(clipless pedals): 페달 상단에 있는 사이클링 슈 클립 밑창에 클리트가 있는 슈즈 및 페달 시스템. 시스템마다 클리트 페달 인터페이스에서 사용할 수 있는 내부 및 외부 회전의 양인 “플로트”의 정도가 다름
- **동적 안정기**(dynamic stabilizers): 활동적인 근육 수축에 의해 만들어진 관절 안정성
- **핸들바 리치**(handlebar reach): 안장의 전면 끝에서 핸들 바 중심까지의 거리(**그림 13-1**)
- **사이클선수의 인심**(inseam of the cyclist): 자전거를 타는 사람이 맨발로 서 있을 때 바닥에서 가랑이까지 측정
- **최대자율수축**(maximum voluntary contraction, MVC): 검사 중 근육 생성 및 유지할 수 있는 최대 장력(단기간)
- **페달 스트로크**(pedal stroke): 시상면을 통해 360° 페달의 완전한 회전
- **신체의 연결성**(egional interdependence): 신체부위의 근위부 또는 원위부가 해당 특정 구조 내 또는 그 주위에 통증을 일으킬 수 있다는 개념
- **안장**(addle): 자전거의 좌석
- **안장 높이**(seat height): 크랭크 중심에서 안장 상단까지의 거리(**그림 13-1**)
- **정적 안정기**(static stabilizers): 안정성을 제공하는 관절 내부 및 주변 수동 구조(예: 인대, 관절낭, 반월판, 골격 결속)
- **스템 라이즈**(stem rise): 헤드 튜브 상단과 핸들 바 그립 영역 상단 사이의 각도(**그림 13-1**)
- **트레이너**(trainer): 자전거를 제자리에 고정시키고 자전거를 타는 사람이 정지해 있는 동안 자전거 페달을 밟을 수 있는 장치

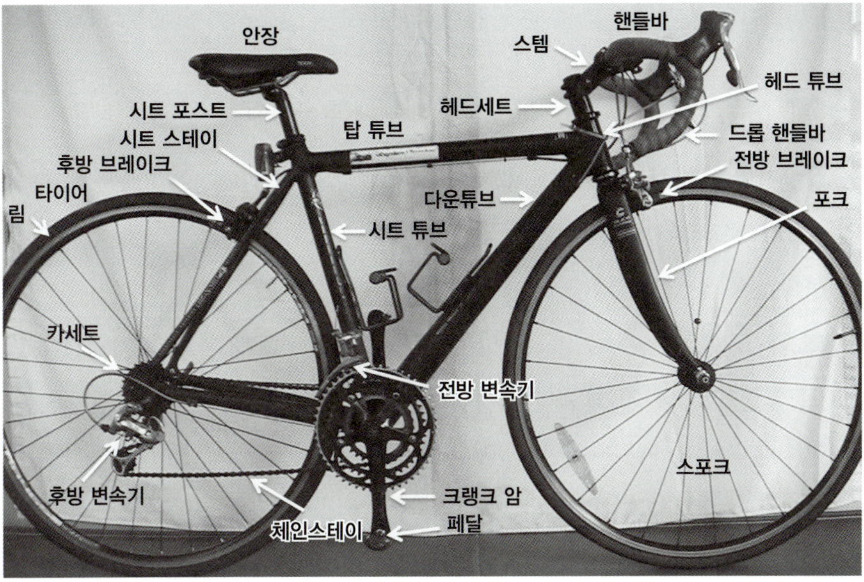

그림 13-1 자전거의 구조

목표

1. 슬개대퇴통증증후군을 설명한다.
2. 사이클선수에게만 해당되는 하지 판별검사법을 설명한다.
3. 사이클선수의 하지 부상요인을 파악한다.
4. 안장, 클리트 위치 및 부적절한 페달 메커니즘이 사이클선수의 슬개대퇴통증증후군에 어떠한 영향을 줄 수 있는지 확인한다.
5. 자전거 장착 및 페달 동작 분석을 위한 주요 요인을 식별한다.
6. 무릎의 근위부 및/또는 원위부의 잠재적 요인을 파악하여 무릎 통증을 줄이기 위한 적절한 치료방법을 처방한다.

물리치료 시 고려사항

슬개대퇴 무릎 통증이 나타나는 사이클선수 재활 물리치료 시 고려할 점:

- **일반적인 물리치료 계획/목표**: 통증 감소; 양쪽 끝단 대칭이 가능하도록 페달 스트로크 개선; 정상 발목 및 고관절 가동범위 복원; 정면 및 횡단면 둔부의 근위 안정성 증가; 심혈관 조절 손실 방지 또는 최소화
- **물리치료 중재**: 요추골반 및 고관절 안정과 부상병리 관련 환자 교육; 발목, 무릎 및 고관절 가동범위 정상화를 위한 도수치료 및 스트레칭; 힘, 균형 및 지구력 향상을 위한 저항 운동; 관절 및 근육 조절을 촉진하기 위한 신경근육 재교육; 사이클선수에서 발생하는 건강 문제 해소를 위한 자전거 비탑승 훈련의 중요성 교육; 자전거 장착 및 페달 동작 분석
- **물리치료 시 주의사항**: 부적절한 사이클링 기법을 강화하지 않도록 현재 움직임 패턴의 면밀한 모니터링; 활력징후 모니터링; 환자의 기존 상태에 따른 예방 조치 또는 금지사항 해결
- **물리치료를 방해하는 요인**: 증상이 가라앉을 때까지 자전거 탑승 제한에 대한 이해 부족; 이전 부상으로 인한 영구적 손상 가능성; 자전거 개조에 대한 제안 또는 마모된 장비를 적시에 교체할 수 없음

건강 상태의 이해

슬개골은 대퇴사두근 건 내에 위치한 종자골로, 슬개골의 1차적 생체역학 기능은 무릎 회전 시 관절 축에서 대퇴사두근 건의 길이를 증가시켜 대퇴사두근의 움직임을 기계적으로 보조하는 것이다. 이를 통해 대퇴사두근은 무릎을 굽히고 펴는 동안 과도한 힘을 발생시킨다. 슬개골 하면은 4~7mm 두께의 관절 연골로 덮여있는데 외측으로 갈수록 두꺼워져 슬개골이 활차구에 위치하도록

돕는다. 슬개골 하면은 중간면과 측면으로 구분되어 경골의 활차구 표면의 오목한 면과 닿는다(**그림 16-1** 참고). 이 윤활관절 접합부의 안정성은 무릎의 정적 및 동적 안정기와 엉덩이, 발 및 발목에 제공되는 동적 안정기 사이의 적절한 균형에 따라 결정된다. 슬개골의 정적 정렬 위치는 대퇴구 깊이와 외측 대퇴골과 벽의 높이, 슬개골 모양과 외측 인대의 긴장도에 따라 달라진다. 동작 중에 대퇴사두근 복합체는 슬개골의 위치에 영향을 미친다. 일반적으로 무릎이 20° 구부러질 때 슬개골은 대퇴골과의 중앙과 외측 사이에 위치한다.

슬개대퇴 통증은 정적/동적 안정기 활차구 내의 슬개골 정렬이 무너지며 전방 무릎에 통증으로 나타난다. 슬개대퇴 통증은 종종 계단 오르기, 계단 내려오기, 점프 동작, 오랫동안 앉아 있기 등과 같은 압축력을 증가시키는 활동 중에 발생한다. 대퇴사두근은 무릎 굴곡의 20°와 60° 사이에서 가장 큰 힘을 낼 수 있다. 이 가동범위로 인해 최대 슬개대퇴골 압축력이 발생한다.

사이클과 관련된 무릎 통증은 전문 사이클 선수에게서 흔하게 발생하는 부상으로, 훈련 시간에 영향을 준다. 페달 동작은 주로 시상면에서 발생하며 일반적으로 비중량 운동으로 간주된다. 전문 사이클선수는 길고 평평한 지형에서 분당 평균 90~100회 회전(RPM)으로, 시간당 최대 6,000회 회전까지 수행한다. 심지어 경쟁력 있는 아마추어 사이클선수도 하루에 2~6시간을 자전거 훈련에 쓸 수 있다. 사이클링은 그 자체로 역동적인 활동이지만, 고관절과 무릎, 발목의 관절가동범위가 제한된다. 무릎에서 완전히 회전하려면 약 25~112°가 필요하다. 이 가동범위는 대퇴사두근에서 가장 많은 양의 힘을 생성하는 범위에 해당한다. 스포츠의 반복적 성격과 선수들이 훈련이나 경기에 보내는 시간 때문에, 과사용 사이클 부상은 아마추어 및 레크리에이션 인구에서 점점 더 많이 발생하고 있다.

물리치료 환자/고객 관리

자전거 매장의 "자전거 장착 전문가"는 다양한 수준의 전문지식을 제공하며 일반 지침을 활용하여 승차자의 편안함을 향상시키고 부상위험을 최소화한다. 그러나 자전거 장착 훈련을 받은 스포츠 물리치료사는 자전거와 자전거 타는 사람 모두를 다룰 수 있는 전문지식을 가지고 있다. 슬개대퇴 통증을 보이는 사이클선수를 평가할 때 자전거 탑승/미탑승 시를 모두 평가하는 것이 중요하다. 자전거에는 주행 자세에 적절히 적응할 수 있는 표준 관절가동범위가 있다. 전방 굴곡 위치에서 엉덩이의 평균 굴곡 각도는 약 133°이다. 최대 무릎 굴곡은 112°이고 최대 발등 굽힘은 13°인 것으로 나타났다. 또한 무릎은 엉덩이, 발, 발목에 의해 근위부 및 원위부에 영향을 받는다. 이 국부적 신체의 연결성이란 신체의 한 영역에 국한된 증상이 신체에 영향을 받는 영역으로부터 근접하게 또는 멀리 떨어진 운동, 힘 및 신경근육 제어 결손에 의해 영향을 받을 수 있음을 의미한다. 따라서 물리치료사는 관절가동범위와 엉덩이, 발목, 발, 종아리 추적 패턴 그리고 슬개대퇴 통증을 호소하는 사이클선수의 시상면 바깥쪽에 있는 과도한 하퇴부 운동 패턴도 평가해야 한다. 슬개대퇴 통증은 장시간 사이클 훈련을 위한 부적절한 준비과정, 장비 결함, 기술 부족, 부적절한 훈련과 과사용으로 인해 발생할 수 있다. 만성 전방 무릎 통증의 예방은 자전거의 장착과 사이클선수의 자전거 탑승 자세의 정렬, 적절한 장비의 사용과 페달 동작, 적절한 훈련과 같은 치료적 중재법을 적용하는 것에 초첨을 맞추는 것이 중요하다. 가장 효과적인 슬개대퇴 통증 관리에는 환자 교육, 하지 정렬 교정, 활동 수정, 휴식 및 치료적 운동 진행을 포함한다. 대조적으로 초음파, 교차 마찰 마사지, 이온영동치료법, 스테로이드 주사 및 비스테로이드 항염증제 복용의 효과는 입증된 바가 없다.

검사, 평가 및 진단

정기적으로 사이클 훈련을 하는 환자를 대상으로 한 치료사의 주요 검진목표는 무릎 통증에 영향을 미치는 자전거 탑승/비탑승 시의 장애를 확인하는 것이다. 환자의 주된 목표는 통증이 없는 사이클링으로 돌아가는 것이다.

먼저 자전거 비탑승 검사를 시작한다. 첫째, 물리치료사는 안정성과 이동성 모두에서 기능장애를 평가하기 위해 하지 움직임 검사를 한다. 자전거 밖 평가는 양발 스쿼트를 관찰하는 것으로 시작한다. 이 경우 사이클선수는 양발 스쿼트(즉, 엉덩이의 후방 움직임으로 스쿼트 시작)를 가진 적절한 힙 힌지를 보여주었지만, 왼쪽으로 골반 측면이 이동하였다(**그림 13-2**). 그다음, 외발 스쿼트를 수행하여 각 하지를 격리된 상태로 관찰한다. 환자는 정면 및 횡면에서

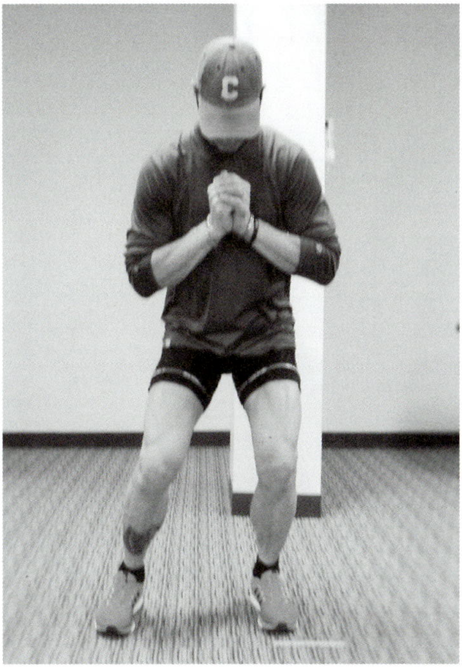

그림 13-2 양발 스쿼트. 왼쪽 골반이 외측으로 열리고 오른쪽 무릎의 외번을 확인할 수 있다.

잘 정렬되었고, 적절한 힙 힌지, 발 위에서 경골의 전면 이동, 왼발 외발 스쿼트 시에 균형을 보였다. 그러나 오른발 외발 스쿼트 시 환자는 골반의 우측 횡방향 이동, 무릎의 골반 붕괴(**그림 13-3A**), 제한된 힙 힌지, 발 위 경골의 전방 이동 없음 및 균형 상실(**그림 13-3B**)을 보였다. 균형을 잡기 위해 상지를 사용한 두 번째 시도에서, 오른쪽 외발 스쿼트 동작에서는 큰 변화가 없었다. 다음으로 정적 외발 서기 균형을 평가한다. 환자는 왼쪽에서 30초, 오른쪽에서 8초 동안 외발 서기 균형을 유지할 수 있었다. 오른다리 외발 서기 자세를 관찰한 결과, 발의 과도한 회내, 무릎 외번의 붕괴, 측면 골반의 관상면으로 이동과 몸통 흔들림이 나타났다. 다음으로 닫힌사슬 발등 굽힘 가동범위는 무릎과 둔부에서 운동사슬은 더 위로 보상하기 때문에 닫힌사슬 발등 굽힘을 측정해

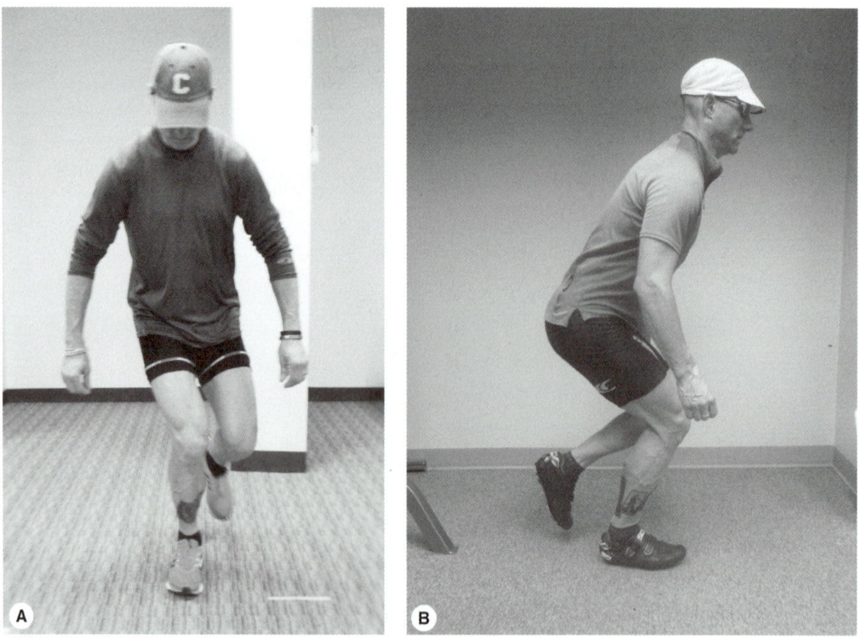

그림 13-3 외발 스쿼트. A 전면 사진: 왼쪽 골반이 외측으로 열리고 오른쪽 무릎의 외번 붕괴를 확인할 수 있다. B 측면 사진: 엉덩이의 움직임과 발 위 경골의 전방 움직임이 감소한 것을 확인할 수 있다.

야 한다(**그림 13-4**). 닫힌사슬 발등 굽힘을 측정하기 위해, 환자는 벽에서 8cm 떨어진 곳에 발가락을 놓으면서 벽 쪽을 향하도록 요청 받았다. 그다음 무릎이 벽에 닿을 때까지 무릎을 벽 쪽으로 움직여 왼쪽 발목의 발등 굽힘 동작을 하게 지시받았다. 그는 발꿈치와 바닥과의 접촉을 유지하고 시상면 밖에서 하체가 움직이는 것을 피하도록 단련되었다. 오른쪽에서도 같은 동작을 반복하였다. 환자는 벽에서 겨우 3cm 떨어진 곳에서 발가락으로 적절하게 수행할 수 있었고, 이는 오른쪽 발목의 닫힌사슬 등 굴곡의 손실을 나타낸다. **표 13-1**에 환자의 손상 수준 측정값이 나와 있다.

검사 결과 오른쪽 발목의 수동 굴곡의 감소(열림과 닫힌사슬 자세에서), 오른쪽 발목 근력 감소(족관절 배측굴근, 족관절 저측굴근, 내번근, 외번근 도수

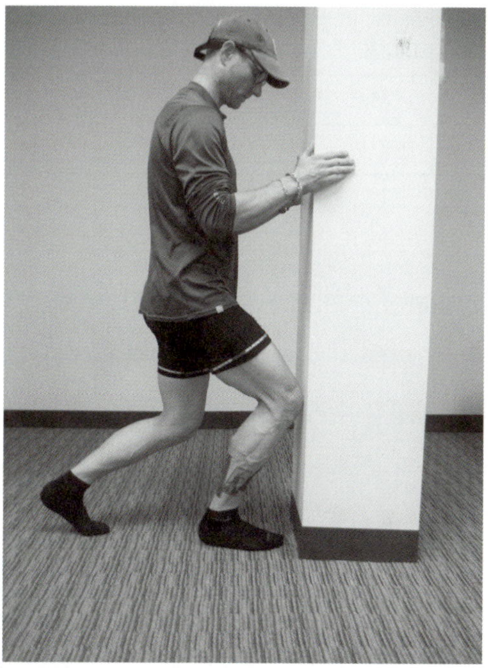

그림 13-4 닫힌사슬 발등 굽힘 동작. 발을 벽에서 3cm의 위치에 놓고 발목이 바닥에서 들리지 않는 상태로 무릎을 벽으로 댄다. 닫힌사슬 발등 굽힘 동작의 손실을 나타낸다.

표 13-1 • 환자의 관절가동범위와 도수 근력 검사 결과

	수동 관절가동범위/능동 관절가동범위		근력	
	왼쪽	오른쪽	왼쪽	오른쪽
고관절 굴곡	130°/125°	130°/125°	5/5	5/5
고관절 신전	30°/20°	30°/20°	5/5	4−/5
고관절 외전	45°/40°	45°/40°	5/5	4−/5
고관절 외회전	45°/35°	40°/30°	5/5	4−/5
고관절 내회전	25°/20°	30°/25°	5/5	4−/5
무릎 수동 관절가동범위	0°−140°	3°−0°−142°	−	−
무릎 신전	−	−	5/5	5/5
무릎 굴곡	−	−	5/5	5/5
발목 발등 굽힘	14°/10°	6°/4°	5/5	3−/5
발목 발바닥 굽힘	60°/60°	48°/48°	5/5	3−/5
발목 내번	30°/30°	16°/16°	5/5	2+/5
발목 외번	14°/14°	8°/8°	5/5	3−/5
하지 직거상 검사	75°/75°	80°/80°	−	−

근력 검사), 오른쪽 고관절 근력 감소(고관절 신전근, 외전근, 내/외회전근 도수 근력 검사), 외발 스쿼트 시 기능적 결함과 오른쪽 하지의 불균형(외발 자세에서 22초 미만)을 확인할 수 있었다. 양쪽 무릎의 가동범위는 동일했고, 대퇴사두근과 넙다리뒤근의 근력은 정상이었으며, 증상을 보이는 오른쪽 무릎에 어떠한 객관적인 소견이 없음을 확인하였다. 이러한 누적 목표 결과는 국부적 상호의존성 개념과 무릎의 근위부 및 원위부 구조의 결손이 슬개대퇴통증증후군에 영향을 미칠 수 있음을 Power 등의 연구에서 확인하였다. 제한된 발바닥쪽 굽힘과 앞무릎 통증 사이에 강한 상관관계가 발견되었다. 운동사슬을 따라가보면, 관상면에서의 움직임에 대한 움직임을 분리하여 외발 스쿼트를 올바

르게 수행할 수 없다는 것은 기능적 고관절 외전근의 약화를 의미한다.

자전거 비탑승 평가는 치료사가 자전거에 탄 환자를 평가할 때 페달 동작의 생체역학에 대한 통찰력을 제공한다. 환자의 자전거를 철저히 검사하면 탑승자의 페달 동작에 대한 중요한 정보를 제공할 수 있다. 먼저, 치료사는 자전거가 트레이너에 수평으로 장착되었는지 확인해야 한다. 안장은 평평해야 한다. 안장의 한쪽이 다른 쪽보다 더 마모된 경우, 페달 동작 중 골반 이동을 나타낼 수 있다. 안장은 탑승자의 좌골결절과 치골을 지지해야 하지만, 회음부 주변 연조직과 회음신경에 가해지는 압력은 피해야 한다. 다양한 안장 디자인과 재료는 승차자의 편안함을 향상시키고 회음부의 감각 저하(예: 절삭된 안장)를 줄이도록 설계되었다. 모든 안장에는 좌골결절의 폭과 일치해야 하는 폭 측정값이 나열되어 있다. 설계와 재료 선택은 좌골결절 사이의 거리와 승차자의 편안함 또는 선호도에 기초한다. 운전자는 적절한 안장 폭을 측정하고 여러 개의 안장을 시승할 수 있도록 자전거 가게를 방문하도록 권장해야 한다. 일단 사이클선수가 자신의 특정 해부학적 구조와 편안함을 위해 최상의 안장을 선택했으면, 치료사는 적절한 높이와 전후방을 조정할 수 있다. 체인지지대와 자전거 신발의 마모도를 확인해야 한다. 만약 사이클선수의 페달 동작에 비대칭이 있다면, 체인에 발꿈치를 문지른 신발의 중간 부분에 착용이 주목될 것이다. 치료사는 크랭크 암의 길이(**그림 13-1**)를 측정하고, 그것이 사이클선수의 인심 권장사항(**표 13-2**)과 일치하는지 여부를 결정해야 한다. 크랭크 암 길이는 자전거의 최적 위치 지정을 위해 중요하지만, 크랭크 암 길이의 변화는 피크 출

표 13-2 • 크랭크 길이에 따른 인심 권장 길이

크랭크 길이	인심(inseam)
170mm	74~80cm
172.5mm	81~86cm
175mm	87~93cm

력 변화와 관련이 없다. 마지막으로, 치료사는 자전거 앞 끝을 검사해야 한다. 브레이크 레버의 팁은 사이클선수가 브레이크를 올바르게 체결할 수 있도록 낙하 하단과 일직선이 되어야 한다(**그림 13-5**).

치료사가 사이클선수와 자전거에 대한 철저한 조사를 수행한 후, 자전거 탑승 분석을 시작할 수 있다. 환자가 평소 입던 반바지와 신발을 신고 자전거를 탄 후 약 10분간 페달을 밟기 시작한다. 이것은 사이클선수가 유산소 준비운동을 하고 선호하는 탑승 자세를 잡는데 도움을 준다. 이 시간 동안 치료사는 세 번의 움직임 모두에서 사이클선수의 승마 자세와 페달 동작의 역학을 관찰한다. 골반에서 관찰을 시작할 것을 권고했다. 골반이 안정되면 페달 동작 때마다 최적의 효율성과 힘을 얻을 수 있으며, 신체정렬 불량 및 생체역학 변경으로 인한 부상위험을 줄일 수 있다. 이상적으로, 탑승자는 과도하게 후방 또는 전방으로 회전하지 않고 골반을 중립 위치에 유지해야 한다. 치료사는 페

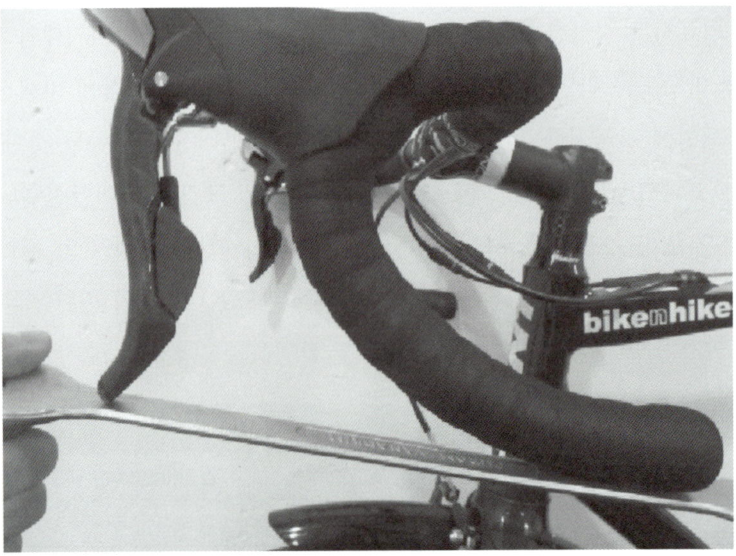

그림 13-5 핸들 위 브레이크 레버의 적절한 위치. 브레이크는 핸들드랍 아래쪽과 평행한 곳에 위치해 있다.

달 동작 중에 골반의 횡방향 이동이 발생하는지 여부를 평가해야 한다. 안장의 "흔들림"은 높은 안장 높이 또는 둔부나 발목 가동범위 및/또는 강도의 한계를 나타낼 수 있다. 치료사는 측면에서 손목의 중립을 유지하면서 어깨 위치, 몸통 각도, 무릎 각도 및 팔꿈치 위치를 측정한다(**그림 13-6**). 이러한 측정을 시작하려면 안장을 페달 스핀들 위에 하의 종아리 폴을 정렬할 수 있도록 앞뒤로 배치해야 한다. 몸통 각도는 후드에 손을 얹은 수평 대퇴골을 기준으로 측정한다. 팔꿈치 굴곡 각도는 손목을 중립으로 하여 측정한다. 각 회전 시, 발바닥쪽 굽힘과 발등 굽힘은 측면에서 쉽게 관찰된다. 앞쪽에서 탑승자를 관찰하면서 무릎은 페달 동작 전체에 걸쳐 발 위를 직접 추적해야 한다. 물리치료사는 사이클선수가 12시, 3시, 6시 방향에서 페달을 밟을 때, 무릎의 내번 및 외번이 발생하는지를 확인하여야 한다. 대퇴골 내회전 또는 외회전이 과도하고 발목 및 발 움직임이 비정상적으로 발생하면 안 된다. 클립리스 페달 시스템이 경골 회전을 어느 정도 허용하지만, 발은 발가락 전방과 발꿈치가 체인 고정장치에 닿지 않은 상태로 거골하관절의 중립 상태를 유지해야 한다.

이 경우 환자는 회전 중 9시 방향부터 3시 방향까지 오른쪽 무릎 외번과 오른 발목의 발등 굽힘이 감소하였다(**그림 13-7**). 같은 페달 동작 중 오른쪽 고관절의 내회전과 오른발의 발바닥쪽 굽힘이 증가했다. 환자의 제한된 발목의 발등 굽힘은 무릎에 골반정렬을 초래했고, 이는 그가 페달 동작의 상단을 오르내릴 때 명백했다. 이것은 대퇴사두근이 페달을 통해 가장 많은 양의 하방력을 생성하기 시작하는 가동범위이다.

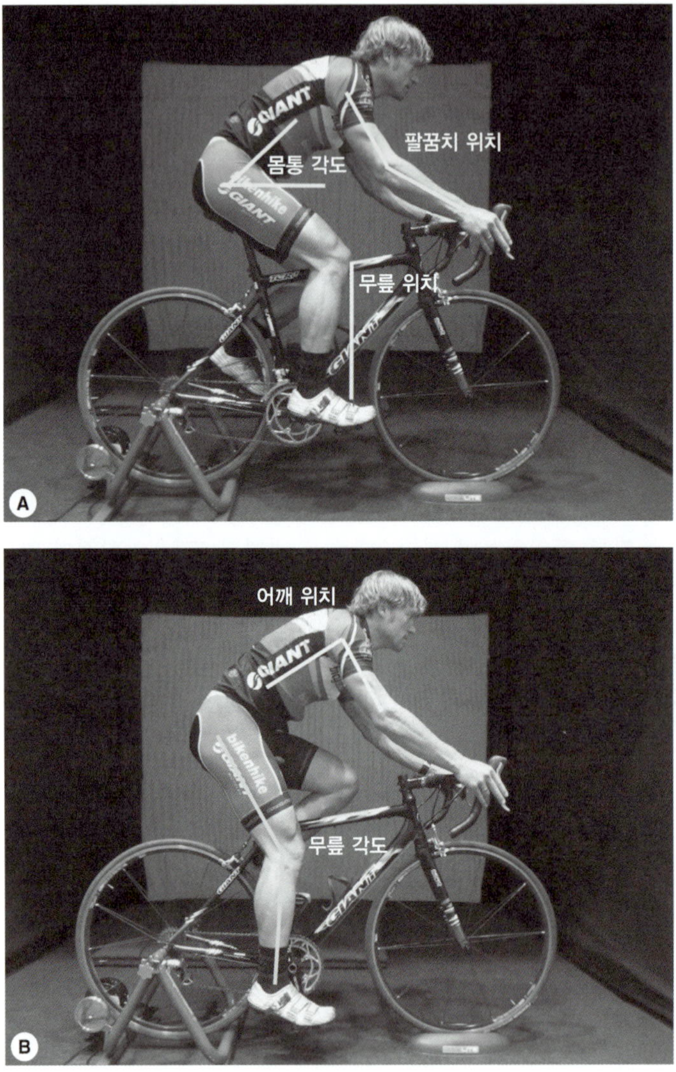

그림 13-6 A 트레이너 위에서의 측면 사진. 몸통-무릎의 각도, 어깨와 팔꿈치의 위치, 페달 위 무릎의 위치를 확인할 수 있다. B 6시 방향 크랭크 암 자세. 발바닥을 살짝 굽힌 자세에서 무릎은 25~30° 굽혀준다. 어깨는 90° 정도 굽혀준다.

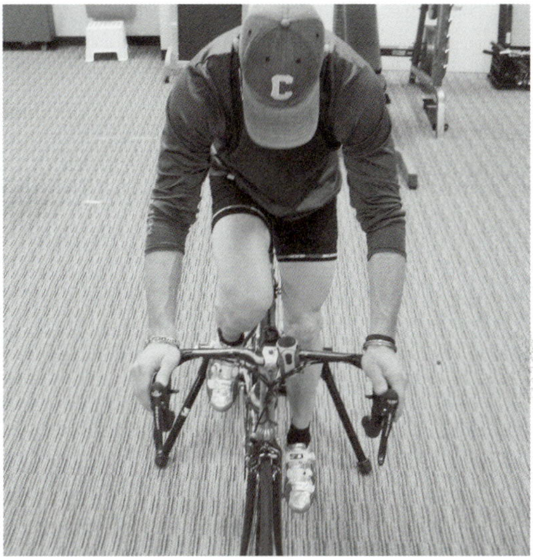

그림 13-7 잘못된 페달링. 오른쪽 무릎에 외번이 붕괴되어 있다.

치료 계획과 중재

물리치료 계획에는 자전거 탑승 전후에 대한 계획이 포함되어야 한다. 자전거 탑승 전에는 도수치료, 치료 운동 사전 처방, 균형 재훈련이 포함된다. 자전거 탑승 시에는 인체공학적 평가와 자전거 장착이 포함된다.

이 환자의 경우 자전거 탑승 전 치료는 확인된 관절 및 연조직 제한(오른쪽 발목)뿐만 아니라 오른쪽 고관절 약화 및 신경근육 조절 결손을 해결하는 데 집중해야 한다. 관절가동범위에 대한 집중과 운동선수를 안전하게 복귀시키는 데 힘만으로는 불충분한 것으로 나타났다. 이 환자의 경우 여전히 사이클 훈련 시간을 증가시키려고 했기 때문에 물리치료사는 환자의 잘못된 동작과 그로 인한 영향에 대한 환자 교육에 초점을 맞추었다.

발과 발목의 결손은 도수치료, 치료 운동 및 자가 수용 재훈련을 통해 해결할 필요가 있다. 오른발의 발등 굽힘을 향상시키기 위해 발목관절에 거골 후방 이동과 능동 발등 굽힘을 강화하는 멀리건 테크닉(Mulligan mobilization with movement, MWM)을 적용했다(**그림 13-8**). 닫힌사슬에서의 이 동작은 관절운동형상학적 이론에 따라 발등 굽힘 동작 중 거골이 후방으로 이동하는데 큰 도움을 준다고 알려져 있다. 이 동작은 발목염좌 재발 환자의 물리치료 적용 전 부상을 입은 쪽과 반대쪽 비교 시 26%의 발등굽힘근의 향상을 보였다.

그리고 나서 사이클선수는 비복근과 비장근 스트레칭과 함께 발등굽힘근 자가가동술을 안내 받았다. 스트레칭은 비복근-비장근 복합체 내의 연조직과 근육의 이동성을 향상시키기 위해 처방되었고, 관절동원은 거골의 후방 이동을 용이하게 하기 위해 수행되었다. 두 요법 모두 상당한 양의 발등 굽힘이 요구되는 페달 동작의 상단에서 최대한의 관절가동범위를 확보하고자 발등 굽힘을

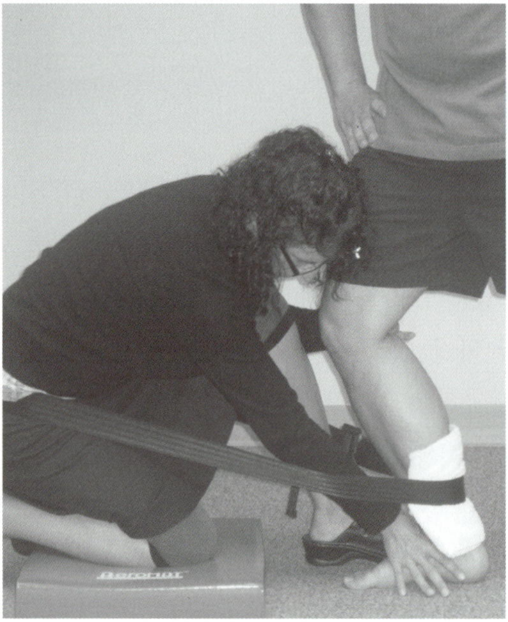

그림 13-8 발등 굽힘 향상을 위한 멀리건 동작. 스트랩을 환자의 경골 뒤쪽과 물리치료사의 골반에 걸어준다. 환자의 런지 자세에서 물리치료사는 등을 뒤쪽으로 하며 거골에 후방과 경골의 전방에 힘을 가해준다. 통증 없는 관절가동범위 내에서 10회씩 3세트 실행한다.

향상하기 위해 진행되었다. 페달 동작 상단에서 발등 굽힘을 제한하면 운동사슬의 상단인 무릎과 고관절, 골반에서 보상 동작이 나타난다. 발등굽힘근 자가동술은 벽을 향한 반쪽 무릎 자세로 수행되었다(**그림 13-9**). 이 활동을 수행하기 위해 환자는 영향을 받지 않은 다리를 무릎 꿇고 발바닥을 평평하게 하고 발목이 동원되도록 한다. 무릎이 발목을 구부리는 벽에 닿을 때까지 몸무게를 앞으로 옮겨야 한다. 무릎이 운동사슬의 보상작용(예: 골반 회전) 없이 벽에 닿을 수 있다면, 더 큰 움직임을 허용하기 위해 발을 벽에서 더 멀리 이동해야 한다. 물리치료사는 환측과 건측의 발가락과 벽 사이의 거리를 비교한다. 이 비교를 통해 환자는 자신의 진행 상황을 모니터링하고 양쪽의 움직임을 비교할 수 있다.

자전거를 탑승하지 않은 상태에서 발과 발목을 강화하는 것은 페달 스트로크 중 거골하관절의 중립 상태에서 발과 발목에 필요한 힘을 유지하는데 도움

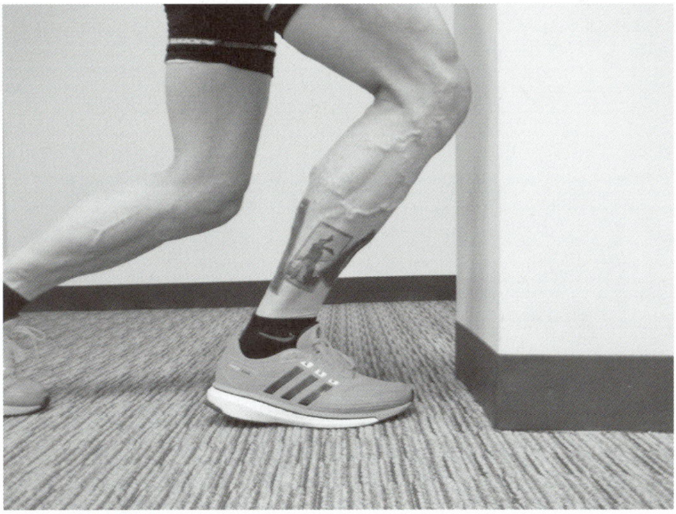

그림 13-9 발등 굽힘 향상을 위한 자가훈련. 오른쪽 발목 거골 후방 이동을 위해 오른쪽 무릎을 바닥에 기댄 채로 살짝 굽혀준다. 발꿈치는 바닥에 붙인 상태로 발등 굽힘을 유지하며, 무릎을 벽으로 움직인다. 최소 하루에 2번 10회씩 3세트 실행한다.

이 된다. 환자는 모든 방향에서 오른쪽 발목이 약해지고 한쪽 다리 균형이 줄어들었기 때문에, 테라밴드를 활용한 네 방향 발목 강화 운동과 내적 강화를 위한 '짧은 발' 운동, 내근 강화와 균형 회복을 위한 외발 자세를 교육받았다. 환자는 짧은 발 내근 강화 운동 시 앉거나 서 있을 수 있다. 치료사는 발가락과 발꿈치의 끝을 바닥에 닿게 유지하면서 발 아치를 올리도록 지시한다(그림 13-10). 외발 자세는 우선 눈을 뜬 채로 평평한 표면에 서 있다가 눈을 감은 다음 고개를 돌리고 고개를 끄덕인 채 눈을 뜬다. 환자가 이러한 활동을 수행할 수 있는 능력이 향상될 때, 울퉁불퉁한 표면에서 시행하거나 내적/외적 움직임을 추가하여 같은 동작을 반복한다.

환자의 고관절 약화와 신경근육 조절의 부재는 다양한 강화, 안정화 그리고 자기 주관적/균형 운동으로 치료되었다. 고관절 외전근의 약화는 전방 평면 무릎 역학의 작은 변화를 야기한다. 8주간의 고립된 고관절 외전근과 외회전근 강화 프로그램이 슬개대퇴 통증을 보이는 여성의 통증과 건강상태를 개선하는 것으로 나타났다. 이 환자는 대둔근과 중둔근, 몸통 근육을 강화하는 것을 목표로 클램쉘, 옆으로 누워 고관절 외전하기, 네발 자세에서 팔과 다리 들

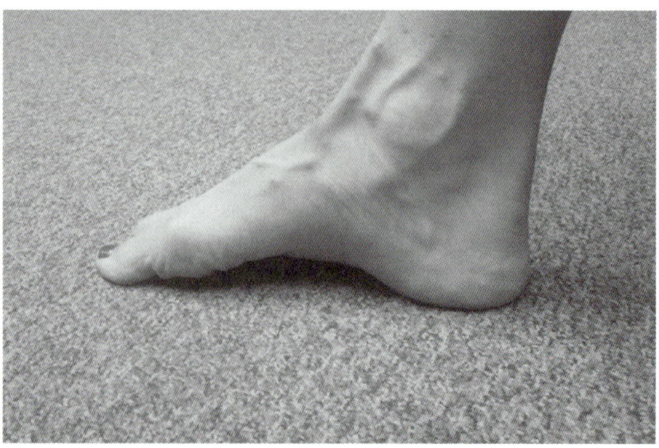

그림 13-10 평발 내재성 강화 운동. 발과 발등을 바닥에 붙인 채로 발의 아치를 들어올린다. 하루에 3번, 10회 3세트 실행한다.

기, 외발 브릿지, 팔로프 프레스에서 무릎을 굽힌 채 복사근 등척성 운동(**그림 13-11~13-14**)을 처방받았다. 클램쉘과 옆으로 누워 고관절 외전, 사이드 플랭크(증상이 있는 부위를 아래로)는 중둔근을 활성화하는데 큰 효과가 있다. 대둔근 강화를 위해 다양한 동작을 시행할 수 있다. 네발 자세는 고관절에 중량을 가하며, 반무릎 자세(증상이 있는 무릎을 아래로)는 고유수용감각을 향상시

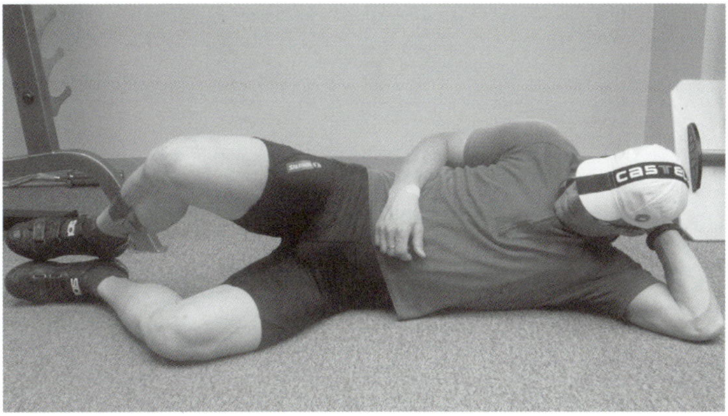

그림 13-11 옆 크램쉘 동작

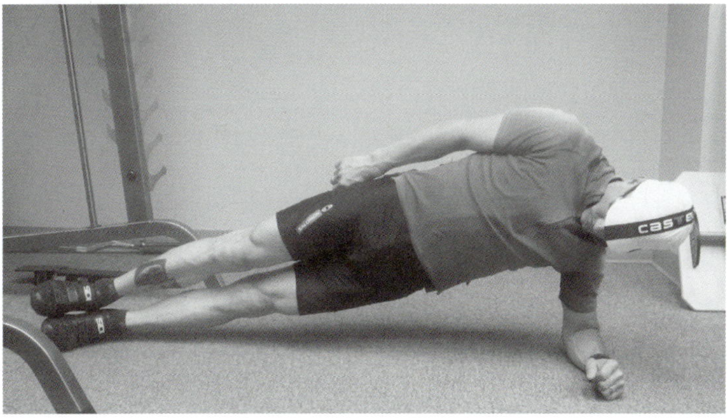

그림 13-12 사이드 플랭크

키고 대둔근과 복사근을 활성화시킨다. 거울 앞에서 반무릎 자세 동작은 환자가 무릎, 엉덩이, 어깨를 정면 및 시상면에서 일직선으로 유지하도록 하기 위한 시각적 피드백을 제공한다. 환자가 모든 방향에서 어깨와 골반의 움직임을

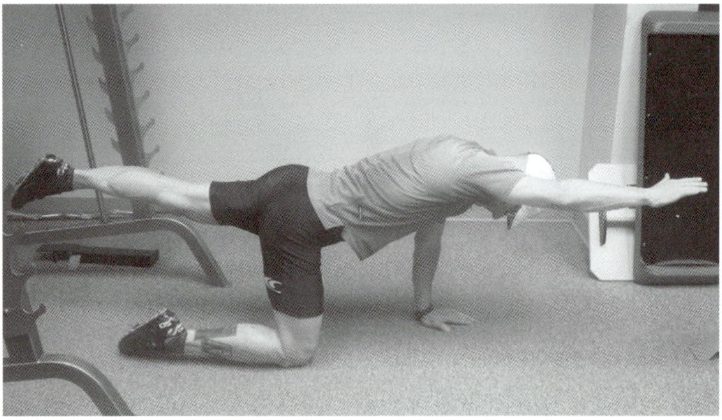

그림 13-13 팔과 다리를 들어 올리는 네발 자세

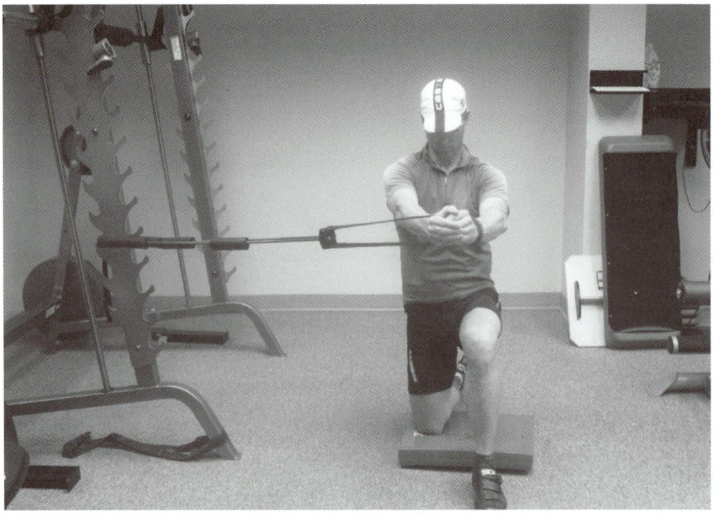

그림 13-14 팔로프 프레스

유지할 수 있었기 때문에, 무릎을 굽힌 채 리프트 앤 찹 동작을 진행하였다(**그림 13-15**). 찹 앤 리프트 동작은 즉각적인 근육 활동을 필요로 하며 균형 재훈련을 촉진한다. 환자가 반무릎 자세에서 자세를 안정시킬 수 있을 때, 서 있는 자세에서 이러한 운동을 하는 것으로 진행된다. 상지 고유신경근육촉진(PNF) 패턴을 가진 오른쪽 외발 자세는 전체 운동사슬 훈련을 위한 발목 고유감각, 엉덩이, 몸통 및 요추골반 안정화를 위해 통합될 수 있다.

어깨선에 맞춰 손잡이를 잡고 부상이 있는 다리의 무릎을 굽힌 자세를 유지한다. 팔을 뻗은 자세에서 선은 일직선을 유지한다. 무게감을 느끼며 자세를 유지했다가, 반대 가슴 쪽으로 당겨주며 둔근을 활용하여 상체 자세를 유지한다. 이 운동은 고관절과 몸통의 회전을 안정화하고 둔근을 강화시키는 데 도움이 된다. 마지막 자세를 10초 유지하고, 5~10회 반복한다.

환자가 높은 수준의 사이클링 활동을 다시 시작하고 싶어 했기 때문에, 치료사는 관절과 조직의 이동성 장애와 고관절장애를 동시에 치료했다. 그는 발목 관절 운동성이 향상됨에 따라 더 넓은 범위의 운동을 통해 힘과 안정성을 얻었다. 물리치료사는 무릎 통증이 발생하지 않고 대부분의 장애가 완전히 해결될 때까지 하루 30마일 이하로 자전거를 타도록 제한했다.

물리치료사는 통증 없이 장거리 사이클 달성이라는 목표를 충족하기 위해 자전거 탑승 전의 자세 교정과 함께 자전거 탑승 상태에서의 중재요법을 적용할 필요가 있었다. 자전거 탑승 상태에서의 몸의 정렬과 페달 동작은 고유신경근촉진법과 함께 복합적으로 관리되었다. 신체 위치는 운동사슬 전체에서 힘 프로필과 관절 움직임 패턴에 영향을 미치기 때문에 적절한 자전거 배치가 중요하다. 여기서 제시한 자전거에 사이클선수를 배치하는 방법은 자전거 장착 분야와 저자의 임상경험에 기초하고 있다. 자전거는 정적 기계이지만 많은 구성품이 조정 가능하다. 인간의 몸은 역동적이지만 쉽게 적응할 수 있다. 따라서 신체에 비정상적이고 반복적인 스트레스를 방지하기 위해 자전거의 인체공학적 특성을 다루는 것이 필수적이다. 자전거를 최적의 근육 길이-장력 관계

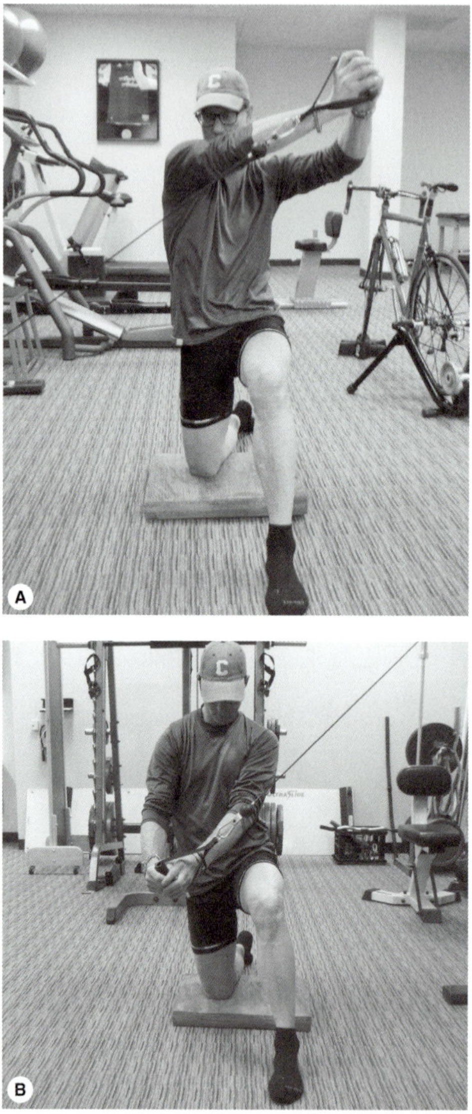

그림 13-15 A 한쪽 무릎 굽힌 채 리프트. 부상당한 무릎을 바닥에 두고 손잡이를 바닥에 내려놓는다. 시상면과 관상면에서 확인했을 때 무릎과 골반, 어깨의 정렬을 유지한다. 엉덩이 옆에서 손잡이를 양손으로 잡고 상체는 편 자세를 유지한 후, 손잡이를 반대편 어깨의 대각선 방향으로 당겨준다. 이 운동은 둔근과 상체의 전방 및 회전 안정성 강화에 도움을 준다. B 한쪽 무릎 굽힌 채 당기기. 부상부위의 반대쪽에 손잡이를 놓고 머리 높이에서 손잡이를 잡은 채 자세를 유지했다가 손잡이를 반대쪽 엉덩이 쪽으로 잡아당기며 상체의 균형을 유지한다. 이 운동은 둔근과 상체 회전 안정성 강화에 도움을 준다.

에 있도록 조정함으로써 물리치료사는 위치 관용을 최적화하고 전력 출력을 개선하고 부상 방지를 촉진할 수 있다. 완벽한 결합을 위해서는 자전거와 사이클선수 모두 언급할 필요가 있다. 사이클선수의 한계(예: 짧은 넙다리뒤근 길이)를 인식하고 그에 따라 자전거를 조정하는 것이 중요하다. **표 13-3**에는 개별 선수의 한계를 고려하지 않은 자전거에 사이클선수를 배치하기 위한 지침이 수록되어 있다.

치료사는 자전거 장착을 시작하기 전에 반드시 자전거가 트레이너에 수평으로 올려져 있고, 안장도 수평인지 확인해야 한다. 적절한 사이클링 장비를 착용한 사이클선수는 약 10분 동안 페달을 밟으며 자세를 잡도록 한다. 치료사는 앞에서 설명한 바와 같이 페달을 밟는 동안 자전거의 신체역학을 관찰한다. 자전거에 대한 모든 변경은 클리트/페달 인터페이스에서 시작하여 운동사슬로 진행해야 한다. 클리트/페달 인터페이스는 사이클선수와 자전거 사이의 닫힌사슬 에너지 전달을 위한 접점이다. 클리트/페달 인터페이스에서 위치가 잘못되면 발, 발목 및 무릎의 정렬 상태가 흐트러지게 된다. 클릿은 경골 회전을 피하여 페달 스핀과 일직선으로 첫 번째 중족골 머리가 위치해야 한다(**그림 13-16**). 다음으로, 안장 높이는 크랭크 암이 6시 위치에 있을 때 25~30°의 무

표 13-3 • 자전거 탑승 가이드라인(손을 레버후드에 올려놓았을 때)

무릎 굴곡	25~30°(크랭크 암이 6시 방향에 있을 때)
슬개골 위치	왼쪽 크랭크 암이 9시 방향에 있을 때 왼쪽 하위극이 페달 바로 위에서 직선으로 위치
몸통 각도	25~30°
어깨 굴곡	90°
안장-바 위치	≤ 5cm
팔꿈치 굴곡	25°
손목 위치	중립

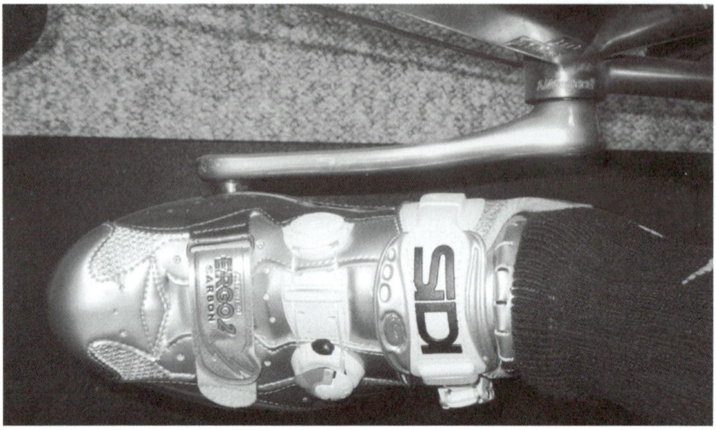

그림 13-16 최적의 클릿 위치. 클릿은 첫 번째 중족골 머리와 페달 스핀이 나란히 위치해 있어야 한다.

릎 굴곡 각도를 생성하도록 조정한다(**그림 13-6B**). 또한 안장은 크랭크 암이 9시 위치에 있을 때 페달 스핀 위로 슬개골 하극이 정렬되도록 앞뒤로 조정해야 한다. 모든 상체 위치 측정은 사이클선수의 손이 브레이크 레버후드에 닿은 상태에서 수행된다. 대퇴부가 바닥과 평행할 때 몸통 대 대퇴부의 각도는 25°와 35° 사이여야 한다. 어깨 굴곡 각도는 90°여야 하고, 팔꿈치 굴곡 각도는 25°여야 한다. 손목은 굴곡, 신장, 척골 및 방사상 편차를 방지하여 중립 위치에 놓아야 한다. 저자는 기준값을 식별하고 자전거에 적용된 모든 변경 사항을 기록하기 위해 안장 높이와 자전거 장착 전후의 도달거리를 문서화할 것을 권고한다.

자세 및 페달 동작에 대한 정확한 자전거 탑승 및 교육은 환자 앞에 거울을 배치하여 시각적 피드백을 사용하여 수행해야 한다. 보행 평가 중 실시간 시각적 피드백은 신경근육 제어를 개선한다. 자전거에 대한 유사한 연구가 아직 발표되지 않았지만 시각적 피드백은 자전거를 타는 사람과 치료사가 장애를 이해하고 이를 교정할 수 있는 능력을 향상시킨다. 자전거 탑승 전후에 탑승자를 비디오로 분석하는 것이 유용하며, 자전거 탑승 후 탑승자의 페달 동작과 자세를 수정하는 데 사용할 수 있다. 약점, 관절 제한 및 신경근육 조절 기능을 다루지 않고 자전거를 개조하는 것은 현재의 부상을 다루거나 미래의 부상을 예방하지 못할 것이다. 이러한 객관적 결손은 자전거에서 벗어난 홈 프로그램으로 해결해야 하며, 시각적 피드백으로 운전자가 신경근육 제어를 개선하기 위해 거울 앞에서 트레이너를 탈 수도 있다.

근거 중심 임상적 추천

SORT: 추천 분류의 장점

A 일관된, 양질의 환자 지향적 근거

B 일관되지 않거나 제한된 질적 수준의 환자 지향적 근거

C 동의, 질병 중심의 근거, 일반적인 관행, 전문가의 의견 또는 사례 시리즈

1. 슬개대퇴 통증은 종종 발목의 발등 굴곡과 관련 있다. **B 등급**
2. 대둔근과 중둔근을 강화하면 슬개대퇴 통증은 감소한다. **B 등급**
3. 신체정렬, 페달 동작의 교정 및 적절한 기술 훈련은 경쟁심이 있는 사이클 선수의 슬개대퇴 통증 발생률을 감소시킨다. **C 등급**

종합 질문

13.1 무릎 통증이 있는 사이클선수의 검사 시 가장 많이 식별될 수 있는 강도 결손은 무엇인가?

A. 고관절 굴곡, 고관절 외전

B. 고관절 외전, 고관절 외회전

C. 고관절 신전, 고관절 외전

D. 고관절 내회전, 고관절 외전

13.2 여성 사이클선수가 자전거 탑승 시 요통 증세를 호소하며 물리치료 클리닉에 내원했다. 다음 중 그녀의 증상에 영향을 미치는 것은 무엇인가?

A. 안장 높이가 너무 낮음

B. 고관절 굴곡 감소

C. 복부 힘 감소

D. 대퇴사두근 길이의 감소

정답

13.1 **B.** 사이클링에는 시상면을 통한 하지의 움직임이 포함된다. 시상면으로부터의 편차는 반복적 특성으로 인해 발/발목, 무릎, 엉덩이 및 허리에 부상을 초래할 수 있다. 페달 동작의 360°를 통해 하단의 중립 정렬 상태를 유지하는 것이 중요하다. 고관절 외전과 외회전근은 사이클선수가 페달 스트로크를 통해 움직일 때 골반과 하퇴부를 중립으로 정렬하는 데 도움이 된다. 사이클선수에게서는 시상면 밖에서 강화되는 경우가 드물기 때문에 고관절 외전근 및 외회전근이 약화되어 있을 수 있다.

13.2 **B.** 고관절 굴곡의 감소는 사이클선수가 페달 동작의 상단 부분을 거치며 고관절의 밀림을 발생시켜 요통을 발생시킬 수 있다. 낮은 안장 위치(A)는 무릎 증상에 더 큰 영향을 미친다. 자전거를 타는 사람들에게 복부 근육조직은 골반 안정근(C)보다는 주로 부속 호흡 근육으로 기능하는 것으로 나타났다. 대퇴사두근은 페달 동작 중 짧아진 채로 유지될 수 있다(D).

배구선수의 슬개골 협착증과 여성 운동선수 3 징후

Patellar Tendinosis in Volleyball Player With Female Athlete Triad

Jill Thein-Nissenbaum

CASE 14

15세의 경쟁력 있는 여성 배구선수는 지난 6개월 동안 왼쪽 무릎 통증이 서서히 악화되고 있어 그녀의 소아과 의사로부터 물리치료실을 찾았다. 그녀는 아웃사이드 히터이고, 왼쪽 다리는 도약 다리이다. 통증은 '무릎 바로 아래'에서 나타난다. 배구 연습을 하는 동안 때리고, 뛰고, 쪼그려 앉는 것은 그녀의 무릎 통증을 더 악화시킨다. 그녀의 통증은 얼음으로 인해 최소한으로 완화된다. 그녀는 3주 동안 완전히 쉬었고 고통을 유발하는 어떤 활동도 피했다. 그러나 활동을 재개하자마자 통증이 다시 찾아왔다. 그녀는 작년에 4인치가 자랐다고 보고하였으며, 현재 5피트 10인치에 121파운드이다. 그녀는 키 때문에 청소년팀에서 대학배구팀으로 옮겨졌다. 그녀의 코치는 승리를 위해 그녀에게 '의존한다'고 말했는데, 그녀는 이것에 매우 스트레스를 받는다고 생각한다. 게다가 대학 연습이 훨씬 더 길고 그녀는 숙제를 일정에 맞추는 데 어려움을 겪었다. 또한 매일 저녁 일립티컬 트레이너로 60~75분 정도 "추가" 훈련을 한다고 보고하였다. 작년 고등학교에 입학한 이후, 그녀의 월경은 더 불규칙해졌다. 지난 12개월 동안 겨우 4번의 월경을 했고, 마지막 주기는 4개월 전이었다. 그녀는 월경불순이 "매우 편리하다"고 했다. 그녀는 지난 2년 동안 아킬레스건염, 중족골 피로골절, 만성 넙다리뒤근 좌상 등 여러 차례 과사용 부상을 겪었다. 이러한 각각의 질환들이 회복되는 데 심지어 휴식이 있더라도 매우 오랜 시간이 걸렸다고 보고하였다. 물리치료사는 환자가 진료소에 들어섰을 때, 왼쪽 대퇴사두근 위축이 보이는 정상적인 걸음걸이 패턴을 알아챘다. 물리치료사는 환자의 운동, 부상 이력, 증상에 대한 설명, 간단한 관찰을 토대로 여성 운동선수 3 징후와 관련된 열악한 치료 환경으로 인해 만성 슬개골 건염을 보이는 것으로 의심하고 있다.

- ▶ 슬개골 건염 진단과 관련된 검사징후는 무엇인가?
- ▶ 다른 의료진에게 검사를 보내야 할 때를 확인한다.

주요 정의

- **여성 운동선수 3 징후**(female athlete triad): 1992년 무질서한 식습관, 무월경, 골다공증 사이의 연관성으로 식별됨. 엄격한 진단기준 때문에 3 징후를 가지고 있는 많은 여성들이 식별되지 않았거나 적절히 치료되지 않았으며, 2007년에 이 용어는 에너지 가용성, 생리기능, 뼈 미네랄 밀도로 변경됨
- **이차성 무월경증**(secondary amenorrhea): 초경 이후 3개월 동안 연속된 무월경 증상
- **건병증**(tendinopathy): 과사용에 반응하여 건선 내에서 그리고 건선 주변에서 발생하는 모든 고통스러운 상태를 포괄하는 광범위한 용어. 건증과 건염은 건병증의 두 형태임
- **건염**(tendinosis): 염증이 없는 건의 만성 세포 변질. 고전적인 특징들은 콜라겐 기질의 퇴행성 변화, 세포과다성, 혈관과다성, 염증세포의 부족을 포함함. 건의 안과 주변 결합조직의 미세파열로 발생한다고 여겨지며, 인장력을 감소시키고 건 파열의 위험을 증가시킴

목표

1. 여성 운동선수 3 징후의 구성요소를 식별하고 상호관련성을 설명한다.
2. 여성 운동선수 3 징후가 의심되는 개인에게 적합한 선별도구를 활용한다.
3. 슬개골 건염의 적절한 관리를 설명한다.
4. 여성 운동선수 3 징후는 근골격계 과사용 장애와 어떻게 연관되는지 그리고 이 질환의 존재가 환자/고객 관리에 어떻게 영향을 미치거나 변화하는지 설명한다.

물리치료 시 고려사항

슬개골 건염과 여성 운동선수 3 징후가 의심되는 여성선수의 재활 물리치료 시 고려할 점:

▶ **일반적인 물리치료 계획/목표:** 슬개골 건염의 경우–무릎 통증 감소; 하퇴부 유연성 증가; 하퇴부 힘 증가; 운동 및 최소한의 통증으로 기능 활동 복

귀. 여성 운동선수 3 징후 관련 증상의 경우-여성 운동선수 3 징후의 세 가지 구성요소를 다각도로 확인; 후속 검사 및 전문가 간 팀 관리는 소아과 의사 또는 1차 진료 의사(PCP) 진단 참고

- **물리치료 중재**: 슬개골 건염의 경우-기능해부학 및 부상 병리역학에 관한 환자 교육; 통증을 줄이기 위한 요법 및 도수치료; 관절 운동 및 하퇴부 유연성을 향상시키기 위한 동원 및 수동 스트레칭; 대퇴사두근 근력과 지구력을 증가시키고 슬개골 건의 재형성을 위한 편심 운동; 가정 운동 교육. 여성 운동선수 3 징후 관련 증상의 경우-정상적인 조직치료를 위한 적절한 휴식과 회복에 관한 교육; 교차 훈련 및 유산소 운동의 중요성에 관한 교육
- **물리치료 시 주의사항**: 슬개골 건염의 경우-과사용과 과도한 훈련의 징후와 증상을 관찰하고 지연된 근육 통증과 상태를 적절하게 관리하는 방법에 대한 환자 교육. 여성 운동선수 3 징후 관련 증상의 경우-치료가 지연되거나 비정상적으로 느린 징후, 피로 및 수치 확인
- **물리치료를 방해하는 요인**: 활동 수정, 특히 운동 요법 및 배구 연습 감소; 치료 세션으로의 이동과 같은 정서적 지원을 제공할 수 없는 가족; 최적의 조직치료를 방해하는 생활습관(예: 식사, 수면 위생)

건강 상태의 이해

슬개골 건염(점퍼의 무릎)은 점프와 착지 시 통증을 일으키는 과사용으로 인한 증상이다. 이 상태는 배구선수에게서 자주 확인되며, 38~50%까지 영향을 미칠 수 있고, 스포츠 경기력을 크게 떨어뜨릴 수 있다. 비록 스포츠로부터의 휴식이 증상을 감소시킬 수 있지만, 훈련과 경기에 복귀하는 것은 종종 악화되는 증상을 동반한다. 배구선수 1/3이 활동 재개 전 최소 6개월의 휴식이 필요하다. 슬개골 건염의 치료는 잠재적으로 나쁜 결과를 초래할 수 있는 만성 질

환이기 때문에 체계적이고 잘 감독된 재활 프로그램이 필요하다. 임상진단은 활동 중 고통에 대한 개인의 주관적인 보고서에 기초하는 경우가 많다. 통증의 가장 흔한 위치는 종아리뼈의 꼭대기 바로 밑에 있는 종아리뼈 부착부로, 건 촉진 시 부드러움은 임상진단을 확인시켜 주며, 초음파 영상이나 자기공명영상(MRI)을 통해 추가로 확인할 수 있다. 많은 위험요소들이 종아리 건의 퇴행성 변화의 시작에 영향을 미친다. 본질적인 요인으로는 넙다리뒤근과 대퇴사두근, 비복근-비장근 복합체의 근 유연성 감소와 거퇴관절의 활동성 감소, 발등굽힘근의 제한이 있다. 외부적 요인으로는 맞지 않는 신발, 빈도와 강도의 급격한 증가와 같은 적절하지 않은 훈련 프로그램이 있다.

편심 운동은 10년 이상 동안 건염 재활의 초석이 되어왔고, 상당한 양의 임상 증거가 그 효과를 뒷받침해 준다. 특히, 통증이 동반되는 편심 디클라인 스쿼트는 표준 편심 스쿼트에 비해 뛰어난 치료적 운동 중재법인 것으로 나타났다. 그러나 재활 후의 결과는 여전히 이상적이지 못하다. 운동선수 35명의 수술과 비수술적 관리를 비교한 연구에서 비수술적 관리 그룹의 운동선수는 하루에 2번씩 12주 동안 3번, 15번 반복하여 감소 편심 훈련을 실시했다. 선수들은 12주간의 중재 후에 천천히 활동을 재개했고, 일주일에 두 번 편심력 프로그램을 계속했다. 저자들은 외과적 치료가 편심력 훈련보다 유리하지 않기 때문에 편심력 훈련이 12주 동안 신중하다고 결론내렸지만, 12개월 추적에서 선수의 55%만이 우수하거나 좋은 결과를 얻었다. 무겁고 느린 저항력 훈련(두발 운동)과 같은 근력 훈련도 편심 훈련 못지 않게 효과적이라는 것이 입증됐다. Kongsgaard는 피험자를 디클라인 스쿼트 그룹, 느리고 무거운 등장성 운동 그룹, 스테로이드제 주입 그룹으로 나눈 연구를 시행했다. 디클라인 스쿼트 그룹은 하루에 두 번, 매일 12주 동안 집에서 행해졌다. 느리고 무거운 등장성 운동 그룹은 체육관에서 12주 동안 일주일에 3번 훈련했다. 6개월간의 추적에서 두 운동 그룹의 피험자는 스테로이드 주사 그룹보다 우수한 결과를 얻었다. 그러나 두 운동 그룹 사이의 결과는 통계적으로 다르지 않았다. 체외충격파치료(extracorporeal shock wave therapy, ESWT)는 다양한 근골격계 상태에 따른 결합조직에 대하여 강한 음파를 이용한 비침습적 치료이다. 유럽에서는 ESWT가 슬개골 건병증 치료에 효과적이라는 평가를 받았다. 62명의 증상이 있는 점프선수에 대한 무작위 대조 실험에서, 경기 시즌 동안 전달된 ESWT 치료는 슬개골 건병증 치료에 대한 위약 치료만큼 효과적이지 않았다. 마사지, 혈소판이 풍부한 혈장주사, 스테이로드제 주사, 건침 및 관절경 절제술과 같은 다른 치료법은 편심 스쿼트만큼 효과적이지 않았다.

여성 운동선수 3 징후는 에너지 가용성, 생리기능, 골밀도 등 세 가지 조건의 상호관련성을 설명하는 증후군이다. 여성 운동선수 3 징후의 유병율과 특징은 청소년 여성에서 광범위하게 조사되어 왔다. 이전에는 주로 체조, 다이빙, 치어리딩과 같은 체중 조절이 필요한 운동선수에게서 발생한다고 생각되었지만, 여성 운동선수 3 징후의 발생 원인은 배구, 농구, 수영 등 거의 모든 운동에 참여하는 여성에게서 확인되었다. 에너지 가용성은 에너지 섭취량에서 소모량을 뺀 값으로 정의되는데, 운동 후 에너지는 조직치료, 심혈관 기능, 월경을 포함한 신체 항상성 조절에 활용되어야 한다. 낮은 에너지 가용성은 의도적으로 발생할 수 있다(과도한 운동, 급격한 칼로리 섭취 감소 또는 둘 모두의 결합을 통해). 또는 의도하지 않게 발생할 수 있다(운동선수들은 자신의 필요열량을 모르고 신체 활동을 통해 소모되는 칼로리를 상쇄할 수 있는 충분한 칼로리를 섭취하는 것을 소홀히 한다). 311명의 고등학교 운동선수의 표본에서 무질서한 식습관을 가진 사람은 정상적인 식습관을 보고한 사람에 비해 스포츠 시즌 동안 부상을 입을 가능성이 두 배나 높았다. 또한 에너지 가용성은 과사용 부상의 치유율에 영향을 미칠 수 있다. 운동 후 에너지의 양이 감소하면, 긍정적인 치료 환경을 조성하기 위해 사용할 수 있는 에너지가 충분하지 않을 수 있다. 월경의 기능은 정상월경에서 무월경까지 범위에 따라 발생한다. 월경장애는 일차성 무월경, 이차성 무월경, 희발월경을 포함한다. 일차성 무월경은 15세까지 초경이 시작되지 않는 증상이다. 이차성 무월경이란 초경 이후 여성에게서 3개월 연속으로 월경을 하지 않는 것이다. 희발월경은 35일 이상 간격으로 발생하는 월경주기이다. 여자 고등학교 운동선수의 월경장애 유병률은 27~54%까지였다. 여성 운동선수 3 징후 발생 원인의 세 번째는 골밀도(bone mineral density, BMD)이다. 골밀도는 최적의 골질 건강에서 골다공증까지 다양하며, 골감소증과 골다공증은 주로 폐경 후 여성에게서 나타나지만, 청소년 여성 선수의 이상적인 골밀도를 결정하는 데는 많은 어려움이 있다. 운동선수의 골밀도는 에너지 가용성, 생리 상태, 유전적 구성 및 환경요인(예: 햇빛 노출량, 비타민D 흡수)을 포함한 수많은 변수가 있다. 청소년 여성 선수의 일회성 골밀도 측정은 시간 경과에 따른 골밀도에 대한 정확한 정보를 제공하지 않을 수 있다. 젊은 여성에 대한 골밀도 관련 연구는 제한적이지만, 낮은 골밀도의 유병률은 고등학교 여성 선수에서 약 22%인 것으로 보고되었다.

물리치료 환자/고객 관리

과사용 부상이 있는 선수에게는 물리치료 중재를 통해 변화할 수 있는 변수를 포함한 병리학의 특성에 관한 교육이 효과적이다. 이 경우, 슬개골 건염이 있는 운동선수는 훈련 요법의 변화, 하퇴부 유연성 증가, 편심 대퇴사두근 힘 증가로부터 이익을 얻을 수 있다. 그녀는 월경불순, 갑작스러운 훈련 증가, 급격한 신체 구성 변화 그리고 코치의 수행 압력과 학업 시간 관리를 포함한 외부 스트레스 요인을 제시하였다. 월경불순은 걱정거리이다. 운동선수는 급격한 운동량 증가로 필요한 열량을 섭취하지 못해 의도하지 않게 에너지 불균형이 발생할 수 있다. 게다가, 최근의 급격한 성장은 조직의 성장과 새로운 항상성을 지원하기 위한 추가적인 에너지를 필요로 한다. 물리치료사는 슬개골 건염 때문에 운동선수를 치료할 수 있지만, 이차성 무월경에 대한 추가 검사를 위해 환자의 소아과 의사나 주치의에게 의뢰하는 것이 바람직하다. 이전 부상으로

부터의 느리거나 지연된 회복은 부정적인 에너지 균형과 직접적인 관련이 있을 수 있다. 그녀의 몸은 단지 조직 치유와 월경을 지원하기 위해 사용할 수 있는 충분한 “남은” 에너지를 가지고 있지 않을 수 있다. 그녀의 월경장애에 대한 추가 검사와 다른 3 징후 관련 증상에 대한 추가 검사를 진행했다.

검사, 평가 및 진단

이 선수의 경우, 검사는 왼쪽 하지와 3 징후 관련 두 가지로 진행되었다. 하지의 물리적 검사는 사지 간 차이를 문서화하기 위해 대퇴사두근의 위축 및 둘레 측정에 대한 관찰로 시작해야 한다. 종아리정렬, 발 위치(회내 또는 회외) 및 경골과 대퇴골의 횡단면 변화에 주목해야 한다. 비중량 자세에서의 둔부, 무릎 및 발목의 능동 및 수동 운동범위를 평가해야 한다. 또한 하단의 유연성을 검사해야 한다. 대퇴사두근과 넙다리뒤근의 유연성 저하가 슬개골 건염의 원인이 되는 요인으로 확인되는데, 이 환자의 경우 하지 유연성 검사 결과, 오른쪽에 비해 왼쪽 대퇴사두근의 긴장이 있었다. Ely 검사, Over 검사 그리고 Thomas 검사는 모두 왼쪽에서 양성반응을 보였다. 슬개골은 다리를 뻗고 앉은 자세에서 등척성 대퇴사두근 강화를 평가할 수 있다. 슬개골이 측면으로 움직이면 슬개골 건의 측면 당김이 강화되어 통증을 유발할 수 있다. 장경인대 및 외측 슬개인대를 포함한 측면 구조물의 조임으로 인해 슬개골의 횡방향 추적에 요인이 될 수 있다. 쿼드세트를 활용하여 통증이 있는 부위의 슬개골이 측면으로 이동하는 것을 확인하였다. 대퇴사두근과 넙다리뒤근, 대둔근과 중둔근에 대한 독립된 근력 평가가 수행되어야 한다. 몇몇 임상 증거는 대퇴사두근의 근력 감소가 슬개골 건염과 관련이 있음을 나타냈다. 둔근의 약화는 대퇴골의 내회전을 일으켜서 스쿼트나 점프 동작과 같은 닫힌사슬 운동에서 슬개골 건의 자극을 유발할 수 있다. 이 선수의 왼쪽 하퇴부 힘은 고관절 외전, 무릎 신장 등에서 감소되었다. 슬개골 건의 촉진은 무릎이 약 20°까지 구부러진 상태로 앉아 슬개골의 하위극이 잘 닿을 수 있게 해야 한다. 슬개골 건염은 슬개골 건의 길이를 따라, 특히 중앙부 슬개골의 정지점에서 압통을 나타낸다. 이 선수의 경우 왼쪽 슬개골 건이 경미하게 두꺼워져 있었고, 하위극에 압통이 있음을 확인할 수 있었다.

마지막으로 기능을 평가해야 하는데, 물리치료사는 먼저 운동선수에게 관상면에서의 무게 이동, 대퇴골 회전 증가, 무릎 외번 및 발의 회내에 주의하면서 양발 스쿼트를 수행하도록 했다. 다음으로 선수는 검사자에게 "정상" 운동이 무엇인지 제공하기 위해 관여되지 않은 쪽에서 시작하여 외발 스쿼트를 수행해야 한다. 관련된 하지에서 검사자는 운동범위 내에서 선수가 통증을 경험하는 위치를 주목해야 한다. 게다가, 치료사는 통증이 주로 동심이나 기이한 수축에 의한 것인지 주목해야 한다. 양발 스쿼트를 수행하는 동안 환자는 오른쪽 하퇴부에 대한 의존성(즉, 가중치 지지율 증가)을 보였다. 그녀는 왼쪽 다리에서 외발 스쿼트를 할 때, 무릎이 25° 굴곡된 상태에서 스쿼트 동작의 신장 단계에서 무릎 굴곡이 유지되는 동안 통증이 심해진다고 보고했다. 또한 그녀는 오른쪽과 비교했을 때 왼쪽의 외발 스쿼트 동작 중 무릎뼈와 고관절 내회전의 증가를 보여주었다.

이 운동선수의 경우 이차성 무월경, 최근의 피로골절 그리고 과사용으로 인한 부상의 지연된 치유, 신체 활동 증가, 신체적·정서적 스트레스 그리고 최근 급속한 성장으로 인해 여성 운동선수 3 징후 검사가 필요했다. 3 징후 관련 증상의 관리는 물리치료사의 범위를 벗어나지만 적절한 선별과 적절한 의료 전문가에게 의뢰하는 것이 무엇보다 중요하다. 많은 선별도구가 있으며, 그 중 대부분은 주로 무질서한 식습관에 초점을 맞추고 있다. 3 징후의 모든 구성요소를 다루는 비교적 간단한 선별도구 중 하나는 여성 운동선수 3 징후 검사 질문지이다. 설문지는 12개의 질문으로 구성되어 있으며 대부분 "네" 또는 "아니오"로 응답할 수 있다. 이 설문지는 신체에 대한 이미지, 식습관, 초경 연령 및

여성 운동선수 3 징후 검사 질문지

이 양식은 여성 운동선수들의 시즌 전 평가, 즉 시합 전 신체검사를 위해 활용될 수 있습니다. 이 질문에 대한 양성 답변은 내과의사의 평가에 활용되어 여성 운동선수 3 징후의 위험요소를 파악할 수 있습니다. '위험군' 선수로 확인이 되면, 내과의사는 2단계 검사인 좀 더 구체적인 질문지와 신체검사, 연구실 평가를 진행하게 됩니다.

1. 당신의 체중이나 체성분에 대한 걱정이 있습니까? □ 네 □ 아니오
2. 당신은 음식 섭취량을 제한하거나 신경을 써서 조절하고 있습니까? □ 네 □ 아니오
3. 당신은 본인 종목의 이미지나 외모를 충족시키기 위한 체중 감소를 위해 노력하고 있습니까? □ 네 □ 아니오
4. 당신의 체중이 당신 스스로 생각하는 것에 대해 영향을 미칩니까? □ 네 □ 아니오
5. 당신은 음식 섭취에 대한 통제력을 상실하게 될까봐 걱정합니까? □ 네 □ 아니오
6. 식사 후 토하거나 이뇨제, 설사약 등을 복용한 적이 있습니까? □ 네 □ 아니오
7. 당신은 섭식장애를 현재 경험하고 있거나, 이전에 경험한 적이 있습니까? □ 네 □ 아니오
8. 당신은 몰래 무언가를 먹어본 적이 있습니까? □ 네 □ 아니오
9. 몇 세 때 초경이 시작되었습니까? ______________
10. 정상적인 월경주기를 가지고 있습니까? □ 네 □ 아니오
11. 작년에는 월경을 몇 번이나 했습니까? ______________
12. 이전에 피로골절이 발생했던 적이 있습니까? □ 네 □ 아니오

그림 14-1 여성 선수 3 징후 검사 질문지. (Reproduced with permission from the Female Athlete Triad Coalition including Drs. Margo Mountjoy, Mark Hutchinson, Laura Cruz, and Connie Lebrun.)

피로골절 이력을 담고 있는데, 5분이 소요되지 않는다(**그림 14-1**). 소견을 결정하기 위해서 "네" 또는 "아니오"라고 대답해야 하는 질문의 수는 정해져 있지

않고, 임상의가 이 결과를 참고하여 여성 운동선수 3 징후와 관련된 논의를 시작하는 데 사용해야 한다. 이 환자는 월경불순, 활동량 및 스트레스 증가, 피로골절 이력 및 과다한 부상으로 인한 추가 평가를 위해 적절한 의료전문가와 상담이 필요하다. 여성 운동선수 3 징후 연합체(The Female Athlete Triad Coalition)는 여성 운동선수 3 징후 환자를 심층적으로 검사할 때 의사와 1차 의료전문가가 참고할 수 있는 지침을 개발했다(**그림 14-2**). 물리치료사는 무릎 통증 감소, 경기력 향상, 규칙적인 월경주기 유지 및 스트레스 감소 등의 목표를 달성할 수 있도록 선수와 부모, 소아과의사, 영양학자, 영양사, 스포츠 심리학자, 코치 등으로 구성된 상호 전문가팀을 구성할 수 있다.

여성 운동선수 3 징후 검사 질문지
내과의사 사후 지도

이 문서는 여성 운동선수가 초기 검사를 통해 여성 운동선수 3 징후의 위험요소를 가지고 있는 것으로 파악된 후 내과의사가 진행하여야 하는 지침을 설명하고 있습니다. 자세한 에너지 영양 분석은 허가받은 스포츠 영양사와의 협업에 따라 진행되어야 합니다.

자세한 이력

당신의 상황과 가장 밀접한 내용에 체크해주시기 바랍니다.

전혀=1, 가끔=2, 종종=3, 한 번씩=4, 정기적으로=5, 항상=6

1. 현재보다 체중을 늘리거나 줄이고 싶습니까?
   1 2 3 4 5 6

2. 당신은 본인 종목의 요구사항을 맞추기 위해 체중을 주기적으로 감량합니까?
   1 2 3 4 5 6
   체중 조절을 어떻게 합니까? ______________________

3. 당신의 체중이나 체성분이 고민사항입니까?
   1 2 3 4 5 6

그림 14-2 그림 14-1의 질문지 응답 결과, 우려가 되는 경우 진행할 수 있는 심화 3 증후군 질문지

4. 현재 당신의 식습관에 만족합니까?
1 2 3 4 5 6

5. 당신의 운동수행능력이 체중에 직접적인 영향을 받는다고 생각합니까?
1 2 3 4 5 6
만약 그렇다면 어떤 영향을 받습니까? ______________________

6. 금지식품이 있습니까?
1 2 3 4 5 6

7. 당신은 채식주의자 입니까?
1 2 3 4 5 6
몇 세 때 채식을 시작했습니까? ______________________

8. 식사를 거를 때가 있습니까?
1 2 3 4 5 6
만약 그렇다면, 얼마나 자주? 어떤 이유 때문입니까? ______________________

9. 체중의 급격한 증가 또는 감소가 있었습니까?
1 2 3 4 5 6

10. 당신의 가장 이상적인 경기 체중을 얼마입니까? ______________________

11. 다른 사람들이 당신에게 체중을 감량하거나, 식습관을 바꾸라고 제안한 적이 있습니까?
1 2 3 4 5 6

12. 코치, 심판 또는 가족이 당신을 뚱뚱하다고 한 적이 있습니까?
1 2 3 4 5 6

13. 당신은 체중 조절을 위해 무엇을 합니까? ______________________

14. 체력훈련을 빠지게 될까봐 걱정을 합니까?
1 2 3 4 5 6

15. 운동을 하거나, 종목을 위한 훈련 중 신체적으로 활성화됨을 느낍니까?
1 2 3 4 5 6

16. 종목 외 일상생활에서 스트레스를 받습니까?
1 2 3 4 5 6
어떤 스트레스를 받습니까? ______________________

그림 14-2(계속) 그림 14-1의 질문지 응답 결과, 우려가 되는 경우 진행할 수 있는 심화 3 증후군 질문지

17. 스트레스를 잘 다스릴 수 있습니까?
    1 2 3 4 5 6
    스트레스를 어떻게 관리합니까? ______________________

18. 당신의 가족 형태는 어떠합니까? ______________________

19. 당신은 체중 감량을 위해 아래 방법을 사용하거나, 사용해본 적이 있습니까?

a. 설사약	1 2 3 4 5 6
b. 이뇨제	1 2 3 4 5 6
c. 구토	1 2 3 4 5 6
d. 다이어트보조제	1 2 3 4 5 6
e. 사우나	1 2 3 4 5 6
f. 훈련 중 비닐봉투나 비닐랩 사용	1 2 3 4 5 6
g. 기타(방법을 기재해주세요) ____________	1 2 3 4 5 6

계통적 문진: (두통, 시각적 문제, 유즙 분비증/여드름/ 남성형 체모 분포)

부상 이력 기재

에너지 밸런스와 영양 밸런스에 대한 영양학적 분석검사

체력검사

신장: ______________

체중: ______________

혈압: ______________

맥박: ______________

섭식장애 관련 체력적 징후(솜털, 이하선의 비대, 카로틴혈증):

____

피부: 여드름/남성형 다모증: ______________________

태너 척도: ______________________

체지방율(지방 캘리퍼스): ______________________

근골격계 부상평가: ______________________

그림 14–2(계속) 그림 14–1의 질문지 응답 결과, 우려가 되는 경우 진행할 수 있는 심화 3 증후군 질문지

치료 계획과 중재

이 케이스의 경우, 선수를 치료하고 병원 진단을 받도록 해야 한다. 그녀의 부상 이력이 약간의 우려를 불러 일으키고 여성 운동선수 3 징후에 관련된 증상과 징후를 추적하기 위해 그녀의 소아과 의사에게 다시 의뢰되어야 한다. 그와 동시에 슬개골 건염 치료를 시작할 수 있다.

슬개골 건염의 성공적인 관리를 위해서는 다양한 전략을 수립할 수 있다. 몇몇 저자들은 종합적인 슬개골 건염 재활에는 편심 운동, 닫힌 운동사슬에서 수행되는 운동, 유산소 능력의 유지 그리고 짧아진 근육의 기능적 (다중 평면) 스트레칭의 통합이 포함된다고 제안했다. 환자에게 편심 운동 시 적당한 통증이 허용된다는 것을 알려야 한다. 구체적으로 0은 통증이 없고, 10은 최대 통증인 숫자평가척도를 사용하면 3~4의 수준이 허용된다.

이 선수의 경우, 특히 대퇴사두근과 넙다리뒤근의 유연성이 떨어져 있었다. 이 근육들을 스트레칭시키고 장경인대, 비복근-비장근 복합체와 같은 다른 하지 근육들을 일과 중에 자주 스트레칭 해주어야 한다. 넙다리뒤근 스트레칭은 문틀(**그림 14-3**)을 사용하거나 수건을 사용하여 대퇴사두근이 수동적으로 유지되도록 할 수 있다. 자가 발생 억제의 이론적 근거를 사용하여 유지-완화 스트레칭을 하는 것이 유용할 수 있다. 대퇴사두근 스트레칭은 엎드린 자세로 골반을 후방으로 만 다음, 수건을 발에 걸거나 의자를 사용하여 선 자세에서 진행할 수 있다(**그림 14-4**). 비복근-비장근 복합체 스트레칭은 서서 진행한다. 장경인대 스트레칭은 폼 롤러를 사용하여 측면 눕기에서 수행할 수 있다. 폼 롤러를 대신할 수 있는 것은 2L 음료병에 물을 채운 다음 냉동한다. 이때 얼음은 단단하고 차가운 표면을 제공한다. 저자의 경험에서 스트레칭은 방식에 관계없이 하루 종일 최소 5~7회, 각 스트레칭은 약 30초 동안 지속되어야 한다. 운동선수는 앞서 설명한 정적 스트레칭 외에도 높은 무릎과 덩키킥(**그림 14-5**)뿐만 아니라 일부 회전을 포함하는 전방 및 후방 다리 그네와 같은

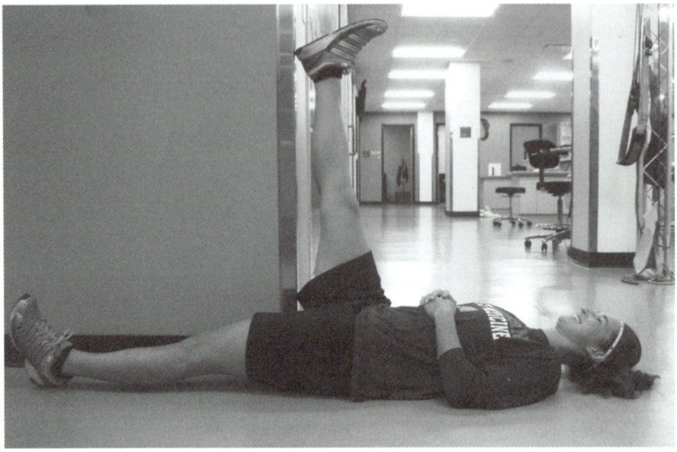

그림 14-3 문 기둥을 이용한 넙다리뒤근 스트레칭. 장시간의 스트레칭을 통해 근섬유를 늘려준다.

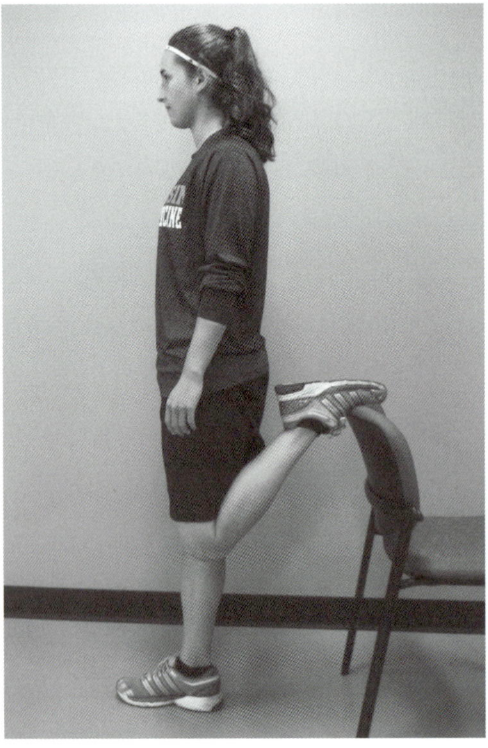

그림 14-4 의자를 이용한 대퇴사두근 스트레칭. 대퇴직근과 후방 골반 경사 운동을 진행하고 있다.

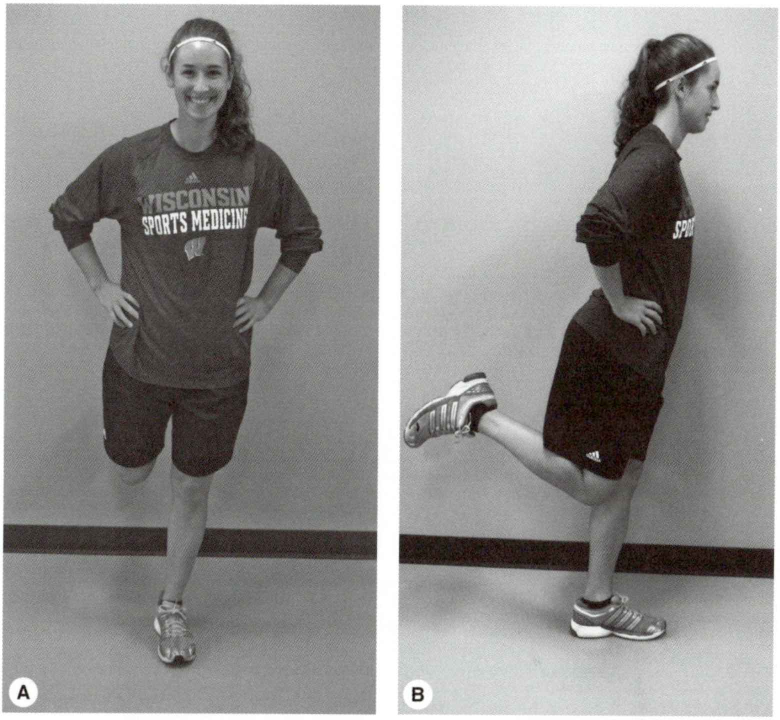

그림 14-5 덩키킥. A 전면, B 측면. 이 역동적인 준비 동작은 넙다리뒤근의 동심성 수축을 일으켜 대퇴사두근의 상호 억제를 유발하여 대퇴사두근 스트레칭에 도움이 된다.

다면 운동을 포함하는 동적 워밍업 스트레칭을 수행해야 한다. 이러한 동적 스트레칭 활동은 선수가 유산소 준비운동을 한 후 연습이나 경기가 시작되기 전에 수행할 수 있다. 정적 스트레칭은 근육을 끝 범위까지 가져가 일정 기간 동안 이 자세를 유지함으로써 근육 길이를 증가시키기 위한 것이다. 불행히도 일부 연구에서는 수행 직전 급성 정적 스트레칭이 경기력에 부정적인 영향을 미칠 수 있다는 것을 입증했다. 대조적으로, 대부분의 연구에서는 동적 스트레칭이 경기력에 긍정적인 영향을 미친다는 것을 보여주었다. 따라서 정적 스트레칭은 근육 길이를 늘리기 위한 목적으로 집에서 안전하게 수행될 수 있는 반면, 경기 전 동적 스트레칭은 경기력에 긍정적인 영향을 줄 수 있다.

대퇴사두근의 강화, 특히 편심력 훈련은 매우 중요하다. 25°의 강하판을 편심 운동에 사용해야 한다. 이 자세는 발바닥굴곡근 사용을 제한하며 발등 굴곡 가동성이 감소된 운동선수가 신체역학을 변경하지 않고 더 넓은 범위의 운동에서 스쿼트를 수행할 수 있도록 한다. 편심 단계는 선수가 관련 하지에만 서 있는 상태에서 무릎 굴곡의 60°까지 낮춰 수행한다(**그림 14-6**). 스쿼트의 동심 단계는 양쪽 하지를 사용하여 상체가 수직 위치로 유지되도록 해야 한다. Biernat 등은 배구 시즌 동안 슬개골 건염이 있는 남성 배구선수들에게 편심 스쿼트 힘 훈련의 효과를 조사했다. 선수들은 하루에 한 번씩 3세트 15회 동안 편심 스쿼트를 했다. 경기 당일, 혹은 훈련이 힘들었던 날에는 배구 연습을 하

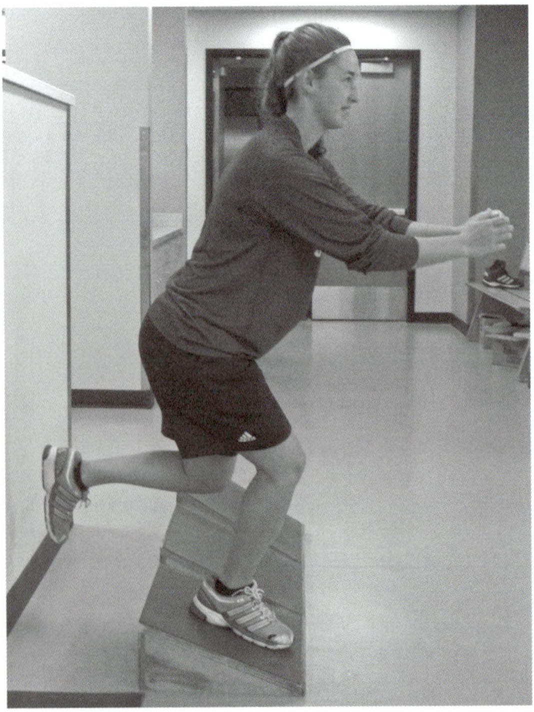

그림 14-6 25° 경사진 바닥에서의 외발 스쿼트 중 원심성 수축 단계. 부상이 있는 다리의 무릎을 60°까지 낮춘 다음, 두 다리를 사용하여 스쿼트(원심성 수축 단계)한다.

지 않았다. 각 선수는 자신의 통증 수준이 시각적 아날로그 눈금(0~10점)에서 4점을 초과하지 않는 경우에만 운동을 했다. 12주간의 훈련 프로그램의 4주째에, 선수들로 하여금 불안정한 표면에서 편심 감소 스쿼트 운동을 하도록 했다. 슬개골 건염이 있는 선수들은 시즌 중 편심성 훈련 프로그램을 진행할 때 통증이 줄어들었다. 이러한 결과를 바탕으로 이 경우 선수는 통증 수준이 5점 이하이고, 시합이나 과중한 연습일이 아닐 경우 매일 15회 반복 3세트 지침으로 시작할 수 있다. 불안정한 표면을 추가하거나 환자가 무게 또는 아령을 잡도록 함으로써 하중을 증가시켜 진행할 수 있다(**그림 14-7**).

넙다리뒤근, 고관절 외전근 및 신전근의 일반적인 하퇴부 강화는 격리된 열

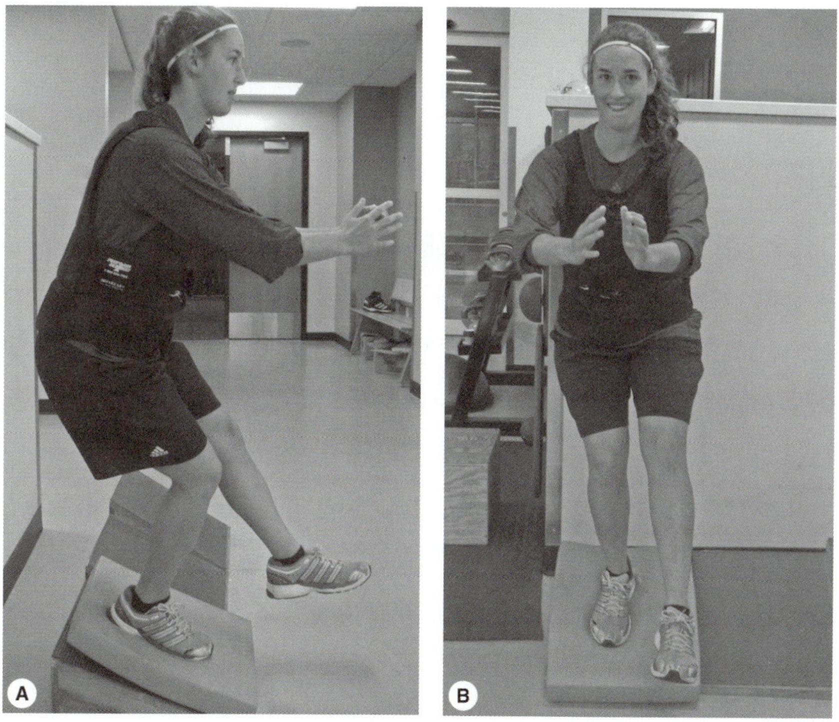

그림 14-7 불안정한 바닥에 서서 중량 조끼를 입은 채 외발 스쿼트. A 측면, B 전면

린사슬 강화에서 시작하여 기능적인 닫힌사슬 강화로 진행되어야 한다. 환자에게 웨이트 또는 저항성 튜브를 사용하여 집에서 이러한 운동을 수행하도록 지시할 수 있으며, 다리를 벽에 대고 옆으로 누운 고관절 외전 동작(**그림 14-8**)은 열린사슬 고관절 외전 훈련으로 중둔근을 활성화하는데 효과적이다. 중둔근을 강화하는 다른 운동으로는 우세다리를 위 또는 아래로 둔 채 사이드 플랭크 자세에서의 외전, 양발 또는 외발 스쿼트가 있다. 넙다리뒤근 강화는 앉은 자세에서 저항 넙다리뒤근 컬 동작을 하거나 피지오볼을 활용한 롤업 동작이 있다(**그림 14-9**). 대둔근은 외발 스쿼트, 외발 데드리프트, 고관절 신전 프론트 플랭크, 둔근조이기, 우세다리를 위 또는 아래에 두고 사이드 플랭크 외전, 외발 스쿼트 동작으로 강화할 수 있다(**그림 14-10**). 이러한 활동 빈도는 연습의 저항과 의도에 따라 달라지며, 운동이 주신경근육 재훈련 또는 운동선수에게 특정 근육을 동원하는 방법을 가르치도록 설계된 경우, 저항은 낮아야 하지만 매일 수행할 수 있다. 반면에 힘 생산을 증가시키기 위한 의도라면 이 활동은 더 높은 저항력에 대해 수행되어야 하지만, 일주일에 3번과 같이 덜 자주 수행되어야 한다.

슬개골 건 재활에는 심부 마찰 마사지도 수행할 수 있다. 심부 마찰 마사지는 적용기전은 건 조직으로의 기계적 부하를 증가시키고 분자 간 상호연결을 감소시키는 것이다. 건염과 함께, 반흔조직은 흐트러진 상태로 놓여지게 되는데, 스트레칭 및 편심 강도 훈련 후 심부 마찰 마사지는 하중 라인을 따라 흉터 조직을 리모델링하는 데 도움이 될 수 있다. 임상의는 심부 마찰 마사지를 수행할 수 있으며, 운동 세션에 앞서 5~7분 동안 집에서 이 기술을 수행하도록 선수에게 가르칠 수도 있다. 비록 건염에 대한 심부 마찰 마사지의 효과는 명확하지 않지만, 현재 건염을 치료하는 데에 일화적인 임상과 합리적인 근거는 제시되어 있다.

마지막으로 유산소 운동량은 유지될 필요가 있다. 이 환자는 예정된 배구 연습 이외의 추가적인 심혈관 훈련을 시행하고 있다. 배구는 주로 무산소성 스포

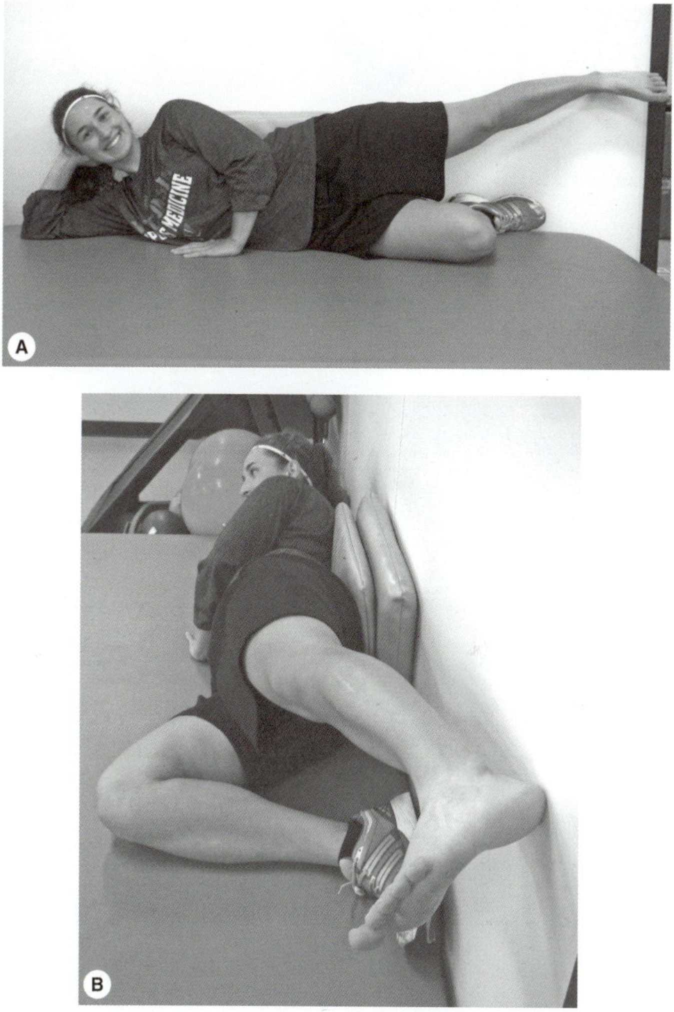

그림 14-8 벽을 이용한 옆으로 누운 상태에서의 골반 외전. 등 뒤에 베개 등을 두고 발꿈치를 벽에 붙인 채(골반의 신전을 일으키지 않음) 팔로 바닥이나 매트를 짚어서 코어를 받쳐준다. 위쪽 다리의 발꿈치를 벽에 계속 붙인 채 골반을 외전시킨다. A 전면, B 측면. 골반의 신전을 방지하기 위해 등 뒤에 베개를 어떻게 두었는지 참고한다.

츠이기 때문에, 규칙적인 연습에서 완성되는 것 이상의 추가적인 유산소 훈련은 필요하지 않으며, 그녀의 종아리건이 악화될 수 있다. 그녀가 실제로 하고

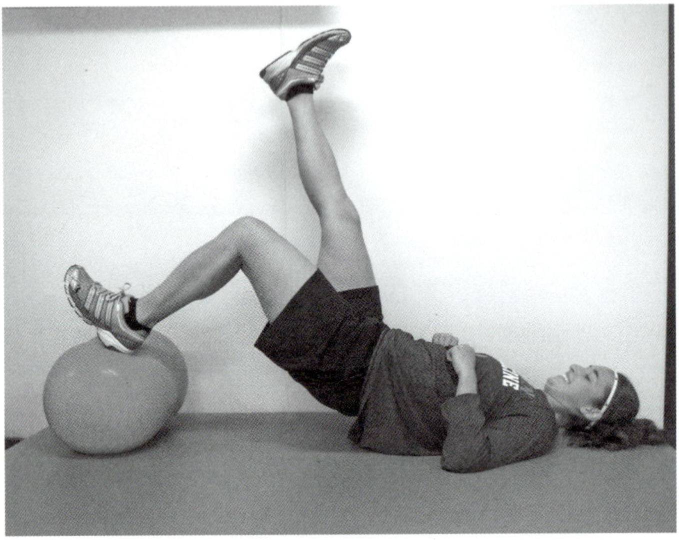

그림 14-9 공을 이용한 외발 넙다리뒤근 강화 동작

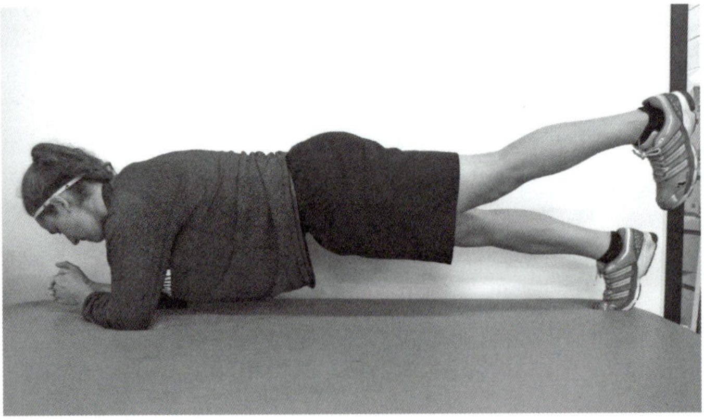

그림 14-10 팔을 들고 엉덩이를 신전시킨 프론트 플랭크. 반대 손도 시행할 수 있다.

있는 활동은 아마도 건강한 유산소 능력을 유지하기에 충분한 활동일 것이다. 물리치료사는 초기 평가에서 그녀가 매일 일립티컬 트레이너에서 수행하고 있는 "추가" 조건화는 중단되어야 한다고 권고했다. 고강도 활동의 짧은 버스트

(30~45초)와 30초 회복으로 구성된 인터벌 프로그램은 유리할 수 있으며, 선수의 증상이 가라앉을 때 천천히 다시 도입될 수 있다.

슬개골 건염의 재활 외에도 이 선수는 여성 운동선수 3 징후와 관련된 조건의 후속 검사 시 주치의에게 다시 의뢰해야 한다. 물리치료사는 주치의와 긴밀하게 협력하여 치료 방문 중 관찰된 징후와 증상을 보고해야 한다. 일단 주치의가 이 운동선수를 위한 치료계획을 조사하고 개발했다. 물리치료사의 역할은 신체 활동과 건염 증상을 관찰하는 것이다. 물리치료사는 운동선수의 피로, 지연된 치유, 추가 또는 후속 부상의 징후를 관찰해야 하는데, 이 모든 증상은 선수의 상태가 호전되지 않고 있으며, 3 징후와 관련된 문제가 계속 발생할 수 있음을 나타낸다. 운동선수와 그녀의 부모에 대한 교육은 매우 중요하다. 그들은 과도한 부상에 대한 좋은 치료 환경을 조성하기 위해 적절한 칼로리 섭취와 휴식의 중요성을 이해해야 한다. 과용성 부상과 마찬가지로, 환자들은 높은 재발률과 조심해야 할 증상에 대해 교육을 받아야 한다. 이 운동선수는 무월경증과 만성 과사용으로 인한 부상 이력이 있기 때문에 그녀는 전반적으로 장기적인 건강을 위해 교차 훈련, 휴식 그리고 회복의 중요성을 완전히 이해해야 한다.

근거 중심 임상적 추천

SORT: 추천 분류의 장점

A 일관된, 양질의 환자 지향적 근거

B 일관되지 않거나 제한된 질적 수준의 환자 지향적 근거

C 동의, 질병 중심의 근거, 일반적인 관행, 전문가의 의견 또는 사례 시리즈

1. 슬개골 건염을 가진 운동선수의 성공적인 관리에는 활동 수정, 경사판을 활용한 대퇴사두근 편심 강화, 유산소 능력 유지 그리고 유연하지 않은 근육의 기능적 (다평면) 스트레칭이 포함된다. **B 등급**

2. 열량 섭취가 감소하고 에너지 균형이 맞지 않는 여성은 완치가 느리거나 지연될 수 있다. **C 등급**

3. 슬개골 건염을 가진 사람은 신체검사에서 일반적으로 하퇴부 유연성이 저하되고, 슬개골 꼭대기 기시점의 슬개골 건 촉진 시 통증이 있으며, 급성 염증의 징후 없이 편심 대퇴사두근 근력이 저하된 것으로 나타난다. **B 등급**

4. 여성 운동선수 3 징후 구성요소의 상호관련성 때문에, 한 구성요소를 가진 여성은 다른 구성요소에 대해 선별한 후 추가 검사를 위해 자신의 1차 치료 제공자에게 다시 의뢰해야 한다. **B 등급**

종합 질문

14.1 임상을 기반으로 볼 때 슬개골 건염 환자들이 대퇴사두근 강화를 위해 어떤 근육 수축을 동반할 때 가장 큰 효과가 있을 것으로 기대되는가?

A. 동심성 수축
B. 편심성 수축
C. 등장성 수축
D. 등척성 수축

14.2 여성 청소년 선수에게 월경불순이 발생한다면, 여성 운동선수 3 징후 검사를 시행해야 한다. 다음 중 해당되는 것은 무엇인가?

A. 불규칙한 식사 및 골밀도
B. 섭식장애 및 골다공증
C. 에너지 가용성 및 골밀도
D. 에너지 가용성 및 골다공증

정답

14.1 B. 편심 운동은 10년 이상 동안 건병증 재활의 초석이 되어 왔으며, 상당한 증거의 주체가 그 효과를 뒷받침한다. 이 동작 시 약한 통증을 동반하게 되는데, 이는 반직관적인 것으로 물리치료사는 이에 대해 운동선수를 교육해야 한다.

14.2 C. 여성 운동선수 3 징후는 에너지 가용성, 생리 기능, 뼈의 미네랄 밀도와 상관관계가 있다. 불균형한 식습관이나 골다공증 같은 용어는 3 징후로 고통 받는 모든 사람에게 해당하지 않을 수 있다. 운동선수는 자신의 칼로리 요구를 모르고 단순히 그녀가 소비하는 에너지에 충분한 칼로리를 소비하지 않기 때문에 에너지 가용성이 감소할 수 있다. 이 사람은 섭식장애가 있는 것이 아니라 에너지 가용성이 떨어졌기 때문이다. 무질서한 식습관이 결정적인 조건이라면 그녀는 여성 운동선수 3 징후의 원인을 가지고 있는 것으로 식별되지 않을 것이다.

무릎 전방십자인대: 부상 예방

Knee Anterior Cruciate Ligament: Injury Prevention

Kevin R. Ford / Jeffrey B. Taylor

CASE 15

유명 여성 축구팀의 감독이 여성 선수들에게 전방십자인대 파열의 발생율이 높다는 이야기를 들었다. 시즌을 앞두고 팀의 부상 예방 프로그램을 수립하는데 도움을 받기 위해 스포츠 물리치료사에게 의뢰를 하였고, 물리치료사는 전방십자인대 부상의 위험인자를 식별하기 위해 공식화된 프리시즌 심사 결과가 나올 때까지 도움을 주기로 동의했다. 치료사는 심사 세션 중 전방십자인대 파열의 "높은" 위험을 보이는 13세의 왼발 공격수를 찾아냈다. 코치는 그녀가 대학 축구에 대한 열망을 가진 팀의 최우수선수 중 한 명이라고 말했다. 그녀의 건강 이력을 살펴보니 최근 키가 급성장했고, 15세 때 전방십자인대가 파열된 자매가 있었다. 정적 검사 결과, 이 운동선수는 10°의 양쪽 전반슬과 비정상적으로 낮은 발 아치를 가지고 있는 것으로 밝혀졌다. 동적으로, 착지 후 방향을 바꾸는 동작 중 양쪽 하퇴부(오른쪽 > 왼쪽)가 시각적으로 분명하게 붕괴되는 것을 볼 수 있었다. 또한 외발 착지 시 오른쪽 다리에서 몸통이 측면으로 더 기울어진다.

- ▶ 전방십자인대 부상의 높은 위험성을 식별하기 위해 선수 부상 이력의 어떤 부분이 중요한가?
- ▶ 위험요소를 식별하기 위해 선별 검사에 어떤 검사를 포함해야 하는가?
- ▶ 전방십자인대 예방 프로그램 설계 시 해결해야 할 전방십자인대 부상의 주요 위험요인은 무엇인가?
- ▶ 전방십자인대 부상 방지를 위한 가장 효과적인 물리치료 방법은 무엇인가?

주요 정의

- **통제 가능한 요인**(modifiable risk factors): 중재를 통해 변경 또는 제어할 수 있는 요소
- **통제 불가능한 요인**(non-modifiable risk factors): 변경할 수 없는 요소

목표

1. 비접촉 전방십자인대 부상위험이 높은지 여부를 결정하기 위한 객관적 선별 검사를 설명한다.
1. 전방십자인대 부상에 대한 통제 가능한 요인을 다룰 수 있는 신경근육 중재를 포함하여 적절한 연습 처방전을 설명한다.
3. 점프 착지 동작 중 하퇴부 신경근육 제어 불량, 코어 및 고관절 힘 부족, 측면 비대칭성 문제를 해결하는 주요 치료 진행을 확인한다.
4. 전방십자인대 부상 예방 프로그램의 예상 효과와 참가선수의 예후를 설명한다.

물리치료 시 고려사항

전방십자인대 부상 방지 프로그램의 수립 및 적용 시 고려할 점:

- ▶ **일반적인 물리치료 계획/목표**: 코치와 선수에게 적절한 기술 및 전방십자인대 부상위험에 대한 교육 실시; 넙다리뒤근과 후측 둔부 근육의 강도 향상; 동적 하퇴부 골반 붕괴를 줄여 착지 및 방향 전환 기술 개선; 전방십자인대 부상 발생 감소
- ▶ **물리치료 중재**: 수직 점프, 턱 점프, 외발 홉, 트리플 홉, 하지 근력 검사
- ▶ **물리치료 시 주의사항**: 강화와 플라이오메트릭 훈련 중 신경근 중재; 기법에 대한 피드백; 동적 워밍업
- ▶ **물리치료를 방해하는 요인**: 최적의 기법이 준수될 가능성을 높이기 위해 연습 훈련 중 피드백 제공

건강 상태의 이해

농구, 축구와 같은 스포츠에 참가하는 여성 선수들은 남성 선수들보다 전방십자인대 부상률이 더 높다. 부상위험의 증가와 활발해진 스포츠 참여는 여성 선수의 전방십자인대 발병률을 현저하게 증가시켰다. 이러한 부상은 수술, 재활 및 무릎 골관절염을 악화시킬 가능성이 높은 단기 및 장기간의 결과를 초래할 수 있다. 결과적으로 전방십자인대 부상 방지 전략은 지난 10년 동안 철저히 조사되었다. 전방십자인대 부상 방지를 위한 이론적 모델은 "예방 순서" 모델이다. 이 모델은 일반적으로 생체역학적이고 신경근육적인 것으로 인식되는 통제 가능한 요인을 목표로 한다. 이 기준을 적용한 플라이오메트릭 훈련과 저항 훈련의 조합 중 상세한 움직임 기술 피드백을 강조하는 중재 프로그램은 젊은 여성 선수의 전방십자인대 부상위험을 줄이는 데 최상의 성공을 제공할 수 있다.

전방십자인대 부상 방지 프로그램은 여성 선수의 무릎 및/또는 전방십자인대 부상발생률을 감소시킨다. 여성 선수의 비접촉 전방십자인대 부상을 방지하기 위해 설계된 5개의 신경근육 훈련 프로그램을 검토한 결과, 상대적 위험 감소의 통합 추청값은 70%(95% 신뢰수준, 54~80%)이며, 치료의 필요성에 대한 통합 추청값은 89%(95% 신뢰수준, 66~136%)였다. 포괄적인 프리시즌 구성요소 및/또는 집중적인 시즌 내 워밍업 구성요소의 조합으로 구현된 신경근육 훈련을 포함하는 몇 가지 예방 접근법이 활용되었다. 개별 프로그램이 어떻게 구현되었든 운동 프로그램을 준수하는 선수가 궁극적인 성공의 주요 요소인 것으로 보인다. Sugimoto 등은 최근 신경근육 훈련 프로그램의 메타분석에서 이러한 프로그램이 예방적 효과를 나타내기 위해서는 준수율이 66% 이상이어야 한다고 제안하였다.

물리치료 환자/고객 관리

물리치료사는 전방십자인대 부상 예방에 중요한 역할을 한다. 전방십자인대 부상 방지 프로그램 설계 전에 잠재적 위험인자에 대한 선별은 과거 기록 촬영, 물리적 성능 시험 및 이동 분석의 형태로 수행되어야 한다. 중재는 대부분 신경근육 훈련과 운동선수, 코치, 부모 교육으로 이루어진다. 특히 코치의 교육이 중요하다. 왜냐하면 이러한 프로그램은 스포츠 물리치료사의 직접적인 감독하에 지속적으로 수행되지 않을 수 있기 때문이다. 선수에게 예방 프로그램을 관리하는 것은 전문가 간의 노력이 될 수 있기 때문에 이상적인 선수 관리를 위해서는 스포츠 의학 팀(예: 의사, 물리치료사, 운동 트레이너, 체력 및 컨디셔닝 코치) 간의 의사소통이 필수적이다.

검사, 평가 및 진단

선별과 검사는 전방십자인대 부상의 본질적인 위험요인을 식별하는 데 도움이 되는 주관적 및 객관적 구성요소를 모두 포함해야 한다(**표 15-1**). 그다음 선별 과정을 통해 얻은 정보는 예방 프로그램의 일부로 다루어야 한다. 선수의 의료 이력에 관한 특정 질문(특히 이전 전방십자인대 또는 사지 부상)은 전방십자인대 파열에 더 취약할 수 있는 선수를 식별하는 데 도움이 될 수 있다. 하퇴부에 대한 이전 부상은 불완전한 재활 또는 보상 패턴으로 인한 신경근육 운동 전략의 변경을 초래하는 경우가 많다. 예를 들어, Paterno 등은 전방십자인대 재구성 및 재활 후 2년이 지난 후에도 착지지반 반응력에서 사지 비대칭성이 여전히 존재함을 확인했고, 슬개대퇴통증증후군이 있는 개인은 전방십자인대 부상을 예측하는 개인과 유사한 위험인자를 나타낼 수 있다. 전방십자인대 부상위험은 가족 성향 및 유전학과 관련이 있기 때문에 전방십자인대 파열의 가족력

표 15-1 • 전방십자인대 부상 예방능력 평가 시의 주요 위험요소
주관적 평가 • 허리 또는 하지의 부상 이력 • 전방십자인대 파열에 대한 가족력 • 최근 급성장
해부학적 특성 • 일반적 관절 이완 • 무릎의 과신전 • 전방 무릎 이완 • 평발성 특징
신경근 특성 • 대퇴사두근과/또는 넙다리뒤근 근력 감소 • 복부와/또는 고관절 후측부 근력 감소
움직임 검사 결과 **[착지 후 수직 점프(drop verical jump, DVJ)(양발 또는 외발), 측면 홉 점프, 턱 점프]** • 하지의 심각한 외번 • 비대칭적 착지

에 대해 물어보는 것도 중요할 수 있다.

철저한 주관적 부상 이력 외에도 비정상적인 자세 특성과 신경근육 운동 전략을 식별하는 경기 전 선별 검사는 임상의가 전방십자인대 부상위험이 높은 선수를 목표로 하는 데 도움이 될 수 있다. 자세 검진은 선수가 부상을 입을 위험이 높은 정렬이상을 식별하기 위해 수행된다. 연구자들은 비정상적인 무릎 해부학적 특성이 스포츠 활동 동안 더 많은 수준의 동적 발진을 촉진함으로써 전방십자인대 부상률을 높일 수 있다고 가정했다. 현재 전방십자인대 부상위험에 대한 정적 조치와 결함 있는 생체역학 간의 명확한 관계는 확인되지 않았지만, 발 구조의 측정은 하지의 동적 기능에서 발의 역할 때문에 도움이 될 수 있다. 주상골의 강하는 평상시와 거골하의 중립 상태에서의 주상골 결절의 높이 차이로, 주상골이 심하게 강하되어 있는 경우에는 전방십자인대 부상의 발생위험이 높다. 이는 높은 수준의 주상골 강하는 전방 경골 이탈과 전방십자인대의 좌상을 일으켜 거골하관절을 과회내전시키기 때문이다.

무릎 이완도의 증가는 비접촉 전방십자인대 부상을 나타낼 수 있다. 물리치료사는 양쪽 5번째 중족관절의 과신전, 양쪽 팔과 무릎의 과신전, 양/족 전완의 손바닥을 엄지손가락으로 접촉할 수 있는 능력, 무릎을 편 채로 몸을 굽혀 손바닥으로 바닥을 짚을 수 있는 능력 등을 평가하여 전신성 인대이완증을 판단할 수 있다. 무릎을 세운 채 발바닥을 바닥에 붙일 수 있는 정도를 평가하는 이 검사는 0~9등급으로 매겨지며, 점수가 높을수록 전신성 인대이완증을 나타낸다. 특히 무릎의 과신전(전반슬) 상태가 중요한데, 수동 측정 혹은 능동 측정이나 높은 수준의 과신전 상태는 움직임에 변화를 주어 전방십자인대 부상 위험을 높일 수 있다. 특히, 전방 무릎 이완(anterior knee laxity, AKL) 값은 일반적으로 여성에서 자주 발견되며, 이는 전방십자인대 부상의 예측지표가 된다. 무릎 관절계(예: KT−2000)를 사용하여 수동 전방 무릎 이완 수준을 정량화할 수 있다.

무릎 보호대와 발 교정기는 무릎과 발의 이완을 제한해 줄 수 있지만 일반적으로 이러한 해부학적 특성은 전방십자인대 부상의 통제 불가능한 요인으로 간주된다. 해부학적 특성은 임상의가 위험에 처한 선수를 조기에 식별하는 데 도움이 되지만, 예방 프로그램은 최적의 부상위험 감소를 위해 통제 가능한 신경근육 특성(예: 부실한 움직임 전략, 약함)을 목표로 설계되어야 한다. 높은 수준의 동적 하퇴부골반을 포함한 점프 및 착지 활동 중 고위험 생체역학은 전방십자인대 부상의 강력한 예측 변수로 보고되었다. 동적 하퇴부 골반은 고관절 내전반사, 무릎 외전반사 및 발목 이완을 포함하여 3개의 모든 하퇴부관절에서 움직임과 회전의 조합으로 작동한다. 운동 중에 동적 하퇴골의 외반은 종종 무릎 꿇기 자세(**그림 15-1**)로 나타난다.

동적 하퇴골의 식별은 부상위험 검사 시 특히 중요하며, 실시간으로 또는 비

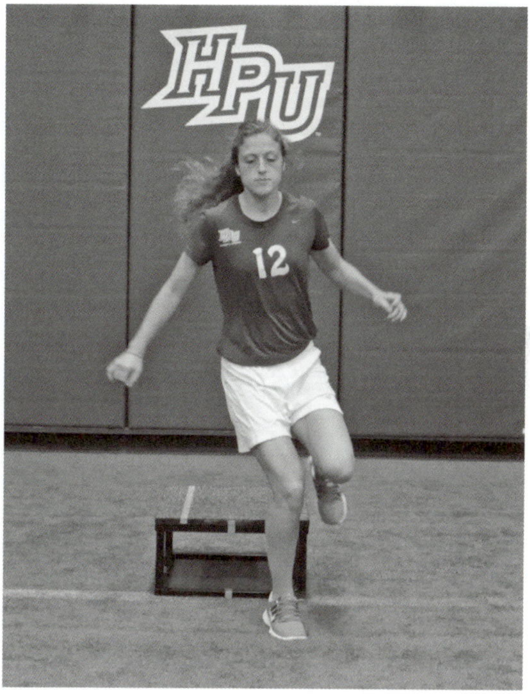

그림 15–1 외발 착지 과정에서 오른쪽 다리의 외반을 확인할 수 있다.

디오카메라, 태블릿 컴퓨터 또는 이와 유사한 2차원 비디오를 사용하여 평가할 수 있다. 이 운동 패턴은 다양한 운동 활동 중에 관찰될 수 있다. 가장 일반적으로 DVJ(Drop Vertical Jump)가 진행되는데, DVJ에서 운동선수는 높이 30cm 상자에서 양발로 착지하자 마자 바로 최대로 수직 점프를 한다. 이 활동의 첫 번째 착지는 일반적으로 착지 중 동적 외번 또는 비대칭(움직임 또는 타이밍)의 유무를 위해 분석된다. 턱 점프와 같은 양쪽 착지 검사 등도 DVJ를 대신하여 진행할 수 있다.

선수의 종목에 따라 다른 평가도 진행할 수 있다. 외발 착지 동작이 많은 농구나 배구 같은 종목에서 치료사는 운동선수에게 상자를 내려놓고 한쪽 다리로만 착지하도록 지시함으로써 DVJ를 수정할 수 있다. 단, 과제가 어렵기 때문에 운동선수는 양발 DVJ에서 볼 수 있듯이 한쪽 다리에서 후속 최대 수직 점프를 수행하지 못할 수 있다. 따라서 착지 중 선수의 움직임 패턴을 특성화할 수 있고, 다양한 종류의 홉 검사도 경기력 난조와 사지 비대칭을 식별하는 데 유용할 수 있다. 이러한 검사는 경기 복귀기준에서 전방십자인대 재구성 재활 프로토콜과 함께 사용되는 경우가 많다. 종목에 따라 시상면에서 수행되는 착지 검사를 추가할 수도 있다. 관상면에서의 외발 측면 점프 동안 물리치료사가 선수의 착지 역학을 분석하는 방법은 선수에게 한쪽 다리로 서서 작은 장벽을 넘어 같은 다리로 착지할 것을 지시하고(예: 운동선수는 왼쪽 다리로 서서 왼쪽 방향으로 점프), 횡단면에서도 선수에게 다양한 유형의 절삭 기술을 수행하게 함으로써 유사한 평가를 수행할 수 있다.

스포츠 활동 중 생체역학 분석은 선별 검사의 핵심이지만, 보다 표준적인 임상적 조치도 포함될 수 있다. 대퇴사두근과 넙다리뒤근 간의 강도 비율은 전방십자인대 부상위험에 영향을 미칠 수 있다. 대퇴사두근은 격리된 힘에 의한 수축 시 전방 경골절단 및 전방십자인대 좌상을 일으키는 길항작용을 할 수 있다. 넙다리뒤근은 공동 수축 시에 전방 전단력을 제한함으로써 대퇴사두근의 힘에 대항하는 작용을 할 수 있다. 따라서 최적의 대퇴사두근/넙다리뒤근 비율이 정의된 바는 없지만, 넙다리뒤근의 분명한 약화를 확인하는 데에 적절할 것이다. 또한 후측 고관절 강도의 결손은 닫힌사슬 운동 중 하퇴부 제어가 불량해지고 골반 붕괴가 증가할 수 있다. 도수 근력 검사, 휴대용 동력계 또는 동역학 동력계를 통해 고관절 외전근, 신전근, 외회전근의 근력을 정량화하는 것은 전방십자인대 부상 방지 프로그램의 개별화된 설계에 유용한 정보를 제공할 수 있다.

치료 계획과 중재

많은 부상 방지 프로그램이 무릎 및/또는 전방십자인대 부상발생률을 줄이는데 성공하였다. 이러한 공개된 프로그램의 여러 측면은 젊은 여성 선수를 위한 새로운 부상 방지 프로그램을 통합하는데 유용할 수 있다. 부상 방지를 위한 중재는 개별 선수 또는 선수 팀의 심사 및 심사에서 나온 관련 결과를 다루어야 한다. 가장 적절한 시점에 결손을 목표로 하는 것은 비접촉 전방십자인대 부상위험을 줄이는 데 중요한 요소일 수 있다. 일련의 훈련을 통해 부상 당하지 않은 운동선수를 적절하게 진행시키기 위해서는 물리치료사가 각 구성요소 선택 뒤에 있는 기본 이론을 이해하는 것이 중요하다.

운동선수들의 선별 검사를 통해 신경근육의 부족, 착지 동작에서의 비대칭 그리고 코어와 고관절, 넙다리뒤근의 근력 감소와 같은 공통적인 결손이나 비대칭성이 확인되었다. 움직이는 하지의 외번과 관련된 기본 메커니즘을 활용하는 동작 수행 등은 이 케이스에 자세히 설명되어 있다.

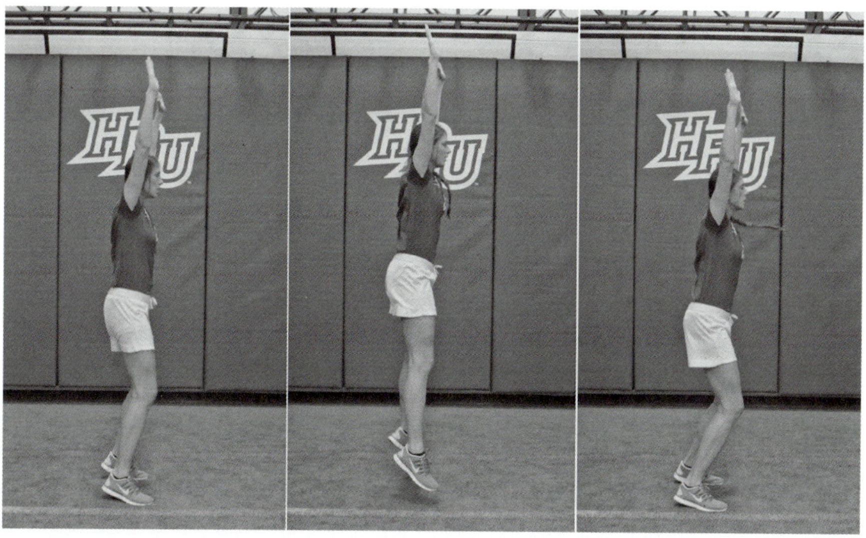

그림 15-2 벽 점프 동작. 동작에 대한 피드백을 위해 정면과 측면에서 관찰해야 한다.

DVJ 중 관상면에서의 과도한 무릎 움직임으로 확인되는 신경근육 제어 부족을 해결하기 위해 벽 점프로 시작하는 간단한 시범 연습(**그림 15–2**)이 유용할 수 있다. 벽 점프는 선수가 최소 무릎 굴곡으로 수직 점프를 반복하고, 발등 굽힘/발바닥쪽 굽힘에 집중하도록 하는 상대적으로 강도가 낮은 운동이다. 선수가 반복적인 벽 점프 동작 후 착지할 때, 기술에 대한 실시간 일관적인 피드백을 제공해야 한다. 피드백은 성공적인 전방십자인대 부상 방지 프로그램에서 중요한 구성요소인 것으로 확인되었다. 하지에 외번을 일으키는 점프 도약 단계에서 신경근육 활성화 패턴을 식별하는 데 도움이 되도록 멀리 점프한 후 동작 유지하기가 유용하다(**그림 15–3**). 이 중간 강도의 운동은 적절한 착지 자세를 강화하는 데 사용될 수 있으며, 시즌 전 전방십자인대 부상 방지 프로토콜 내내 선수의 움직임을 다양하게 파악하기 위해 넓은 점프와 수직 또는 넓은 점프로의 진행을 활용할 수 있다. 시상면 움직임의 상전면 움직임(즉, 장애물 점프)과 횡단면 움직임(즉, 180° 점프)의 추가 진행은 일반적으로 프로그램 전체에 걸쳐 통합되어 다방향 신경근육 제어를 시행할 수 있다.

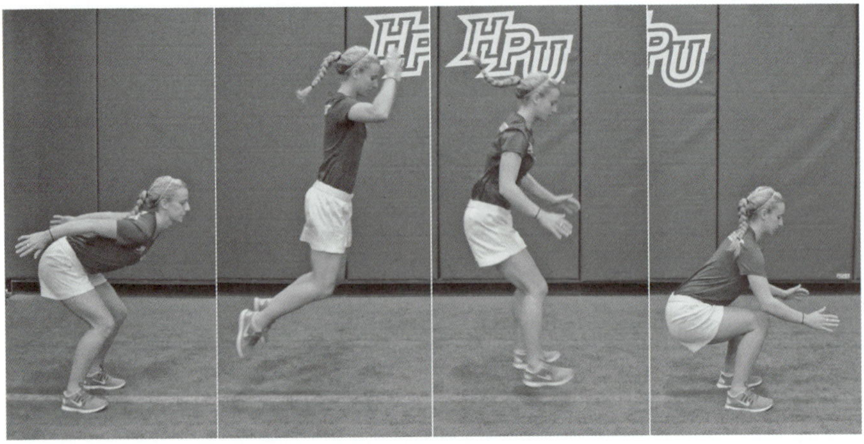

그림 15–3 멀리 점프한 후 동작 유지하기. 선수는 점프와 착지 시 무릎의 전방 움직임을 최소화하며 두발로 가능한 한 멀리 점프한다. 착지 후에는 2초 정도 정지한다.

DVJ는 측면 비대칭을 식별하는 데 자주 사용되는 반면, 외발 동작은 일반적으로 착지 동작에서 비대칭을 선별하는 데 사용된다. 예를 들어, 외발 트리플 홉 동안 왼쪽과 오른쪽 사이의 총 거리 차이는 선수가 기능적인 측면과 측면의 불균형을 가지고 있다면 분명할 것이다. 양다리에서 한쪽 다리로의 전환은 이러한 불균형을 시정하기 위한 포괄적인 전방십자인대 부상 방지 프로그램에서 중요한 구성요소이다. 가볍게 착지하는 턱 점프(**그림 15-4**)는 선수가 착지 중에 환측 다리가 종종 건측 다리에 비해 약간 뒤쪽에 놓이기 때문에 잠재적으로 '약해진' 환측 다리를 식별하는데 도움이 된다. 적절한 착지는 균형 잡힌 착지에 초점을 맞춘 고강도 플라이메트릭 반복 턱 점프로 진행되기 때문에 중요한 기본 기술이다. 턱 점프는 신경근육 불균형의 개선을 훈련하고 측정하는 데 사용될 수 있다. 양발 동작에서 외발 동작으로 전환하는 것을 돕기 위해 외발 X-홉(**그림 15-5**)과 균형 잡힌 활동이 도움이 된다. 외발 X-홉 동안 운동선수는 관상면에서 무릎을 제어하면서 점프, 착지 즉시 각 위치를 고정하여 중간/측방 및 전방/후방 방향으로 이동한다. 바인딩 연습으로의 진행(**그림 15-6**)은 제어된 방식으로 외발 착지 및 도약 움직임에 초점을 맞춘다. 치료사는 이러한

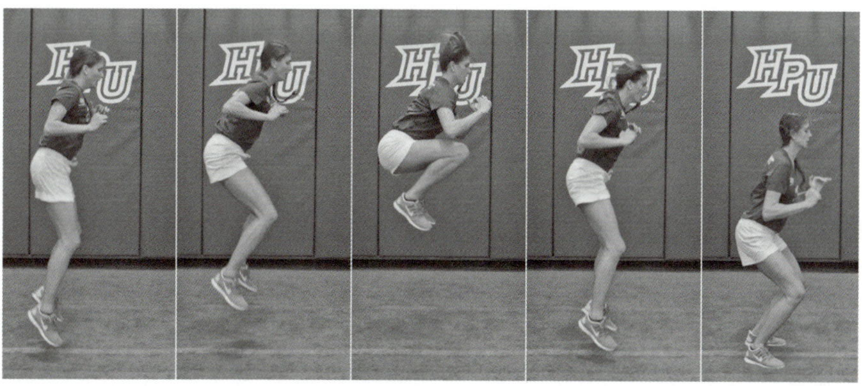

그림 15-4 반복 턱 점프 동작. 물리치료사는 정면과 측면에서 관찰하며, 선수는 무릎을 가슴으로 당기며 점프한 다음 착지와 동시에 다시 점프한다.

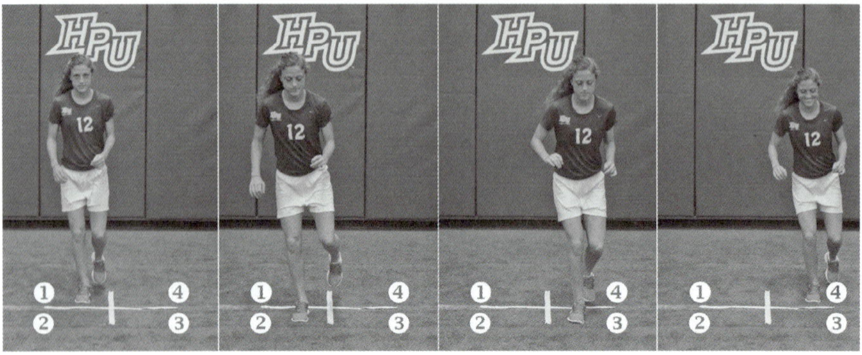

그림 15-5 외발 X-홉 균형감 향상 동작으로 1-2-3-4를 한발로 뛰었다가 착지를 한다.

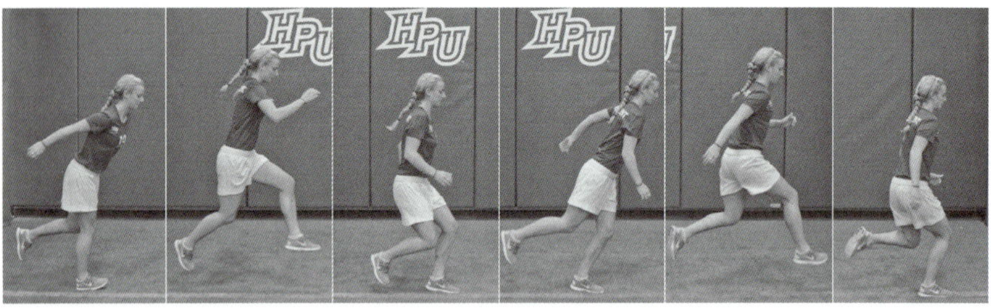

그림 15-6 바운딩 동작. 높이와 거리에 신경쓰며 바운딩하며 달린다.

움직임 동안 점프 높이와 힘에 대한 피드백을 제공할 수 있으며, 다양한 종목에서 활용될 수 있기 때문에 중요하다.

시즌 전 부상위험 판단을 위한 선별 검사의 마지막 단계는 근력의 감소를 확인하는 것이다. 등속성 검사는 넙다리뒤근/대퇴사두근 불균형뿐만 아니라 고관절 외전 강도 감소를 확인하는 데 사용될 수 있다. 상자 위에 서 있는 동안 외발 스쿼트는 성인 여성의 코어, 고관절 및/또는 넙다리뒤근 강도의 부족을 식별할 수 있는 선발 검사에 중요한 구성요소가 될 수 있다. 여성 선수가 사춘기 마지막 단계에서 키와 몸무게의 변화에 따라 코어/고관절/넙다리뒤근 강도 향상이 동반되지 않는다면, 하퇴부와 몸통을 제어하는데 어려움을 초래할 수 있다. 예를 들어, 엉덩이 힘의 결손은 선수가 한발로 상자에서 내려올 때 동적 하퇴부 골반과 몸통 운동을 증가시켜 알 수 있다. 코어, 고관절, 넙다리뒤근의 힘을 향상시키는 것은 여성 운동선수들의 고관절 힘을 향상시키는 것으로 다양한 동작을 통해 단련할 수 있다.

몸통과 둔부 집중 훈련 운동이 엉덩이와 무릎 강화에 미치는 영향에 대한 선행 연구 중 Myer 등은 다양한 프로그램을 제시했다. 그 예로는 흔들리는 장치 위에서의 무릎 꿇기 운동이 있는데, 선수는 보수볼의 원형 표면에서 양쪽 무릎을 꿇은 자세(**그림 15-7**)에서 한쪽 무릎을 꿇는 자세(**그림 15-8**)로 전환하는 것이다. 이 자세에서는 고관절을 굴곡한 상태에서 유지하는데 집중해야 한다. 프로그램 전반에 걸쳐 선수에게 의욕을 일으키기 위해 작은 변화와 볼 토스와 같은 프로그램을 추가할 수 있다. 러시안 넙다리뒤근 컬(**그림 15-9**)은 탄력밴드를 활용하여 신장성, 등장성 움직임을 통해 넙다리뒤근을 집중 강화하는 운동

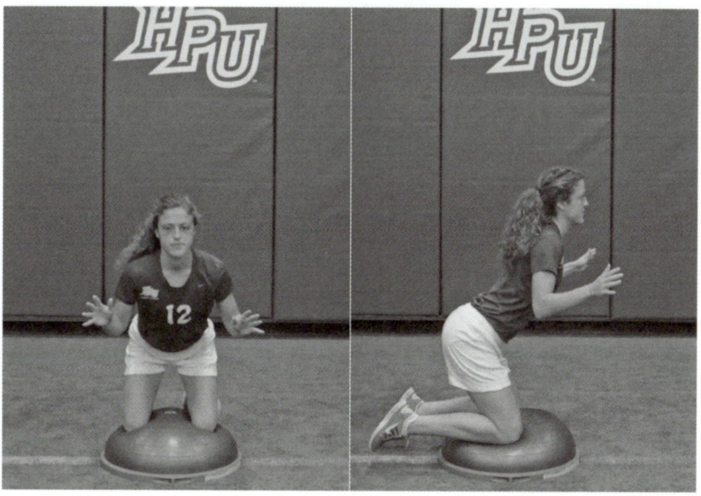

그림 15-7 양쪽 무릎 홀드 동작. 보수볼 위에서 골반을 굽히고 어깨는 편 상태, 허벅지와 상태의 움직임을 최소화하며 10초 정지한다.

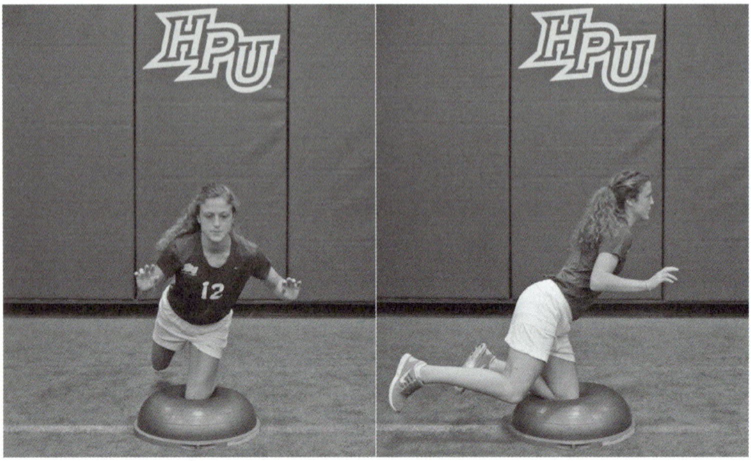

그림 15-8 한쪽 무릎 홀드 동작. 보수볼 위에서 골반을 굽히고 어깨는 편 상태, 허벅지와 상태의 움직임을 최소화하며 10초 동안 정지한다.

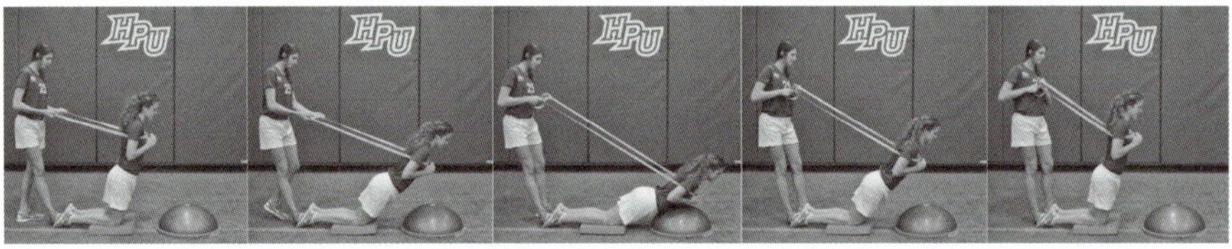

그림 15-9 저항밴드를 활용한 러시안 넙다리뒤근 컬 동작. 양 무릎을 굽힌 채로 상체를 앞으로 기울여(넙다리뒤근 신장성 수축상태) 가슴이 보수볼에 닿았다가 뒤로 움직여 시작 자세(넙다리뒤근 동심성 수축상태)로 돌아온다. 선수의 가슴에 저항밴드를 활용해 움직임을 보조한다.

이다.

전방십자인대 부상 방지 프로그램은 시즌 전 및/또는 시즌 중을 통틀어 운영할 수 있도록 종합적인 프로토콜로 구성할 수 있다. **표 15-2**는 문헌연구를 통해 개발된 플라이오메트릭과 강화 구성요소의 시즌 중 진행 프로그램의 예시를 보여준다. 각 프로그램 중 일관된 피드백 제공이 중요한데, 이 프로그램에는 스포츠 관련 동작 패턴과 함께 약 5~8분간 지속되는 다이내믹 워밍업

표 15-2 • 시즌 중 준비동작의 예

1단계	2단계	3단계	4단계
대각선 점프 후 유지	조깅 대각선 점프 후 유지	조깅 대각선 점프	전력질주
멀리뛰기 후 유지	스쿼트 점프	멀리뛰기, 스쿼트 점프(2회) 후 유지	멀리뛰기(2회), 스쿼트 점프(2회) 후 유지
외발 점프 후 유지	외발 홉 점프 후 유지	180 홉 점프 후 유지(90° 회전하며 발 바꾸어 홉 점프 후 유지)	홉-홉(hop-hop) 점프 후 유지
외발 턱 점프 후 가벼운 착지 후 자세 유지	양발 턱 점프	턱 점프	번갈아 가며 턱 점프
워킹 런지	점프 워킹 런지	런지 점프	sciccor 점프
사이드 런지	사이드 워킹 런지	공을 잡은 채 사이드 워킹 런지	사이드 홉 유지
공을 든 채로 더블 크런치	공을 든 채로 회전 더블 크런치	ball half V(공을 든 채로 상체를 반-V 모양 유지)	ball full V(공을 든 채로 상체를 굴곡하여 V 모양을 유지)
팔-다리를 교차하여 올린 후 유지	엎드린 채 팔-다리 교차 신전	엎드려서 양쪽 다리 올리기	엎드린 채 '슈퍼맨' 자세
러시안 넙다리뒤근 컬	러시안 넙다리뒤근 컬	러시안 넙다리뒤근 컬	러시안 넙다리뒤근 컬

이 포함되어 있다. 예를 들어, 축구선수들을 위한 조깅에는 엉덩이의 내/외회전 유지가 포함되며, 농구선수의 경우 손을 뻗은 상태에서의 바운딩이 포함되어 있다. 각 단계에서 연습의 처음 반과 마지막 반을 번갈아가며 연습하는 동안 4~5개의 주요 운동에 집중(**표 15-2**)하는 것을 강조하고 있으며, 각 단계는 2~3주 지속되며 자연스럽게 다음 단계를 실행할 수 있다.

근거 중심 임상적 추천

SORT: 추천 분류의 장점

A 일관된, 양질의 환자 지향적 근거

B 일관되지 않거나 제한된 질적 수준의 환자 지향적 근거

C 동의, 질병 중심의 근거, 일반적인 관행, 전문가의 의견 또는 사례 시리즈

1. 플라이오메트릭과 체력 훈련을 결합한 전방십자인대 예방 프로그램은 여성 선수의 전방십자인대 부상위험을 줄이는 데 효과적이다. **A 등급**
2. 비정상적인 자세 특성과 신경근육 운동 전략을 식별하는 경기 전 선별 검사는 전방십자인대 부상위험이 높은 선수를 선별하는데 도움이 될 수 있다. **B 등급**
3. 운동 기술 및 경기력에 대한 상세한 피드백은 스포츠 경기 중 고위험 생체역학 요소를 감소시킨다. **B 등급**

종합 질문

15.1 여성 선수의 비접촉 전방십자인대 부상과 관련된 잠재적 위험요소를 식별하기 위한 다음 선별 검사 중 연관성이 가장 적은 것은 무엇인가?

A. 낙하 수직 점프 검사

B. 턱 점프 검사

C. 40m 선형 속도 주행

D. 고관절 강도 평가

15.2 전반적인 시즌 전 전방십자인대 부상 방지 프로그램에 포함될 연관성이 가장 적은 것은 무엇인가?

A. 세부 기술 피드백

B. 넙다리뒤근과 코어 및 고관절 부위 근력 강화

C. 플라이오메트릭 운동

D. 유연성운동

정답

15.1 C. 더 큰 선형 속도를 보이는 운동선수는 더 높은 경기력을 가진 운동선수로 간주될 수 있지만, 이 검사는 여성의 비접촉 전방십자인대 부상에 대해 알려진 위험요인을 명확하게 식별하지 못한다.

15.2 D. 여성의 전방십자인대 부상 발생을 줄인 신경근육 훈련 프로그램은 상세한 기술 피드백, 플라이오메트릭 훈련 및 코어/고관절/넙다리뒤근의 강화를 지원한다.

무릎 전방십자인대: 재건술

Knee Anterior Cruciate Ligament: Reconstruction

Angela H. Smith / David Logerstedt

CASE 16

17세 환자가 넙다리뒤근 자가이식 우측 전방십자인대(ACL) 재건술 2주 후에 물리치료실을 찾아왔다. 6주 전, 이 환자는 축구경기 도중 오른쪽 발을 고정한 채 수비수를 피하기 위해 방향을 바꾸면서 부상을 당했다. 그녀는 "팝" 소리를 들었고 즉시 오른쪽 무릎에 통증을 느꼈다. 그녀는 경기장을 벗어나려고 했지만, "무릎 꺾임" 현상이 나타났고 들것에 실려 경기장을 벗어날 수 있었다. 무릎이 심하게 부어올랐고, 환자는 다음날 정형외과 의사와 상담을 했다. 외과의사의 검사 결과 무릎 굴곡 운동범위(ROM)와 2+ 정도의 관절 삼출과 무릎 신전 시 통증이 있으며, 관절가동범위가 제한되어 있었다. 추축 이동 검사(pivot shift test) 결과는 머슬가딩 때문에 판단이 애매했지만, 라크만 검사결과, 끝 감각의 부재를 보여 양성반응을 나타냈다. 후속 자기공명영상(MRI) 촬영결과, 측면 대퇴골 관절융기와 후외측 경골 관련 타박상과 함께 전방십자인대의 완전 파열을 보여주었다. 중간과 측면 반월판의 이상은 없었다. 현재의 장애를 해결하고 수술 후 결과를 개선하기 위해 환자는 오른쪽 전방십자인대 재건술을 받기 전 물리치료실에 다섯 번 내원했다. 수술 후 첫 주에 대한 지시사항에는 무릎 굴곡 및 신전에 대한 활성 관절가동범위, 쿼드 세트, 삼출 관리를 위한 저체온요법, 중량 조절 등이 포함되었다. 수술 일주일 후, 환자는 "검사 후 치료"라는 진단을 받고, 무릎고정장치를 착용한 채 양쪽 겨드랑이 목발을 사용하여 물리치료실에 내원했다. 숫자평가척도에서 휴식 중에는 2/10, 가동범위검사 중에는 7/10로 나타났다. 환자의 부상 이력에서 특이점은 없었고, 그녀의 목표는 다음 시즌에 고등학교 축구팀으로 복귀해 경기에 참여하는 것이다.

- ▶ 환자의 진단과 부상 이력을 바탕으로 환자의 활동 제한에 어떤 영향을 미칠 것으로 예상되는가?
- ▶ 가장 적합한 검사는 무엇인가?
- ▶ 물리치료의 가장 적절한 중재법은 무엇인가?
- ▶ 선수의 재활 예후는 어떠한가?

주요 정의

- **전방십자인대 재건술**(ACL reconstruction): 전방십자인대를 환자 자가이식 또는 사후기증자로부터 건 이식편을 사용하여 교체하는 관절경 수술기법
- **자가이식**(autograft): 환자 신체의 한 부분에서 다른 부분으로 전달되는 조직. 전방십자인대 재건술에 사용되는 일반적인 이식체는 넙다리뒤근 또는 슬개골건의 일부 포함
- **삼출**(effusion): 접합부 회전낭의 유출물
- **무릎 꺾임 현상**(giving way episode): 일반적으로 전방십자인대 손상 무릎에서 통증, 부종과 함께 나타나는 증상으로, 경골이 이동하는 것을 자각하는 것으로 환측 무릎의 불안정성을 나타냄
- **라크만 검사**(lachman test): 전방십자인대의 손상 임상 평가를 위해 가장 많이 활용됨. 검사는 대퇴골을 안정시키면서 환자의 무릎을 30° 굴곡으로 배치하고, 경골에 전방 이동성을 가짐으로써 수행. 검사자는 이탈과 끝 느낌의 유형을 평가하고, 양성반응은 이탈 정도의 증가 및/또는 끝 느낌의 부재나 '흐물흐물한' 느낌을 나타냄

목표

1. 재활의 초기, 중간 및 후반 기능 진행과 스포츠 복귀(RTS) 단계에 대한 수술 후 임상적 지표를 확인한다.
2. 치료 기간을 기준으로 수술 후 각 단계에서 안전하게 적용할 수 있는 임상 기반의 물리치료 중재를 확인한다.
3. 배출과 통증의 정도를 이해하고 재활 진행과 어떻게 관련이 있는지 설명한다.

물리치료 시 고려사항

자가건 또는 타가건 이식을 통해 전방십자인대 재건술을 받은 선수의 재활 물리치료 시 고려할 점:

▶ **일반적인 물리치료 계획/목표:** 통증 감소; 능동 및 수동 무릎 관절가동범위

증가; 슬개골 이동성 정상화; 대퇴사두근의 힘 및 활성화 개선; 보조 장치 없이 걸음걸이 정상화; 관절 삼출 제거

▶ **물리치료 중재**: 이식부위의 압박을 줄이기 위해 일반적인 예방조치에 대한 환자 교육; 통증을 줄이기 위한 양상; 관절 내 삼출을 줄이기 위한 도수치료 및 환자 교육; 능동/수동 관절가동범위 회복과 무릎관절 가동범위 회복을 위한 슬개골 움직임 회복, 대퇴사두근과 하지 근력 강화 운동; 걸음걸이 패턴 정상화를 위한 보행훈련; 가정 운동 프로그램 교육

▶ **물리치료 시 주의사항**: 수술 후 초기 및 중간 단계에서 이식물 스트레스를 최소화하기 위해 적절한 열린/닫힌사슬 강화 운동의 적용; 이식물 종류 및 또는 2차 수술(예: 반월판 재건 또는 미세골절)에 따른 예방조치 해결

▶ **물리치료를 방해하는 요인**: 관절섬유증, 싸이클롭스 병변, 앞무릎 통증, 지속적인 무릎관절 삼출

건강 상태의 이해

전방십자인대는 무릎의 4대 인대 중 하나이며 무릎의 동적 안정에 중요한 역할을 한다. 전방십자인대의 일차적인 기능은 대퇴골의 경골의 전방 이동을 방지하는 것이지만, 특히 무릎이 완전 신전에 가까울 때 경골 내부 회전에 대한 이차적 구속의 역할도 한다. 전방십자인대는 전내측다발과 후외측다발로 구성된 연결조직이며, 경골에 삽입되는 곳에 따라 이름 붙였다(**그림 16-1**). 인대는 대퇴골에서 근원적으로 발생하며 경골에 부착하기 위해 전방, 중간, 하방으로 이동한다. 보다 구체적으로 전방십자인대는 측면 대퇴골 조도체의 후방 중간 표면에서 시작되며 경골 고원의 전방 부분에 삽입되고, 더 작은 전내측다발이 더 반경으로 부착되고 후외측다발이 더 후위로 부착된다. 각 묶음은 무릎 굴곡 각도에 따라 무릎 안정성에 다른 역할을 한다. 전내측다발은 무릎 굴곡 각도가

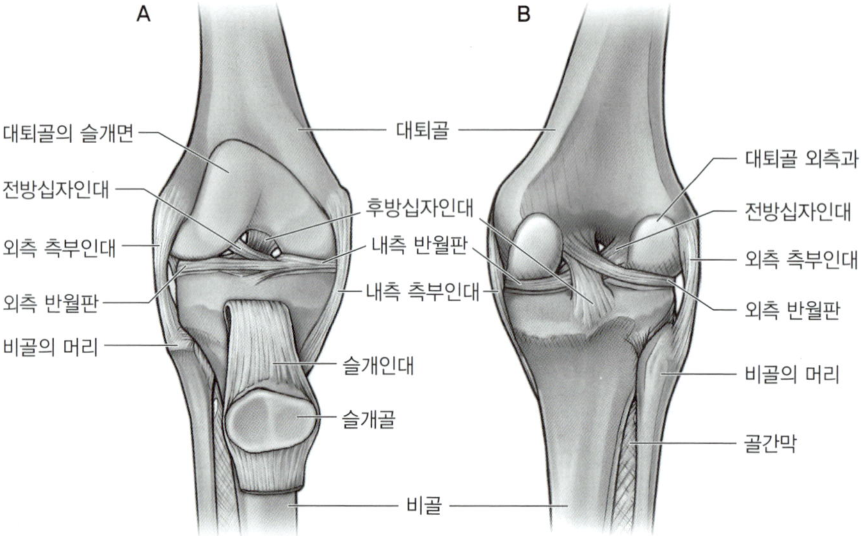

그림 16–1 무릎 주요 인대. A 전면, B 후면

클수록 길어지고 팽팽해지는 반면, 후외측다발은 무릎 신전 각도가 클수록 더 단단해진다.

동적 무릎 안정성을 제공하는 중요한 역할 때문에 전방십자인대 부상은 다양한 방향 전환 및 회전 운동에서 매우 흔하다. 전방십자인대 부상은 스포츠에서 발생하는 모든 운동 무릎 부상의 20%를, 내부 무릎 병변의 45%를 차지한다. 부상은 접촉 및 비접촉 상황에서 모두 발생할 수 있으며, 미국에서 매년 발생 추정치는 80,000~250,000건에 이른다. 비접촉 전방십자인대 부상은 더 흔하다. 전체 부상 중 70%가 비접촉 부상에 해당하며, 접촉 부상은 나머지 30%를 차지한다. 비접촉 부상은 급격한 감속, 방향 변경 또는 한쪽 다리로 점프에서 착지할 때 방향 전환과 회전 활동에서 가장 자주 발생한다. 일반적으로 비접촉 전방십자인대 부상과 관련된 많은 위험요인과 다양한 부상 메커니즘이 있다. 2005년 Hunt Valley II 합의에 따르면, 비접촉 부상에 대한 위험요인을 환경, 해부학적, 호르몬 및 생체역학의 네 가지 범주로 분류했다. 또한 이 그

릅은 관상면, 시상면 및 횡단면에서 결합된 하중 패턴이 전방십자인대의 동적 하중을 초래하여 특히 무릎이 완전히 펴질 때 선수가 부상을 입을 위험이 있음을 확인했다. 여성 선수는 같은 활동에 참여하는 남성보다 6~8배 더 높은 발병률로, 비접촉식 전방십자인대 부상위험이 높다. 전방십자인대 부상이 여성에게 더 자주 발생하는 이유에 대해서는 많은 논쟁이 있지만, 여성 선수와 관련된 일반적인 위험요소에는 월경주기와 관련된 호르몬 변화, 융기사이패임 폭 감소, 착지 시 무릎 외번 모멘트 증가 등이 포함된다.

일부 전방십자인대 파열은 비수술적 방법으로 관리할 수 있지만, 무릎 기능과 동적 안정성을 회복하기 위해 젊고 활동적인 개인에게 발생하는 대부분의 부상에는 전방십자인대 재건술이 권장된다. 미국에서는 매년 127,000건 이상의 전방십자인대 재건술이 시행되는데, 이 선수들의 목표는 수술 전의 스포츠 활동 수준으로 되돌아가는 것이다. 파열된 전방십자인대는 저절로 치유되지 않으며, 수술로 접합하기는 적합하지 않다. 대신 관절경수술 중 전방십자인대를 재구성하기 위해 연조직 자가이식 또는 사체 동족이식이 시행된다. 슬개골건은 전방십자인대 대체를 위해 가장 일반적으로 사용되는 이식체이며, 넙다리뒤근건 중 반건양근-박근묶음도 최근에 사용 빈도가 높아지고 있다. 슬개골건과 넙다리뒤근건의 자가이식 사이의 우위에 대한 많은 논쟁이 있다. 슬개골 힘줄 이식술은 뼈와 뼈 사이의 고정으로 인한 이식 안정성의 증가와 오랫동안 연관되어 왔다. 그러나 최근 연구에서 이러한 상관관계가 존재하지 않을 수도 있다는 것을 보여주며, 슬개골건 이식술은 기증자의 임상, 방사선 및 조직학적 이상뿐만 아니라 앞무릎 통증(특히 무릎을 꿇은 상태)과도 관련이 있다. 반면, 넙다리뒤근건의 자가이식은 터널 확장 및 유착, 부분적으로 이식된 넙다리뒤근건의 수술 후 기능 저하 등 잠재적 합병증이 발생할 수 있다. 슬개골건 또는 넙다리뒤근건 자가이식과 관련된 많은 추측된 장점과 단점에 관계없이, 강도, 관절가동범위, 무릎 안정성, 주관적 보고서 및 환자 기능에 관한 중장기적 결과는 두 가지 이식 유형 모두에서 유사하다. 수술 기법 및 재활 프로토콜의 발달로 이식수술의 선택은 수술 후 장기 성공에 영향을 미치지 않는 것으로 보인다.

물리치료 환자/고객 관리

전방십자인대 재건술을 받은 선수의 수술 후 재활은 정상적인 무릎 기능을 회복하고 최종 경기 복귀 단계를 준비시키는 데 중요하다. 기능 극대화를 위해 근력과 신경근육 훈련은 수술 후 치료에 모두 포함되어야 한다. 문헌은 전방십자인대 재건술 후 근육 강화 프로그램이 열린/닫힌사슬 운동을 모두 포함해야 한다고 지지한다. 물리치료사는 적절한 간격으로 적절한 운동을 처방하기 위해 치료 기간과 이식 스트레스에 익숙해야 한다. 재활 단계와 관련된 임상 의사결정을 위해 임상 이정표, 삼출과 통증의 정도를 지표로 사용한다. 기능 검사와 결과 측정은 선수가 경기 복귀 단계 프로그램을 시작할 준비가 되었는지 평가하기 위해 수행된다.

검사, 평가 및 진단

전방십자인대 재건술에 따른 물리치료 평가는 수술 후 처음 1~2주 내에 실시해야 한다. 검사에는 무릎관절의 관찰 및 촉진, 절개부위의 무결성 평가, 무릎관절가동범위 및 슬개골의 운동성, 관절 삼출, 대퇴사두근의 기능과 하지의 근력, 보행 관찰 등이 포함된다. 무릎관절과 주변 구조의 촉진을 통해 수술 후 통증의 원인을 파악할 수 있다. 높아진 온도와 함께 피부가 붉어지거나 절개부의 삼출이 증가하면 감염이 나타날 수 있는데, 일단 봉합부위를 제거하고 절개부위를 닫으면 수술 후 통증의 원인이 될 수 있으므로, 흉터 이동성을 평가해야 한다. 치료사는 흉터에 인접한 통증부위 또는 부착 조직을 식별하고 흉터가 변

표 16–1 • 무릎관절 수정된 충격 검사에 따른 삼출 측정 기준

등급	검사 결과
없음	다운 스트로크 시 파장 없음
극미	다운 스트로크 시 안쪽에 작은 파장
1+	다운 스트로크 시 큰 부위가 불룩 튀어나옴
2+	업스트로크 시 안쪽의 삼출이 자발적으로 원위치로 돌아옴(다운 스트로크는 진행하지 않음)
3+	무릎 안쪽에 삼출이 많아서 움직임이 불가함

색되거나 주름지는 것을 관찰하여 기록하여야 한다. 치료사는 무릎관절을 마비시키는 것이 무릎 굴곡과 신전 상태에서 관절가동범위 손실에 영향을 미칠 수 있기 때문에 모든 방향에서 슬개골의 이동성뿐만 아니라 활동적이고 수동적인 무릎 관절가동범위를 측정한다. 무릎관절 삼출은 정량 가능한 결과 측정을 사용하여 등급을 매겨야 한다. 평가자 간 신뢰성이 양호한 수정된 충격 검사(**표 16–1**)는 5점 척도로, 관절 삼출의 정도를 정량화하여 확인할 수 있다.

물리치료사는 수정된 충격 검사를 수행하기 위해 몇 차례 중간 관절 선에서 슬개골 위 관절낭 방향으로 충격을 가해 세포간질액을 무릎에서 멀리 움직여 준다(**그림 16–2A**). 세포간질액이 즉시 제자리로 돌아오지 않을 경우, 슬개골 위 관절낭에서 외측 무릎에 몇 차례 충격을 가해준다(**그림 16–2B**). 유체의 파장이 다운 스트로크와 함께 보이지 않을 경우 "없음"으로, 미세한 유체 파장이 다운 스트로크와 함께 중간 쪽에서 보일 경우 "극미"로, 유체 파장이 크게 내측에서 함께 보일 경우 "1+"로, 내측에서 유체의 자발적인 복귀가 있을 경우 "2+"로, 무릎 밖으로 너무 많은 유체가 움직이는 경우 "3+"로 분류된다. 수술 후 초기에 대부분의 환자에게서는 수술로 인한 외상으로 2+ 또는 3+ 이상의 관절 삼출을 겪게 된다.

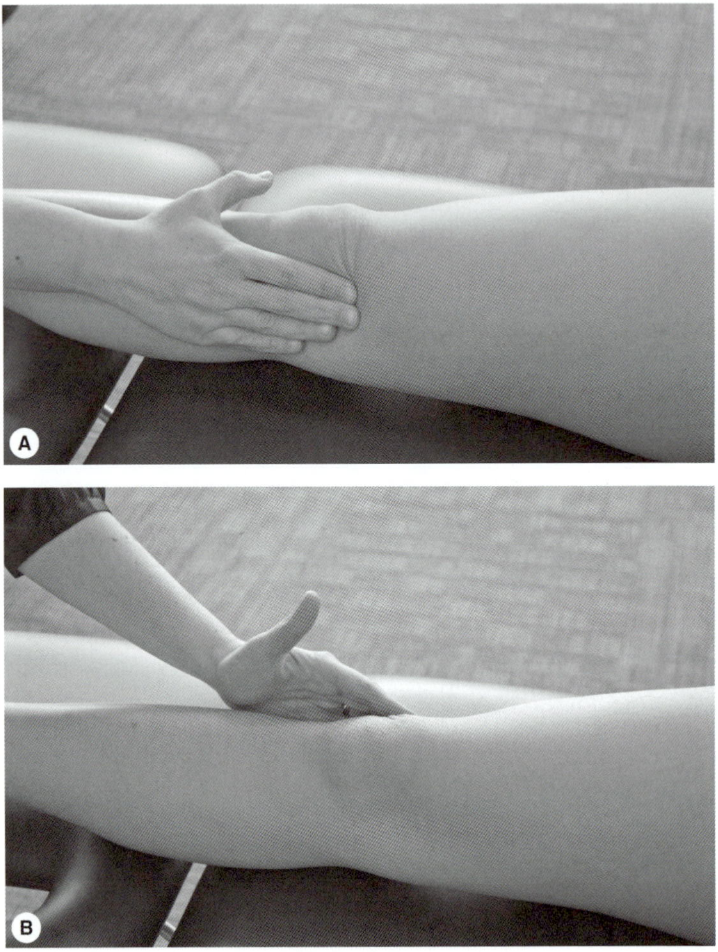

그림 16-2 수정된 충격 검사. A 내측관절에서 상슬개낭 방향으로 몇 차례 밀어 올려준다. B 유체가 바로 되돌아오지 않는다면, 외측 무릎과 상슬개낭에서 외측 관절 방향으로 쓸어 내려준다.

대퇴사두근의 기능은 환자의 무릎을 완전히 신전한 상태에서 "쿼드 세트"(대퇴사두근의 등척성 수축)의 정도를 평가하여 확립할 수 있다. 물리치료사는 슬개골 상방 활주를 유심히 관찰하여야 한다. 쿼드 세트는 임상적으로 관찰된 수축의 정도에 따라 나쁨, 보통, 양호하다고 설명할 수 있다. 환자에게 하지 직거상(SLR)을 수행하도록 요청하면 환자가 대퇴사두근의 힘/활성이 불량함을 나타내는 "Quad lag(완전 무릎 신전 상태를 유지할 수 없음)"를 보이는지 확인할 수 있다. 대퇴사두근 강도는 환자의 최대 자율 등척성 수축 동안 전자기계 동력계를 사용하여 정량화할 수 있다. 걸음걸이는 적절한 보조장치를 사용하여 의사의 규정된 중량 조절 예방조치를 따라 평가해야 한다. 다른 부상을 동반하지 않은 전방십자인대 재건술의 경우, 환자는 일반적으로 허용 가능한 체중을 견딜 수 있다. 수술 후 즉시 체중을 지탱하는 것이 적절하며, 실제로 앞무릎 통증의 발생을 줄이고, 수술 후 대퇴사두근의 반사 억제를 극복하는 데 도움이 될 수 있다. 수술 후 일반적인 걸음걸이 문제에는 초기 접촉 시 발꿈치 부딪힘 부재, 무릎 신장 초기 단계의 부재, 스윙 단계에서 무릎 굴곡 운동 감소 등이 포함된다. 추가적인 하지 힘은 도수 근력 검사를 통해 평가되어야 한다. 이러한 근육 그룹의 결손이 수술 후 보행 편차에 영향을 미칠 수 있기 때문에 고관절 외전과 발목의 발바닥쪽 굽힘이 특히 중요하다. 그러나 환자가 넙다리뒤근 자가이식을 받은 경우 넙다리뒤근 복합체에 대한 저항성 근육 검사는 피해야 한다. 환자가 스포츠 복귀를 위한 재활 단계로 전환함에 따라 추가 평가가 필요하다. 성과 기반 검사는 환자가 더 높은 수준의 스포츠 관련 활동으로 돌아갈 수 있는 준비 상태를 평가하는 데 중요하다.

치료 계획과 중재

수술 후 전방십자인대 재활은 조기, 중간, 지연, 기능 진행 및 스포츠 복귀를 위한 5단계로 나눌 수 있다. 다음 단계로 진행할 선수의 준비는 외과의사의 수술 후 프로토콜 또는 델라웨어 대학의 전방십자인대 재건술을 위한 재활 연습 지침과 같은 확립된 임상적 이정표를 활용하여 평가할 수 있다(표 16-2).

초기 단계는 수술 후 1~2주에 시작하며, 고정장치 또는 보조장치 없이 보행

표 16-2 • 전방십자인대 재건술에 대한 델라웨어 대학교의 지침

수술 후 타임 프레임	물리치료 중재	달성목표
1주 (초기 단계)	• 월 슬라이드 • 슬개골 고정 • 보행 트레이닝 • 신경근전기자극 • 관절가동범위 향상을 위한 자전거타기	• 무릎 능동/수동 관절가동범위: 0~90° • 슬개골 위쪽의 활주와 함께 사두근의 능동 수축
2주 (초기 단계)	• 통증이 없는 범위에서 운동량 늘리기 • 피부가 회복되었다면 상처부위 고정하기 (그림 16-3) • 벽에 기댄 채 앉기/스쿼트 동작: 45° • 신전이 어려운 경우, 엎드려 눕고 다리를 테이블 바깥으로 빼기 • 굴곡이 제한적이라면, 무릎 굴곡 상태에서 슬개골 아래쪽 고정 • 부종이 가라앉으면 기능형 지지대로 교체	• 무릎 굴곡 관절가동범위: 110° 이상 • 목발 없이 보행, 무릎 완전 신전 • 부드러운 하지 직거상 가능
3~5주 (중기 단계)	• 관절 움직임이 제한적인 경우, 경대퇴골의 회전 고정 • 균형감각, 고유수용감각 활동 시작 • 최소 10분 이상의 자전거, 스태퍼를 활용한 심혈관 운동 • 무릎 신전: 90~45° • 측면으로 계단 내려오기 동작	• 정상 쪽과 비교 시 10° 이내의 무릎 굴곡 • 대퇴사두근 기능 평가 지표: 60% 초과
6~8주 (후기 단계)	• 치료적 운동의 강도와 시간 늘리기 • 닫힌사슬 운동: 0~90° • 열린사슬 운동: 90~30° • 포워드 스텝 다운 • 8주에 달리기를 시작하고, 주요 목표가 달성되면 체육관 운동 프로그램 시작	• 무릎의 전체 관절가동범위 회복 • 정상적인 보행 패턴 • 대퇴사두근 기능 평가 지표: 80% 초과 • 무릎의 삼출이 없거나 경미한 정도
9~12주 (기능적 움직임 단계)	• 스포츠 종목 맞춤형 운동 • 민첩성 훈련, 기능적 검사	• 사두근의 근력 유지 및 향상 • 홉 점프 검사: 정상측과 비교했을 때 85% 초과 (12주)

표 16-2 • 전방십자인대 재건술에 대한 델라웨어 대학교의 지침 (계속)		
수술 후 타임 프레임	**물리치료 중재**	**달성목표**
기능검사 이후 (수술 후 4달, 5달, 6달 또는 1년 후)	• 현재 부족한 부분에 초점을 맞춘 치료 • 끼어들기, 점프, 플라이오메트릭, 착지와 같이 한쪽면을 강화하는 운동 지속	• 모든 경기복귀 요건 충족 – 대퇴사두근 기능 평가지표: 90% 초과 – 홉 점프 검사: 90% 초과 – 국제 슬관절 기능점수: 90% 초과

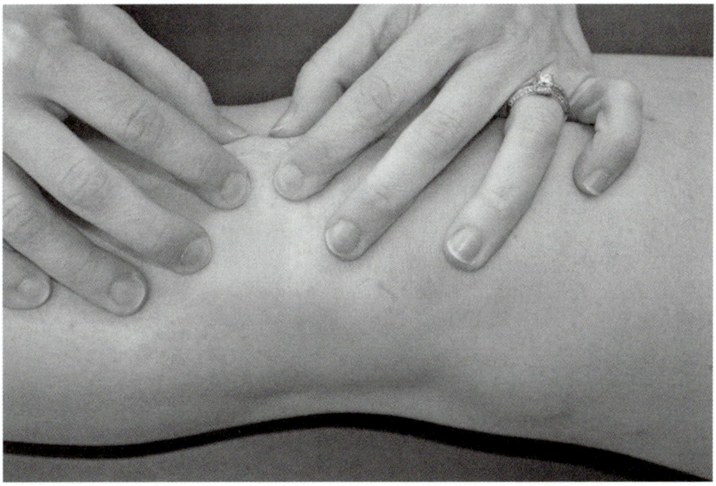

그림 16-3 내측 절개 활성술

을 용이하게 하기 위해 무릎 관절가동범위를 증가시키고 대퇴사두근 활성 개선에 초점을 맞춘다. 관절가동범위 회복지표는 초기에 달성하기 위해 중요하다. 환자는 첫 번째 주까지는 완전히 활동적인 무릎 신장 및 적어도 90°의 무릎 굴곡에 도달해야 하며, 2주까지는 110° 이상의 굴곡에 도달해야 한다. 관절가동범위의 결손이 통증 및 걸음걸이 편차를 포함한 장기적인 기능장애와 골관절염 발병위험을 증가시킬 수 있기 때문에 반대편과 동일한 무릎 최대 신전을 회복하는 것이 매우 중요하다. Mauro 등은 환자의 25%가 전방십자인대 재건술 후 4주 동안 무릎 신전가동범위의 손실을 경험했으며, 결손 환자의 48%가 관절가동범위 회복을 위해 무릎 관절내막 제거수술을 받아야 한다는 사실을 확인했다. 초기에 중량 조절을 진행하고 완전한 활동적인 무릎 관절가동범위 회복을 강조하는 재활 프로그램은 고통을 덜 하게 하고, 무릎관절 운동을 제한할 수 있는 흉터조직 형성과 관절낭 구축 예방에 도움을 준다. 또한 Bynum 등은 가속 재활 프로그램이 수술 후 굴곡이나 연장 손실 그리고 부작용 없는 슬개-대퇴부의 통증 발생을 감소시킨다는 것을 발견했다. 재활의 시작 단계에는 쿼드 세트와 하지직거상과 같은 강화 운동의 시작이 포함되어야 한다. 신경근전기자극(neuromuscular electrical stimulation, NMES)은 대퇴사두근 활성화를 촉진하고 능동적 강화 운동을 보충하기 위해 초기에 시작해야 한다. 운동과 결합할 때, 고강도 신경근전기자극의 사용은 운동만 하는 것보다 더 큰 대퇴사두근 강도의 상승으로 이어진다. 걸음걸이 편차를 다루기 위한 보행 훈련은 이 단계에 통합되어야 한다. 이는 중요한 중재법으로 전방십자인대 재건술을 한 개인은 무릎 골관절염에 걸릴 위험이 더 높으며, 수술 후 보행역학 및 관절 하중 변화와 관련이 있다는 임상적 근거가 증가하고 있기 때문이다.

수술 후 재활 3~5주에는 중간 단계로 들어서게 된다. 이 단계가 끝날 때, 선수는 관여되지 않은 측면의 10°이내에서 활동적인 무릎 굴곡과 대퇴사두근지수 기능 평가 지표(quadriceps index, QI)를 60% 이상 달성해야 한다. 이 단계에서 선수가 최대 자율 등척성 수축(maximum voluntary isometric contraction, MVIC)을 수행할 때, 전자기계 동력계로 대퇴사두근 강도를 평가할 수 있다. 선수의 대퇴사두근지수 기능 평가 지표는 관련 측면의 최대 자율 등척성 수축을 비참여 측면의 최대 자율 등척성 수축으로 나누고 100을 곱하여 계산한다. 대퇴사두근 강도를 검사할 때 이상적인 각도는 무릎 굴곡의 60~70°이다. 치료사가 전자기계 동력계를 사용할 수 없는 경우, 강도 지수는 고정된 각도에서 휴대용 동력계를 사용하거나 다리 프레스 기계에서 1회 반복 최대(one repetition maximum, 1RM) 검사를 사용하여 계산할 수 있다. 수술 후 대퇴사두근 위축이 2년 동안 지속될 수 있기 때문에 전방십자인대 재활 중 근력 달성기준을 세우는 것이 중요하다. 증가된 힘은 전방십자인대 재건술 무릎의 긍정적인 장기적 기능 결과와 관련이 있기 때문에 특히 근육의 회복은 선수에게 중요하다. 대퇴사두근 근력의 회복을 위해 열린사슬 운동과 닫힌사슬 운동이 함께 진행되어야 한다. 2004년 체계적인 검토에서 Risberg 등은 60° 미만의 무릎관절 각도에서 대퇴사두근을 강화하는 닫힌사슬 운동과 40°보다 큰 무릎 굴곡 각도에서 열린사슬 운동은 전방십자인대에 대한 부담을 증가시키지 않고, 슬개-대퇴부에 스트레스를 증가시키지 않고 수행할 수 있다고 결정했다. 치료사는 전방십자인대 재활과정 내내 이식조직 통합 및 성숙 단계를 기반으로 이식 강도와 고정성을 고려한 연습을 처방해야 한다(이식부위의 혈관이 발달하고 안정될수록 근력은 증가함). 전방십자인대 재활의 주요 목표 중 하나는 동적 무릎 관절 안정성을 회복하는 것이므로, 균형과 자가수용 활동도 이 단계에서 시작해야 한다. 변경된 움직임 패턴은 전방십자인대 재건술 후에도 지속되며, 이러한 활동이 사지 대칭과 움직임 패턴의 개선을 이끌 수 있기 때문에 신경근육 훈련 활동이 수술 후 재활 프로그램에 포함되어야 한다고 제안한다.

전방십자인대 재활의 후기 단계는 수술 후 6~8주 사이에 시작한다. 이 단계는 운동선수가 독립적인 체육 프로그램을 시작할 수 있도록 준비하기 위한 과도기 기간으로 기능한다. 이 단계의 이정표에는 전체 무릎 관절가동범위, 80% 이상의 큰 대퇴사두근지수 기능 평가 지표, 삼출 없는 또는 극미함 및 정상적인 걸음걸이 패턴이 포함된다. 닫힌사슬과 열린사슬 운동은 모두 최대 관절가동범위에서 수행하여 성과를 향해 나아가는 데 사용될 수 있다. 수술 8주 후에, 선수의 대퇴사두근 활성화와 강도는 파열중첩법을 통해 검사할 수 있다. 이 검사방법은 전자기계식 동력계와 사각 펄스 자극기를 사용하고, 치료사는 수축 중 전기적 자극이 중첩되는 동안 환자에게 대퇴사두근의 최대 자율 등척성 수축을 수행할 것을 요구한다(**그림 16-4**). 이는 전기자극으로 생성된 힘에 대한 최대 자율 등척성 수축 동안 생성된 힘의 비율을 계산하여 대퇴사두근 활성화의 평가를 제공하는데, 95%의 활성화비율은 선수의 능동 대퇴사두근 힘 출력이 중첩된 전기 자극으로 측정한 총 근육량의 95%임을 나타낸다. 95%의 활성화비율은 정상적인 근육의 기능을 나타낸다. 검사는 두 다리에서 모두 수행되며, 그 후에 앞서 설명한대로 대퇴사두근지수 기능 평가 지표를 계산할 수 있다. 또한 소형 동력계는 대퇴사두근 강도를 정량화하는 데 사용될 수 있지만, 파열중첩법은 근육의 활성화를 평가하고 검사 중 충분한 저항력을 제공하는 검사자의 능력에 의존하지 않기 때문에 우수하다. 선수가 대퇴사두근지수 기능 평가 지표 80%를 달성하지 못한 경우, 물리치료를 감독하고 신경근전기자극을 계속해야 한다. Lewek 등은 전방십자인대 재건술 무릎과 대퇴사두근지수 기능 평가 지표가 80% 미만인 개인이 관절건강에 해로울 수 있는 전방십자인대 파열 무릎 환자와 유사한 걷기 및 조깅 패턴을 보였다고 밝혔다. 선수

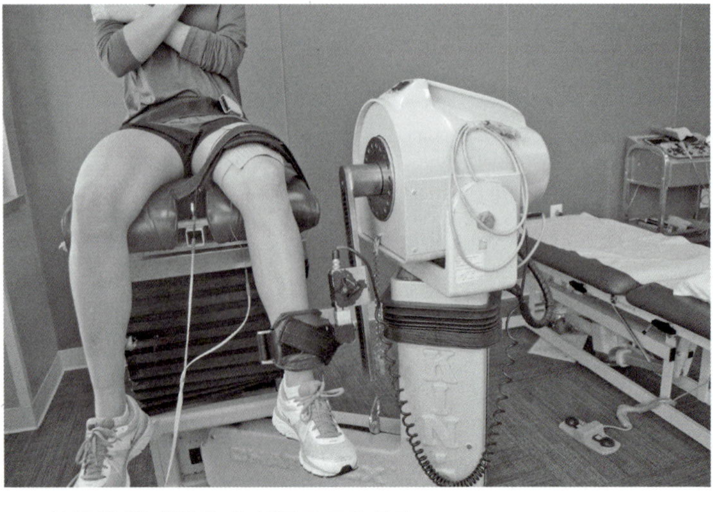

그림 16-4 파열중첩법을 활용한 대퇴사두근 근력 측정

가 대퇴사두근지수 기능 평가 지표가 80% 이상이고 이 단계를 위한 다른 이정표가 충족된 경우, 힘이 반대쪽 다리의 최소 90%가 될 때까지 일방적인 강화 및 신경근육 제어 활동을 계속할 것을 권고한다. 또한 환자는 후반기에 달리기를 시작할 수 있다(표 16-3). 표면이 일정하고 충격 흡수를 위해 트레드밀 또는 트랙에서 진행되어야 한다. 델라웨어 대학의 재활 프로그램은 8단계로 구성되어 있으며, 총 2마일의 걷기/조깅부터 시작하여 3마일 조깅/달리기로 마친다. 운동선수는 삼출이나 통증의 증가 없이 2마일 동안 활동할 수 있을 때 다음 단계로 나아가는 것이 좋다. 선수는 1주일에 4회 이상 프로그램을 실시해서는 안 되며, 이틀에 한 번 이상 프로그램을 실시하면 안 된다. 또한, 선수는 7일 동안 2단계 이상 진행하면 안 된다. 달리기 중 가해지는 편측의 하중 부하는 동적 하지 근력을 강화시키기 때문에 모든 선수에게서 달리기 프로그램은 권장된다.

표 16-3 • 달리기 진행 단계

레벨	트레드밀	트랙
1	0.1마일 걷기와 0.1마일 조깅 반복, 10회	직선주로 조깅/곡선주로 걷기, 2마일
2	0.1마일 걷기와 0.2마일 조깅 반복, 총 2마일	직선주로 조깅/번갈아가며 곡선주로 걷기, 2마일
3	0.1마일 걷기와 0.3마일 조깅 반복, 총 2마일	직선주로 조깅/곡선주로 조깅, 2마일
4	0.1마일 걷기와 0.4마일 조깅 반복, 총 2마일	1.75바퀴 조깅/곡선주로 걷기, 2마일
5	2마일 조깅	2마일 조깅
6	2.5마일 조깅	2.5마일 조깅
7	3마일 조깅	3마일 조깅
8	0.25마일 달리기와 조깅 반복	직선주로에서 속도를 높이고 곡선주로에서 조깅

기능적 진행 단계는 수술 후 9~12주이고 이 단계의 목표는 대퇴사두근 강도를 유지하거나 회복하고, 12주 동안 검사했을 때 정상측과 비교하여 85% 이상의 홉 검사 점수를 얻는 것이다. 이 단계에서 선수는 독립적인 재활 프로그램에 참여하거나 공인된 운동 트레이너 또는 체력 및 컨디셔닝 코치에게 감독을 받을 수 있다. 실행 중인 진행을 계속할 수 있다. 선수가 달리기에서 무릎 통증이나 삼출이 증가하지 않은 경우에는 민첩성, 플라이오메트릭 및 스포츠별 활동을 시작할 수 있다. 물리치료사는 이러한 활동의 패턴을 가르쳐야 하고, 홈 프로그램에 추가할 수 있다. 선수나 감독 의료 전문가는 이 단계에서 활동 진행을 위한 지침을 활용하는 것이 중요하다. 수정된 통증규칙(**표 16-4**)은 활동 진행에 대한 체계적인 접근방식을 제공하며 각 재활 단계에 적용할 수 있다. 이러한 규칙은 삼출 모니터링과 결합하여 선수가 고도의 기능 활동에 참여하도록 지시해야 한다. 하중 활동 진행으로 인해 관절 통증, 삼출 증가, 근육통증 등의 부작용이 나타날 경우, 현재 프로그램을 변경하지만 적절한 활동 수정은 환자가 재활 세션에서 이러한 반응을 경험하는 데에 따라 달라진다. 예를 들어, 선수가 무릎 통증 증가를 보고하거나 치료 중 무릎 삼출을 경험한 경우, 다음 세션의 강도는 장애가 해결될 때까지 감소해야 한다. 치료 다음날과 같은

표 16-4 • 수정된 통증규칙

통증의 발생 시기 운동 중 통증 발생	통증의 존재 유무	적용 방안
워밍업 중 통증 발생	통증이 사라짐	동일한 강도의 운동을 계속한다.
운동 중 통증 발생	통증이 계속됨	2일간 휴식을 취하고 운동 강도를 1단계 낮춘다.
운동 후 다음날 통증 발생	통증이 계속됨	하루 휴식을 취하고 같은 강도의 운동을 계속한다(강도 및 중량을 늘리지 않음).
통증 없음	통증 없음	다음 강도 및 중량을 늘리거나 트레이너의 지시에 따라 운동을 진행한다.

증상이 나타나면 프로그램을 진행하지 말고 같은 수준으로 유지해야 한다. 만약 선수가 경기 중이나 후에 통증 없이 운동을 끝낼 수 있다면, 다음 단계의 훈련으로 나아가는 것이 적절하다. 단, 프로그램 강도로 진행되기 전에 선수가 같은 강도로 2~3세션을 완료해야 한다. 선수가 수술 후 12주 기록에 도달하면 스포츠 복귀를 위한 재활 단계로 전진할 수 있으며, 적절한 이정표가 충족되면 기능 검사를 거쳐야 한다.

치료는 현재 선수의 결손과 스포츠 선택에 기초하기 때문에 전방십자인대 재활의 스포츠 복귀를 위한 단계는 가장 가변적인 경향이 있다. 기능 검사는 일반적으로 수술 후 3~6개월 사이에 스포츠 복귀에 대한 환자의 욕구와 치료 기간을 기준으로 수행된다. 선수가 준비되었을 때, 스포츠 복귀를 위한 재활을 시작할 선수의 준비 상태를 평가하기 위해 기능 검사와 다양한 측정결과를 복합적으로 활용하는 것이 중요하다. 대퇴사두근의 근력과 외발 홉 검사 및 2개의 환자-보고 질문지를 포함하는 특정 검사 결과가 전방십자인대 부상 및 재건술에 따른 스포츠 복귀를 위한 재활 준비 상태를 평가하는 데 활용되었다. 대퇴사두근 근력 검사는 앞에서 설명한 대로 완료해야 한다. 스포츠 복귀를 위한 재활의 경우 건측 팔다리에 비해 최소 90%의 대퇴사두근지수 기능 평가 지표가 충족되어야 한다. 모든 기준을 충족할 경우, 선수는 전방십자인대 재건술 후 12주 이내에 홉 검사를 받을 수 있다(**표 16-5**).

홉 검사는 전방십자인대 재건술 후 신뢰할 수 있고 유효한 기능 기반 결과

표 16-5 • 전방십자인대 재건술 이후 홉 검사를 위한 지표
전방십자인대 재건술 후 최소 12주 이후 시행: • ≥ 80% 대퇴사두근지수 기능 평가 지표(QI) • 극미 또는 삼출이 거의 없음 • 무릎의 전체 관절가동범위 • 외발 홉 시 통증 없음

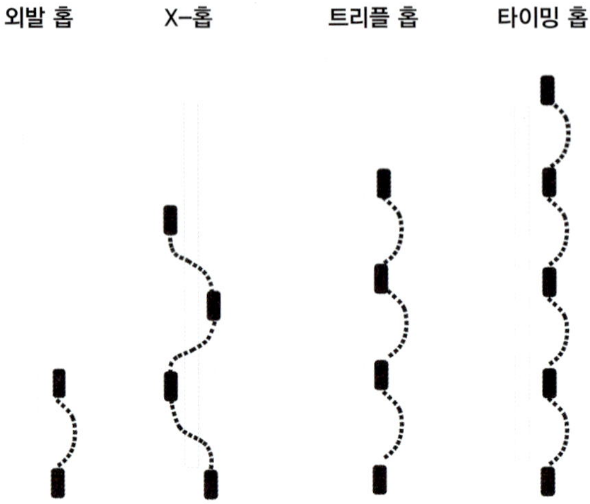

그림 16-5 홉 검사 지표

측정이다. 실제로 수술 6개월 후 외발 홉 검사에서 전방십자인대 재건술 1년 후 성공적인 결과의 가능성을 예측할 수 있다. Noyes 등은 기능 검사에 일반적으로 사용되는 일련의 외발 홉 검사를 설명하였다. 이 검사 순서에는 거리에 대한 외발 홉, 거리에 대한 크로스오버 홉, 거리에 대한 트리플 홉 및 6m 타이밍 홉이 포함된다(그림 16-5). 홉 검사는 길이가 6m이고 폭이 15cm인 라인에서 수행된다. 유효한 검사로 간주되기 위해 선수는 외발, 크로스오버 및 트리플 홉을 검사할 때, 한발로 안정적인 착지를 달성해야 한다. 점프거리는 가장 가까운 센티미터까지 측정한다(착지 시 출발선에서 선수 발끔치까지 측정). 타이밍 홉의 경우, 선수의 발꿈치가 출발선에서 바닥을 벗어날 때 시작하여 선수가 결승선을 통과할 때 정지하는 표준 스톱워치로 시간을 기록한다(그림 16-6). 각 홉은 먼저 건측 하지에서 수행하며, 한 번의 연습 후, 두 번의 측정 검사로 완료된다. 그다음, 이 시퀀스는 사지대칭지수(limb symmetry index, LSI)를 결정하기 위해 관련 사지에서 반복된다. 측정된 2회 검사의 평균거리는 외발, 크로스오버 및 트리플 홉을 각 다리에 따라 계산한 다음, 사지대칭지수

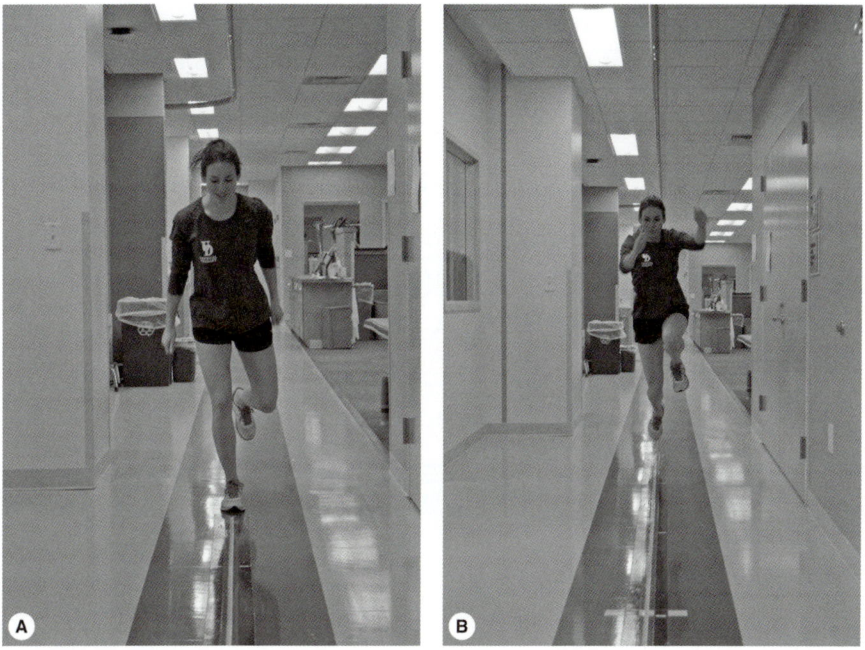

그림 16-6 6m 타이밍 홉. A 시작 자세, B 시간은 선수가 시작점에서 발을 뗐을 때부터 도착점에 도착할 때까지를 측정한다.

관련 사지에서 평균거리에 대한 100을 곱한 비율로 결정된다. 타이밍 홉의 경우, 사지대칭지수는 관련 사지 평균 시간에 대한 정상측 사지 평균 시간에 100을 곱한 비율로 계산한다. 이 검사에는 강도 및 홉 검사 외에도 2개의 자체 보고 결과 측정값이 사용된다. 일상생활수준에서의 무릎 기능 평가 척도(knee outcome survey-activities of daily living scale, KOS-ADLS)는 무릎 부상 및 장애가 있는 다양한 모집단에서 기능의 한계를 평가하는데 사용되며, 유효하고 신뢰할 수 있고, 반응성이 뛰어난 측정도구이다. 인지기능에 대한 국제적 평가 척도(the global rating scale of perceived function, GRS)는 환자의 무릎 기능을 부상 전 기능인 100을 기준으로 0~100의 척도로 평가하는 단일 질문이다. 선수는 스포츠 복귀 재활 진행을 시작하기 위해 대퇴사두근지수 기능 평가 지표, 4개의 외발 홉 검사, KOS-ADLS 및 GRS의 각 기준에서 90% 이상을 달성해야 한다. 하지만 이러한 기준을 충족한다고 해서 운동선수가 다른 제한사항 없이 복귀할 준비가 되었다는 것은 아니며, 경기 복귀를 위한 단계적인 재활을 시작할 수 있다. 선수는 최대 속력의 민첩성 훈련을 시작하며, 상대방 없이 종목과 연관된 기술 훈련을 시작한 후 종목에 관련된 기술을 일대일 상대방 훈련을 통해 시작할 수 있고, 이후에는 팀 훈련에 참가할 수 있다. 이러한 활동의 진행은 선수의 자신감과 함께 통증규칙에 기초해야 한다.

근거 중심 임상적 추천

SORT: 추천 분류의 장점

A 일관된, 양질의 환자 지향적 근거

B 일관되지 않거나 제한된 질적 수준의 환자 지향적 근거

C 동의, 질병 중심의 근거, 일반적인 관행, 전문가의 의견 또는 사례 시리즈

1. 초기 중량 조절 및 완전 활성 무릎 관절가동범위 달성을 강조하는 가속 전방십자인대 재건술 재활 프로그램은 통증, 흉터조직 형성 및 수축으로 이어진다. **A 등급**
2. 전방십자인대 재건술 후 운동과 고강도 신경근전기자극(NMES)의 조합은 대퇴사두근 강도 증대를 개선한다. **A 등급**
3. 전방십자인대 재건술을 받은 무릎의 특정 각도에서의 닫힌사슬 및 열린사슬 운동의 조합은 전방십자인대 이식물에 대한 부담을 증가시키지 않고 결과를 최적화한다. **A 등급**

종합 질문

16.1 전방십자인대는 __________의 이동과 __________의 회전에 대한 수동적 제한을 일으킨다.

A. 후방, 내부

B. 후방, 외부

C. 전방, 내부

D. 전방, 외부

16.2 __________ 선수에게서 ____________ 전방십자인대 부상발생률이 높다.

A. 여성, 비접촉성

B. 남성, 비접촉성

C. 남성, 접촉성

D. 여성, 접촉성

16.3 전방십자인대 재건술 후 선수에게 필요한 최소 대퇴사두근지수 기능 평가 지표는 무엇인가?

A. 60%

B. 70%

C. 80%

D. 90%

16.4 전방십자인대 재건술 후 가장 적절한 대퇴사두근의 닫힌사슬강화 운동은 무엇인가?

A. 제한되어야 한다.

B. 열린사슬 강화 운동과 수행되어야 한다.

C. 전방십자인대 재건술이 완전히 치료된 후 시작되어야 한다.

D. 모든 스포츠 복귀 기준을 통과한 후 수행되어야 한다.

정답

16.1 C. 전방십자인대의 일차적인 기능은 대퇴골의 경골의 전방 이탈을 방지하는 것이지만, 경골 내부회전에 대한 이차 구속의 역할도 한다. 특히 무릎이 완전 신전에 가까울 때 그렇다.

16.2 A. 여성 선수는 남성 선수보다 비접촉 전방십자인대 부상을 입을 위험이 6~8배 높다.

16.3 C. 80%의 대퇴사두근지수 기능 평가 지표는 개인이 홉 검사 중에 무너지거나 부상을 당할 위험을 줄일 수 있는 적절한 대퇴사두근의 강도를 가지고 있음을 의미한다. 홉 검사의 다른 기준에는 삼출 없음 또는 극미함, 전체 무릎 관절가동범위, 외발 홉 검사 중 통증 없음이 포함된다(표 16-5).

16.4 B. 대퇴사두근 강도의 회복은 열린사슬 운동과 닫힌사슬 운동이 함께 수행되어야 한다.

전방십자인대 재건술 후 선수를 스포츠에 복귀시키기 위한 기능 검사

Functional Testing to Return Athlete Back to Sport After ACL Reconstruction

Phil Plisky

CASE 17

16세 여성 농구선수는 5개월 전에 슬개골건과 뼈 사이 전방십자인대 재건술을 받았다. 그녀의 정형외과 이력은 2년 전 2급 측면 발목 염좌와 가끔 낮은 허리 통증을 포함한다. 전방십자인대 재건술 직후, 물리치료사는 기본적인 운동범위와 강화 운동을 시작했고, 그 후 다양한 물리치료 프로그램을 적용했다. 수술 5개월이 지난 후, 물리치료사는 그녀의 재활 세션에서 플라이오메트릭 운동을 시작했다. 환자와 그녀의 어머니는 언제 트랙, 축구, 농구를 포함한 스포츠로 돌아갈 수 있는지 묻는다.

- ▶ 스포츠 복귀를 위한 가장 적절한 검사는 무엇인가?
- ▶ 스포츠 복귀 기준이 물리치료 퇴원기준과 같은가?
- ▶ 환자와 임상의 사이에 어떤 가치가 서로 상충될 수 있는가?

주요 정의

- **사지대칭지수**(limb symmetry index, LSI): 한 쪽 팔 또는 다리의 기능을 다른 쪽과 비교하여 결정하는 방법. 일반적으로 관련 없는 쪽을 100으로 곱하고 백분율로 표현하여 계산함. 사지대칭지수가 100%면 관련 및 비관련 사지가 특정 검사에서 동일한 기능을 발휘한다는 것을 의미함
- **통제할 수 있는 위험요소**(modifiable risk factor): 교육 또는 행동 수정을 통해 변경될 수 있는 특성
- **운동 제어**(motor control): 운동에 필수적인 메커니즘을 조절하고 지시하는 능력. 운동 제어는 움직임을 만들기 위해 중추신경계가 근육과 관절을 조정하는 방법을 포함함. 부상 후의 비정상적인 운동 제어는 타이밍과 발화 패턴의 변화를 증명하는 전자파(EMG) 연구와 생체역학 연구에서 증명되었고, 기능 검사 중 운동학적 변화를 평가함

목표

1. 스포츠에서 향후 부상의 위험요소 및 부상 후 발생하는 운동 제어 변화에 대해 설명한다.
2. 일반적으로 사용되는 스포츠 복귀 검사의 심리학적 특성을 설명한다.
3. 가장 단순한 동작부터 가장 복잡한 움직임까지(예: 홉 검사 동작 검사 전 관절가동범위 및 강도 검사) 계층적 방식으로 근거를 기반으로 스포츠 복귀 검사를 준비한다.
4. 물리치료의 퇴원 및 스포츠 복귀에 대한 합격기준을 규정한다.
5. 스포츠 참여에 대한 환자의 가치가 환자의 장기 근골격계 건강에 대한 물리치료사의 가치와 어떻게 상충할 수 있는지 그리고 이 충돌을 조정하기 위한 잠재적 전략을 설명한다.

물리치료 시 고려사항

슬개골건과 뼈 사이의 전방십자인대 재건술을 받은 환자의 치료 및 스포츠 복귀 검사 중 재활 물리치료 시 고려할 점:

▶ **일반적인 물리치료 계획/목표:** 선수가 안전하게 스포츠에 복귀할 수 있는

지 확인하고, 변경 가능한 부상위험요인이 제거되었는지 확인

▶ **물리치료 중재**: 스포츠 복귀 및 퇴원 요건에 대한 환자 교육(부상 재발위험 최소화 포함); 부상 후 운동 제어 변경 가능 여부 및 향후 부상위험과 관련된 결손을 확인하는 단계적 회귀 검사 절차

▶ **물리치료 시 주의사항**: 의료 이력과 현재 부상 상태가 검사에 방해가 되지 않도록 보장; 복잡한 움직임은 무릎관절에 더 큰 스트레스를 주고 따라서 부상 가능성을 증가시키기 때문에 가장 단순한 움직임에서부터 계층적 방식으로 검사 진행; 통증과 불안정성 파악; 증상을 확인하고 둘 중 하나가 존재하는 경우 검사 중단

▶ **물리치료를 방해하는 요인**: 운동선수가 가능한 한 빨리 운동으로 복귀하게 하는 압박감(예: 선수 장학 유지)으로, 치료사는 운동선수가 너무 빨리 운동으로 복귀했을 때, 미래의 부상 재발위험과 복귀하고 싶은 열망 사이의 균형 찾기

건강 상태의 이해

전방십자인대 재건술 후 결과를 개선하려면, 현재 재활 결과로서 전방십자인대 재건술에 대한 해부학적 및 생체역학적 고려사항(Case 16 참고)을 이해하는 것이 중요하다. 선수들의 전방십자인대 재건술(평균 추적 5,770명 참가자를 평가하는 48개 연구) 결과를 체계적으로 검토한 결과, 63%만이 부상 전 수준으로 돌아왔고, 44%만이 최종 추적에서 스포츠로 돌아왔다. 그러나 힘과 같은 전통적인 손상 척도에 기초해, 약 90%는 재활 프로그램을 마친 후 정상적인 무릎 기능을 달성했다. 또한 전방십자인대 재건술을 받은 선수 중 10~20%는 재건술을 한 쪽 또는 반대쪽 전방십자인대의 파열을 겪게 되었다. 체계적이고 엄격한 스포츠 복귀 및 물리치료 종료기준의 부족은 이러한 좋지 않은 결과

와 높은 재상해율의 원인이 될 수 있다. 여러 가지 체계적인 검토와 조사에서는 스포츠 복귀 검사 기준이 매우 가변적이고 종종 존재하지 않는다고 결론내렸다.

25개 이상의 잠재적 코호트 연구에서는 이전 부상이 미래 부상에서 가장 흔히 보고되는 위험요인으로 식별했다. 전방십자인대 재건술을 받은 선수들은 동일하거나 반대쪽 전방십자인대가 파열될 가능성이 4~15배 더 높았다. 부상 위험 증가는 동일한 부위의 재상해뿐만 아니라 신체의 다른 부위에도 적용된다. 부상 후에도 남아 있는 운동 제어 변화를 설명하는 수많은 문헌이 있다. 예를 들어, 하중의 비대칭성은 전방십자인대 재건술 후 2년이 경과해서 그대로 유지될 경우, 전방십자인대 파열의 재발생을 예측할 수 있다. 따라서 이전의 부상이 통제할 수 없는 위험요소로 적용되지만, 부상 후 운동 제어를 개선하기 위한 훈련은 미래의 부상위험을 감소시킬 수 있다.

발목 통증과 요통에 관한 문헌은 부상 후에 발생하는 기본적인 운동 제어 변화를 문서화하는 실질적인 증거를 제공한다. 이러한 연구는 적절한 운동 제어 지향 검사의 필요성에 대한 통찰력을 제공한다. 예를 들어 만성 발목 불안정성이 있는 개인에서 단순한 변화에 대응하거나 양발 자세에서 외발 자세로 움직일 때 엉덩이, 무릎 및 발목근육에서 상당한 근육 활성화 지연으로 시간 차이가 발생한다. 이러한 운동 조절능력의 변화는 간편한 star excursion balance test(SEBT)를 통해 식별할 수 있다. 만성적인 발목 불안정성을 가진 환자의 경우에는 고관절과 무릎을 활용하는데 제한(고관절과 무릎의 관절가동범위 감소)이 있어 최대한 멀리 도달하지 못한다. 또한 운동 제어 변화는 통증이 해소된 경우에도 운동선수의 요통 호소 이후에도 발생한다. 또한 Cbolewickiel 등은 요통 이력이 있는 선수가 검사 당시 통증이 없었음에도 외부 중심 근육(예: 외복사근, 복직근, 척추기립근)에서 변형된 활성화를 보여 주었고, 이 변형된 제어는 재상해위험을 증가시켰다. 또한, 3년 이상 추적한 277명의 대학 운동선수들에서는 몸통의 자가수용체 약화, 급작스런 하중에 대한 몸통의 변위 그리고 요통 이력과 관련해 무릎인대 부상을 예측한 결과, 91%의 민감도와 67%의 특이도를 나타냈다.

물리치료사는 부상 후 운동 제어 능력의 변화 가능성과 동일하거나 해부학적으로 멀리 떨어진 부위에 대한 재상해위험이 증가한다는 점을 감안하여 잔여 운동 제어 능력의 결함을 확인하고 물리치료 종료기준 및 스포츠 복귀기준에서 이를 다루어야 한다. 물리치료사는 특히 전방십자인대 재건술 후 물리치료의 퇴원 전에 환자의 미래 부상위험을 증가시킬 수 있는 모든 수정 가능한 위험인자를 선별해야 한다.

물리치료 환자/고객 관리

현재 환자의 발목 염좌와 요통 이력은 등급 III의 전방십자인대 파열 위험요인이었을 수 있다. 물리치료사는 초기 평가 동안 스포츠 복귀 검사 및 치료 종료기준을 설명하고, 이 치료 계획을 환자에게 전달해야 한다. 스포츠 복귀의 목표와 재활과정의 시작과 전체에 대한 구체적인 퇴원기준을 철저히 설명함으로써 물리치료사와 환자는 '한 배를 탔다'라는 마음으로 향후 경기 복귀와 물리치료의 지속이라는 갈등이 발생했을 때 상호간의 충돌을 최소화할 수 있다.

검사, 평가 및 진단

재활 환경에서 각각 수행되는 검사는 신뢰할 수 있고, 수정할 수 있어야 하며, 차별적 타당성(즉, 장애가 있는 사람과 없는 사람을 구별하는 것)이 있어야 하고, 원하는 결과를 예측해야 한다. 환자에 대한 검사는 누가 스포츠로 복귀하는지(정상 규준에 근거) 예측할 수 있어야 하고, 누가 부상위험이 증가하는지 식별할 수 있어야 한다.

스포츠 복귀 검사를 위해 세 가지 핵심개념을 고려해야 한다. 첫째, 각 검사는 임상적으로 실행 가능해야 한다. 상해위험과 관련하여 복잡하고 시간이 많이 소요되는 생체역학 검사(예: 3차원 모션 캡쳐 시스템을 사용한 낙하 점프 착지 평가)의 결과를 뒷받침하는 연구가 있지만, 대부분의 임상의는 값비싼 장비에 접근할 수 없거나 환자가 관련 시간이나 비용을 부담할 수 없다. 단(예: 전방십자인대의 2차 재건술 또는 높은 수준의 스포츠로 복귀하는 선수의 다중 부상 이력이 있는 경우), 철저한 생체역학 평가가 보장되고 매우 유용하다는 점에 유의해야 한다. 둘째, 재활과정에서의 각 검사는 계층적 방식으로 수행해야 한다. 치료사들은 (종종 무의식적으로) 만약 운동선수가 깡충깡충 뛰거나 방향을 바꾸거나 잘 뛸 수 있다면, 정상적인 관절가동범위, 힘, 기본 운동 패턴 그리고 균형을 가지고 있다고 가정할 수 있다. 낮은 수준의 기능에서 움직임이나 균형에 식별 가능한 손상이 있는 경우, 더 높은 수준의 기능을 검사할 필요가 거의 없다. 또한 선수가 상위 수준의 검사를 받을 준비가 되지 않았음을 확인할 수 있는 하위 수준의 검사를 수행하지 않을 경우, 상위 수준의 검사 중 부상위험에 놓인다. 체계적이고 계층적으로 검사를 수행하지 않을 경우, 선수가 미래의 부상 또는 재상해에 대해 수정 가능한 위험요소를 유지한 채로 스프츠에 복귀하게 된다. 이전에 부상을 당한 선수는 다시 부상을 입을 가능성이 높고, 부상 후에도 운동 제어가 자주 변화되기 때문에 퇴원 전 선수의 검사 결과는 정상과 가까워야 한다. 물리치료에서 퇴원하기 위한 최소 기준은 부상의 위험인자를 보유하지 않은 개인과 동등한 검사 점수의 달성이어야 한다. 예를 들어, 연구자(및 연구를 해석하는 사람)는 선수의 스포츠 사지대칭지수 회복을 규범적 기준과 비교하는 것이 일반적이다. 이것은 부상당한 운동선수를 일반 운동선수와 비교할 수는 있지만, 특정 선수의 재상해위험성 또는 장기적인 스포츠 참여가 저해될 수 있는지에 관한 정보는 제공하지 않는다. 따라서 물리치료사는 각 검사에서 건강한 대상(예: 부상하지 않은 선수)이 어떻게 수행되는지 살펴볼 필요가 있다.

표 17-1 • 경기 복귀 검사를 위해 포함할 사항

- 움직임
- 통증
- 근력과 관절가동범위*
- 협응력
- 균형감각
- 신경근 제어
- 힘
- 스포츠 관련 동작 움직임
- 자기보고식 검사(예: International Knee Documentation Committee, Lower Extremity Functional Scale 등)

*Haines 등의 연구에는 포함되어 있지 않지만, 미래의 기능장애를 평가하는데 주요한 지표

검사가 신뢰할 수 있고 유효하며 스포츠 복귀와 재상해를 예측해야 하는 것은 분명하지만, 치료사가 평가하고자 하는 기능의 영역도 측정해야 한다. Haines 등은 델파이 연구방법을 사용하여 전문가 패널이 스포츠 복귀 검사에 포함시키는 것이 중요하다고 생각하는 영역의 체크리스트를 만들었다. **표 17-1**은 전문가들이 검사 대상에 포함해야 한다고 제안한 내용을 제시하고 있다.

치료 계획과 중재

물리치료사는 처음 몇 번의 치료 과정 동안 물리치료의 퇴원 및 스포츠 복귀 요건의 명확한 목록을 제공해야 한다. 이 전략은 환자의 재활 프로그램 준수를 개선하고, 환자와 치료사에게 목표를 제공하며, 스포츠 의학 팀이 동일한 단기 및 장기 목표를 향해 일할 수 있도록 할 수 있다. 뿐만 아니라 스포츠 복귀에 대한 결정을 내릴 때 발생할 수 있는 논쟁을 줄일 수 있다.

물리치료 과정 중에서 물리치료사가 한 단계에서 다음 단계로 진행하는 환자의 능력을 평가하고, 스포츠로 복귀할 준비를 평가하기 위해 통상적/기능적 검사를 수행한다. Case 16은 전방십자인대 재건술을 받은 선수를 위한 재활 프로그램을 제시했지만, 현재 케이스의 경우, 슬개골건-뼈 전방십자인대 재건술을 받은 선수가 스포츠 및 최소 검사 점수로 복귀할 준비를 하고 있으므로 적절한 검사와 조치에 초점을 맞추고 있다.

일부 물리치료사의 경우, 전방십자인대 재건술 이후 0° 또는 심지어 5°의 무릎 관절가동범위 회복 목표를 설정하는 것이 일반적인 임상적 관행이었다. 그러나 연구자들은 환자 만족도와 더 높은 수준의 기능적 운동능력을 회복하는 핵심요소가 전방십자인대 재건술 후 대칭적 과신전과 최대 굴곡 가동범위 회복이라는 것을 발견했다. 전방십자인대 재건술 후 평균 5년의 추적 결과, 연구자들은 방사선 촬영에서 무릎 관절가동범위 손실과 골관절염 변화 사이의 연관성을 발견했다. 따라서 전체 무릎 관절가동범위와 대칭 무릎 관절가동범위는 스포츠 복귀 및 퇴원기준에 포함시키는 것이 중요하다.

일단 관절가동범위가 검사되면 물리치료사는 강도를 검사해야 한다. 동역학 강도 검사 시 최대 무릎 신장 회전력의 비율은 체중의 90%이어야 한다. 연구자들은 이것이 스포츠로 복귀하는 선수들에게서 나타나는 특징일뿐, 반드시 부상과 관련된 통제 가능한 위험요인의 제거와 연관이 있지는 않다고 결론을 내렸다. 강도 비율 비대칭성은 부상의 위험요소이기 때문에 재활을 종료하기 전에 95% 이상의 사지대칭지수(limb symmetry index, LSI)를 예상하는 것이 필요하다.

운동 제어 변화는 부상 후에 일어나기 때문에 물리치료사는 임상 이동 검사를 통해 그러한 변화를 식별하려고 시도해야 한다. 그러나 임상 이동 검사는 신뢰할 수 있는 방법으로 수행하기가 어려울 수 있다. 이동 검사를 정량화하는데 도움이 되는 한 가지 옵션은 기능적 움직임 평가(Case 23에서 자세히 설명)이다. 기능적 움직임 평가는 프로축구선수, 해양 장교 후보, 여성 대학선수,

소방관에서 신뢰할 수 있고, 수정 가능하며, 부상을 예측할 수 있는 것으로 밝혀졌다.

다음으로 높은 수준의 검사는 동적 균형 검사로, star excursion balance test(SEBT)와 Y balance test(YBT)를 통해 수행할 수 있다. 저자들은 SEBT와 YBT(SEBT의 신뢰성과 관리 용이성을 향상시키기 위해 설계된 검사 프로토콜)의 체계적인 검토에서 부상 후 밸런스 부족을 식별하고 부상위험을 예측할 수 있는 안정적이고, 수정 가능한 동적 밸런스 검사라고 결론 내렸다. 수많은 연구에서 SEBT/YBT가 발목 부상 후 결손을 확인할 수 있다고 나타났지만, 2개의 연구는 전방십자인대 파열 및 재건술 이후 스포츠 복귀에서 개인의 성과를 조사했다. 스포츠 복귀 시에도 SEBT의 기능이 저하되었고, 동시 생체역학 분석 결과 운동학적 이상이 나타났다. 따라서 SEBT/YBT는 전방십자인대 재건술 후 기능 대칭을 입증하는 데 사용할 수 있는 우수한 임상 기반 도구이다. Plisky 등과 Lehr 등은 SEBT/YBT가 전방 도달 방향에서 4cm 이상 비대칭성과 연령, 성별, 스포츠 위험 컷오프보다 낮은 복합 점수가 고등학교 및 대학선수에게서 하퇴부 부상의 위험을 증가시킨다는 것을 발견했다. Steffen 등은 무작위로 통제된 연구에서 FIFA 11+ 부상 방지 프로그램을 사용하는 축구선수의 SEBT가 개선되면 부상위험이 감소한다는 것을 발견했다.

재활 진행의 일부로 양발 홉 검사를 사용하는 것이 임상적으로 중요하지만, 스포츠 복귀 및 퇴원 검사에 필요하지 않을 수도 있다. Myer 등은 전방십자인대 재건술 후 측방향 결손이 발견된 연구에서 외발 홉 검사는 전방십자인대 재건술 후에 남아 있는 결손을 확인할 수 있다. 일반적으로 사용되는 4개의 외발 홉 검사는 거리에 대한 외발 홉, 6m 타이밍 홉, 트리플 홉 및 트리플 크로스오버 홉을 포함한다. 이러한 외발 홉 검사는 신뢰할 수 있고 유효하며, 임상적으로 실행 가능하고, 수정 가능하다. 홉 검사의 경우 가장 일반적인 경기 복귀 기준은 85~90% 사지대칭지수이다. 두 연구에서 건강한 피험자는 4 홉 검사에서 평균 사지대칭지수가 100%인 반면, 스포츠로 복귀한 선수는 평균 약 90%

의 사지대칭지수를 기록했다. 따라서 90% 사지대칭지수는 단기에 성공적으로 스포츠에 복귀한 사람을 확인할 수는 있지만, 환측 하지의 운동 제어가 정상화되었거나 이러한 선수가 장기적으로 경기에 성공적으로 복귀할 수 있다는 것을 나타내지는 않는다. 전방십자인대 재건술 후 6개월 동안 참가자의 평균 사지대칭지수는 88.5%, 하지기능성척도(lower extremity functional scale, LEPS) 점수는 69.3이었다. 운동선수는 하지기능성척도에서 69.3점을 획득하기 위해 "평평한 운동장에서 달리기", "표면이 고르지 않은 운동장에서 달리기", "빠른 속도로 달리다가 급회전 하기", "호핑 동작" 중 하나 이상에 대해 '중간 난이도'를 보고할 가능성이 있다. 안면타당도 관점에서 환자가 이러한 활동들로 인해 많은 어려움을 보고한다면, 스포츠로 돌아가는 것이 적절한지 고려해야만 한다. 스포츠 복귀 기준은 초기에는 90%까지 낮을 수 있지만, 향후 부상 및 잠재적 장기 장애위험을 최소화하기 위해 97~100% 사지대칭지수가 복귀 기준이 되어야 한다는 것이 저자의 의견이다.

다음 단계의 검사는 점프를 이용한 착지 동작이다. 착지 시 외번은 전방십자인대 파열 및 재상해의 위험요인으로 보고되었다. 이러한 연구는 환자 치료에서 보편적으로 사용할 수 없는 장비를 갖춘 생체역학 실험실에서 수행되었다. 고위험 착지 위치를 임상적으로 평가하는 두 가지 일반적인 방법은 턱 점프 평가(Case 15 참고)와 착지 오류 채점 시스템이다. 이러한 조치의 신뢰성, 임상적 타당성 및 예측 타당성은 불확실하지만, 일단 환자가 하위 수준의 검사(예: 관절가동범위, 강도, 기본 운동, 균형 등)를 통과하면 어떤 형태의 착지 위치에 대한 임상 평가가 보장된다는 것은 생체역학 문헌에서 명백하다. 일부의 경우(예: 전방십자인대 재상해 후 빠른 속도로 고강도 운동에 복귀) 완전한 생체역학 평가가 보장될 수 있다.

부상위험은 복합적인 요소이기 때문에 부상 예방의 현재 추세는 여러 위험요소를 사용하여 선수를 분류하는 것이다. 참가 전 사례 연구(Case 23 참고)에서 논의한 바와 같이, 여러 검사와 부상 이력을 사용해 부상위험 범주에 선수를 배치할 수 있다. Lehr 등의 연구에서 운동선수들은 부상 이력보고서를 제공하고, Y balance test lower quarter(YBT−LQ)와 기능 동작 화면에서 검사를 받았다. 검사 결과와 피험자의 부상 이력을 부상위험 알고리즘에 포함시켰고, 각 선수는 향후 부상위험에 따라 분류되었다. 선수가 중간 또는 상당한 위험 범주에 속할 경우, 위험이 낮은 범주에 속했던 선수에 비해 시즌 도중 부상을 입을 가능성이 3.4배(95% 신뢰 구간 2.0~6.0) 더 높았다. 후속 분석에서 비접촉 전방십자인대 부상은 4건이었다. 3건은 고위험군(중간 및 상당한 위험군)에 있었고, 1건은 약간 증가한 위험군이었다. 복합적인 위험요소를 파악하기 위해 여러 위험요소를 활용하는 이 알고리즘은 스포츠로 복귀하기 전에 선수에게 적용되어야 한다.

스포츠나 활동이 무엇이든, 운동선수는 통증이나 보상작용을 보이지 않고, 등급에 따른 종목별 훈련을 수행할 수 있어야 한다. 이 경우에 농구선수는 효과적으로 경쟁하기 위해 코트에서 조깅, 단거리 달리기, 커트, 점프 그리고 기동할 수 있어야 한다. 모의 훈련은 연습으로 돌아가기 전에 점진적인 방식(방향 전환 동작 전 달리기 수행) 및 단계적으로 스피드를 높여 (50%−75%−90%에서 최대 100%) 진행해야 한다. 또한 치료사는 연습과 경기에 완전히 참여하기 전, 선수가 컨디셔닝에 참여할 수도 있다는 점을 고려해야 한다.

스포츠 복귀에 대한 환자의 가치를 고려하는 것이 중요하다. 스포츠로 복귀하기 전에 기술된 모든 기준을 충족하는 것이 이상적이지만 환자의 구체적인 상황과 가치를 고려해야 한다. 예를 들어 환자가 고등학교 3학년이고 대학진학을 위한 장학을 받기 위해 경기에 복귀해야 할 경우에는 97% 사지대칭지수의 기준을 90%로 낮출 수 있다. 단, 물리치료사는 기준을 달성하기 전에 환자와 부모 또는 보호자에게 스포츠 복귀의 위험을 알려야 하며, 부상에 대한 수정 가능한 위험요인이 정상화될 때까지 재활을 계속해야 한다고 알려야 한다.

근거 중심 임상적 추천

SORT: 추천 분류의 장점

A 일관된, 양질의 환자 지향적 근거

B 일관되지 않거나 제한된 질적 수준의 환자 지향적 근거

C 동의, 질병 중심의 근거, 일반적인 관행, 전문가의 의견 또는 사례 시리즈

1. 기능 동작 화면은 특정 모집단의 부상을 예측할 수 있기 때문에 스포츠 복귀 전에 수행되어야 하는 신뢰할 수 있고 임상적으로 실현 가능한 평가이다.
B 등급

2. Star excursion balance test(SEBT)와 Y balance test(YBT)는 전방십자인대 재건술 후 동적 밸런스 결손을 식별하고 기능 대칭을 결정할 수 있는 임상적으로 신뢰할 수 있는 검사이며, 향후 부상위험을 예측할 수 있다.
A 등급

3. 홉 검사는 신뢰할 수 있고 임상적으로 실현 가능하며, 전방십자인대 재건술을 받은 선수와 그렇지 않은 선수를 구분할 수 있다. **B 등급**

4. 드롭 점프 착지 및 턱 점프는 초기 전방십자인대 파열과 관련될 수 있고, 전방십자인대 재파열을 동시에 예측할 수 있는 무릎 외번 붕괴와 같은 고위험 착지 위치를 평가한다. **C 등급**

종합 질문

17.1 한 쪽의 전방십자인대 재건술 이후 스포츠 복귀를 준비하는 선수의 경우, 무릎에 가해지는 하중과 요구 수준을 고려했을 때 가장 적절한 검사 순서는 무엇인가?

A. 기능 동작 검사, 외발 홉 검사, 양발 드롭 점프 착지

B. SEBT, 관절가동범위, 근력

C. 기능 동작 검사, SEBT, 외발 홉 검사

D. 관절가동범위, 근력, 스포츠별 검사, 기능 동작 검사

17.2 스포츠 복귀를 위한 합격기준은 무엇인가?

A. 트리플 크로스오버 홉 동작 시 89%의 사지대칭지수(LSI)

B. SEBT에서 5cm 전방 비대칭

C. 강도 검사에서 85%의 사지대칭지수(LSI)

D. SEBT 또는 YBT 점수가 연령, 성별, 종목별 위험 탈락 점수보다 높음

정답

17.1 C. 스포츠 복귀 검사는 가장 낮은 수준에서 가장 높은 수준으로 복잡도/요구도 순으로 수행해야 한다. 체중 영향의 관점에서 볼 때, 관절가동범위와 근력은 가장 낮고, 기능 동작 검사와 SEBT가 그 뒤를 이으며, 마지막으로 홉 검사와 스포츠별 검사가 뒤따른다.

17.2 D. 적절한 스포츠 복귀의 기준은 홉 검사의 경우 최소 90% 이상, 선호도는 97% 이상, 강도 사지대칭지수는 90% 이상, SEBT 또는 YBT 결과 4cm 이하의 비대칭성 확인, SEBT 또는 YBT 점수가 연령, 성별, 종목별 위험 탈락 점수보다 높을 경우이다.

후방십자인대 재건술 후 럭비로 복귀하기

Return to Rugby Following Posterior Cruciate Ligament Reconstruction

Kaan Celebi /
Airelle O. Hunter-Giordano

CASE 18

28세의 럭비선수는 오른쪽 무릎 부상을 당한 후 물리치료사에게 진찰을 받았다. 태클을 당했을 때, 무릎 아래를 구부린 채 다른 선수에게 넘어졌다. 부상 당시 무릎이 서서히 붓는 통증과 함께 펑 하는 소리를 들었다. 이 선수의 경우 이전 부상 이력은 없었다. 부상 3일 후 물리치료사가 평가를 했을 때, 그는 무릎이 약간 구부러진 자세로 진통보행 패턴을 보였다. 그는 걸을 때 불안감을 느끼며 계단에서 내려올 때 앞무릎이 아프다고 보고했다. 무릎 검사 결과, 3+의 관절 삼출, 통증으로 인해 제한된 무릎 신전 가동범위의 제한, Sag sign 양성반응, 무릎 후방 전위 검사와 대퇴사두근 활성 검사 결과 양성반응, 라크만 검사 결과 음성반응을 확인했다. 선수는 바로 물리치료실로 내원했기 때문에 영상 검사를 진행하지 않았고, 부상 이력과 신체검사 결과에 따르면, 물리치료사는 후방십자인대(PCL)가 찢어질 가능성에 대해 우려했다. 물리치료사는 선수를 정형외과 의사에게 의뢰하였고, 영상 진단 결과 후방십자인대 파열을 확인했다. 선수는 수술 전에 여섯 세션의 사전 재활 프로그램을 마쳤다. 이 프로그램의 목표는 완전 능동 및 수동 무릎 관절가동범위 회복, 삼출 감소, 대퇴사두근의 근력과 활성 회복을 목표로 하였다. 장애를 해결하기 위한 중재법에는 수동 및 능동 관절가동범위 동작, 통증 감소를 위한 마사지, 다리를 올린 채 얼음 찜질, 신경근전기자극(NMES), 직거상 및 무릎 신장 등이 포함되었다. 환자는 초기 부상 후 1개월 만에 후방십자인대 재건술을 받았고, 수술 후 5일 만에 물리치료를 시작했다.

- ▶ 후방십자인대 부상의 진단과 관련된 검사징후는 무엇인가?
- ▶ 검사 우선순위는 무엇인가?
- ▶ 후방십자인대 재건술 후 물리치료 계획을 설명한다.
- ▶ 재활 예후는 어떠한가?
- ▶ 경기복귀를 위한 예후는 무엇인가?

주요 정의

- **껍질이 벗겨지는 듯한 부상**(peel-off injury): 경골에서 후방십자인대가 찢어지는 것. "껍질 벗기기"는 인대가 문자 그대로 뼈에서 깨끗하게 당겨진다는 것을 나타냄
- **후방십자인대**(posterior cruciate ligament, PCL): 후방 경골 이탈에 대한 일차 구속과 대퇴골에서 경골의 외부 회전에 대한 이차 구속 역할을 하는 무릎인대. 후방십자인대는 대퇴골 상완골의 중간 측면에 근접하게 부착되고 후경골의 상부 측면에 원위 방향으로 부착됨
- **외측측부인대군**(posterolateral corner): 가자미근의 외측머리, 슬와건, 슬와비골인대, 외측측부인대와 십자인대 포함. 이러한 구조는 대퇴골에 대한 경골의 외부 회전력에 대해 일차적으로 대항하는 작용을 함
- **대퇴사두근지수 기능 평가 지표 기능 평가 지표**(quadriceps index, QI): 하지 간 대퇴사두근의 자율 근력 비교 지수. 일련의 고립된 등축 수축 동안 동역학 동력계로 측정
- **세븐스 럭비**(sevens rugby): 럭비 세븐즈라고도 알려짐. 럭비 유니온의 변형으로 시합이 더 길고 팀은 보통 15명이 아닌 7명으로 구성
- **경대퇴관절**(tibiofemoral joint): 경골과 대퇴골 사이의 경골 경첩 연결부

목표

1. 후방십자인대의 구조와 생체역학 및 부상의 일반적인 메커니즘을 설명한다.
2. 무릎관절낭 내 부상(예: 후방십자인대 병변)을 확인하거나 배제하기 위해 진행해야 하는 적합한 영상 진단법을 식별한다.
3. 후방십자인대 재건술 후 선수에게 가장 적합한 물리치료법을 설명한다.
4. 후방십자인대 재건술 후 스포츠 복귀 선수의 예후를 결정한다.

물리치료 시 고려사항

후방십자인대 재건술 후 재활 물리치료 시 고려할 점:

- ▶ **일반적인 물리치료 계획/목표**: 통증 감소; 능동 및 수동 무릎 관절가동범위

증가; 하지 힘 증가; 정형외과 의사의 수술 후 재활지침 준수; 지침 전체 임상적 이정표 충족(예: 수술 후 2주까지 전체 무릎 신전)

- **물리치료 중재**: 기능해부학, 부상병역학, 수술적 요법에 관한 환자 교육; 통증 및 부종을 줄이기 위한 요법; 관절 이동성 향상을 위한 도수요법; 관절가동범위 회복; 심혈관기능 회복; 하지 근력 강화를 위한 치료적 운동
- **물리치료 시 주의사항**: 무릎 굴곡으로 인한 스트레칭 초기 단계에서 후방으로 힘을 가하지 않도록 주의; 물리치료사는 의사와 함께 재활지침 및 수립 프로그램 준수
- **물리치료를 방해하는 요인**: 혈관 또는 신경 손상, 감염, 구획증후군, 지혈 및 상처합병증, 심부정맥혈전증, 이식 실패, 무릎 굴곡 관절가동범위 손실 등 수술로 인한 합병증

건강 상태의 이해

후방십자인대 부상은 모든 인대 무릎 부상의 3~37%를 차지한다. 후방십자인대 부상의 가장 일반적인 두 가지 원인은 자동차 사고(대시보드 부상)와 스포츠 중 접촉 부상으로, 운동경기에서 후방십자인대 부상이 발생하는 가장 일반적인 구조는 발목이 발바닥쪽 굽힘 상태에서 무릎이 굴곡된 채 넘어지는 경우이다. 후방십자인대 부상은 무릎관절이 갑자기 과신전되는 경우에도 발생할 수 있다. 후방십자인대 부상의 대부분은 접촉 부상에 기인하기 때문에, 소인 위험인자는 특성화되지 않았다. 이는 보다 자주 발생하는 전방십자인대의 위험요인(case 15)과 대비되므로, 후방십자인대 부상 방지 프로그램을 위한 요인은 확인하기가 어렵다.

후방십자인대 단독 부상은 손상된 관절낭(분리 또는 복합적) 내 구조와 불안정성의 정도를 기준으로 세 가지 유형으로 분류할 수 있다. 경골의 대퇴골 이

완은 경골의 고평부와 대퇴골과 사이의 이탈 정도에 따라 구분된다. 1급 부상에서 인대가 늘어나며, 느슨함이 5mm 미만이며, 경골 고평부는 대퇴골 전위 5~10mm이다. 2급 부상이 있으면 후방십자인대는 파열되었지만, 반월대퇴인대는 손상되지 않았고, 느슨함은 5~10mm 사이이며, 경골 고평부는 대퇴골와 전방 0~5mm에 위치한다. 3급 후방십자인대 부상은 후방십자인대와 반월대퇴인대 파열을 포함하는데, 느슨함이 10mm를 초과하며, 이 부상은 경골 고평부가 대퇴골와와 평행하게 위치하게 된다.

물리치료 환자/고객 관리

환자 이력 및 신체검사 결과에 기초하여 후방십자인대 파열 우려가 있는 경우, 물리치료사는 환자에게 기능해부학 및 부상병리학을 교육해야 한다. 물리치료사는 환자에게 무릎 고정과 겨드랑이 목발을 제공하고, 영향을 받는 하퇴부의 보호 걸음걸이 패턴으로 훈련시키고, 추가 평가를 위해 정형외과 의사에게 의뢰해야 한다. 치료사들은 후방십자인대 재건술이 기술적으로 어려운 수술이고, 이 수술은 몇몇 외과의사만 수행할 수 있다는 것을 알아야 한다. 따라서 후방십자인대 재건술을 전문으로 하는 의사에게 최적의 의뢰가 이루어져야 한다. 후방십자인대 파열 진단이 확인되면 적절한 비수술 및/또는 수술을 적시에 고려할 수 있다. 수술 후의 일차적인 목표는 수술 후 지침을 따르는 방법으로, 가능한 한 빠르고 안전하게 통증 없는 활동으로 돌아가는 것이다.

검사, 평가 및 진단

검사는 외상 기록과 특정 부상 메커니즘(mechanism of injury, MOI)의 검토를 포함한 철저한 주관적 보고서로 시작된다. MOI는 검사를 안내하는 주요 정보를 제공한다. 급성 후방십자인대 부상 후, 대부분의 환자들은 무릎의 후슬개골 및 중간부위의 통증, 삼출 그리고 체중을 견딜 수 없다고 불평한다. 관련 기능 불만사항에는 (자세 중에 무릎을 펼 수 없기 때문에) 보행의 어려움, 불안정성 또는 관절이 미끄러지는 느낌으로 인한 계단 하강 시 불안감 등이 포함된다. 그러나 이러한 불안정성의 느낌은 전방십자인대 부상을 입은 환자의 두드러진 불만인 "기울기" 또는 좌굴증상과 다르다는 점에 유의해야 한다. "기울어지는 듯한" 증상은 후방십자인대 파열과 큰 연관이 없다. 불안정성이 주요 불만사항일 때, 결합인대 불안정성과 같은 다른 부상이 있을 수 있다.

신체검사에는 무릎관절 관찰, 걸음걸이 평가, 가동범위 검사 및 특수 검사가 포함되어야 한다. 검사자는 전경골에 대한 마모 및/또는 반상출혈이 있는지 관찰해야 하며, 관절 내에 삼출이 있는지 관찰해야 하고, 굴곡진 무릎 걸음과 같은 보상적 보행 패턴을 식별해야 한다. 후방십자인대 파열을 결정하기 위한 가장 전체적인 진단 정확도가 높은 특수 검사는 후방 전위 검사(**표 18-1**)이고, 후방십자인대 병변을 식별하기 위해 수행될 수 있는 두 가지 다른 특수 검사는 대퇴사두근 활성화 검사와 역체중 이동 검사가 있다. 후방십자인대 검사 외에도 무릎에 대한 종합적인 신체검사에는 무릎의 다른 주요 인대 구조 및 외측측부인대의 무결성을 결정하기 위한 특수 검사가 포함되어야 한다. 환자가 외측측부인대군(posterolateral corner, PLC)에 부상을 입은 경우, 이 부위를 안정시키기 위해 추가 수술이 필요할 수 있다. 외측측부인대군(및 후방십자인대)을 판별하기 위한 검사로는 앙와위 다이얼 검사가 있고, 물리치료사는 반월판과 슬개대퇴의 병리를 평가할 수 있다.

인대 부상을 배제하거나 확인하기 위한 진단 영상은 의사 또는 1차 진료제공자에 의해 지시될 수 있다. Ottawa knee 규칙은 급성 무릎 부상을 입은 개인에 대한 방사선 촬영 요청 시기를 결정하는 데 임상의가 도움을 주기 위해 개발되고 검증되었다. 이 기준에 따르면 급성 무릎 부상 환자의 연령이 55세 이상이거나 무릎을 90°까지 구부릴 수 없거나 슬개골의 압통 및 체중을 실을

표 18-1 • 후방십자인대 부상에 대한 특별 검사

특별 검사	내용	진단 정확도
무릎 후방 전위 검사 (그림 18-1)	• 환자는 환측 무릎 90°, 고관절 45° 굴곡 상태로 정자세로 눕는다. • 물리치료사는 환측 발쪽에 앉아서 양손과 양쪽 엄지손가락으로 부상부위를 감싸 쥔다. • 짧고 강한 순간적인 힘을 이용해 경골을 뒤로 밀어준다. • 정상 부위와 비교했을 때 부드러운 끝 감각이 느껴진다면 양성반응으로 후방십자인대의 손상을 나타낸다.	• 민감도: 90% • 특이도: 99%
대퇴사두근 활성 검사 (또는 능동 대퇴사두근 검사)	• 환측 무릎을 90° 굽히고 발바닥을 테이블에 올려놓은 자세로 눕는다. • 물리치료사는 환자의 발바닥을 테이블의 반대 방향에서 잡고 전방 경골에 수기로 저항을 준 상태에서 환자에게 발을 테이블을 따라 밀도록 지시한다(대퇴사두근의 등척성 수축을 유발시켜 경골의 전방 이동을 일으킴). • 경골 근위부가 전방으로 2mm 이상 움직이면 양성반응이다.	• 민감도: 54~98% • 특이도: 97~100%
역체중 이동 검사	• 골반을 20~30° 굴곡 상태로 바로 눕는다. • 경골 외측, 발목의 내측을 잡은 상태에서 무릎을 70~80° 굴곡시키며, 하지는 외회전시켜 측면 경골 고평부를 후방 부분 탈구시킨다. • 그다음, 무릎을 신전시키며 외번 스트레스를 가해준다. • 후방 부분 탈구가 감소하며 외측 경골조면이 전방으로 이동하면 양성반응이다.	• 민감도: 26% • 특이도: 59%
앙와위 다이얼 검사 (그림 18-2)	• 환자는 정자세 또는 앙와위로 눕는다. • 물리치료사는 30°와 90° 굴곡 상태에서 경골의 외회전을 측정한다. • 30° 굴곡에서의 경골 외회전 증가와 90°에서의 무반응은 후외측 모서리의 부상을 나타낸다. • 30°와 90°에서의 경골 외회전 증가는 후방십자인대와 후외측 모서리의 손상을 의미한다.	• 민감도: 79% • 특이도: 100%

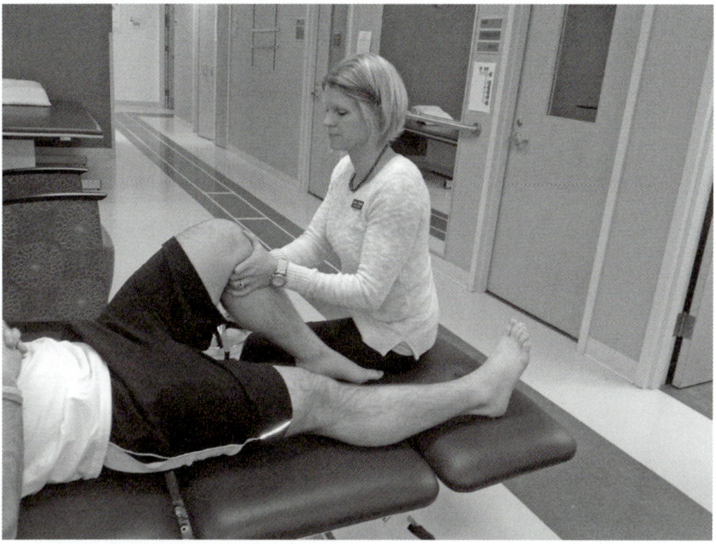

그림 18-1 무릎 후방 전위 검사

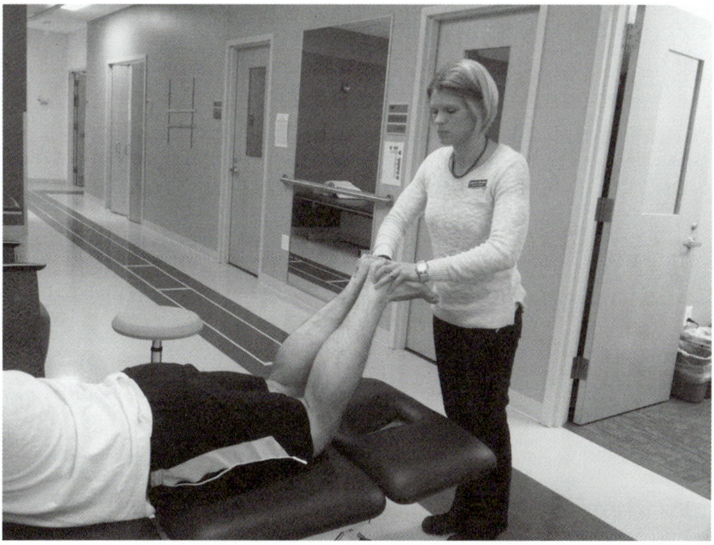

그림 18-2 앙와위 다이얼 검사

수 없어 응급실에서 4걸음 이상 걸을 수 없을 때, 무릎 방사선 검사를 시행해야 한다. 일반적으로 방사선 촬영은 뼈의 손상을 배제하기 위해 중요하지만, 자기공명영상(MRI)은 인대 부상을 식별하기 위한 금본위제로 활용된다.

무릎의 십자형, 측방형 또는 해부학적 사분면 병변의 진단과 관련하여 잘 훈련된 임상의사(예: 의사, 물리치료사)에 의한 검사가 MRI만큼 정확한 것으로 입증되었다는 점에 유의해야 한다. 따라서 영상 촬영의 권고를 고려할 때, MRI는 복합 부상이 예측될 때 시행하고, 정형외과 의사가 수술 전 계획 및 예후를 예측하는 데 도움이 될 수 있다.

치료 계획과 중재

일단 진단이 이루어지면 치료는 불안정부위를 기반으로 한다. 즉시 수술이 필요한 경우 후방십자인대 병변이 부착부위에 위치하여 경골 정지점의 골 박리 또는 경골 기시점으로부터의 '껍질이 벗겨지는 듯한' 부상이 있음을 의미한다.

후방십자인대의 이완 정도가 최소인 경우(1 또는 2등급 건내 파열) 최선의 치료방법은 비수술적·보존적 치료 관리이다. 3등급 병변에 대한 최선의 관리방안은 논란의 여지가 있다. 봉합술 및 재건술을 진행하지 않을 경우에는 병변이 지속·확대되어 무릎의 전반에 걸쳐, 특히 관절 표면의 정중 및 전측에 힘을 증가시켜 조기 퇴행성 변화를 일으킬 가능성이 크게 높지 않다. 후방십자인대 파열 후 골관절염의 발달을 억제하기 위한 최선의 예방적 조치가 조기 수술이 될 수 있다. 급성 후방십자인대 부상으로 재건수술을 받은 환자는 만성 부상 환자에 비해 더 나은 결과를 보였지만, 독립적인 부상에 대한 후방십자인대 재건수술은 물리치료의 전 과정을 거쳤지만 여전히 증상으로 남아 있는 3급 병변을 가진 사람에게만 추천되었다.

독립된 후방십자인대 재건술 이후, 환자는 무릎 보호 지지대 또는 무릎 보호

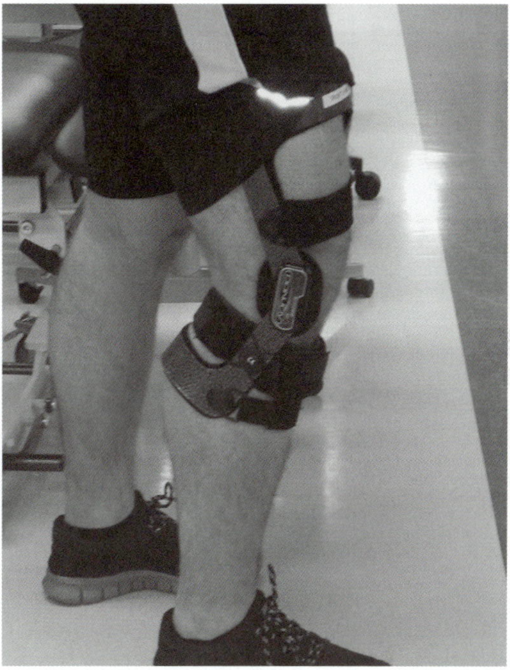

그림 18-3 후방십자인대 수술 후 보조기 착용

대를 무릎이 0° 신전된 상태에서 착용하여 보행 중 부분적으로 체중이 실리도록 유지하는 것이 좋다. 무릎의 최대 신전은 중력의 영향과 후방 넙다리뒤근의 힘이 새로 재건된 후방십자인대에 압력을 가하는 것을 방지해준다. 운동선수는 최대 6주 동안 폐쇄형 지지대(그림 18-3)를 착용하고, 하지로 체중을 점진적으로 더 지탱할 수 있을 때까지 착용한다. 첫 주에 환자는 지지대 없이 보행 시간을 늘려가며 지지대 없이 보행을 지속할 수 있다. 무릎 지지대 사용을 중단하려면 환자는 대퇴사두근의 동반 없이 직거상 동작이 가능해야 한다(즉, 대퇴사두근 등척성 수축 상태에서 무릎의 신전을 유지할 수 있어야 함). 환자의 체력이 향상되고 보다 높은 수준의 활동으로 돌아오면 의사는 다른 하부 기능성 보호대를 착용하도록 권장할 수 있다. 일단 환자가 80%의 대퇴사두근지수

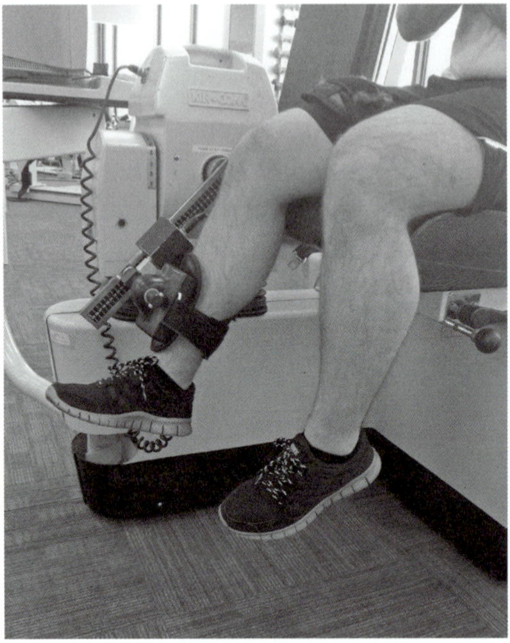

그림 18-4 사두근 등속성 검사를 통해 최대 자율 등척성 수축을 확인할 수 있다.

기능 평가 지표(quadriceps index, QI)에 도달하면 일상생활활동(activities of daily living, ADL)을 위한 기능성 보호대 착용을 중단할 수 있으며, 고강도 운동 중에만 착용하게 할 수 있다. 대퇴사두근지수 기능 평가 지표는 등척성 동력계 또는 등속성 장치를 사용하여 최대 자율 등척성 수축(maximal volitional isometric contraction, MVIC)을 측정한다(**그림 18-4**).

수술 후 재활 단계 전체에 걸쳐 잠재적인 전단력과 이식부위의 부상을 예방하기 위해 제한하는 특정 동작이 있다. 치료 초기에 억제되는 운동의 두 가지 예는 열린사슬 넙다리뒤근 컬(12주까지는 허용되지 않음)과 닫힌사슬 운동(6주까지는 허용되지 않음)이다. 이러한 운동은 넙다리뒤근 활성화가 대퇴부 경골의 후방 전단력을 유발하기 때문에 재활 과정 초기에 금지된다. 수술 후 첫 주에는 보호용 지지대를 착용한 채 대퇴사두근 등척성 수축과 하지 직거상 운동을 시작한다. 물리치료사는 슬개골 가동을 도와 슬개골 움직임을 회복하고, 신경근전기자극치료를 대퇴사두근에 적용하여 근 억제를 줄이고 대퇴사두근 근력을 강화시킬 수 있다. 최적으로 신경근전기자극은 무릎 굴곡의 30°에서 수행되어야 하며, 이는 넙다리뒤근을 짧은(예: 이완된) 위치로 배치한다. 이식물의 스트레스를 방지하기 위해 신경근전기자극 중 넙다리뒤근의 공동 수축을 방지한다.

수술 후 둘째 주까지 완전히 능동 및 수동 무릎 신전을 달성해야 한다. 열린사슬 운동에서 무릎 신전은 45°에서 최대 신전까지 수행할 수 있다. 선수가 적절하게 대퇴사두근을 제어할 수 있을 때, 다리 프레스와 미니 벽 스쿼트(0~45°)와 같은 닫힌사슬 운동을 천천히 시작할 수 있다. 셋째 주까지 활동적인 무릎 굴곡은 90~100°까지 진행되어야 한다. 굴곡을 증가시키기 위한 수동 관절가동범위 활동은 환자가 반듯이 눕거나 착석한 위치에서 수행될 수 있으며, 치료사는 전경골에 한 손을 올려 굴곡을 유도하는 데 도움을 주는 반면, 다른 손은 대퇴골의 후경골 활강(후경골 관절 선 가까이)에 남아 대퇴골의 후경골 활공을 제한한다. 환자가 엎드린 상태에서 수동적 굴곡 운동을 수행할 수도 있다. 이 위치에서 중력은 대퇴골 위에서 경골의 불필요한 후방 전단을 제한하는데 도움이 된다. 또한 수동 굴곡은 가능한 한 관절선에 가깝게 후방 경골을 지지하는 손으로 반듯이 눕거나 착석한 위치에서 시작할 수 있다. 재활 전문의의 전방 지지는 불필요한 후방 이탈을 방지하여 이식부위를 보호한다. 수동 동작은 중력이 이식부위에 대한 지지력을 제공해 줄 수 있는 앙와위에서부터 시작한다.

열째 주 말까지의 목표는 목발이 없는 무통 정상 걸음걸이, 비수술적 무릎의 80% 강도, 비수술적 무릎에서 10° 이내의 굴곡 가동범위 회복이다. 수술 후 재활 3개월까지 걷기 프로그램을 시작해야 한다. 이때 0~90° 범위에서 중력에 대한 넙다리뒤근 운동을 시작할 수 있다.

수술 후 4개월 동안, 운동선수는 대칭 무릎 가동범위 회복, 대퇴사두근지수 기능 평가 지표가 90% 이상이고, 관절 내 삼출이 없거나 미세한 경우 기능성 지지대를 착용한 채 달리기 프로그램을 시작할 수 있다. 환자가 이전에 언급한 기준을 유지하고, 다른 손상 없이 대퇴사두근지수 기능 평가 지표가 95% 이상이며, 외과의사의 허가를 받은 경우에는 5개월까지 경기 복귀를 위한 재활을 시작할 수 있다. **표 18-2**에는 후방십자인대 재건술을 위한 수술 후 재활 프로토콜(외측측부인대군의 부상 여부와 상관없이 독립적 후방십자인대 부상)이 요약되어 있다. 예상 물리적 치료 방문 횟수는 30~44회 사이이다.

럭비선수를 스포츠로 복귀시킬 때, 물리치료사는 후방십자인대 부상과 재건술이 선수의 위치에 어떤 영향을 미칠지와 고강도 운동을 수행하기 위해 무엇이 필요한지 고려해야 한다. 운동선수들이 주요 재건술에서 복귀할 때, 향후 부상과 병리를 예방하기 위해 통제되지 않고 압력이 가해지는 동작 시, 재활 단계에서의 초기 제한은 통증과 삼출물이 없는 상태를 기준으로 판단하여야 한다. 움직임은 통증이 없을 뿐만 아니라, 운동선수가 운동을 할 때 안정되고 자신감을 가져야 한다. 그렇지 않으면 같은 수준의 경기로 복귀하지 못할 수 있으며, 추가 부상이나 재상해의 위험이 증가할 수 있다.

이 경우 환자는 세븐스 럭비(sevens rugby) 선수로서, 극한의 달리기, 방향 변경, 역체중 이동 기술을 요하기 때문에 무릎 복합체와 지지 구조에 높은 스트레스를 준다. 이 운동선수의 재활 단계에서는 달리기를 수행할 수 있으며, 심혈관기능은 대부분 유지된 것으로 추정된다. 선수는 일반적으로 무릎 보호대를 착용하고 럭비 연습에 참가할 수 있지만, 경기 중에는 경질 기능성 보호대(플라스틱 또는 금속의 경첩이 있는)를 착용할 수 없기 때문에 경기 복귀 전 의사와 이 문제를 의논해야 한다.

가벼운 민첩성 훈련은 선수의 재량에 따라 전방/후방 달리기, 측면 흔들기, 카리오카 등이 저속 달리기로 도입된다. 일단 이 훈련이 편안하고 통증 없이 진행되면 강도를 증가할 수 있고, 구두 또는 청각 명령에 따른 방향 전환 동작을 추가하여 반응 시간을 살펴볼 수 있다. 움직임이 쉬워짐에 따라 고속 달리

표 18-2 • 후방십자인대 재건술의 재활 단계(후방십자인대 봉합 또는 재건)

주	재활방법	달성목표
1주 첫 번째 방문	• 신경근전기자극(지침 참고)* • 쿼드 세트 • 하지 직거상 • 슬개골 가동술 • 홈 프로그램: 슬개골 가동술 30~50회, 쿼드 세트와 하지 직거상 각각 3세트, 10회 반복(1일 3회)	• 정상적인 대퇴사두근 수축 • 슬개골 상부 활주 • 수술 후 보조기 고정 목발을 이용한 부분 중량 보행
2주 2~3번째 방문 (총 재활횟수: 3~4회)	• 부상부위 가동술 • 작은 원 대퇴사두근 강화 운동: 30~0°	• 무릎 관절가동범위: 완전 신전, 60° 굴곡 • 정상적인 하지 직거상(대퇴사두근의 완전 수축)
3~5주 주 2~3회 방문 (총 재활횟수: 9~13회)	• 물리치료사의 보조를 통한 앙와위 무릎 굴곡 또는 0~60° • 물리치료사의 보조를 통한 정상위 무릎 굴곡(경골 뒷면을 받쳐주어 경골의 후방 활주를 방지) • 열린사슬 운동: 60~0° • 관절가동범위 향상을 위한 좌식 자전거(저강도 또는 저항 없이) • 보행 트레이닝: 보조기 없이 목발을 사용한 부분 중량 운동	• 무릎 굴곡 110° • 사두근 근력: 건측의 60% 회복 • 보조기 제거 • 목발을 사용한 정상 보행 동작
6~10주 주 2~3회 방문 (총 재활횟수: 19~28회)	• 좌식 자전거(저강도 또는 저항 없이) • 사두근제어가 정상적이면 닫힌사슬 운동 시작(wall sits, wall squats 0~45°)	• 목발 사용 없이 정상 보행 동작 • 사두근 근력: 건측의 80% 회복
12주 주 2회 방문 (진행 재평가)	• 기능성 보조대 착용 후 달리기 시작(**그림 18-3**) • 단계적 저항 운동 넙다리뒤근 컬: 0~90° • 모든 목표를 달성하면 운동환경을 바꿈	• 최대 관절가동범위 회복 • 대퇴사두근 근력: 건측의 95% 이상 회복

표 18-2 • 후방십자인대 재건술의 재활 단계(후방십자인대 봉합 또는 재건) (계속)

주	재활방법	달성목표
20주 진행 재평가 (총 재활횟수: 25~44회)	• 경기 복귀를 위한 운동 시작 • 고유수용감각, 정적·동적 균형감각, 기능적 동작 – 저속에서 고속 – 저강도에서 고강도 – 제한된 움직임에서 제한 해제한 동작	• Global report: 70% 초과 • 일상생활수준에서의 무릎 기능 평가: 90% 이상
예방책 1. 부분 반월연골 절제술: 지지대는 필요하지 않고, 환자의 회복 정도 및 진행단계에 따라 진행한다. 2. 반월판 봉합: 환자의 회복 정도 및 진행 단계에 따라 지지대가 필요하지 않을 수도 있으며, 최대 신전 시 중량 운동을 시작할 수 있다. 3. 연골성형술: 4주까지 중량 운동을 제한하고, 통증이 적다면 경대퇴골에 보조기를 착용하여 조기 복귀를 위한 기능적 재활을 시작한다. 4. 내측측부인대 부상: 시상면에서의 움직임을 4~6주까지 제한하여 내측측부인대를 회복시킨다. 5. 전방십자인대 부상: 후방십자인대 지침을 따른다.	• 최대 자율 등척성 수축: 무릎은 30° 굴곡 상태로 등척성 상태를 유지하며 환측 다리를 가능한 한 강하게 신전(**그림 18-4**). • 양측 비교: 환측/건측×100 = % 최대 자율 등척성 수축	• 달리기 목표 1. 트레드밀 걷기 2. 트레드밀 걷기/달리기 인터벌 3. 트레드밀 달리기 4. 트랙: 직선주로에서는 달리고, 곡선주로에서는 걷기 5. 트랙: 직선주로와 곡선주로 달리기 6. 도로에서 달리기 – 2마일을 삼출 증가나 통증 없이 달릴 수 있을 때 다음 단계를 진행 – 1주일에 4회 이상 시행하지 않으며, 격일보다 자주 뛰지 않음 – 7일에 2단계 이상을 넘어가지 않도록 함

*전극은 대퇴사두근 외측 원위부와 내측 근위부에 부착한다(실밥을 풀기 전에는 관절경 삽입부위나 봉합부위에 부착하지 않도록 위치를 조정한다). 자극의 강도는 2,500Hz, 75burst, 2초 간격으로 12초 설정하고, 50초 휴식한다. 참을 수 있는 범위에서 최대한의 강도를 유지(최소한 50%의 최대 자율 등척성 수축 범위)하고, 한 세션에 10번의 수축을 일으킨다. 건측 대퇴사두근의 최대 자율 등척성 수축의 80%를 달성할 때까지 주에 세 번의 세션을 갖는다. 자극은 무릎은 30° 등척성 신전한 상태에서 가한다.

기, 45° 및 90° 방향 전환, 하지 역체중 이동 동작 등 보다 강도 높은 운동을 시작할 수 있다.

운동의 강도는 증상과 관절 내 삼출 정도를 기준으로 해야 한다. 각 세션 전후 무릎 내 삼출 정도를 모니터링하여 무릎관절에 적절한 강도의 운동이 진행되었는지 판단해야 한다. 관절 삼출을 미량 이하로 유지하는 것이 이상적이다. 기준 삼출량이 증가한 경우, 다시 기준선으로 돌아올 때까지의 휴식을 취해야 한다. 활동 시 통증이 없고 부종이 최소인 경우, 선수는 팀과의 가벼운 비접촉 훈련을 시작할 수 있으며, 가벼운 접촉 운동을 시작할 수 있고, 단계적으로 경기 복귀를 위한 완전 접촉 운동을 시행할 수 있다. 변형된 통증규칙은 무릎 통증이나 삼출이 발생할 경우 운동 진행 또는 감소를 위해 사용할 수 있는 간단한 프로토콜이다.

근거 중심 임상적 추천

SORT: 추천 분류의 장점

A 일관된, 양질의 환자 지향적 근거

B 일관되지 않거나 제한된 질적 수준의 환자 지향적 근거

C 동의, 질병 중심의 근거, 일반적인 관행, 전문가의 의견 또는 사례 시리즈

1. 후방십자인대의 2등급 또는 3등급 부상의 진단은 (1) 근위 경골에 후방으로 향한 힘, 발의 발바닥쪽 굽힘 상태에서 무릎이 굴곡된 채로 넘어짐 또는 무릎관절의 갑작스런 과신전, (2) 경골 근위 전방부위의 마모 또는 반상출혈, (3) 90° 후방 전위검사 양성반응과 비연속되는 끝 느낌 또는 경골 후방의 이탈 증가. **A 등급**
2. 완전 신전 상태에서 고정된 보호용 무릎 보조기는 후방십자인대 재건술 이

후 넙다리뒤근에 가해지는 하중과 중력의 영향을 최소화한다. **C 등급**

3. 고수준 활동에 사용할 수 있는 기능성 보조기로 전환하려면 후방십자인대 수술 후 6주 이상 경과해야 하며, 무릎의 삼출 감소, 최대 신전 회복, 다른 쪽 하지 대비 대퇴사두근지수 기능 평가 지표(QI)가 최소 80%를 회복해야 한다. **C 등급**

종합 질문

18.1 물리치료사가 1시간 전에 무릎 부상을 당한 16세 축구선수를 평가하고 있다. 상대 선수의 밑창 때문에 무릎이 과신전된 상태에서 측면 태클을 당했다고 한다. 신체검사 결과, 무릎관절 삼출, 제한된 신전 가동범위, 후방 전위 검사 결과 양성, 비골머리의 압통이 나타났다. 이 결과 중 X-ray 촬영을 진행해야 하는 증상은 무엇인가?

A. 무릎관절 삼출

B. 제한된 관절가동범위

C. 비골머리의 압통

D. 후방 전위 검사 양성 결과

18.2 후방십자인대 재건술 후 선수를 경기에 복귀시키는 판단을 내리는데 가장 좋은 지표는 무엇인가?

A. 관절 삼출이 증가하지 않는 범위에서 통증 없이 현재의 활동을 할 수 있음

B. 적절한 운동 기술

C. 외과의사의 재활지침

D. 다가오는 시합

정답

18.1 **C.** Ottawa Knee 규칙에 따르면, 비골머리의 압통은 X-ray 영상 촬영에 대한 의뢰의 필요성을 나타낸다.

18.2 **A.** 물리치료사가 경기 복귀 진행 단계를 진행하기 위해 따를 수 있는 많은 요인과 지표가 있지만, 가장 좋은 지표는 관절 삼출이 증가하지 않는 현재 활동에서 통증이 없는 반응이다.

무릎관절연골 재건술 후 재활

Postsurgical Rehabilitation After Knee Articular Cartilage Repair

Mathew Failla / David Logerstedt

CASE 19

21세 남성이 오른쪽 무릎의 관절경 미세골절술 4주 후 물리치료실에 내원했다. 이 환자는 수술 6주 전 럭비경기 도중 오른쪽 무릎을 고정한 채 비트는 동작 중 부상을 입었다. 그는 즉각적인 통증을 호소했고, 그날 늦게 부종을 확인했다. 시합을 계속 할 수 없었고 무릎이 갈리고 걸리는 듯한 증상을 확인했다. 팀 트레이너는 정형외과 의사에게 검사를 의뢰했다. 자기공명영상(MRI) 촬영 결과 대퇴골와 중앙부의 관절연골 전층파열 병변을 확인했고, 긴 카세트 방사선 촬영 결과 병변이 무릎의 기계적 축 경로에 있지 않은 것을 확인할 수 있었다. 이 환자는 관절경 미세골절 수술을 받게 되었다. 수술은 복잡하지 않았고, 환자는 2주 동안 양겨드랑이 목발을 사용하여 하지에 체중부하를 주지 않았고(NWB), 2주 후에 점진적으로 발끝 터치에서 부분적 체중부하 동작을 수행했다. 환자는 집에서 대퇴근 강화 운동을 시작했고 매일 6~8시간 연속 수동 운동(CPM) 기계를 사용한 재활을 계속했다. 그는 수술 4주 후 "평가와 치료, 참을 수 있는 정도의 체중부하 운동을 시작하라."는 처방과 함께 물리치료실을 찾았다. 환자의 절개부위는 잘 회복된 상태이고, 과거 의학적 · 외과적 특이사항은 없었다.

- ▶ 물리치료를 방해하는 합병증에는 무엇이 있는가?
- ▶ 재활 예후는 어떠한가?
- ▶ 물리치료 검사 및/또는 중재 시 어떤 예방조치를 취해야 하는가?
- ▶ 건강 상태에 따른 각 단계에 기초한 물리적 치료계획을 설명한다.

주요 정의

- **관절경 미세골절술**(arthroscopic microfracture procedure): 송곳을 관절경으로 활용하여 윤활관절의 준연골뼈에 2~3mm 깊이의 작은 구멍을 뚫어 연골 병변을 치료하기 위해 시행됨. 구멍은 출혈을 유발하여 연골세포 생산을 자극하는 성장인자를 방출하지만 새로운 연골 성장은 자연적 유리연골 상태가 아닌 유리연골과 섬유연골이 혼합된 상태임
- **관절연골 병변**(articular cartilage lesion): 관절의 관절연골에서 부분적 또는 전층파열. 부분적인 두께의 찢김은 외면에서 관절연골층까지 연장되는 반면, 완전한 두께의 찢김은 전체 관절연골층을 통해 확장되어 아래 연골뼈를 노출시킴
- **자가연골세포이식술**(autologous chondrocyte implantation, ACI): 연골세포를 개인에게서 채취해 실험실에서 배양된 세포에서 증식하도록 자극한 후, 연골 병변으로 다시 집어넣어 연골세포를 제자리에 고정시키는 수술
- **긴 카세트 방사선 촬영술**(long cassette radiographs): 무릎관절 내에 기계적(중량 베어링) 축이 들어가는 위치를 결정하기 위해 둔부에서 발목까지 선 채로 촬영된 방사선 사진. 이 축에 들어가는 연골 병변이 확인될 경우 수술을 하게 되며, 수술의 성공을 위해 정렬을 변경해 주어야 함
- **자가골연골이식술**(osteochondral autograft transplantation, OATS): 무릎관절 부위로부터 채취한 자가골연골을 이식(메움)하는 방식으로, 변성이 적고 큰 관절연골 결점을 메우는 데 사용됨

목표

1. 관절연골 부상의 등급에 대해 설명한다.
2. 미세골절 수술 후 주의사항과 제한사항에 영향을 미치는 요인을 설명한다.
3. 미세골절 수술 후 기능 및 자가보고 결과를 활용하고 해석한다.

물리치료 시 고려사항

무릎 관절경 미세골절 수술 후 환자의 재활 물리치료 시 고려할 점:

- **일반적인 물리치료 계획/목표**: 능동 및 수동 관절가동범위 회복, 대퇴사두근의 근력 및 활성화 개선; 수술부위 관절연골에 과도한 하중을 가하지 않고 완전한 기능 회복
- **물리치료 중재**: 부상병리역학, 조직 치유 시간, 절차별 예방에 관한 환자 교육; 삼출액 관리, 관절 이동 및 운동을 위한 도수요법과 스트레칭; 대퇴사두근 근력 강화를 위한 점진적 저항 운동과 신경근전기자극; 하지의 고유수용성 감각 및 신경근육 조절을 개선하기 위한 재교육 및 동적 안정화 운동; 가정 운동 프로그램
- **물리치료 시 주의사항**: 물리치료 중 통증, 관절 삼출 및 근육통 모니터링; 조직 치유에 소요되는 시간에 따라 수술부위에 가해지는 중량 정도 조절
- **물리치료를 방해하는 요인**: 수술 후 감염, 조직의 상태 저하 및 큰 병변의 크기로 인한 최적의 치료가 어려움; 특히 체중부하 시 병변의 관절가동범위가 제한됨; 환자가 적절한 정도의 체중부하 유지하지 않음; 고정 기간 후 관절 섬유증이 발생할 수 있음

건강 상태의 이해

관절연골은 윤활관절의 표면을 덮고 있으며, 유리연골로 구성되어 있다. 관절연골은 관절의 전단하중과 압축하중에 모두 저항하지만, 급성 외상이나 반복되는 미세외상 때문에 병변이 발생할 수 있다. 전층 관절연골 병변은 급성 골절 후 더 흔하지만, 부분층 병변은 급성 외상 또는 반복적인 미세골절 때문일 수 있다. 관절연골의 무혈관성으로 인해 병변의 치료 가능성이 낮다. 비수술

적 재활은 일반적으로 성공적이지 못하며, 특히 증상적 국소 병변을 가진 활동적인 젊은 사람들에게서는 더욱 그러하다. 무릎관절연골 병변은 일반 인구의 16~19%에서 발생한다. 931명의 선수를 대상으로 한 11개 연구를 체계적으로 검토한 결과, 전체 두께의 관절 병변 유병률이 36%였다. 관절연골 병변도 무릎 관절경 60~70%까지 관찰되는 것으로 추정되었다. 2007년 일반 모집단의 25,124개 무릎 관절경 검사 연구에서 관절연골 병변의 30%는 독립적으로 나타난 반면, 나머지 70%는 다른 부상을 동반하고 있었다. 그중 36%가 전방십자인대 파열, 37%가 내측 반월판 부상을 동반했다. 비접촉 메커니즘에 의한 외상성 부상은 32~58%의 병변을 초래했다. 관절연골 병변은 대퇴골와 중간부위와 관절 슬개골 표면에서 가장 흔하게 발견된다. 국제연골재생학회(International Cartilage Repair Society, ICRS)는 관절연골 병변 분류를 위한 등급체계를 확립했다. 분류체계는 결함이 없는 정상 연골(0등급)부터 전층 골연골 부상(4등급)까지 5단계로 구성된다.

물리치료 환자/고객 관리

관절경 미세골절 수술 후 재활을 받는 환자는 도수치료, 치료적 운동, 신경근육 재교육 및 요법(예: 얼음과 전기 자극)의 효과를 볼 수 있다. 병변의 위치와 크기는 치료 진행 속도뿐만 아니라 결함의 위치를 통해 과도한 힘이 제한되어야 하는 정도를 결정하는 데 중요하다. 무릎관절 표면의 접촉 위치에 대한 지식을 통해 치료사는 치료 조직을 통해 과도한 스트레스를 제한하는 안전한 범위의 움직임과 제한된 체중부하 운동을 처방할 수 있다. 점진적으로 부하를 늘리는 것은 연골 치유에 효과적이다. 반대로 과도한 하중은 점액 병변이나 새로운 연골에 손상을 줄 수 있으므로 조직 치유 시간대와 관련하여 하중을 주의깊게 관리해야 하고, 중앙 대퇴골의 관절부위가 무릎 굴곡의 약 90°에서 경골 고평부와 결합한다는 것에 주목해야 한다. 모든 관절융기 표면이 무릎 운동의 전체 각도에서 부하를 지탱하는 반면, 경대퇴골의 접촉력은 스쿼트 동작 중에 점진적으로 증가한다. 90° 굴곡에서 이러한 접촉력은 한 사람 몸무게의 2.7~4배까지 적용된다.

검사, 평가 및 진단

수술 전 관절연골 병변은 부종, 통증, 잠금 및 찝힘과 같은 기계적 증상에 대한 불만과 함께 반월판 부상과 임상적으로 유사하게 나타난다. 신체검사 결과는 특정적이지 않으므로, 진단 영상을 사용하여 진단하거나 확인해야 하며, 환자가 기계적 잠금 증상을 보일 경우 물리치료사는 정형외과 의사에게 문의해야 한다.

방사선 촬영과 컴퓨터단층촬영(CT) 스캔은 모두 변위된 골연골 병변을 감지할 수 있는데, 병변(ICRS 분류의 하위 단계)이 작을수록 검출이 더 어렵고 결함의 안정성에 대한 충분한 정보를 확인할 수 없다. MRI의 경우 민감도가 낮기 때문에 뼈연골 손상을 평가하는 금본위제로 활용된다. MRI는 특정 시술을 계획하는 데 귀중한 정보를 제공하지만, 관절경 평가는 연골 재건 수술을 시행하기 전 MRI에서 명백하거나 분명하지 않을 수 있는 깊이나 터널링에 대한 결함을 확인하기 위해 수행된다.

수술 후, 수술의사가 제시한 제한사항에 주의를 기울여야 하며, 환측 및 건측 팔다리 모두의 관절가동범위가 중요하다. 관절가동범위 제한은 관절 결함의 위치를 기반으로 하며 고도로 개별화된다. 열린사슬 대퇴사두근의 등척성 근력은 일반적으로 전자기계식 동력계를 사용하여 더 안전한 운동범위(즉, 수술 후 접촉력이 제한되는 경우)로 평가할 수 있다(**그림 16-4** 참고). 연구에 따르면 대퇴사두근과 넙다리뒤근의 결손은 관절연골 수술 후 7년까지 지속된다. 근위부 및 원위부의 관절가동범위와 근력은 수술 후 주의사항의 범위 내에서 평가할 수 있다.

치료 계획과 중재

무릎관절연골 손상 후 비수술적 재활치료 결과에 대해서는 알려진 바가 거의 없다. Wondrash 등은 전층 관절연골 병변 환자의 심혈관 운동, 고관절과 무릎의 점진적 저항 운동, 고유수용성 운동과 플라이오메트릭 운동에 초점을 맞춘 3개월간의 활동적인 재활 프로그램 후 결과를 보고했다. 임상적으로 근력을 상당히 회복했으며, 피험자의 65%가 적어도 단기적으로 수술을 연기할 수 있었다. 무릎 기능성 및 활동성 평가지수(international knee documentation committee, IKDC)와 주관적 무릎 평가 양식 2000과 KOOS(Knee Injury and Osteoarthritis Outcome Score)를 통해 삶의 질에서 상당한 임상적 개선이 관찰되었다. 관절연골 병변의 비수술적 관리나 무릎 골관절염의 향후 발병과의 관계를 조사한 연구는 아직 없다.

관절연골 병변 치료에 가장 일반적으로 사용되는 수술법은 크게 네 가지가 있는데, 미세골절술, 괴사조직절제술, 자가연골세포이식술(autologous chondrocyte implantation, ACI), 자가골연골이식술(osteochondral autograft transplantation, OATS)이 있다. 높은 수준의 임상적 근거와 장기적인 후속 조치를 가진 연구는 제한적이지만 임상적으로 우수한 결과를 반복적으로 보여준 특별한 사례는 확인되지 않았다. 특히 2cm 미만의 병변에 대해서는 주로 미세골절술을 시행하는데, 이러한 선호도는 수술법의 상대적인 용이성과 낮은 비용에 기초한다.

미세골절술 후 관리에 관한 몇 가지 재활 프로토콜과 실천지침이 발표되었다. 2010년 Logerstedt 등은 최신의 문헌을 검토한 결과, 조기 무릎 운동, 지도식 재활환경, 근력과 기능 훈련, 신경근전기자극은 연골 수술 이후 대퇴사두근과 넙다리뒤근의 근력과 지구력, 기능적 기량을 향상시키는데 효과적이라는 결론을 내렸다. 연구진들은 점진적 체중부하 프로토콜 구현과 관련하여 의견이 상충된다고 결정했지만, 미세골절술에 대한 구체적인 최근의 근거가 부족하더라도, 자가연골세포이식술 이후 중량 운동이 필요하다는 것을 시사하고 있다. 미세골절술 후 손상에는 통증, 삼출 및 관절가동범위와 근력, 균형감각의 손실, 걸음걸이 등이 포함된다.

관절연골 수술 후 재활은 환부의 크기와 위치, 시술 유형, 환자의 목표에 따라 고도로 개인화된다. 이 환자를 위한 재활 프로그램은 4주 전 미세골절술을 받은 정중 대퇴골 중앙 부위의 2cm 전층 관절연골 병변에 기초했다. 적절한 동원은 연골 재건 수술 후 매우 중요한 요인이다. 이동에 대한 주의사항과 제한사항은 병변이 대퇴골와가 후슬개골 또는 활차 대비 전방 또는 중앙에 있는지에 따라 크게 다를 수 있다. 동물 연구에 따르면 고정과 장시간의 체중부하 운동은 치유 연골의 연성을 일으키기 때문에 치료에 유리하지 않다. 점진적인 체중부하 운동 및 관절가동범위는 인체 관절연골의 기계적 특성과 기질 생성에 도움을 준다. 수동 관절가동범위는 수술 후 즉시 수행되며 일반적으로 연속 수동 운동(continuous passive motion, CPM) 기계에서 수행된다. 지속적인 운동은 영양소 흡수를 촉진하고, 낮은 마찰 환경을 유지하며, 관절섬유증 위험을 감소시키는 것으로 생각된다. 전층 결함에 대한 미세골절술 후 8주 동안 매일 6~8시간 동안 연속 수동 운동기계를 사용한 경우, 이 기계를 사용하지 않은 사람에 비해 환자 만족도 결과가 크게 높았다. 다른 사람들은 체중부하 조절과 관절가동범위 제한이 잘 유지되는 한 수동 관절가동범위 회복을 위한 등속성 장치나 고정 자전거를 사용해 왔다. 대부분의 무릎수술과 마찬가지로 수술 후 가능한 한 빨리 전체 무릎 신전 가동범위를 회복해야 한다. 하지만 수술 후 8주 이전에는 능동적 무릎 신전과 수직으로 작용하는 하중이 치유 중인 연골에 손상을 입힐 수 있다. 따라서 능동적 무릎 신전은 처음 4주 동안 저항 없이 90~45° 범위 내에서 제한되어야 하며, 최대 범위의 능동적 무릎 신전은 8주까지 진행되어야 한다. 수술 후 4주 동안, 수동적 무릎 굴곡 관절가동범위는 수술 후 8주까지 125°와 완전 무릎 굴곡을 달성하기 위해 점진적으로 진행된다. 정상적인 관절 이동성을 회복하기 위해 물리치료사는 슬개대퇴관절 가동술을 수행해야 한다.

동물과 인간의 연골에 대한 연구에서 발전한 가중치 부여 프로토콜은 전단 응력이 없는 압축 하중이 연골을 치료하는 데 도움이 될 수 있는 반면, 전단이나 과도한 압축 응력은 도움이 되지 않는다는 것을 암시한다. 환자는 수술 후 비중량 운동을 시작하고 부분적 중량부하는 일반적으로 체중의 백분율을 기준으로 증가시켜 간다(수술 후 2주 이내). 그러나 얼마나 빨리 부분적인 중량부하를 진행시킬지에 대해서는 다른 의견이 존재한다. 기존 프로토콜에서 전체 중량부하는 수술 11주 후에 시작할 수 있는 반면, 가속 프로토콜에서 전체 중량부하는 수술 8주 후에 시작할 수 있다. 미세골절술 후 중량부하 운동 적용 여부를 평가하는 문헌은 한정되어 있다. Ebert 등은 전방십자인대 재건술 이후 기존의 중량 운동 프로토콜을 가속된 프로토콜과 비교했는데, 두 프로토콜 간 최대 2년 동안 유사한 보행 패턴과 기능적 회복을 확인했다. 전체 중량으로 진행된 후에도 모든 관절융기 표면은 전 각도에 걸친 무릎 운동 중 중량을 받기 때문에 체중부하 범위는 제한되어야 한다. 중량 운동에서 제한된 가동범위를 구현하는 좋은 방법은 점진적인 스쿼트 깊이 운동을 사용하는 것이다. 이 운동은 연골에 작용하는 힘을 견뎌낼 수 있도록 연골에 영양소 흡수를 촉진하며, 안전하게 통합될 수 있다. 현재의 권고안은 점진적인 걷기 프로그램이 10주 정도에 시작되어 16~20주 정도 진행될 수 있다는 것을 시사한다. 특히 최근 문헌에 따르면 관절연골은 운동 복귀 당시 대조군보다 전방십자인대 수술 후 질이 떨어진다. 관절연골 수술 후 언제부터 달리기를 시작하는 게 좋은지 결정하기 위해서는 추가적인 연구가 필요하다. 중량 운동의 진행은 통증, 증상, 삼출, 조직 치유 시간(연골의 생물학적 치유 특성에 근거) 및 치유 표면의 크기/위치에 따라 조절되어야 한다.

무릎관절 삼출은 관절연골과 관련된 수술 후에 흔히 발생한다. 통제되지 않는 관절 삼출은 통증, 가동범위 손실, 슬개대퇴관절의 움직임 변화로 이어질 수 있으며, 연골과 관절건강에 영향을 줄 수 있다. 극저온요법은 압박과 거상과 함께 통증과 관절 내 삼출을 줄이는 데 효과적일 수 있다. 관절 삼출을 모니터링하는 것도 치료의 진행율을 정하는데 도움이 된다. 수술 전, 중, 후 수정된 무릎 부종 검사를 수행하여 삼출을 모니터링할 수 있다. 이 검사는 무릎의 정중고랑에서 액체를 쓸어낸 다음, 측방향 무릎을 따라 원위 방향으로 쓸어낸 뒤 정중고랑으로 복귀하는 유체의 파장을 관찰하여 수행한다. 등급은 삼출이 없는 상태에서 3+까지이며, 모든 삼출액을 고랑 밖으로 밀어낼 수 없는 상태를 나타낸다. 다시 기준선으로 돌아가지 않는 삼출이 증가하면 재활프로그램 진행이 과격했음을 나타낼 수 있으므로 삼출이 기준선으로 돌아올 때까지 재활을 중단해야 한다. 수정된 무릎 부종 검사(**그림 16-2** 참고)는 15년 이상 임상적으로 사용되었으며, 평가자 간 신뢰성이 매우 우수함을 입증했다.

근력 강화는 관절연골 수술 후에 매우 중요하다. Van Assche 등은 미세골절술 1년 후 환자의 1/3과 수술 2년 후 환자의 1/4 이상에서 대퇴사두근 근력이 20% 이상 손실된 것을 발견했다. 미세골절술 후 초기에, 강화 목표는 자발적인 대퇴사두근 조절을 달성하는데 초점을 맞춰야 한다. 체중부하 상태와 가동범위의 제한으로 인해 신경근전기자극치료는 대퇴사두근의 근력을 회복하고 활성화하는데 큰 도움이 될 수 있다. 미세골절술 후 신경근전기자극치료의 효과를 조사하기 위한 연구는 아직 수행되지 않았지만, 다른 무릎 수술과 부상 이후 신경근전기자극치료를 사용함으로써 대퇴사두근 강도가 개선되었다는 근거가 우세하다. 특정 운동과 운동범위는 병변 위치에 따라 제한되며, 의사와 치료사 모두에 의해 고도로 개인화되고 결정되어야 한다. 탈조건화를 최소화하기 위해 엉덩이, 발목 및 복부 코어 운동도 통합해야 한다. 절개부위가 잘 아물면 수중치료를 시작할 수 있다. 서로 다른 깊이에서 물의 부력 특성은 환자가 체중부하의 제한을 유지하면서 보다 기능적이고 전신적인 운동(예: 물 걷기 또는 조깅)을 완료할 수 있게 한다. 최대 체중부하 내력이 달성되면 지면에서의 무게 이동, 다리 프레스 및 미니 스쿼트와 같은 지면에서 점진적 저항 운동을 활용할 수 있다. 현재 권장사항에 따르면 환자는 16~20주 후 달리기, 민첩

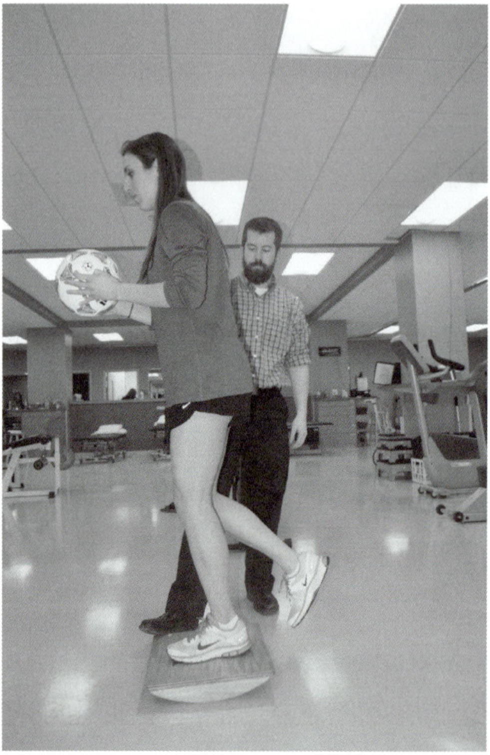

그림 19-1 로커보드를 이용한 신경근 제어 운동. 환자가 로커보드 위에 부상당한 다리로 서 있을 때 물리치료사는 로커보드를 움직여준다.

성, 플라이오메트릭 훈련과 같은 보다 고강도 훈련으로 점차 복귀할 수 있다.

많은 종류의 무릎수술 후에 고유수용감각체의 결손이 보고되었다. 신경근육 훈련은 동적 무릎 안정과 조절을 회복하는 데 활용될 수 있다. 처음에는 평평한 바닥에서 한발로 무게를 옮기는 동작으로 시작하여 울퉁불퉁 바닥에서 같은 동작을 반복한다. 흔들림이 있는 롤러보드나 로커보드 위에 서 있는 것은 높은 수준의 자기 주도적 훈련을 위해 사용될 수 있다. 일반적인 진행은 로커보드에서 외발 자세로 시작한다. 치료사는 흔들림을 유발하고 속도 또는 진폭을 증가시킴으로써 난이도를 증가시킬 수 있다(**그림 19-1**). 움직임에 제한이 없을 때 스포츠별 운동을 추가할 수 있다. 볼 토스와 같은 스포츠 관련 운동을 추가할 때 치료사는 움직임의 속도와 진폭을 줄이고 진행을 다시 시작해야 한다.

운동 인구에서 미세골절술 후의 결과를 보고한 연구는 거의 없지만 Van Assche 등은 수술 2년 후 환자의 30%가 전체 기능 수행에서 15% 이상의 결손을 가지고 있다는 것을 발견했고, Gobbi 등은 환자의 20%가 외발 홉 검사에서 건측 팔다리에 비해 미세골절술 후 6년 평균 20~50%의 기능 부족을 보였다. 기능적 능력을 평가하는 데 일반적으로 사용되는 검사에는 외발 홉 검사와 6분 걷기 검사가 포함된다. 무릎수술 후 환자에 대한 연구에서 일반적으로 사용되는 검증된 자가보고 결과 측정에는 KOS-ADLS, KOOS, IKDC 2000, Lysholm knee scale, Cincinnati knee rating scale, the Tegner activity level scale 그리고 the Marx activity level scale가 포함된다. Logerstedt 등은 연골수술 후 개인의 기능 회복을 판단하기 위해 검증된 일반건강설문지, 활동척도 및 환자보고결과척도를 사용해야 한다고 결정했다. 운동선수의 경우, KOOS와 KOS는 관절연골술 후의 결과에 대한 가장 적절한 자기보고척도이며, Marx 및 Tegner 척도는 활동수준을 확인하는데 적합하다.

근거 중심 임상적 추천

SORT: 추천 분류의 장점

A 일관된, 양질의 환자 지향적 근거

B 일관되지 않거나 제한된 질적 수준의 환자 지향적 근거

C 동의, 질병 중심의 근거, 일반적인 관행, 전문가의 의견 또는 사례 시리즈

1. 연골수술 후 무릎 운동 및 체중부하, 재활 지도, 근력 및 기능 훈련, 신경근 전기자극을 사용하면 대퇴사두근과 넙다리뒤근의 근력 및 지구력, 개인의 기능적 기량 향상에 도움을 줄 수 있다. **B 등급**

2. 수정된 충격 검사는 관절 삼출을 감시하고 수술 진행의 강도를 결정하는 데 사용할 수 있다. **C 등급**

3. 여러 종류의 무릎수술 후, 대퇴사두근 근력은 대퇴사두근 운동과 함께 신경근전기자극치료를 통해 개선된다. **A 등급**

종합 질문

19.1 무릎관절연골 병변 수술 후 개인화된 재활 프로토콜에서 주요 고려사항이 아닌 것은 무엇인가?

A. 병변의 위치
B. 환자의 성별
C. 시술의 유형
D. 환자의 목표

19.2 다음 중 옳은 내용은 무엇인가?

A. 관절연골 병변은 혈관이 좋지 않고 치료 가능성이 낮다.
B. 관절연골 병변은 혈관이 좋고 치료 가능성이 낮다.
C. 관절연골 병변은 혈관성이 좋고 치료 가능성이 높다.
D. 관절연골 병변은 혈관이 좋지 않고 치료 가능성이 높다.

19.3 어느 시술이 모든 유형의 관절연골 병변에 좋은가?

A. 미세골절
B. 자가골연골이식술(OATS)
C. 자가연골세포이식술(ACI)
D. 현재 전반적으로 최상의 절차가 마련되어 있지 않음

정답

19.1 **B.** 개별화된 재활치료는 관절 병변의 위치와 크기, 시행되는 수술 유형 및 환자의 목표를 고려해야 한다. 환자의 성별이 재활 프로토콜을 변경한다는 것을 뒷받침할 근거가 없다.

19.2 **A.** 관절연골은 혈관이 좋지 않으므로 치료 가능성이 떨어진다.

19.3 **D.** 무작위 대조 검사의 일관된 증거가 없다는 것은 모든 관절연골 병변에 대해 다른 방법보다 권장되는 특정한 절차가 없다는 것을 암시한다. 대신 환자의 목표, 병변 크기 및 병변 위치를 기준으로 절차를 선택해야 한다.

초기(단계 I 및 II) 후경골건 장애

Early (Stages I and II) Posterior Tibial Tendon Dysfunction

Judy Gelber

CASE 20

40세의 여성은 오른쪽 후경골건 장애(PTTD) 진단과 함께 2단계의 외래 물리치료 클리닉을 방문했다. 환자는 지난 3개월 동안 통증이 점차 증가했다고 보고했는데, 이는 달리기를 위한 식이요법 강화 때문이라고 한다. 그녀는 자신의 통증을 모든 중량 운동 시에는 7/10, 휴식 중에는 1/10 정도라고 했다. 그녀의 주치의는 비스테로이드성 항염증 약물을 처방했고, 맞춤 정형외과 처방전을 받았다. 그녀는 2단계 후경골건 장애의 "평가 및 치료"를 위해 물리치료실에 찾았다. 환자의 부상 이력에 특이점은 없다.

- ▶ 환자의 진단 결과에 따라 환자 상태에 어떤 영향을 미칠 것으로 예상하는가?
- ▶ 이 진단과 관련된 검사징후는 무엇인가?
- ▶ 물리치료의 가장 적절한 방법은 무엇인가?
- ▶ 환자의 부상 이력을 고려했을 때 비수술적 치료 시 예후는 어떠한가?

주요 정의

- **후천적 성인 편평족**(adult acquired flatfoot deformity): 성인기에 발생하는 내측 종아치의 점진적 하강
- **후경골건 장애**(posterior tibial tendon dysfunction): 경골건 및 발과 발목 관련 인대 및 관절의 온전함을 점차적으로 상실하는 상태. 성인에게서 평발이 나타나는 가장 일반적인 원인(때로는 두 용어가 번갈아 사용되기도 함)
- **족근동**(sinus tarsi region): 거골과 종골 사이의 공간으로, 외측 비골에서 바로 전방, 약간 말단에 위치함

목표

1. 후경골건 장애를 설명한다.
2. 후경골건 장애 환자의 증상과 징후를 논의한다.
3. 후경골건 장애 환자에 대한 외상 지원방법을 설명한다.
4. 후경골건 장애 환자에게 적절한 저항 운동을 처방한다.

물리치료 시 고려사항

후경골건 장애의 초기 재활 물리치료 시 고려할 점:

- ▶ **일반적인 물리치료 계획/목표**: 통증 감소; 발목 힘 증가; 중간 세로 아치 지지; 발목 관절가동범위 증가; 근육 유연성 증가
- ▶ **물리치료 중재**: 발과 발목의 해부학, 진단과 관련된 병리학에 대한 환자 교육; 통증 감소와 관절 이동성 향상을 위한 운동과 스트레칭; 관절가동범위와 유연성 운동; 근력과 지구력을 높이기 위한 저항 운동; 홈 트레이닝 지도
- ▶ **물리치료 시 주의사항**: 활력징후 모니터링; 통증이 있을 경우 과도한 보행

금지; 환자의 기존 상태에 따라 예방조치 또는 운동 금지사항 교육

- **물리치료를 방해하는 요인**: 운동 프로그램을 준수하지 않는 환자; 최적의 조직 치유에 지장을 주는 생활습관 문제(예: 흡연, 과도한 보행 또는 서 있는 자세)

건강 상태의 이해

후경골근은 경골 근위부, 비골, 골간막을 따라 시작하여 주상골조면에 정지한다. 후경골근은 발목의 발바닥쪽 굽힘과 발의 내번에 작용한다. 걸음걸이 자세 단계에서 경골 뒤쪽이 수축함에 따라, 중족부에 회외력을 유발하고 횡족관절을 고정시키며, 내측 종아치에 대한 동적 안정근으로 작용한다.

후경골건 장애(posterior tibial tendon dysfunction, PTTD)는 후경골건과 주변 인대, 관절의 병리를 수반하는 질환이다. 처음에 통증은 후경골건에 국한되어 나타나지만, 상태가 진행됨에 따라 내측 종아치 붕괴, 후족부 외반, 전족부 외전을 보인다. 시간이 지남에 따라 이러한 변형은 수정될 수 있다. 후경골건 장애의 정확한 병리학은 알려져 있지 않지만, 회내와 관련된 퇴행성 질환으로 여겨진다. 다른 병인으로는 염증성 건막염이나 급성 외상 등이 포함된다. 후경골건 장애와 관련된 환자 관련 요인에는 여성, 중년, 비만 등이 포함된다.

Johnson과 Strom은 후경골건 장애의 4단계 진행을 설명했다. 1단계는 관련 기형 없이 후경골건에 국소적으로 나타나는 통증과 부종이 특징이다. 2단계는 유연한 평발 변형이 특징이다. 이 단계에서는 건이 길어지고 퇴화를 보일 수 있다. 그러나 뒷발은 이동성이 있고 발은 유연한 편평면을 보여준다. 3단계에서는 고정 변형의 특징을 나타내며, 통증은 족근동 내 충돌로 인해 측면으로 전이될 수 있다. Johnson과 Strom은 거골의 외반 각 형성이 나타나는 단계를 4단계로 특정했다. 4단계는 몇 년 후 Myerson에 의해 공식적으로 채택되었다.

후경골근 장애에 대한 비수술적 치료에는 고정 및 물리치료가 포함된다. Johnson과 Strom 단계를 적용하여 중증도가 낮고, 증상 지속 시간이 짧으며, 이전의 신경주사 주입 및 정형외과적 부상 이력이 없는 환자에 대해서는 비수술적 관리가 요구된다. 물리치료 중재는 관련 기형이 유연한 초기 단계(I 및 II)에서 진행한다. 중재에는 중족부 안정성을 향상시키기 위해 침강기를 강화하고, 거퇴관절 유연성을 향상시키기 위해 발목의 발바닥쪽 굽힘 스트레칭이 포함된다. 일반적인 의료 관리에는 고정을 통한 외부 발 지지대가 포함된다. 최근 연구에 따르면 강화와 스트레칭은 고정 프로그램을 증가시킬 수 있다고 한다. 3~4개월간의 물리치료를 받아도 증상이 해결되지 않으면 정형외과 의사에게 수술 상담을 받아야 한다. 의사의 진료 의뢰를 위한 지표로는 통증 지속성 및/또는 지속적 고정이 필요한 경우이다.

물리치료 환자/고객 관리

물리치료는 후경골근 장애의 초기 비수술적 관리를 위해 지시된다. 발과 관련된 부상의 다양성을 고려할 때, 후경골근 장애 환자의 물리치료에 참고될 수 있는 차등 또는 추가 진단에는 후방 경골건염, 평발 또는 "중간 아치 통증"과 같은 일반적인 설명이 포함된다. 물리치료사의 중재는 부상의 구조를 지지하며, 거퇴관절의 유연성을 향상시키고 점진적으로 발의 회외근 강화에 중점을 두어야 한다. 맞춤형 지지대를 사용하는 경우 물리치료사는 정형외과 의사 또는 소아과 의사와 협력할 수 있다. 집중적 중재에도 불구하고 통증이 완화되지 않거나 발의 기형이 지속되는 경우 환자를 정형외과 의사에게 다시 의뢰해야 하며, 여기에는 고급 영상 촬영, 보다 적극적인 하중 제거 및/또는 수술상담이 포함될 수 있다.

검사, 평가 및 진단

후경골건 장애가 의심되는 환자의 물리치료 검사 시에는 발에 대한 육안 검사와 촉진, 정적 발 정렬 평가, 관절가동범위 및 부수동작 평가, 움직임 분석, 기능적 하퇴부 강도 측정 및 걸음걸이 분석이 포함된다.

통증과 부종은 특히 정적 정렬에 문제가 없는 1단계에서 후경골건 장애의 주요 특성으로 진찰은 보통 발의 육안 검사와 후경골건의 촉진부터 시작된다. 다리 촉진 시 종종 복사뼈 중앙에서부터 주상골까지 후방 경골건의 약화를 확인할 수 있다.

후경골건 장애는 정적 검사 시 낮아진 종아치와 동적 검사 시 발목 회내와 관련이 있다. 정적 발 정렬은 다양한 방법을 사용하여 측정 및 문서화할 수 있는데. "다족지 소견"은 서 있는 동안 회내를 나타내는 일반적인 지표이다(**그림 20-1**). 아치지수는 이 모집단에서 중간 세로 아치 높이의 정적 측정에 자주 사용된다. 아치지수는 총 발 길이의 50%를 발꿈치 후면에서 첫 번째 중족골까지의 길이로 나눈 지면으로부터 등발까지의 높이로 측정한다(**그림 20-2**). 아치지수가 높을수록 세로 아치가 높다는 것을 나타내며, 0.263 미만의 아치지수는 발이 회내되었음을 나타낸다. 연구원들은 대조군 피험자를 대상으로 초기 단계의 후경골건 장애 환자들의 표준 아치높이지수에서 상당한 차이를 발견했다. 그러나 Rabbito 등은 앉아있을 때의 아치높이지수에서 차이를 발견했지만, 선 자세에서의 1단계 후경골건 환자와 통제군 간 아치 높이의 차이는 없었다. 따라서 중량이 없을 때의 아치 높이와 중량이 가해졌을 때의 변화를 명확하게 문서화하기 위해 물리치료사가 착석 및 입석 위치에서 각 발의 아치지수를 측정하는 것이 유익할 수 있다. 과도한 회내가 양측으로 나타날 수 있지만, 후경골건 장애는 보통 일방적으로 관찰되며, 더 심한 회내를 보이는 쪽의 통증 및 기능 상실은 낮은 아치지수와 함께 나타난다.

후경골건 장애와 관련된 정적 및 움직임을 고려하여 발과 발목의 관절가

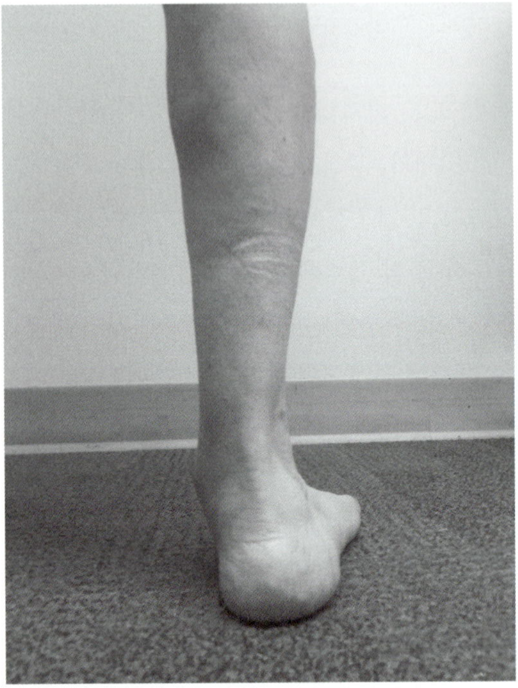

그림 20-1 "다족지 소견" 증상. 뒤에서 봤을 때 대부분의 발가락이 외측으로 쏠려 있는 모습. 이 경우 대부분의 발가락이 모든 면에서 보이지 않고 측면에서만 관찰된다.

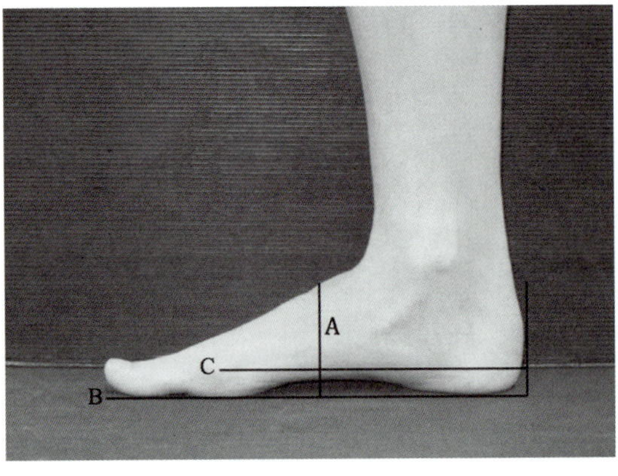

그림 20-2 발 아치지수=A/C, A는 전체 발 길이(B)의 반 지점에서의 발등 높이, C는 첫 번째 중족골 머리에서부터 발뒤꿈치까지의 길이이다.

동범위와 부수관절의 동작 움직임을 평가해야 한다. 표준 관절가동범위 측정은 골반계를 사용하여 엎드리거나 반듯이 누운 상태에서 발목은 골반 하관절을 중립으로 유지할 수 있다. 뒷발 이동성을 정량화하기 위해 종골의 내번과 외번을 측정해야 한다. 또한 수동적 발가락 신전은 보행 중 최종 자세와 초기 push-off 동작 시 발 아치 상승을 보조하기 위해 족저근막을 작동시키기 때문에 높은 수준의 발가락 신전가동범위는 중요한 요인이다. 능동 및 수동 발등 굽힘은 제한된 발등 굽힘에 대한 비복근의 위축 여부를 확인하기 위해 무릎은 편 상태와 구부린 상태에서 모두 측정해야 한다. 무릎이 펴지고 발목이 구부러지면 무릎과 발목을 가로지르는 근육의 기시점과 정지점으로 인해 비복근이 최대한 늘어나게 된다. 비복근이 짧은 사람의 경우 발등 굽힘은 무릎을 뻗은 상태에서 제한된다. 무릎을 구부린 상태에서 측정을 반복할 경우, 비복근은 더 이상 최대로 늘어나지 않으며, 비복근이 짧은 사람은 발목 또는 팽창 범위가 증가한다. 양쪽 무릎 위치에서 동일하게 제한되는 발등 굽힘은 비장근의 길이 결손과 거퇴관절 관절낭의 강성을 유발할 수 있다. 근육과 관절낭의 제한을 구별하려면 부수관절 동작 검사를 시행한다.

또한 최적의 발역학을 위해서는 적절한 거퇴관절과 거골하관절의 움직임이 필요하다. 특히 거퇴관절의 이동성이 제한될 때, 종골이 외번하고 외반 스트레스가 거골하관절에 가해진다. 그 패턴은 순환적이다. 종골이 외번하면 비복근은 짧아진다. 시간이 지남에 따라 비복근은 짧아지고 종골은 영구적으로 고정될 수 있다.

후경골의 작용은 뒷발 족근의 굴곡과 반전이다. 기존의 도수 근력 검사는 발목 발바닥쪽 굽힘과 내번의 끝 범위에서의 브레이크 검사이다. 그러나 각 동작을 개별적으로 검사하는 것도 도움이 될 수 있다. Alvarez 등은 동역학 검사 중 후경골건 장애 환자에게서 관련 측면의 발목 내번 약화가 발견되었지만, Rabbito 등은 대조군과 비교하여 1단계 후경골건 장애 피험자에서 발목 내번 강도(역학으로 검사)의 차이를 발견하지 못했다.

후경골건의 기능 평가에는 환자의 발꿈치 상승 수행 능력에 대한 관찰이 포함된다. 발꿈치가 올라가는 동안, 후경골건은 뒷발을 뒤집는데, 종아리 세갈래근이 안정된 발의 발목에서 발바닥쪽 굽힘을 가능하게 한다. 후경골건 기능장애가 있는 경우, 경골 뒤쪽은 약화되어 외발 발꿈치 들기 동작 시 뒷발 변형이 발생하거나 발꿈치를 지면에서 들어 올릴 수 없다. 후경골건 기능장애 환자는 발꿈치 들기 동작이 불가능하며, 양발 발꿈치 들기 동작에서 앞발 움직임에 차이를 보인다. 2단계 후경골건 기능장애 환자의 양쪽 발꿈치 들기 동작에서의 발 운동학을 Houck 등이 연구한 결과, 후족부에 대한 앞발의 발바닥쪽 굽힘과 중족지관절의 발등쪽 굽힘이 감소했다. 철저한 임상 검사의 맥락에서 물리치료사는 발목의 발바닥쪽 굽힘과 후족부에 대한 전족부의 발바닥쪽 굽힘과 함께, 뒷발 발꿈치 반전의 유무에 주목하면서 일방적 발꿈치 상승과 양쪽 발꿈치 상승을 모두 평가해야 한다(**그림 20-3**). 개인이 적절한 움직임 패턴과 외발 발꿈치 들기 동작을 수행할 수 있는 경우, 발꿈치 들기 동작을 반복하여 발바닥쪽굽힘근 기능을 평가한다. 발목 발바닥 굴곡의 정상 강도는 초기 일방적 발꿈치 높이의 최소 50%까지 25개의 외발 발꿈치 들기 동작이 가능한 것으로 설명되었다.

후경골건 기능장애와 고관절 강도에 대해 알려진 바는 거의 없지만, Kulig 등은 초기 단계의 후경골건 기능장애를 가진 중년 여성의 고관절 신전과 외전력은 연령에 따른 표준과 비교했을 때 양측이 감소했다는 것을 보여주었다. 따라서 고관절 근육 힘 검사는 초기 검사 시 시행될 수 있다.

초기 검사에는 보행 분석도 포함된다. 치료사는 보행 사이클의 모든 단계에서 발의 움직임을 주의 깊게 관찰해야 한다. 특히 치료사는 영향을 받은 발이 원치 않는 움직임을 보이는지 여부를 확인하려고 시도해야 한다. 즉, 과도한 뒷발 전위, 특히 부상이 있는 발에 과도한 발꿈치 외번이 발생하는지, 발꿈치에 대한 앞발의 발등 굽힘이 나타나는지, 제한된 거퇴관절의 발등 굽힘이 나타나는지, 마지막 동작에서 엄지발가락의 발등 굽힘이 일어나는지, push-off

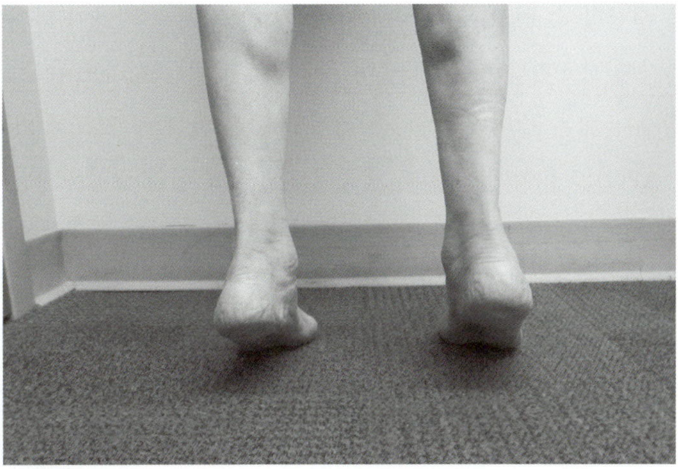

그림 20-3 양쪽 발꿈치 들기. 이 환자의 경우 양쪽 발에서 발바닥 굽힘이 제한적이고, 후족부 내번이 상실되어 있다.

동작에서의 거퇴관절의 발바닥쪽 굽힘이 일어나는지 확인해야 한다. 1단계와 2단계 후경골건 기능장애 환자에 대한 운동학적 검사는 자세의 모든 단계에서 뒷발 변형을 증가시켰고, 앞발이 뒷발에 비해 더 발등 굽힘 상태를 나타냈다. 후경골근 기능장애 환자의 경우, 보행 내내 엄지발가락의 신전의 감소도 확인되었다.

치료 계획과 중재

보조기 사용은 후경골건 기능장애의 비수술적 관리에 사용된 첫 번째 전략이었다. Neville과 Lemley는 여러 형태의 보조기가 내측 종아치를 올리는 데 효과적이며, 맞춤형 관절 보조기는 보조기를 사용하지 않았을 때에 비해 전체적인 자세에서 뒷발 내번을 개선하는 데 가장 효과적이라는 것을 발견했다. Alvarez 등은 1블록 이상 걸을 수 있고, 영향을 받는 쪽에서 외발 발꿈치 들기 동작을 수행할 수 있고, 지속 기간 3개월 미만의 통증을 가진 환자에게 3/4 길이의 복사뼈 보조기를 사용했다. 이 3가지 조건 중 하나라도 충족되지 않은 경우 피험자는 짧은 길이(다리의 중간 정도 길이)의 발목 보조기(ankle-foot orthosis, AFO) 착용이 적합했다. 통증이 가라앉고 힘의 영향을 받지 않는 쪽이 10~15% 이내일 때, 환자의 발목 보조기는 발 보조기의 3/4 길이를 착용했다. 보조기 사용은 이 환자군에서 초기 물리치료와 함께 고려되어야 한다.

최근 몇 년 동안 초기 후경골건 기능장애에 대한 보조기 사용은 스트레칭 및 반복 저부하 강화가 추가되면서 임상결과가 개선되었다. Alvarez 등은 연구대상 47명 중 83%에서 통증 감소와 기능 개선을 보고했다. Alvarez 등이 고안한 재활 프로그램은 초기 치료 세션(치료 전 단계)과 3단계로 구성되었다. 시술 전 단계에서 환자는 sole-to-sole 동작으로 구성된 가정 운동 프로그램 교육을 위해 1회 방문하였다. **표 20-1**은 후경골건 장애를 위한 3단계 재활 프로그램의 연습 예를 보여준다.

Kulig 등은 후경골근 동원을 위한 운동방법을 연구했고, 정상적인 아치지수를 가진 건강한 개인에서 운동 밴드를 사용하여 발 흡착에 저항하는 것이 일방적인 발꿈치 상승 또는 밴드 저항성 회외보다 더 효과적이었다는 결론을 내렸

표 20-1 • 후경골건 장애를 위한 치료적 운동 프로그램

치료 전 단계	1단계	2단계	3단계
• sole-to-sole 동작(**그림 20-4**), 25회 반복, 매일 4세트씩 진행하다가 12세트로 진행, 300회를 목표로 2주에 걸쳐 횟수를 늘려감	• 테라밴드 저항 발등 굽힘, 내번, 외번 운동을 하루 200회까지 진행	• 양발 heel raise에서 한발로 진행, 50회까지 시행 • 발끝걷기 100야드 • 아킬레스 스트레칭(근육 수축이 발목의 최대 발등 굽힘을 제한할 경우)	• 3단계의 운동을 계속하여 횟수와 거리를 늘려감

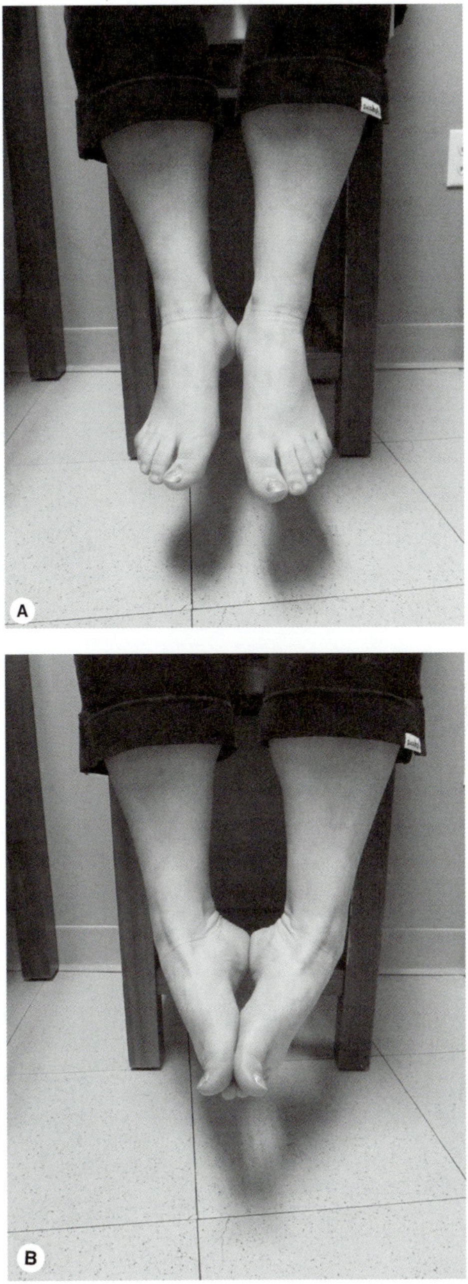

그림 20-4 "sole-to-sole" 후경골건 강화 운동. A 발목은 살짝 발바닥을 굽힌 상태에서 발꿈치를 모아준다. B 발바닥이 마주 보도록 발을 천천히 뒤집고 나서 다시 자리로 돌아온다.

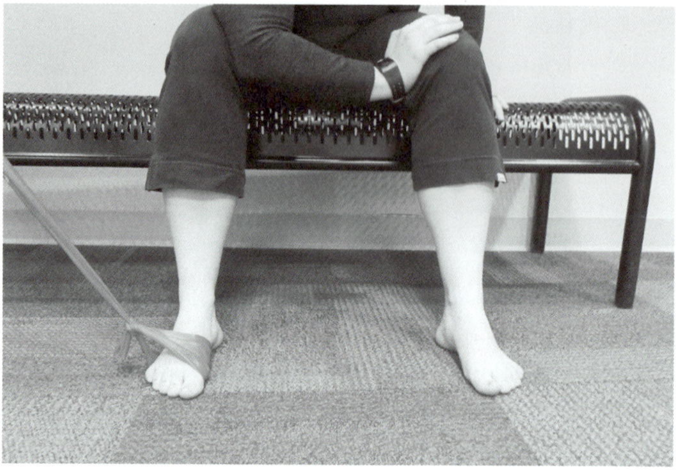

그림 20-5 발 내전 저항 운동. 안정된 자세에서 밴드를 45° 각도에서 잡고 발을 외전시킨 자세로 시작하여 밴드의 장력을 유지하면서 오른쪽 앞발의 횡단면으로 내전시킨다.

다(**그림 20-5**). 후경골건 기능장애 환자의 내전 운동에 대해 연구 팀은 신발 내 보조기를 동시에 사용하면 경골 뒤쪽이 가장 효과적으로 활성화되었다는 것을 발견했다. 발 또는 발과 관련된 편심 및 동심 경골 후방 강화 운동의 비교에서 편심 강도 프로토콜은 통증과 기능에서 가장 큰 향상과 관련이 있다. 그러나 두 강화 그룹의 개인은 이를 단독으로 사용한 개인보다 더 많이 개선되었다.

근거 중심 임상적 추천

SORT: 추천 분류의 장점

A 일관된, 양질의 환자 지향적 근거

B 일관되지 않거나 제한된 질적 수준의 환자 지향적 근거

C 동의, 질병 중심의 근거, 일반적인 관행, 전문가의 의견 또는 사례 시리즈

1. 후경골건 장애가 있는 사람은 낮은 세로 아치 높이와 동적 검사 시 발목 회내를 확인할 수 있다. **A 등급**
2. 보조기는 후경골건 장애를 가진 환자에게 중간 종방향 아치를 올리고 뒷발 변형을 방지하기 위해 사용해야 하며, 특히 개인의 보행능력이 제한되거나 외발 발꿈치 들기 동작을 수행할 수 없는 경우 이를 방지해야 한다. **B 등급**
3. 후경골건과 발목의 발바닥쪽 굽힘근의 반복 및 저저항 강화 운동을 통합하는 치료 프로그램은 통증을 줄이고 후경골건을 강화시키고 보행능력을 개선시킨다. **B 등급**

종합 질문

20.1 1단계 후경골건 장애 진단을 받은 환자가 스쿼트와 계단을 내려오는 동작 중 통증을 보고한다. 스쿼트 동작의 시각적 분석을 통해 척추의 중립 상태와 대퇴골의 위치, 스쿼트의 깊이에 따라 점차적으로 회내하는 발의 모양을 분석할 수 있다. 다음 중 어떤 검사결과를 통해 발의 회내를 가장 잘 분석할 수 있는가?

A. 아치높이지수
B. 비복근 길이
C. 고관절 회전근 강도
D. 거퇴관절의 부수적 움직임

20.2 물리치료사는 외발로 발꿈치 들기 동작이 불가능한 2단계 후경골건 장애 환자를 평가하고 있다. 어떤 운동이 초기 홈 프로그램에 가장 적합한가?

A. 양발 발꿈치 들기 동작
B. 편심 아킬레스 강화 운동
C. 앉은 자세에서 탄성밴드를 착용한 채 발바닥쪽 굽힘 동작 운동
D. “Sole-to sole” 발목 내번 동작

정답

20.1 **D.** 거퇴관절의 부수적 움직임은 발목관절의 이동성을 평가하는 데 사용되며, 관절낭과 근육 한계를 구별하는 데 사용된다. 이 환자의 불만사항은 무릎이 구부러지는 기능적 동작 중에 발생하기 때문에 비복근 길이가 최대로 늘어나지 않으므로 비복근 길이가 가장 가능성이 높은 원인은 아니다(B).

20.2 **D.** "sole-to-sole" 발목 내번 동작의 후경골근을 가장 잘 분리시키는 동작이다. 2단계 후경골건 장애 환자의 경우, 후경골건은 뒷발을 내번하는 기능이 저하되어 있는데, 이는 발바닥쪽 굽힘근 강화의 필요성을 나타낸다. Alvarez 등은 단독 운동으로 시작하는 반복적이고 저부하 프로그램이 후경골건 장애 환자의 통증을 줄이고 기능을 증가시키는 데 효과적이라는 것을 보여주었다.

중년 러너의 피로골절

Stress Fracture in Middle-Aged Runner

Kari Brown Budde

CASE 21

51세의 남자 장거리 달리기선수는 왼쪽 정강이 통증으로 인해 외래환자로 물리치료 클리닉에 내원했다. 이 환자는 18개월 전 "체중 감소"를 위해 달리기 시작했고, 취미가 되었다. 1년 전 이 환자는 첫 하프 마라톤에 참가하던 중 왼쪽 둔부 통증을 느낀 후 물리치료사에게 치료를 받았다. 환자는 일주일에 약 30마일을 달리고 있었다. 물리치료 기간 동안 비디오 러닝 걸음걸이 분석을 받았고 고관절 운동 장애를 해결하기 위한 보행 수정과 기타 물리치료를 받았다. 그는 5번의 방문 후에 이전의 운동량을 소화할 수 있게 되었고, 5km와 10km 경주에 참가할 수 있었다. 그는 일주일에 30마일을 달리는 훈련을 계속했고, 그러다 8개월 전에 왼쪽 정강이에서 통증을 느끼기 시작했다. 통증이 있었음에도 첫 풀코스 마라톤에 참여하고 싶은 열망에 훈련을 계속했고, 5시간 23분 29초라는 기록으로 완주할 수 있었다. 그 후 정강이 통증은 심해졌고 여섯 차례 주치의를 찾아 치료를 받았다. 한 달 전, 그의 주치의는 왼쪽 경골 피로골절을 진단하며 달리기를 쉬면서 양발 목발과 무중력 상태의 보행 부츠를 신게 했고, 물리치료실에 내원하길 권유했다. 초기 물리치료 검사 당시 환자는 1개월 동안 달리기를 쉬고 있는 상태였지만 물리치료실을 찾기 바로 전 주에 무중력 부츠를 벗은 뒤로 반 마일을 뛰려고 시도했다. 정강이가 처음 아프다는 증상이 나타난 지 8개월이 지난 지금도 달리는 동안과 그 후 왼쪽 정강이에 통증이 있다고 한다. 통증이 시작되기 전 일주일에 최대 30마일의 달리기를 통증 없이 해왔으며, 과거 병력으로는 1년 전 오른쪽 비골건 파열, 2년 전 오른쪽 넙다리뒤근 염좌, 3년 전 발생한 모토크로스 경기 중 사고로 인한 갈비뼈 5개 골절, 오른쪽 견쇄관절 염좌 및 왼쪽 손목 염좌, 왼쪽 고관절의 타박상을 등을 입었고, 수술 이력으로는 41년 전 오른쪽 무릎의 중간 측두 인대 수술과 3년 전 괴사조직 제거수술을 받았다.

- ▶ 경골 피로골절 진단을 바탕으로 활동 제한의 원인이 무엇인가?
- ▶ 환자를 스포츠로 복귀시키는 가장 적절한 물리치료와 가장 안전한 방법은 무엇인가?
- ▶ 이 환자의 재활 예후는 어떠한가?

주요 정의

- **부전골절**(insufficiency fracture): 치료능력이 손상된 뼈에 정상적인 하중을 가하여 발생하는 골절
- **피로골절**(stress fracture): 뼈의 물질적 피로 발생; 하지에 비정상적으로 높은 하중이 가해지거나 과사용 시 하퇴골에서 발생
- **볼프법칙**(Wolff's law): 피로가 가해진 후 뼈의 정상적이고 건강한 리모델링 과정; 적응반응과 리모델링을 통해 뼈는 더 많은 하중을 위해 뼈를 강화함으로써 균열의 시작과 하중에 반응할 수 있어야 함

목표

1. 피로골절의 분류체계를 기술한다.
2. 피로골절에 대한 1차 진단 검사를 설명한다.
3. 물리치료사가 언제 달리기선수의 피로골절을 비수술적 요법으로 치료해야 하는지 그리고 언제 다른 의료진의 진료가 필요한지 결정한다.
4. 피로골절이 있는 달리기선수에 대한 물리치료 중재를 확인한다.
5. 검사 및 증상에 따라 운동을 중단하고 크로스 트레이닝을 시작할 시기를 결정한다.

물리치료 시 고려사항

경골 피로골절이 있는 중년 달리기선수의 재활 물리치료 시 고려할 점:

▶ **일반적인 물리치료 계획/목표**: 통증 감소; 일상생활활동(ADL)에 대한 통증 감소 및 보행능력 증가; 스포츠 복귀를 위한 근력과 동적 제어, 지구력 향상, 통증과 재상해의 위험성 감소

▶ **물리치료 중재**: 진단과 예후, 잠재적인 부상의 발생, 치료 과정에서 예상되는 어려움, 물리치료의 위험 요소와 효과, 예상되는 결과에 대한 환자 교

육; 관절의 움직임 향상을 위한 도수 중재; 유연성 향상과 통증 감소; 치료적 운동 및 신경근 재교육을 통해 비정상적이고 기능부전을 일으키는 운동 패턴 개선; 체력과 지구력, 역동적 신체 제어능력의 향상; 최상의 결과를 얻고 안전한 달리기 복귀를 위한 홈 운동 지도 및 교육; 비디오 러닝 걸음걸이 분석을 통한 보행 시 충격을 줄 수 있는 기능부전 패턴의 평가 및 교정

- **물리치료 시 주의사항**: 걸음걸이로 인한 통증과 비정상적 움직임 패턴을 모니터링하고, 환자의 기존 조건과 목표에 따라 예방 조치를 취하고 중재로 인한 금기사항 해소
- **물리치료를 방해하는 요인**: 물리치료 세션에 참석할 수 없음; 물리치료사의 권고에 따르지 않음; 피로골절의 크기/단계; 조직의 질 저하; 영향을 받는 조직에 대한 충격을 증가시키는 하지역학 및 운동 패턴; 치료에 지장을 줄 수 있는 환자의 작업 활동

건강 상태의 이해

정상적인 건강한 뼈에서는 어떤 충격이나 하중에 대한 약간의 변형과 미세 손상이 일어난다. 볼프법칙에 따르면 반복적인 하중에 반응하여 건강한 뼈는 스트레스에 저항하기 위해 충격을 흡수하는 부위에 새로운 뼈 조직을 깔아줌으로써 변형된다고 말한다. 특정 부위의 뼈에 가해지는 하중이나 피로가 신체가 회복할 수 있는 속도보다 크거나 빠를 경우 피로골절 초기 단계가 발생할 수 있고, 피로골절은 달리기와 점프 운동선수의 하지, 특히 경골에서 가장 흔하게 발견된다. 피로골절은 3단계로 이루어지는데, 첫 번째 단계는 균열 시작이며, 하중 피로가 특정 지점에 집중되어 있는 부위에서 발생한다. 두 번째 단계는 하중이 뼈를 회복이나 성장을 진행할 수 있는 수준 이상으로 계속될 때 발생하는 균열 전파이고, 마지막 단계는 증상이 나타나는 완전한 골절이다. 피로골

절은 부전골절과 구별되는데, 부전골절은 치료능력이 부족하여 골절을 예방할 수 있을 정도로 빠른 재생과 성장이 불가능한 뼈에 정상피로를 가했을 때 발생한다. 즉, 부전골절은 치유능력의 저하를 의미하는데, 뼈에 장애가 있는 경우 골밀도가 낮은 노년 여성, 여성선수 3대 증후군(Case 14 참고) 환자에게서 발생한다. 피로골절이 있는 선수를 평가할 때는 부전골절의 차등 진단을 고려해야 하는데, 이 진단은 선수가 향후 발생할 수 있는 골절에 대한 적절한 진단을 통해 성공적인 재활을 진행하기 위해서이다.

피로골절은 균열의 시작과 전파, 이러한 과정에 반응하는 신체능력 사이에 불균형이 있을 때 발생한다. 피로골절의 고유 위험인자에는 잘못된 정적/동적 생체역학 움직임, 비정상적인 골격 정렬 상태 및 호르몬 반응이 있다. 과도한 앞발 내반, 발의 높은 아치 및 불균형한 다리 길이 등은 피로골절 위험을 증가시킨다. 특히 여성 달리기선수, 월경불순, 하지의 제지방 부족, 다리 길이 불일치, 골밀도 저하, 저지방 식이요법을 하는 사람들에게서 하지 피로골절의 위험이 증가한다. 에스트로겐과 프로게스테론은 칼슘이 뼈에 축적되고 정상적인 골밀도를 유지하도록 도와주기 때문에 호르몬의 낮은 수준은 하지 피로골절 위험 증가와 관련이 있다. 피로골절의 외부 위험요소에는 잘못된 훈련방법, 신경근육 제어 변경, 스포츠 컨디셔닝 및 달리기 형태가 포함된다.

피로골절은 활동 중 증상의 부상 이력과 영상을 통해 진단되는데, 피로골절 환자는 일반적으로 활동 중에만 통증을 느낀다고 한다. 하지만 스트레스가 가해짐에 따라 환자는 부상부위에 항상 통증을 느낄 수 있는데, 이 단계에서는 뼈의 부상부위를 촉진할 때 압통이 지속되는 것을 확인할 수 있다. 방사선 촬영과 진단 초음파는 피로골절을 진단하는데 큰 도움이 되지 않는다. 섬광조영술은 뼈의 피로골절을 확인하는데 100%의 민감도를 보이지만 자기공명영상(MRI)보다 특이도가 낮기 때문에 MRI가 현재 하지의 피로골절 진단을 위한 기본으로 활용된다.

운동선수의 신체적 조건, 신경근육 제어 및 생체역학은 골격에 가해지는 스트레스와 잠재적으로 해로운 하중을 분산하는 역할을 하는데, 이상적인 신경근육 제어를 통해 근육은 천천히 하중을 흡수하고 활동 중에 지면 반력을 분산시킬 수 있다. 근육이 정상적으로 수축할 때 뼈에 점차적으로 가해지는 충격흡수제 역할을 하고, 하중을 분산시켜 피로골절의 위험을 줄여주지만 근육에 피로가 쌓였을 때에는 뼈에 흡수되는 충격을 효과적으로 감소시키지 못한다. 결국 외부의 힘이 뼈에 갑작스럽게 가해지고 갑작스럽게 뼈에 충격을 주어 미세골절을 유발할 수 있다. 근육 피로와 그에 따른 생체역학 및 신경근육 제어의 부재는 뼈에 더 높은 충격을 가하여 피로골절을 초래할 수 있다.

물리치료 환자/고객 관리

환자는 종종 주치의로부터 "정강이 통증" 또는 "다리 통증"에 대한 진단을 받고 물리치료실을 찾아온다. 최초 평가 후 물리치료사가 피로골절을 의심하는 경우에는 의사에게 영상 검사를 의뢰해야 하고, 일단 물리적 검사와 골격 섬광조영술 및/또는 MRI를 통해 피로골절이 최종 진단되면 물리치료를 시작할 수 있다. 하지의 피로골절로 진단된 환자는 도수치료, 치료 운동 및 요법을 포함한 물리치료를 받게 되며, 이 환자와 의사가 합의한 전반적인 치료계획에 적합해야 한다. 도수치료는 통증을 줄이고 골절을 둘러싼 관절 이동성을 높이기 위해 수행되고, 근육의 허약함을 풀어주고 근위부 및 원위부 관절 안정성을 촉진시키기 위한 치료적 방법으로 처방된다. 치료를 활성화하고 통증을 감소시키기 위해 골 자극술과 극저온치료법이 함께 활용된다.

검사, 평가 및 진단

부상당한 달리기선수의 검사에는 자세와 관절가동범위, 유연성, 근력, 기능적 움직임과 걸음걸이 분석(보행, 달리기)을 포함하여 전체 하지에 대한 포괄적인 검사가 진행된다.

운동선수가 서 있는 것을 시작으로, 치료사는 발 타입, 자세 그리고 하퇴부 정렬을 평가하여 타고난 정렬과 안정성을 확인할 수 있고, 맨발과 환자가 선택한 운동화을 신은 채 진행하는 걸음걸이 평가는 환자의 현재 기능 수준으로 평가해야 한다. 이 경우 환자는 부츠와 보조장치(크러치)를 사용하지 않고 최근에야 걷기 시작했으므로 걷기만 평가해야 하며, 달리기 걸음걸이 분석은 담당 의사가 환자에게 스포츠 복귀를 허가한 경우에만 수행해야 한다.

다음으로 하지 길이와 움직임 범위, 관절 이동성 및 하지의 유연성을 평가한다. 하지의 길이를 측정하는 가장 좋은 방법은 환자의 전상장골극에서 복사뼈 중앙부까지의 거리를 측정하는 것이다. 관절 이동성이나 유연성이 제한되거나 감소하면 하지에 불균일한 스트레스를 주고 지면 반력을 흡수하는 신체능력이 저하될 수 있다.

근육의 약화를 식별하기 위해 모든 하지근육에 대해 강도 평가를 쌍방향으로 수행해야 한다. 고관절근의 약화는 대퇴골의 내회전과 고관절의 내전을 증가시켜 하퇴부 조절의 불편함과 골반 스트레스를 증가시키는 원인이 될 수 있다. 대둔근과 중둔근의 약화는 피로골절 위험을 증가시킬 수 있다. 발목과 발의 힘 또한 운동선수가 과도한 후방 발꿈치 각도를 제한할 수 있는 데 중요하며, 마지막으로 달리기는 균형과 안정성이 중요한 종목이기 때문에 코어 강도를 평가해야 한다. 근위 제어는 하지 조정에 도움이 되고 스트레스를 흡수하는 데 도움이 된다.

환자가 피로골절에 대한 확실한 진단을 받지 못한 경우, 물리치료사는 초기 검사 중에 피로골절을 배제하거나 포함하기 위해 특별 검사를 수행할 수 있다. 이러한 특수 검사에는 발꿈치 타진 검사, Fulcrum 검사, Squeeze 검사, Tuning fork 검사(**표 21-1**)가 포함된다. 이 검사에서 환자가 통증을 느끼면 양성반응이지만 이러한 검사의 진단 효용이 제한적이거나 알려져 있지 않다는

표 21-1 • 피로골절에 대한 특별 검사

검사	검사방법
발꿈치 타진 검사	환자는 검사 테이블 위에 반듯이 눕고 물리치료사는 부상이 있는 하지를 위로 올린다. 물리치료사는 환자의 발꿈치를 툭툭 두드려 하지의 긴 축에 자극을 가한다.
Fulcrum 검사	환자는 검사 테이블의 끝에 앉아 하지를 내려놓고, 물리치료사는 부상이 있는 하지의 발목을 잡아 안정화시킨다. 물리치료사는 반대쪽 손으로 지렛대 힘(부상부위의 내측에서 외측으로)을 가하며 자극을 준다.
Squeeze 검사	환자는 검사 테이블 위에 반듯이 누운 상태에서 물리치료사는 경골과 비골에(양쪽을 쥐어짜주는) 압력을 가한다.
Tuning fork 검사	환자는 검사 테이블 위에 누워 부상이 있는 무릎을 90° 굽히고, 발은 테이블 위에 펴놓는다. 물리치료사는 부상부위에 tuning fork를 활용하여 자극을 가한다.

것을 참고해야 한다.

하지의 기능적 평가는 선수가 무릎 외반, 대퇴골 내회전과 고관절 내전을 나타내는 "심각한 부정렬 상태"라고 불리는 동적 하퇴부 운동 패턴을 포함하여(이에 국한되지는 않음) 낮은 하퇴부 운동 패턴을 가지고 있는지 확인하는 데 도움이 된다. 수행할 수 있는 일반적인 기능 검사에는 싱글 레그 밸런스, 양발 또는 외발 스쿼트, 점프, 외발 점프 및 스텝다운 검사가 포함되는데, 이런 검사는 종종 물리치료사가 재활계획의 일부로 신경근 재훈련의 필요성을 결정하는 데에 도움이 된다.

달리기 시의 걸음걸이는 다시 달리기 전에 평가되어야 하며, 달리기 걸음걸이 분석은 피로골절 위험을 증가시킬 수 있는 기본적인 생체역학적인 움직임 패턴을 파악하는데 중요하다. 물리치료사는 이 평가를 통해 환자가 활동을 재개할 준비가 되었을 때 치유 골절부위의 지속적인 스트레스를 방지하기 위해 어떤 기능적 움직임 패턴을 해결해야 하는지 결정할 수 있다. 하퇴부 스트레스와 부상위험을 증가시킬 수 있는 패턴으로는 시상면에서 무릎의 뻣뻣함, 고관절 내전 움직임 증가, 평균 보행속도 감소와 뒷발의 외전각 증가 등이 있다.

치료 계획과 중재

3단계(급성, 아급성 및 만성) 치료방법은 하지 피로골절이 있는 환자에게 유용하다. 급성 단계는 증상 완화를 위한 휴식과 중재에 초점을 맞추는 반면, 아급성 단계는 체중부하를 점진적으로 증가시키는 데 초점을 맞춘다. 휴식은 완전 휴식(예: 체중부하 제거 및 고정)부터 상대적 휴식까지 다양하다. 상대적 휴식은 통증을 유발하거나 골격의 기계적 하중을 복제하는 활동의 수행을 피하는 것을 말하는데, 피로골절이 의심되거나 확진을 받은 사람에게는 4~6주 동안 상대적 휴식이 권고된다. 상대적 휴식의 초기 몇 주 후에 통증이 해소되면 재활 과정은 중량부하와 조직 치유를 촉진하는 강화로 계속될 수 있고, 환자는 점차 스포츠나 활동으로 돌아갈 수 있다. 그러나 상대적 휴식의 초기 처방 후 통증이 지속되면 4~6주 정도 더 완전히 쉬는 것이 좋으며(지지대 착용 또는 미착용), 통증이 증가하고 활동 수정과 휴식, 지지대 착용이 통증 감소에 효과적이지 않으면 수술을 진행해야 할 수도 있다. 이 경우 환자에게 달리기는 제한되었지만 심폐지구력 유지에 도움이 되며, 부상부위에 스트레스가 가해지지 않은 수준의 걷기와 수영은 권장된다.

아급성 단계의 목표는 환자의 증상이 재발하지 않고 이러한 것들을 참을 수 있을 때 중량부하 활동으로 나아가는 것으로, 하퇴부 피로골절 선수를 위한 강화 운동을 개발할 때 하퇴부와 코어 근육의 강화는 체중부하가 없는 상태에서 시작되어야 한다. 최대 수의적 등척성 수축(MVIC)의 높은 비율을 요구하는 연습 강화는 근본적인 약점을 공략하는 데 효과적이다. Boren 등에 따르면, 중둔근을 활성화하기 위한 최선의 연습은 측면 플랭크(**그림 21-1**), 내회전 클램쉘(**그림 21-2**), 고관절 신전 상태에서의 전면 플랭크(**그림 21-3**) 및 측면 외전(**그림 21-4**)이다. 대둔근의 활성화는 고관절 신전 상태에서의 전면 플랭크와 고관절 외전 상태에서 다리를 든 자세에서의 측면 플랭크 동작을 통해 크게 활성화시킬 수 있다(**그림 21-5**). 충격흡수를 증가시키는 데 도움이 될 수 있는 다른 하지근육에는 대퇴사두근, 넙다리뒤근, 발목을 조절하는 근육이 포함되는데, 만약 검사를 통해 이 근육의 약화가 확인된다면 강화하는 운동이 포함되어야 한다. 저항성 발목 강화 운동은 모든 방향에서 수행할 수 있으며(**그림 21-6**), 물리치료사는 저강도-반복훈련을 통해 근지구력 강화 운동 처방을 맞추어야 한다.

물리치료사는 재활 초기 단계에서 유연성 감소와 관절 운동 저하를 확인할 수 있다. 연부조직과 관절 가동과 같은 중재법은 통증을 증가시키지 않는 선에서 유연성을 향상시키고, 관절을 작동시키기 위해 시행될 수 있다. 통증을 유발하는 도수치료는 치료 과정을 지연시킬 수 있다. 걸음걸이, 고관절 굴곡, 무릎 굴곡, 발목의 발등 굽힘 및 거골하 회내는 하중 반응 중에 지반 반력을 분산시키고 무게중심을 낮게 유지하는 데 도움이 된다. 강화 및 신경근육 재교육을 통해 힘과 정상화된 운동 패턴을 회복하면 환자에게 지반 반력과 흡수에 도움을 주어 뼈에 대한 스트레스와 부담을 줄일 수 있다. 자전거를 타거나 수영을 통해 체중을 일부 지탱하는 유산소 활동을 통한 심혈관건강 유지도 이 단계에서 시작될 수 있다. 가능하다면 수중 달리기 또는 중력을 억제하는 트레드밀 훈련 또한 재활의 첫 번째 단계에서 환자를 달리기에 적응할 수 있게 하기 위해 사용될 수 있다. 크로스 트레이닝 도중이나 후에 통증이 있다면 아직 골절에서 회복되지 않았다는 신호이며, 바로 크로스 트레이닝을 중단한다. 그 밖의 급성 재활 단계에서는 적합한 신발과 달리기 훈련 계획 그리고 그것이 부상에 어떠한 영향을 미칠 수 있는지 등을 포함해야 하고, 영양학자에게 의뢰하여 부상과 재활에 중요한 역할을 했을지도 모르는 영양상의 문제를 파악하고 해소

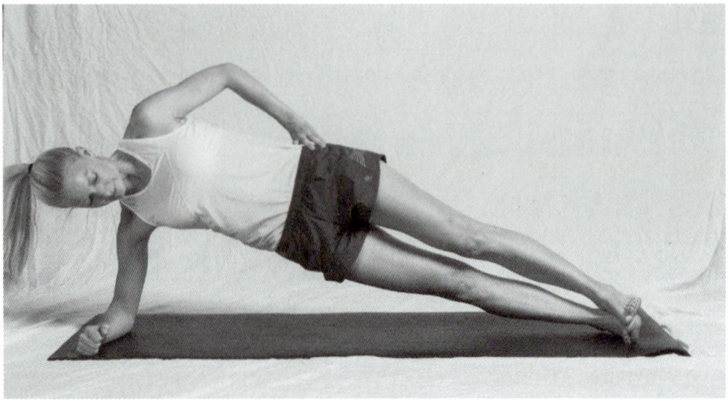

그림 21-1 측면 플랭크

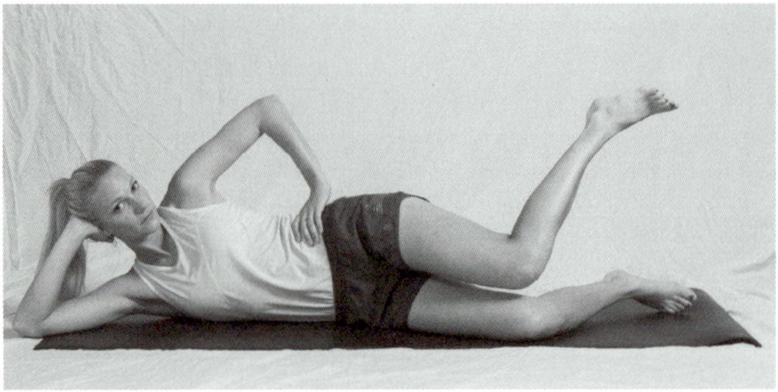

그림 21-2 내회전 클램쉘(기본 클램쉘과 반대 동작)

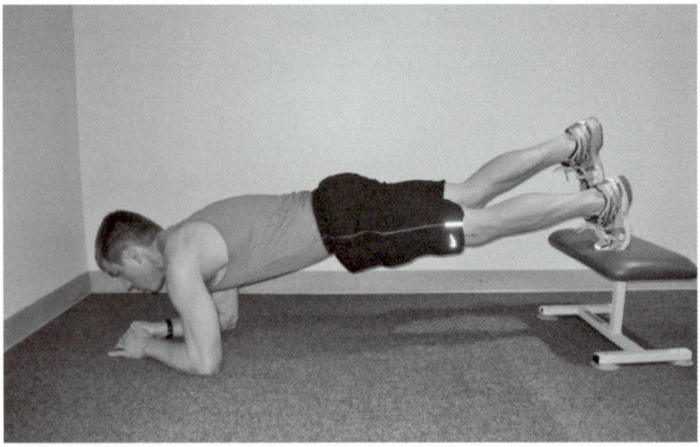

그림 21-3 고관절 신전 상태의 전면 플랭크

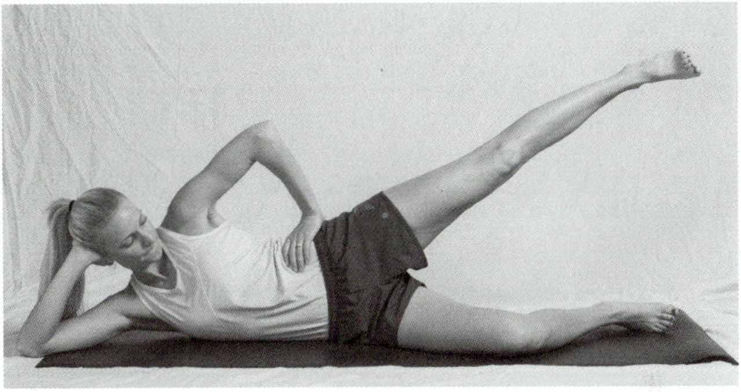

그림 21-4 옆으로 누워 고관절 외전 운동

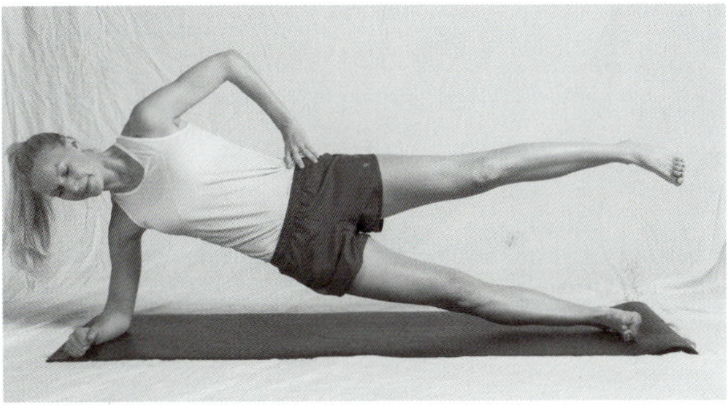

그림 21-5 고관절 외전상태에서 다리를 들어 올리는 측면 플랭크

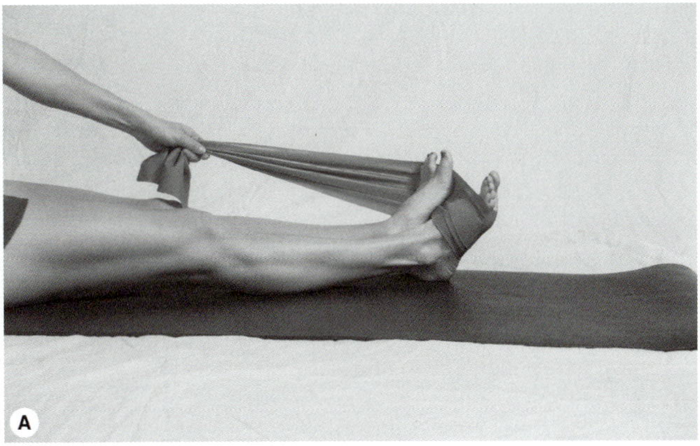

그림 21-6 저항밴드를 이용한 발목 운동. A 외전

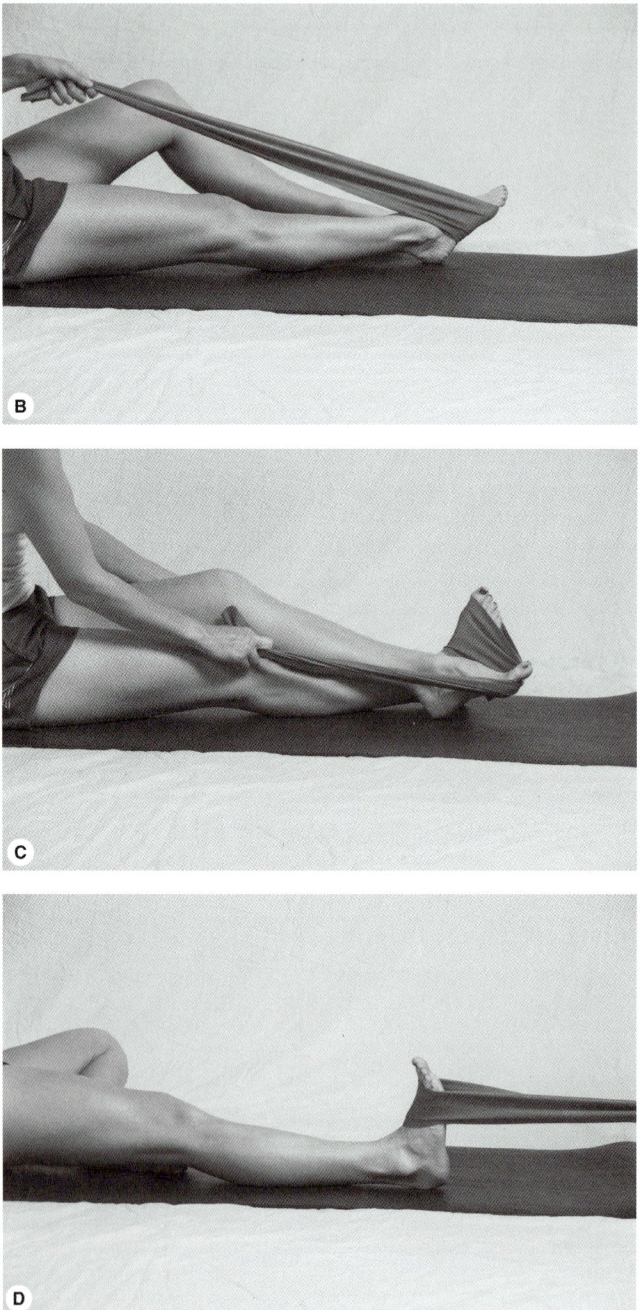

그림 21-6(계속) 저항밴드를 이용한 발목 운동. B 발바닥쪽 굽힘, C 내전, D 발등 굽힘

하는 것이 필요할 수 있다.

강화는 기능적 체중부하 자세에서 계속된다. 외발 스쿼트 동작이나 측면 스텝업 동작 중 높은 비율의 최대 자율 등척성 수축(maximal voluntary isometric contraction, MVIC)을 기반으로 대둔근과 중둔근의 약화 정도를 확인할 수 있다. Distefano 등은 대둔근 강화를 위한 외측 측면 밴드 착용 보행(**그림 21-7**)과 중둔근 강화를 위한 외발 데드리프트(**그림 21-8**)가 추가되고, 아급성 단계 동안 편심 강화와 기능적 움직임 동작도 추가되어야 한다. 편심 하중은 달리기 중에 경험할 지반 반력에 선수를 적응시키는 데 도움이 되는데, 기능적 움직임 처방은 신경근육 제어의 개선을 촉진하고 비정상적인 움직임 패턴(예: 심각한 부적응)을 감소시킬 수 있다. 심혈관 기능의 유지 또한 이 단

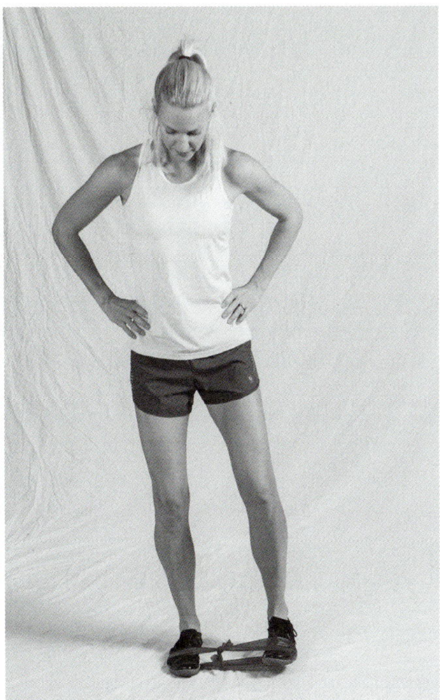

그림 21-7 외측 측면 밴드 착용 보행

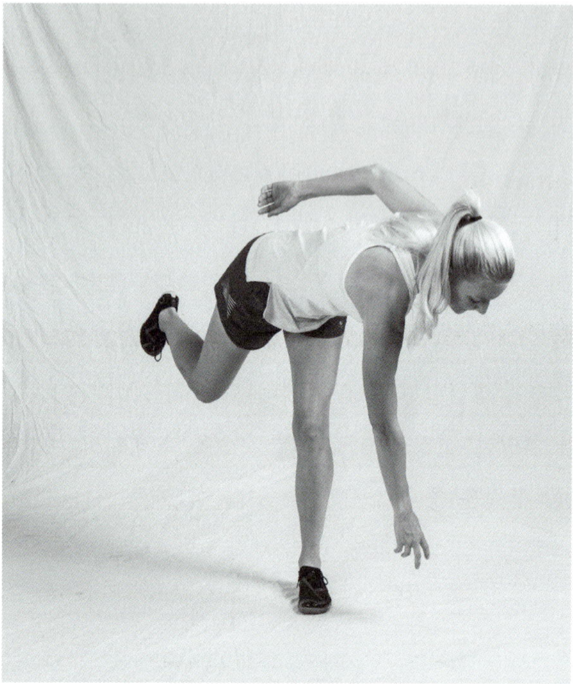

그림 21-8 외발 데드리프트

계에서 계속된다. 환자는 앞서 언급한 크로스 트레이닝 외에도 일립티컬 또는 아크 트레이너에서의 크로스 트레이닝을 시작할 수 있다. 또한 이 선수는 달리기 복귀 프로그램이 진행되기 전에 증상의 악화 없이 30분 정도의 고강도 산책을 소화하는 것을 목표로 하여 보행 지구력 향상을 시작할 수 있고, 달리기 프로그램으로 돌아가기 전에 최소 2주 동안 통증 없이 일상생활을 수행할 수 있어야 한다.

피로골절의 마지막 기능적 회복 단계(부상 후 10주 이내) 동안, 선수에게는 스포츠 복귀를 위한 프로그램이 진행된다. 선수는 이 단계 초기에 인터벌 훈련을 시행하여 지반 반력을 증가시킬 수 있다. 평형도 훈련은 양쪽 하퇴부에 대해 시작해야 하며, 하퇴부에는 동일한 중량과 엉덩이, 무릎 및 발목의 적절한 착지 메커니즘에 초점을 맞춰야 한다. 특정 스포츠 활동으로 복귀하는 것은 의료 및 건강 상태(예: 증상, 징후, 심리 상태, 검사 결과), 스포츠 종목에 따른 위험 요소(예: 스포츠 유형, 경쟁 수준), 의사결정 요소(예: 운동선수의 압력, 외부 압력)를 고려해야 한다. 직선 평면 이동에서 다방향 점프 및 마지막으로 외발 점프까지 계속 진행되는데, 임상경험에 따르면 환자는 증상의 악화 없이 부상당한 하퇴부에 300~400피트 정도의 접촉을 견딜 수 있어야 한다. 1마일을 달리려면 다리당 약 750피트 정도의 접촉이 필요하기 때문에 환자는 1/4마일 달리기를 안전하게 견딜 수 있다. 재상해를 방지하기 위해 걷기부터 조깅을 실시하여 경기로 복귀하기 위한 점진적 실행 복귀 프로그램을 시작해야 한다. 달리기는 일반적인 속도보다 느린 속도와 짧은 보폭으로 시작되며, 먼저 거리와 지속시간을 천천히 늘리고 그다음에 강도를 높여야 하며, 일반적으로 훈련거리까지 돌아가면 된다. 명확한 근거가 제시되어 있지는 않지만 달리기선수들은 훈련할 때 주간 달리기 거리를 10% 이상 진행하지 않는 것이 좋은데, 이 단계에서는 강화, 유연성, 균형, 신경근육 제어 및 초기 부상의 원인이 될 수 있는 확인된 기본적인 생체역학적 장애를 교정하기 위한 코어 안정성을 다루는 이전 연습을 계속하는 것이 중요하며, 비충격 훈련과 크로스 트레이닝은 물리치료를 받는 날 외에도 진행되어야 한다.

증상이 없고, 회복된 강도와 생체역학적인 이상을 보여주지 않으며, 1차 의료 제공자에 의해 허용되었을 때 점차적으로 달리기를 재개한다. 실행 중인 프로그램으로 돌아가서 환자가 통증을 느끼는 경우 모든 활동에서 통증이 없을 때까지 프로그램을 연기하고, 달리기 걸음걸이 분석에서 확인된 비대칭 또는 이상은 하지의 하중 능력을 수정하여 재상해를 방지해야 한다. 뼈에 대한 지반 반력을 감소시키는 기술에는 분당 걸음 수 증가 및 실시간 보행 재훈련 중 시각적 피드백을 제공하여 충격 하중을 수정하는 방법이 포함된다.

근거 중심 임상적 추천

SORT: 추천 분류의 장점

A 일관된, 양질의 환자 지향적 근거

B 일관되지 않거나 제한된 질적 수준의 환자 지향적 근거

C 동의, 질병 중심의 근거, 일반적인 관행, 전문가의 의견 또는 사례 시리즈

1. 하지 및 코어근육 강화운동은 하지 피로골절이 있는 환자의 체중부하가 없는 상태에서 시작해야 한다. **C 등급**

2. 피로골절 이력이 있는 사람은 전 주 달리기 거리의 10% 이상 늘려서는 안 된다. **C 등급**

3. 달리기 자세 수정을 통해 피로골절 부위가 치료되면 재상해의 위험은 감소한다. **C 등급**

종합 질문

21.1 피로골절이 의심되는 초기 단계에서 정강이 통증이 피로골절로 인한 것인지를 결정하기 위해 물리치료사가 수행할 수 있는 검사 무엇인가?

A. 섬광조영술

B. Squeeze 검사

C. MRI

D. Step-down 검사

21.2 경골 피로골절 이력이 있는 환자를 달리기로 복귀시킬 때, 부상이 있는 조직에 가해지는 충격을 감소시키기 위해 달리기 역학을 수정하기 위한 가장 좋은 방법은 무엇인가?

A. 발꿈치 타격 향상

B. 분당 걸음 수 감소

C. Push-off 감소

D. 분당 걸음 수 증가

정답

21.1 **B.** Squeeze 검사는 물리치료사가 영향을 받는 하지의 경골 또는 비골에 압박을 가하여 통증이 재현되는지 여부를 판단하는데 사용할 수 있는 특별 검사이다. MRI(C)와 섬광조영술(A)은 피로골절을 진단하는데 사용되는 진단 영상이지만 물리치료사는 이러한 검사를 수행할 수 없다. MRI는 하지피로골절을 진단하는 기본방법이다. 물리치료사는 종종 환자에게 단계적 검사를 수행하도록 요청하는데(D), 이 검사는 특히 하지에서 움직임 장애를 강조하기 위해 사용되는 기능 검사이다.

21.2 **D.** Heider schitet 등은 보행 중 걸음 수를 높여서 하지에 대한 지반 반력을 크게 줄일 수 있다고 보고했다.

외측 발목 염좌

Lateral Ankle Sprain

Todd E. Davenport

CASE 22

운동이 취미인 52세 환자는 6일 전 내번으로 인한 오른쪽 발목 염좌 때문에 물리치료실을 찾아왔다. 이 부상은 달리는 동안 발생했는데, 약간의 내리막길에서 진흙으로 덮여 있는 젖은 대들보를 건너다가 미끄러지며 발목 측면과 중족부에서 '펑'하는 통증을 느꼈고, 그 직후 몇 걸음 정도만 체중을 견딜 수 있었다. 그는 동료 선수의 도움을 받아 달리기 코스에서 약 1마일을 걸어 응급진료소에 도착했다. 응급진료소에서 동료들이 근처 작은 마을에 있는 응급치료실로 데려다주었고, 당직의사의 1차 진료에 따라 비스테로이드성 항염증제와 부목, 양발 목발을 처방받았다. 그는 오른쪽 다리를 올린 채 2시간마다 20분씩 발목 냉찜질을 했고, 움직일 때 오른쪽 하퇴부에 체중을 싣지 않도록 하며, 정형외과 의사와 촬영 예약을 지시받았다. 물리치료 평가 당시에는 응급진료소에서 실시한 의료 평가에 대한 더 이상의 정보가 없었고, 환자는 정형외과를 방문하기 전 물리치료실을 찾아왔다.

- ▶ 이 진단과 관련된 검사징후는 무엇인가?
- ▶ 가장 적합한 검사는 무엇인가?
- ▶ 물리치료의 가장 적절한 방법은 무엇인가?
- ▶ 건강상태에 따른 단계별 물리치료 계획을 수립한다.

주요 정의

- **기능적 불안정성**(functional instability): 외측 발목 염좌 후 발목과 발의 고유수용성감각 감소로 발목의 통증과 부종을 일으킴. 발목인대 이완 검사(예: 전방 전위검사, 종골 경사 검사) 결과는 대부분 음성임
- **외측 발목 부상**(lateral ankle injury): 강력한 내번, 발바닥쪽 굽힘, 발목과 발의 내전(즉 과회외)에 의한 부상으로 뼈, 근육, 인대 및/또는 연골 구조의 붕괴와 연관 있음
- **기계적 불안정성**(mechanical instability): 외측 발목 염좌 후 발목을 지탱하는 인대섬유와 관련된 발목 통증 및 부종을 일으킴. 발목인대 이완 검사(예: 전방 전위 검사, 종골 경사 검사) 결과는 종종 양성임
- **후측 부목**(posterior splint): 발목의 후방과 발바닥 측면을 지탱해주는 탄력있는 밴드 등으로 제자리에 고정되는 견고한 장치

목표

1. 외측 발목 부상을 입은 환자의 검사와 관련 있는 발목과 발의 기능 및 표면 구조를 이해한다.
2. 외측 발목 부상을 입은 사람을 정형외과 의사에게 검사를 의뢰할 수 있는 주관적이고 객관적인 검사 결과를 설명한다.
3. 외측 발목 부상의 물리치료 관리를 위한 임상실무지침을 적용한다.

물리치료 시 고려사항

내번으로 인한 외측 발목 염좌가 의심되는 환자의 재활 물리치료 시 고려할 점:

▶ **일반적인 물리치료 계획/목표**: 발목 및 발바닥 필름 방사선 촬영의 필요성을 배제하기 위한 Ottawa Ankle Rules 사용; 통증 감소; 발목과 중족부관절의 능동 및 수동 관절가동범위 증가; 하지 근력 향상; 신경근육 기능 및 동적 균형 회복; 부상 이전 수준의 경기력 회복 및 복귀

- **물리치료 중재**: 견딜 수 있는 수준의 체중부하 운동에 대한 환자 교육; 보조기기 및/또는 보조대 처방; 부종 및 통증을 줄이기 위한 극저온요법; 통증 및 부종을 줄이고 관절가동범위를 증가시키기 위한 도수치료; 조직 치유 단계에 따른 적합한 수준의 종목 맞춤형 운동 시행
- **물리치료 시 주의사항**: 기계적 불안정성; 증상 및 조직반응에 기반한 치료 운동량 조정
- **물리치료를 방해하는 요인**: 체중부하에 대한 내성 약화; 부종과 통증; 인대 파열에 따른 기계적 불안정성; 다른 발목 및 발 구조물의 동반적 관여(예: 비골건 파열, 원위부 경비관절의 복합적 병리학); 심각한 기능적 불안정성

건강 상태의 이해

외측 발목 염좌에 대한 가장 일반적인 부상 메커니즘은 해부학적 제약을 벗어나 앞발의 내전, 뒷발의 내회전, 발바닥쪽 굽힘 상태에서의 발목 내전과 다리의 외회전이 발생하는 경우이다. 이 부상 메커니즘은 스포츠 활동 중에 연석이나 계단을 밟거나, 구멍에 발이 빠지거나 점프에서 착지하거나, 다른 선수의 발을 밟았을 때 발생할 수 있고, 부상은 일반적으로 발과 발목의 외측 측면 구조에 손상을 초래한다. 종말 범위에서의 회외 자세에 대한 섬유근육의 반사적 활성화는 발목과 발 복합체의 신속한 반응적 변이를 초래할 수 있는데, 그 결과 발목과 발의 전내측 구조 또한 부상을 당할 수 있다.

발목 염좌의 발병률은 일반 인구에서 1,000명당 2.15명이고, 15~19세 사이에서 가장 높다(1,000명당 7.2명). 발목 염좌는 남성과 여성에서 유사한 빈도로 발생하지만 민족별, 인종별 차이가 있다. 아프리카계 미국인과 백인은 라틴계/히스패닉계에 비해 발목 염좌의 비율이 더 높고, 활동적인 사람들, 특히 농구와 같은 코트 및 팀 스포츠에 참여하는 사람에게서 더 많이 발생한다. 발

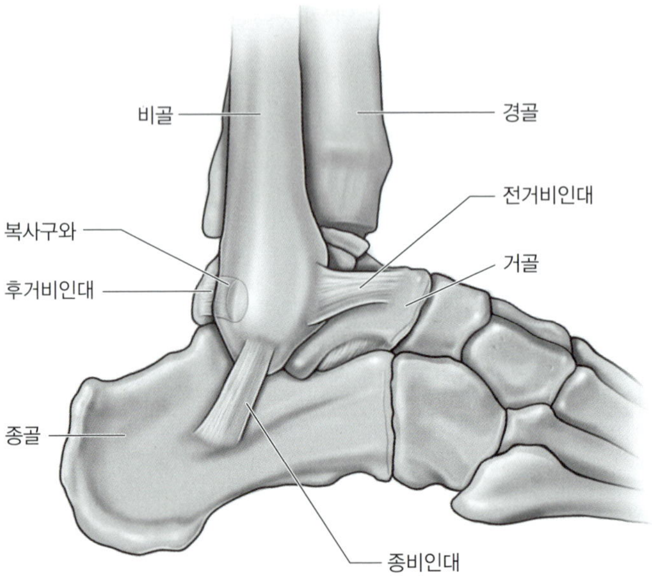

그림 22-1 발과 발목의 관련 외측 인대 관절해부학

목 염좌의 반 이상이 운동 중에 발생하는데, 가장 높은 비율의 발목 염좌와 관련된 종목은 농구, 미식축구, 축구이다. 발목관절은 스포츠 관련 부상의 최대 1/3을 차지하며, 외측 발목 염좌는 이 중 최대 83%를 차지한다. 발목 염좌가 계속 발생하는 사람 중 약 50%가 부상 후 의학적 치료를 받지 않기 때문에 외측 발목 염좌의 전체적인 발병률은 과소평가될 수 있다.

외측 발목 염좌는 흔히 외측 발목 인대의 부분적 또는 완전한 붕괴를 수반하는데 즉, 전거비인대 및/또는 후거비인대에 발생한다(**그림 22-1**). 외측 발목 염좌의 3/4은 전거비인대에 대한 고립된 부상을 수반한다. 후거비인대의 붕괴는 일어날 수 있지만, 이것은 부상의 역행 메커니즘과 함께 고립되어 발생하는 경우는 드물고, 다른 구조물에 대한 부상으로 발생할 수도 있다. 예를 들어, 거골하, 중족부 및/또는 인대결합관절을 지지하는 인대에 대한 복합 부상은 외측 발목 염좌와 함께 발생할 수 있다. 심각한 외측 발목 부상 후의 병변은 외측 거골하인대와 비골건, 말초신경과 신전근, 비골지지대 그리고 하방경비인대와 뼈연골 부위에서 발생할 수 있다.

외측 발목 염좌 부상비율은 물리치료사가 고려해야 할 중요한 요인으로, 체계적인 검토의 데이터에 따르면 재상해는 환자의 최대 1/3에서 발생하며, 초기 부상과 2차 부상 사이의 기간은 2주~8년 이내이다. 농구와 같은 스포츠에서는 부상률이 더 높으며, 3/4 이상의 선수에게서 재상해가 나타날 수 있다.

최대 1/3의 사람들이 외측 발목 부상 후 1년 뒤에도 계속 증상을 보이는데, 이러한 증상이 있는 사람은 흔히 만성 발목 불안정성이 나타나며, 이는 임상적으로 기계적 또는 기능적 발목 불안정성으로도 이어질 수 있다. 기계적 발목 불안정성은 과도한 관절 움직임의 임상적 표시를 설명하는 데 사용되었는데, 정상적인 관절 운동을 설명하지만 신경근육 결손 때문일 수 있는 주관적 불안정성을 설명한다. 거퇴관절 및 기타 관절과 관련된 기계적 및 기능적 불안정성이 공존할 수 있으며, 급성 외측 발목 염좌에서 만성 발목 불안정으로의 전환을 잠재적으로 유발하는 요인은 알려져 있지 않다.

물리치료 환자/고객 관리

이 환자는 지방 응급치료소의 1차 진료의사와 상담한 후 정형외과를 방문하기 전에 물리치료사를 통해 진단을 받고 있다. 물리치료사는 물리치료의 적합성을 결정하고, 급성 부상의 정도와 단계를 확인하고, 치료계획을 수립하고, 적절한 초기 중재를 시행해야 한다.

검사, 평가 및 진단

물리치료사가 해야 하는 첫 번째 결정은 일반적인 정형외과적 외상에 대한 물리치료 중재의 적합성을 결정하는 것이다. 치료사는 검사 및 평가 과정 동안 환자 상태에 영향을 줄 수 있는 부수적인 건강 상태를 고려해야 한다. 이 환자의 경우 진단 고려사항은 광범위해야 하며, 물리치료사는 특히 감별 진단 및 병용 진단을 통해 의원성 심부정맥혈전증, 발목 및/또는 발 골절, 부분적 또는 전체 파열로 인한 인대의 이완을 확인해야 한다. 이러한 조건 중 하나라도 존재하면 물리치료 중재로 인해 예후가 억제되거나 주요 예측 변수가 될 수 있기 때문이다.

정형외과적 외상 및 그에 따른 고정은 심부정맥혈전증 유발에 중증도에서 중증 정도의 위험요인이다. Wells 등은 현재 진행 중인 암, 부상을 당한 하지의 고정 또는 마비/부전마비, 1주 이내에 진행된 “주요한” 수술, 병상에 3일 이상 누워 있었거나 심부정맥계의 압통, 부상을 당한 하지의 부종 및 종아리 부위에 3cm 이상의 부종, 부종의 발현과 외측 피상 정맥의 유무가 심부정맥혈전증과 관련이 있음을 제시했다. Wells 등은 심부정맥혈전증에 대한 임상 예측 규칙을 사용하여, 환자는 앞서 언급한 각 기준에 대해 ‘1’점을 획득했고, 적어도 증상 표시를 고려할 수 있는 대체 진단이 있을 경우 2점의 감점을 받았다. 심부정맥혈전증은 총 점수로 예측할 수 있으며, 점수가 3 이상이면 높은 확률, 점수가 1~2이면 중간 확률, 점수가 0 이하인 경우 낮은 확률로 예측할 수 있다. 현재 환자의 경우, 치료사는 동작의 제한과 부종의 발현에 대해 각각 1점을 추가하고 대체 진단(즉, 심각한 외번 메커니즘 발목 염좌)에 따라 2점을 추가했다. 전체 점수 0을 바탕으로 심부정맥혈전증이 있을 가능성이 낮다고 판단했지만 그럼에도 불구하고 물리치료사는 치료 과정 내내 환자의 증상과 퍼지는 종아리 압통, 발진, 종아리와 발목 및 발의 부종 등을 확인해야 한다. 증상과 징후가 있는 경우 물리치료사는 환자에게 전문의를 통해 D-dimer 혈액 검사, 정맥 초음파 검사 중 하나 또는 두 개의 검사를 의뢰해야 한다.

환자가 발목에 어떤 사전 영상촬영도 하지 않은 채 물리치료실에 내원했기 때문에 물리치료사는 골절의 가능성을 배제해야 한다. 발목과 발의 일반 필름

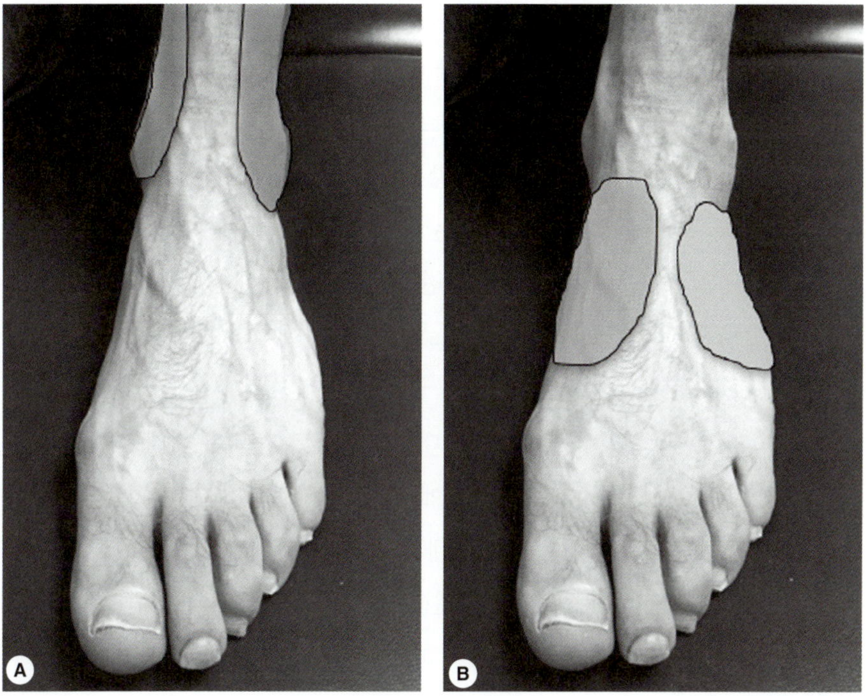

그림 22-2 표시된 부분의 촉진 시 압통이 있다면 발목 방사선 촬영을 진행해야 한다. A 해당 부분의 압통은 발 부분을, B 해당 부분의 압통은 Ottawa Ankle Rule을 진행해야 함을 나타낼 수 있다.

방사선 촬영의 필요성은 환자의 부상 이력 및 검사 데이터에 기초하여 결정할 수 있다. Ottawa Ankle Rule은 방사선 촬영의 필요성을 설정하는 데 사용할 수 있는 임상 예측 규칙으로 구성된다. Ottawa Ankle Rule에 따르면 발목 검사(전후방, 외측, 사선 엑스레이)에서는 복사뼈 외측 말단 6cm 부위의 후방 끝에 압통이 있는지, 복사뼈 내측에 압통이 있는지 또는 부상 후 네 걸음을 걸으며 체중부하를 견딜 수 없는지(그림 22-2A)를 확인할 수 있다. 발 검사는 다섯번째 중족골에 압통이 있는지, 주상골 전반에 압통이 있는지 또는 부상 후 네 걸음 동안 체중부하를 견딜 수 없는지(그림 22-B)를 확인할 수 있다. 대규모의 체계적 검토 및 메타 분석은 1.4% 미만의 음성 우도비를 보였고, 따라서 이러한 규칙을 적용할 때 골절이 있는 사람은 발목 및/또는 발 방사선 촬영에 해당하지 않는 사람은 거의 없었다. 그러나 Ottawa Ankle Rule의 특이성은 낮은 것으로 밝혀져 거짓 양성률이 높은 것으로 나타났다. 이 발견은 골절이 없는 사람의 높은 비율이 발목 및/또는 발 방사선 촬영을 받을 수 있다는 것을 의미한다. Ottawa Ankle Rule의 민감도는 높지만 특수성이 낮기 때문에 선별 검사에 활용하여 추가 필수 검사를 위한 전문가에게 보낼 수 있다.

마지막으로 물리치료사는 인대 파열로 인한 환자에게 전반적인 기계적 이완이 발생했는지를 판단할 필요가 있다. 급성 단계에서는 부상 관련 관절 삼출과 관련된 혈관 내 압력이 높아지면 인대 손상을 감지하도록 설계된 임상 검사의 진단 정확도가 제한될 수 있기 때문에 이 점을 판단하기 어려울 수 있다. 전방 전위 검사의 음성반응은 전거비인대가 손상되지 않았음을 나타내며, 종골경사 검사의 음성반응은 종비인대가 손상되지 않았음을 나타낸다. 외측 발목 부상의 급성 단계에서 전방 전위 검사(**그림 22-3A**와 **B**)와 종골 경사 검사(**그림 22-3C**)가 음성인 경우에도 이러한 검사는 급성 부상 후 단계에서 반복해야 한다. 재활 과정에서 환자가 지속적인 불안정성을 보일 경우 특히 인대 무결성 재검사가 중요하다. 160명을 대상으로 신체검사를 관절조영술과 비교한 연구에서 외측 발목인대 파열을 진단하기 위한 부상 5일 후 전거비인대 촉진 시 압통, 외측 발목의 혈종과 전방 전위 검사의 양성반응이 포함된 소견을 취합한 결과는 민감도 100%, 특이도 75%, 양성우도비 4.13, 음성우도비는 0.01을 나타냈다. 이 검사 결과 시험자 간 신뢰도는 5개의 항목 중에 중간–완벽에 가까웠다.

심부정맥혈전증(Wells의 임상 예측 규칙에 근거)의 가능성과 발목/발 방사선 촬영(Ottawa Ankle Rules에 근거)의 필요성을 배제하고, 물리치료사는 물리치료가 이 환자에게 적합하다고 판단했다. 다음으로, 물리치료사는 타당하고 신뢰할 수 있는 설문지를 통해 환자 자가 활동 한계를 정량화할 수 있다. 치료 과정 전체에 걸쳐 정기적으로 설문지를 사용하면 치료사가 유사한 조건을

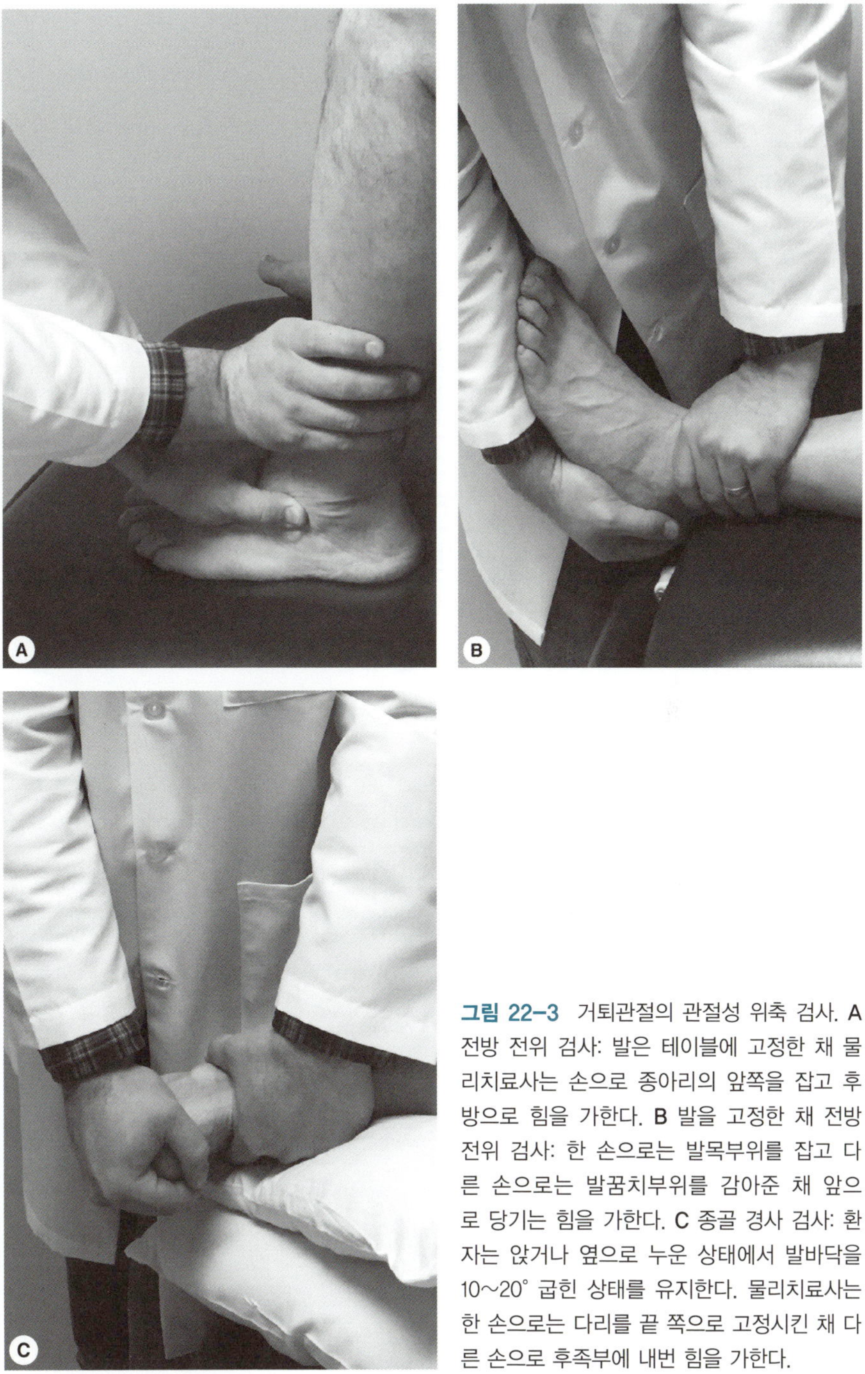

그림 22-3 거퇴관절의 관절성 위축 검사. A 전방 전위 검사: 발은 테이블에 고정한 채 물리치료사는 손으로 종아리의 앞쪽을 잡고 후방으로 힘을 가한다. B 발을 고정한 채 전방 전위 검사: 한 손으로는 발목부위를 잡고 다른 손으로는 발꿈치부위를 감아준 채 앞으로 당기는 힘을 가한다. C 종골 경사 검사: 환자는 앉거나 옆으로 누운 상태에서 발바닥을 10~20° 굽힌 상태를 유지한다. 물리치료사는 한 손으로는 다리를 끝 쪽으로 고정시킨 채 다른 손으로 후족부에 내번 힘을 가한다.

가진 다른 환자에 대해 결과를 종단 추적하고 벤치마킹할 수 있다. 하지 부상을 입은 사람들에게 타당성과 신뢰성을 증명한 몇 개의 자체 보고서 설문지가 있는데, FAAM(Foot and Ankle Ability Measure)은 일반적인 근골격계 발과 발목 장애를 가진 개인에 대한 활동 제한과 참여 제한을 평가하기 위해 설계되었다. 다른 많은 자체 보고서 설문지와 달리 FAAM은 발목 염좌를 가진 개인에게 유효하고 신뢰할 수 있는 것으로 보고되었다. 일상생활활동수행능력평가(21개 항목)와 운동수행능력평가(8개 항목)로 구성된다. 일반적인 근골격계 발 및 발목 장애가 있는 개인에서 FAAM의 내용 유효성, 구성 유효성, 재검사에 대한 신뢰성 및 반응성을 뒷받침하는 강력한 근거가 있다. 임상적으로 중요한 최소한의 차이(minimal clinically important difference, MCID)는 일상생활활동수행능력평가와 운동수행능력평가에서 각각 4주 동안 8점과 9점으로 보고되었다. 이 발견은 물리치료사가 임상적으로 의미 있는 환자의 변화를 식별하기 위해 이러한 척도를 사용할 수 있다는 것을 의미한다. 이러한 데이터들은 급성 외측 발목 부상을 일반화하기에는 제한사항이 있지만, 만성 발목 불안정성에 대한 유효한 근거가 된다.

신체 구조/기능의 결함과 전반적 사회활동 참여 제한에 영향을 줄 수 있는 요인을 특성화하기 위해 철저한 검사를 수행한다. 이 검사에는 부종, 발목과 발의 관절가동범위, 체중부하와 균형에 대한 신체검사가 포함된다. 8자 매듭 측정법은 발목과 발의 부종을 측정하는 일반적인 방법으로, 시험자 간 신뢰도(ICC 0.93~0.099), 시험자 내 신뢰도(ICC 0.98~0.99), 용수변위 체적측정을 통해 양호한 동시 유효성을 나타낸다. 8자 매듭 측정을 위해서 물리치료사는 발목을 편안하게 발바닥쪽 굽힘 상태(무릎에 체중이 실리지 않은 상태)로 유지시킨다. 테이프를 주상골과 입방골을 지나 중앙 복사뼈와 외측 복사뼈 아래로 감는다(**그림 22-4**). 무릎과 발의 비체중부하 상태에서의 수동 관절가동범위 각도 측정은 외측 무릎 부상으로 인한 양적 움직임 감소를 정량화한다. 광범위한 체계적 검토 및 메타 분석에서 발등 굽힘과 발바닥쪽 굽힘 측정을 위한 양

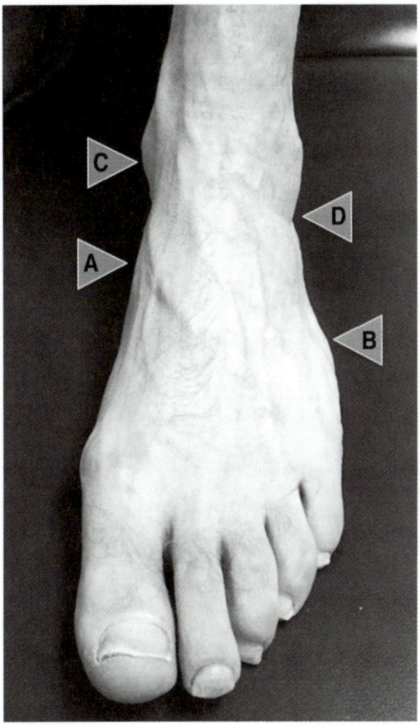

그림 22-4 8자형 발목 부종 측정 지점. 테이프를 이용하여 D의 끝에서 A까지 측정한다. A. 주상골, B. 다섯 번째 중족골의 경상돌기, C. 복사뼈의 끝부분, D. 후방 복사뼈의 말단 끝부분

호한 시험자 내 신뢰도(ICC 범위 > 0.90)와 공정한 시험자 간 신뢰도(ICC 범위 > 0.70)가 확립되었다. 관절가동범위는 관련 측면과 관련 없는 측면 모두에서 거골하관절과 횡족근관절, 중족지관절에 대해 측정해야 한다. 또한 물리치료사는 이러한 관절에서 가능한 기여 운동 제한을 배제하기 위해 양쪽 무릎과 둔부에서 관절가동범위를 평가해야 한다. 급성 단계 후, 외발 균형은 부상측과 비부상측에 대한 비교값으로 측정할 수 있다. 균형감각의 평가 및 관리는 급성 발목 부상에서 만성 발목 불안정성으로의 전환을 완화하기 위해 중요하다. 밸런스 채점법, 외발 균형 검사, Star Excursion Balance Test(SEBT) 및 Y Balance Test(Case 17 참고), 다양한 홉 검사(Case 23 참고)와 같은 검사를 사용하여 기능을 평가하고 급성 부상 후 재상해위험을 예측할 수 있다. 그러나 이러한 검사는 체중부하 시 통증을 수반하는 급성 외측 발목 염좌 진단에는 적

절하지 않을 수 있다.

급성 외측 발목 부상의 예후를 확립하기 위해서는 신체 구조/기능 소견에서 객관적인 부상 등급이 중요할 수 있는데, Malliaopoulos는 급성 외측 발목 염좌의 등급을 매기는 방법을 확인했다. 이 체계에서 1등급 부상은 기능 상실, 인대 느슨함(예: 전방 전위 검사 결과 및 종골 경사 검사 결과 음성), 혈종 및 압통의 부재와 전체 무릎 움직임의 최소한의 감소(5° 미만) 그리고 정상 부위에 비해 경미한 부종(0.5cm 미만)을 보인다. 2등급 부상은 일부 기능 상실, 전방 전위 검사 결과 양성(전거비인대의 개입), 종골 경사 검사 결과 음성(종비인대의 개입 부재), 혈종과 압통, 5~10° 미만의 총 발목 운동 감소를 포함한다. 부종은 비접합부에 비해 부종이 0.5cm 이상 2.0cm 미만을 나타낸다. 3등급 부상은 거의 전체 기능 상실, 전방 전위 검사 및 종골 경사 검사 결과 양성, 혈종과 압통, 정상 부위에 비해 10° 이상의 발목 움직임 감소 및 부종이 2cm 이상인 것을 확인할 수 있다. Malliarotoulos 등은 스트레스 방사선 결과에 따라 3등급 부상을 세분화했는데, ⅢA는 전방 변위 3mm 이하, ⅢB는 3mm 이상의 전방 변위를 포함한다. 이 등급체계는 훨씬 더 큰 부종과 압통, 이완에 대한 방사선학적 근거 그리고 스포츠로의 지연된 복귀와 관련된 더 심각한 부상과 함께 스포츠로 복귀할 때까지의 일정 기간 동안 내적타당도와 예측타당도에서 만족스러운 수준을 보여준다.

치료 계획과 중재

급성 외측 발목 염좌에 대한 중재의 주요 목표는 급성 염증 과정을 줄이고, 손상 및 염증 구조의 최적의 치료를 지원하고, 영향을 받는 하지를 통한 적응형 체중부하를 적용하는 것이다. 이러한 목표는 구체적인 근거 기반 중재를 통해 달성될 수 있다.

급성 외측 발목 부상을 입은 환자에 대한 22개 연구의 체계적인 검토 및 메타 분석에 기초해서 허용 가능한 범위의 체중부하 상태에서의 고정이 비체중부하 고정에 비해 상당한 임상적 이점이 있다. Kerkhoffs와 동료들은 다양한 형태의 외부 발목 지지대의 임상적 이점을 비교했다. 끈으로 고정하는 보호대는 중경식 보호대보다 단기 부종 제어에서 훨씬 더 우수했고, 반강성 발목 지지대는 탄성 랩에 비해 활동 복귀 시간이 상당히 짧고 주관적인 불안정성의 발생률이 감소하였다. 테이프의 외부 고정은 탄성 랩에 비해 다양한 부작용(예: 피부 자극)을 일으킬 수 있다. 이러한 결과는 가능한 경우, 결과를 최적화하고 잠재적 부작용을 최소화하기 위해 끈으로 고정하는 발목 보호대를 선호한다는 것을 암시한다. 또한 안전 및 적응형 중량 운동에 적응하기 위해 보조기기(예: 목발, 지팡이, 보행기 등)를 선택해야 한다.

급성 기계적 불안정성 발목에 대한 중재의 목표는 기계적 불안정성을 최대한 개선하는 것이어야 한다. 심각한 외측 발목 부상(예: 등급 ⅢA 및 ⅢB)이 있는 사람은 고정붕대의 이점을 볼 수 있다. 발과 발목의 부상이 있는 피험자를 포함한 Freeman 등의 연구에서 초기 동원 그룹(회복까지의 평균 시간 12주)에서 회복이 고정그룹(회복까지 평균 22주 소요)과 수술그룹(외측측부인대 봉합술, 회복까지 평균 26주 소요)에 비해 가장 빨랐다. 그러나 고정 및 봉합술은 스트레스 방사선 촬영 결과 기계적 안정성 향상을 보인다. Freeman 등의 연구 결과는 고정붕대를 이용한 고정이 발목 안정성과 회복 모두를 최적화하는 데 임상적으로 유용하다는 것을 시사한다. 후속 연구에 따르면 5~15°의 발등 각도가 사체를 통해 전거퇴관절의 아탈구를 감소시켰음을 확인할 수 있었고, 이 위치는 거퇴관절을 닫힌 위치로 이동시켜 기계적 불안정성을 감소시키는데 가장 유용했다. 따라서 기계적으로 불안정한 부상에 대해서는 고정붕대를 이용한 고정을 고려해야 하며, 발목은 가능한 최대 발등 굽힘 상태에서 고정시켜야 한다.

외측 발목 부상 후 치료의 급성 단계에서 통증, 부종 및 관절가동범위 제한을 해결하기 위해 낮은 등급의 도수치료 적용을 고려해야 한다. Eisenhart 등은 급성 발목 염좌를 가진 28명의 환자를 무작위로 선별해서 일반적인 중재와 함께 접골 도수치료를 한 차례 적용했다. 일반적인 중재만 적용한 27명의 환자들과 비교했을 때 부종과 통증이 현저하게 개선되었음을 확인했다. 골병리학적인 도수치료 중재에는 등척성 운동(근육 에너지), 자세이완기법, 림프 마사지치료가 포함되었다. Green 등은 휴식-얼음찜질-압박-거상(rest, ice, compression, and elevation, RICE)요법과 함께 저강도의 무통증 경비골이음관절에 대한 거골의 후방 활주 도수치료를 받은 급성 외측 발목 염좌 환자가 치료 2~3회 만에 발목의 발등 굽힘과 걸음걸이의 대칭성을 회복했다는 것을 밝혔다.

전통적으로 많은 요법이 급성 외측 발목 부상 후 구조적 및 기능적 결손의

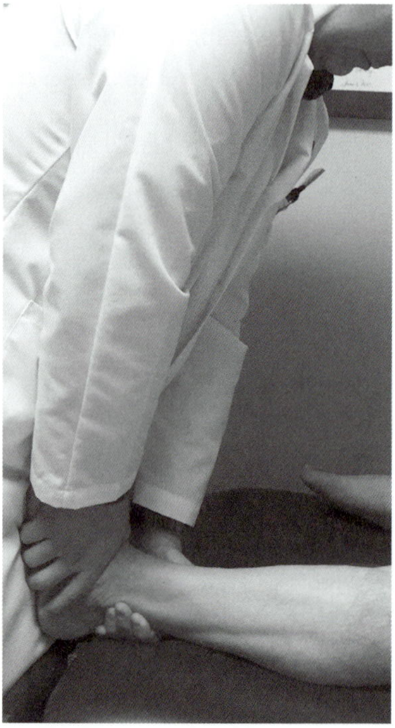

그림 22-5 열린사슬 자세에서 거골 아래 경비 장부의 후방 활주 검사. 물리치료사는 왼손으로 다리를 지지하며 오른손으로는 두 번째 중족골에 위치한 거골머리에 점차적으로 후방으로 힘을 가해준다. 허벅지와 반대 반향으로 발을 안정화시키며 어깨를 신전하여 팔에 적절한 강도의 힘을 가한다.

임상적 관리에 사용되었다. 극저온요법 사용 효과는 명백하지만 기타 요법 적용 시의 효과는 확실히 입증되지 않았다. Bleakley 등의 연구에 따르면, 하퇴부 염좌와 경미한 수술 후 급성 단계 치료의 관리를 위한 운동 효과는 거의 없고, 냉찜질의 경우 더 긴 시간(회당 20~30분)을 적용하는 것이 효과적이라고 하였다. 하지만 최적의 효과를 위한 냉찜질 방법 등에 대해서 검토된 연구는 없다. 1978년 Pasila 등은 급성 외측 발목 부상에 대해 단파 투열요법을 적용한 환자와 파장을 허위로 조작한 환자를 비교했을 때 부종과 걸음걸이 회복에서 큰 차이를 나타냈지만, 관절가동범위나 힘의 회복에서는 유의미한 차이를 발견할 수 없었다. Wilson의 이전 보고서는 위약에 비해 전기자극을 받은 급성 외측 발목 부상을 입은 사람들의 부종, 통증, 걸음걸이 편차가 더 크게 개선되었다고 보고했다. 이와 대조적으로 Man 등은 급성 외측 발목 부상 환자 중 운동 강도 및 직전 강도의 전기요법과 위약요법을 적용한 그룹 간에 발목과 발의 두께, 둘레, 자가 인식기능에서 유의미한 차이를 발견하지 못했다. 스포츠 부상을 치료하기 위해 몇 년 동안 저준위 레이저 치료법이 사용되어 왔다. Stergioulas는 급성 발목 염좌를 가진 개인에서 저준위 레이저치료가 시작된 후 24시간, 48시간 및 72시간 동안 발과 발목 부피의 현저한 감소를 보고했다. 그러나 de Bie 등은 급성 발목 염좌에 대해 저준위 레이저 치료를 받은 사람과 위약치료를 받은 사람 사이에 통증과 기능 증진에서 유의미한 차이를 발견하지 못했다. 마지막으로, 초음파는 발목 염좌를 치료하는데 큰 효과가 없다. van der Windt 등과 van den Bekerom 등의 체계적인 검토 결과, 발목 염좌에 따른 활성 초음파치료와 허위 초음파치료 간에 유의미한 차이가 없었다.

낮은 등급의 외측 발목 부상을 입은 사람의 보다 신속한 기능 회복을 위해 치료에는 부상을 당한 하지에 허용되는 능동 및 수동 관절가동범위 회복 운동, 강화 및 체중부하 운동이 포함되어야 한다. 통증, 빨개짐, 부종 및 불안정성의 보고는 부적응 과부하의 징후일 수 있으므로 주의하여 모니터링 해야 한다. Van Rijn 등의 무작위 실험에서 물리치료와 평범한 치료를 병행한 심각한 발목 염좌를 가진 개인은 기존의 의학적 치료만을 받은 대조군에 비해 상당한 기능 향상을 경험했다. Holme 등은 급성 한쪽 발목 염좌가 있는 92명의 피험자를 무작위로 선별하여 초기 체중부하(n=46) 같은 처방과 직접적인 지도 세션(n=46, 4주 동안 주당 1시간)에 대한 동일한 조언을 받았다. 1년 후 추적 관찰에서 물리치료 처방 및 지도를 받는 그룹은 처방만 받은 그룹에 비해 1년 재발률이 크게 감소했음을 보여주었다. 그 후, Bassett과 Prapavessis는 가정과 클리닉 기반의 물리치료 중재 프로그램 모두 자가 보고된 발목 기능을 크게 향상시켰지만, 그룹 간에는 큰 차이가 없다는 것을 보여주었다. 따라서 급성 외측 발목 부상을 입은 사람들을 위해 강력한 독립적인 자가 관리 및 가정 운동 프로그램의 적합성을 고려해야 한다.

급성 및 만성 단계 중 후속 외측 발목 부상의 위험을 줄이기 위해 점진적 재하중(정적 및 동적 균형 훈련)과 같은 급성 단계 연습의 진전을 지지하는 적당한 근거가 있다. 이전에 외측 발목 염좌를 경험한 축구선수에서 Tropp 등은 보조기만을 사용한 선수들에 비해 발목 디스크 훈련을 받은 선수들(예: 불안정한 표면에 서 있는 훈련)의 재상해율이 5배 감소했음을 확인했다. Wester 등도 급성 외측 발목 염좌 후 코호트에서 12주 동안 흔들리는 보드 훈련 후 자체 보고 증상 감소와 재발성 염좌의 발생 감소를 입증했다. 균형 재교육이 재상해율에 미치는 긍정적인 영향에도 불구하고, 균형 재교육을 위한 최적의 훈련 변수와 개선을 위한 특정 메커니즘은 불분명하다. 기능적(체중부하) 재활 전략을 포함하는 연구에 대한 체계적인 검토를 기반으로 Wester와 Gribble은 기능적 연습과 활동, 특히 불안정한 표면을 활용하는 활동이 동적 자세 제어를 개선할 수 있다고 제안하였다. 균형 재교육은 환자가 선호하는 활동을 지속하는 동작을 평면과 움직임/반응 속도로 진행해야 하고, 물리치료사는 환자에게 이상 과부하의 징후가 있는지 감시하고 주의 깊게 중재 절차를 진행해야 한다. 또한 치료사는 특히 균형 훈련 초기 단계에서 운동 프로그램 중 재부상의 가능성을 완화하기 위해 끈으로 고정하는 발목 보호대를 착용한 환자를 훈련시키는 것을 고려할 수 있다. 기능적 발목 불안정성을 가진 개인에게서 움직임의 작은 변화가 있을 때, 고관절 근육군의 가동 패턴은 부상이 없는 사람들과 차이를 보인다. 잠재적인 고관절과 코어의 근력 손실을 보완하기 위한 치료 운동은 외측 발목 부상 후 환자의 재활에 중요한 역할을 한다.

근거 중심 임상적 추천

SORT: 추천 분류의 장점

A 일관된, 양질의 환자 지향적 근거

B 일관되지 않거나 제한된 질적 수준의 환자 지향적 근거

C 동의, 질병 중심의 근거, 일반적인 관행, 전문가의 의견 또는 사례 시리즈

1. 심부정맥혈전증의 존재와 발목 및 발 골절의 영상촬영 필요성에 대한 임상 결정 규칙(Ottawa Ankle Rules)과 기계적 불안정성에 대한 다양한 신체검사를 통해 물리치료로 악화될 수 있는 조건을 배제하는 데 도움이 될 수 있다. **A 등급**
2. 유효하고 신뢰할 수 있는 자가보고설문지(예: FAAM)를 사용하면 치료 과정 전체에 걸쳐 환자의 진행 상황을 파악하고 추적할 수 있다. **A 등급**
3. 발목 염좌가 심한 사람(예: ⅢA와 ⅢB등급)의 경우, 발목의 최대 발등 굽힘 상태에서 고정붕대를 이용한 고정을 통해 기계적 안정성을 최적화한다. **C 등급**
4. 극저온요법은 통증과 부종을 줄이며, 외측 발목 부상을 입은 사람의 기능적 결손을 회복시킨다. **A 등급**
5. 단파투열요법, 전기요법, 저준위 레이저치료법은 급성 단계의 통증과 부종 등을 감소시키고, 외측 발목 부상을 입은 사람의 기능적 결손을 개선할 수

있다. **B 등급**

6. 치료용 초음파 사용은 외측 발목 부상을 입은 사람에게서 위약 초음파보다 훨씬 더 나은 임상 결과에 기여하지 않는다. **A 등급**
7. 1급 또는 2급 발목 염좌 부상이 있는 사람의 경우, 조기 동원술(능동 및 수동 관절가동범위 운동)과 허용 가능한 범위의 체중부하 운동을 진행하여 회복 기간을 단축할 수 있다. **A 등급**

종합 질문

22.1 현재까지의 근거에 따르면 다음 중 외측 발목 염좌의 위험인자는 어느 것인가?

A. 이전 병력 없음

B. 좌식생활

C. 농구

D. 일반적인 컨디션 난조

22.2 체중부하 운동과 조기 동원술이 가장 적절한 외측 발목 부상의 종류는 무엇인가?

A. 인대 파열

B. 경증에서 중등도 정도의 인대 염좌

C. 만성 발목 불안정성

D. 발목 및 발 골절

22.3 급성 외측 발목 염좌를 치료하는 데 사용할 수 있는 가장 강력한 효과적인 무엇인가?

A. 초음파치료

B. 저준위 레이저치료법

C. 극저온 냉동치료법

D. 전기요법

정답

22.1 C. 농구와 같이 방향 전환이 자주 일어나는 비접촉 스포츠 활동은 외측 발목 염좌를 일으키는 가장 흔한 요인이다.

22.2 B. 지지된 체중부하 및 조기 동원술은 경증에서 중등도 정도의 외측 발목 부상에 대해 가장 적합한 처치방법이다. 만성적으로 불안정한 발목에 대한 조기 동원술은 부적절할 수 있다(C). 인대 파열과 그로 인한 기계적 불안정성의 경우 고정을 포함하는 접근방식은 관절 안정성에 대한 최적의 결과를 촉진하지만 회복 속도를 늦출 수 있다(A). 발목 또는 발 골절이 의심될 경우 지지된 체중부하 운동은 권장되지 않으며(D), 오히려 환자에게 적절한 일반 필름 방사선 촬영을 지시해야 한다.

22.3 C. 아직 최적의 치료방법은 설명된 바가 없지만, 극저온 냉동치료법 사용에 대한 근거가 가장 강력하며, B등급 부상에 전기요법 및 저준위 레이저치료법 사용에 대한 효과의 근거가 있다(B 및 D). A등급 부상에 대한 초음파치료는 위약 제어 그룹에 대한 연구 결과, 큰 효과가 증명되지 않았다(A).

축구선수의 준비 상태 및 부상위험을 평가하기 위한 프리시즌 검사

Preseason Testing to Assess Athletic Readiness and Risk of Injury in a Soccer Player

Phil Plisky

CASE 23

대학부 Ⅲ리그 소속 여성 축구선수가 시즌 시작을 앞두고 근골격계 평가를 위해 외래 물리치료 클리닉에 내원했다. 선수는 이전에 몇 차례 발목 염좌가 발생했고, 종종 요통이 발생한다고 했다. 지난 몇 년간 동료 중 몇 명이 전방십자인대(ACL) 부상을 겪었기 때문에, 이 선수 역시 전방십자인대 파열에 대해 크게 우려하고 있다. 선수는 이번 검사를 통해 부상 예방의 관점에서 시즌을 시작할 준비가 되었는지를 확인하고 싶어 한다.

- 가장 적합한 검사법은 무엇인가?
- 검사의 우선순위를 무엇에 둘 것인가?
- 부상 예방 조치가 성공적인지 어떻게 알 수 있는가?

주요 정의

- **부상 후 운동 제어의 변화**(post-injury motor control changes): 이전 부상부위에서 멀리 떨어진 곳에서 발생할 수 있는 신경근육 변화. 예를 들어, 빈번한 발목 염좌 후, 둔근 근육계의 감각 및 작용에 변화가 발생할 수 있으며, 이는 향후 부상위험을 증가시킬 수 있음
- **사전 신체검사**(preparticipation physical examination): 현재 또는 잠재적 문제를 식별하여 선수의 스포츠 준비 상태를 결정하기 위해 스포츠 시즌이 시작되기 전에 일반적으로 시행되는 의료 병력 및 신체검사

목표

1. 스포츠 부상의 주요 위험요소를 설명하고, 이를 확인하기 위한 사전 검사방법을 선택한다.
2. 근거를 기반으로 시즌 시작 전 근골격계 신체검사를 위한 가장 적합한 방법을 선택한다.
3. 사전 신체검사 통과기준을 확인하고 결과에 따른 후속 계획을 수립한다.

물리치료 시 고려사항

스포츠 시즌이 시작되기 전 건강한 디비전 III 선수의 물리치료 시 고려할 점:

- ▶ **일반적인 물리치료 계획/목표**: 근골격계를 확인하기 위한 근거 기반의 사전 신체검사 진행; 선수가 수정 가능한 부상위험요소를 보유하고 있는지 확인; 부상위험 완화 계획 수립
- ▶ **물리치료 중재**: 근골격계를 확인하고 부상위험이 있는 선수를 식별하는 효율적이고 효과적인 부상 이력 및 검사; 전방십자인대 염좌 및 기타 사지 관련 외상 부상의 요인에 대한 환자 교육; 기능 검사(예: 기능적 움직임 평가, Star Excusion Balance test, Y Balance Test, 홉 검사, 점프 후 착지 동작 검사); 다른 검사 또는 보험이나 책임 요구사항(예: 대학이 이전의 건강상

태를 확인하기 위해 매년 사전 인대 검사 결과를 요구)에 따른 관절 특별 검사; 확인된 위험요소를 완화하기 위한 교정 운동을 포함한 구체적인 중재, 도수치료법 및 신경근 훈련 프로그램을 포함할 수 있음; 중재의 효과를 결정하기 위한 적절한 결과 측정

- **물리치료 시 주의사항**: 선수의 병력과 현재 부상 상태를 검토하여 검사에 제약이 없는지 확인; 활력징후 확인; 선수가 통증이나 불안정 증상을 나타낼 경우 검사 중단
- **물리치료를 방해하는 요인**: 선수의 건강상태에 관계없이 스포츠에 참여하도록 하는 내부 및 외부의 압박감

건강 상태의 이해

시즌 전 신체검사의 목표는 운동선수의 운동 준비 상태를 결정하고 부상위험이 더 큰 위험요인을 식별하는 것이다. 운동선수를 경기에 참여시키기 위해 종목과 선수에 따라 심혈관, 폐기능, 생식기와 위장, 림프, 내분비계 그리고 신경근육계를 포함한 다양한 구조를 평가할 수 있다는 점을 유의해야 한다.

과거의 부상과 의학적 상태에 따라 좀 더 상세한 검사가 필요한 부분을 파악할 수 있기 때문에 전체적인 부상 이력을 확인하는 것이 중요하다. 미래의 부상에 대한 위험인자를 고려할 때, 전향적 코호트 연구에 의해 식별된 수정 가능한 본질적 위험요소에는 체질량지수, 동적 균형, 잘못된 이동 패턴, 착지 및 중량 운동 시의 무릎 정렬이 있다. 이전 부상은 수정할 수 없는 것으로 간주되기 때문에 해당 목록에 포함되지 않는다. 그러나 이전 부상은 수많은 전향적 코호트 연구에서 확인된 미래 부상의 가장 강력한 위험요인이다.

운동 제어의 변화는 재활이 완료된 후에도 지속될 수 있다. 예를 들어 발목 염좌(가장 흔하게 발생하는 스포츠 부상) 부상 이력이 있는 사람은 발목 염좌

부상 이력이 없는 사람에 비해 양발로 선 자세에서 한발 자세로 바꿀 때 발목과 고관절, 넙다리뒤근 근육의 활성 지연이 나타났다. 연구자들은 만성 발목 불안정성(즉, 여러 발목 염좌)을 가진 개인에서 반대 방향으로 내번 움직임이 일어나면 중둔근의 활성화가 지연되는 것을 확인했다. 또 다른 연구에서는 대조군과 비교했을 때 이전에 부상을 당한 피험자의 대둔근 활성화가 지연되었다고 보고했다. 이러한 데이터는 발목 염좌 후 변경된 운동 제어 변화가 지속되며, 외부 하중을 가하지 않고 낮은 수준의 활동 중에도 결함을 식별할 수 있음을 나타낸다(예: 점프 후 착지).

이전의 요통 이력도 운동 제어의 변화에 영향을 미친다. 검사 당시에는 요통이 없더라도 이전에 요통을 경험한 선수에게서 연구자들은 외부 코어근육(복직근, 외복사근, 내복사근, 활배근, 흉추/요추기립근)에서 변화된 활성화를 발견했다. Zazulak 등은 277명의 대학 운동선수들을 대상으로 한 사전 연구에서 로지스틱 회귀 모델을 사용하여 예상치 못한 작은 움직임, 몸통의 자기수용 감소, 요통 이력에 대해 측정된 몸통의 변위는 민감도 91%, 특이도 68%로 향후 무릎인대 부상의 발병을 예측했다고 판정했다. 부상 후 운동 제어의 변화는 지속성을 입증하는 광범위한 연구와 이러한 변경이 향후 부상위험을 증가시킬 수 있다는 점을 감안할 때, 변경 가능한 부상위험요소 목록에 부상 후 운동 제어 변화를 포함시키는 것에 대해서는 신중해야 할 것이다.

물리치료 환자/고객 관리

물리치료사가 부상의 잠재적 위험요인을 파악하여 운동선수의 근골격계 건강에 중요한 영향을 미칠 수 있는 두 가지 중요한 시기가 있다. 첫 번째는 물리치료 종료 전 엄격하고 체계적인 검사를 통해 수정 가능한 운동 제어의 변화가 정상화되었는지 확인하는 것이다(Case 17 참고). 두 번째는 사전 검사 중에 치료사가 개인의 부상 이력과 간단한 임상 검사를 통해 위험요인을 식별한다. 사전 신체검사 후, 치료사는 식별된 수정 가능한 위험요인을 수정할 수 있는 종합적인 프로그램을 설계해야 한다. 선수는 수정 가능한 위험요인이 완화되었는지 확인하기 위해 후속 검사에서 재평가를 받아야 한다. 재평가를 실시하는 것은 부상 예방 관리에서 가장 자주 생략되는 단계임을 주의해야 한다.

검사, 평가 및 진단

모든 물리치료 과정에서 효율성과 효능이 가장 중요하지만, 특히 이 경우에는 더욱 중요하다. 시즌 시작 전에 물리치료사가 수행할 수 있는 수많은 검사와 조치가 있지만, 검사를 위한 목표를 고려하는 것은 중요하다. 이 경우 물리치료사는 근골격계를 확인하고 부상위험이 있는 선수를 식별하여 시즌 준비 상태를 결정하며, 의미 있는 부상 감소 조치를 시행하려고 한다. 일반적으로 치료사는 1시간 내에 부상 이력을 기록하고, 검사를 수행하고, 결과를 해석해서 설명하고, 완화계획을 수립할 수 있다. 수행할 수 있는 검사가 거의 무제한임을 감안하여 계층적 접근법을 사용해야 한다. 예를 들어, 비록 물리치료사가 각 관절의 가동범위와 힘을 측정할 수 있었고, 유의미한 결손이 확인되지 않더라도 무릎에 외번 없이 딥 스쿼트 동작을 할 수 있는 것을 의미하지 않는다. 하지만 만약 보상 작용 없이 풀-딥 스쿼트를 할 수 있다면 무릎과 고관절 굴곡 가동범위를 측정할 필요는 없다. 전신 운동부터 시작하여 특정 검사의 추가가 필요할 수 있는 부위를 식별할 수 있다. 각각의 검사방법이나 선택된 측정방법은 신뢰할 수 있고, 예측 가능하고 수정 가능해야 하며 임상적으로 실행 가능해야 한다.

사전 신체검사의 목표는 동작 검사를 통해 운동 제어 결함을 임상적으로 식별하는 것이다. 생체역학 실험실은 동작에 관한 방대한 양의 데이터를 제공하지만, 대부분의 임상의는 완전한 생체역학 평가를 완료할 수 있는 접근 권한도 시간도 없다. 임상 동작 검사는 신뢰할 수 있는 방식으로 수행하기가 어려울 수 있다. 동작 검사를 객관화하고 정량화하는 데 도움이 되는 하나의 옵션은 기능적 움직임 평가(functional movement screen, FMS)이다. 기능적 움직임 평가는 신뢰할 수 있고, 수정 가능하며, 프로 미식축구 선수, 해양 장교 후보, 여성 대학운동선수와 소방관의 부상을 예측할 수 있다. 기능적 움직임 평가의 목적은 주요 동작 패턴 기능장애와 비대칭성을 검사하는 것이다. 기능적 움직임 평가의 또 다른 이점은 대부분의 관절을 끝 범위까지 가져가서 근골격계 선별의 관점에서 관절(즉, 통증이 없는 최대 관절가동범위)을 확인하는 것이다. 기능적 움직임 평가는 각각 0, 1, 2 또는 3의 척도로 점수를 매기는 7개의 기본 동작으로 구성된다. 0은 움직임 패턴 또는 확인 검사 시에 통증이 있음을 나타낸다. 1은 동작을 수행할 수 없다는 것을 의미하고, 2는 보상으로 동작 패턴을 수행할 수 있는 능력을 나타내며, 3은 지정된 기준에 따라 동작을 수행할 수 있는 능력을 나타낸다. 7개의 동작은 딥 스쿼트(**그림 23-1A**), 허들 스텝(**그림 23-1B**), 인라인 런지(**그림 23-1C**), 하지 직거상, 어깨 움직임, 몸통 고정 팔굽혀펴기와 회전 안전성 동작이다. 또한 세 가지 확인 검사로는 어깨 충돌 검사, 엎드린 자세에서의 팔굽혀펴기, 요추 굴곡 검사가 있다.

기능적 움직임 평가 결과를 해석하는 것은 어려울 수 있다. 부상위험에 대한 커트라인을 설정하기 위해 부상 예측 연구에서 기능적 움직임 평가의 총점을 처음 사용했지만, 개별 검사의 점수를 분석하는 것이 더 중요할 수 있다. Lehr 등은 전향적 코호트 연구에서 기능적 움직임 평가의 총점뿐만 아니라 부상 예측 모델 개별 검사에서 0s(통증) 또는 1s(수행할 수 없는)의 존재도 활용했다. 그들은 선수가 총점이 14점 이상이지만 (7개의 움직임 패턴 각각에서 최소 2점을 받는 것과 일치) 개별 점수에서 0 또는 1점을 보인다면, 여전히 부상위험이 존재한다는 것을 발견했다. 기능적 움직임 평가는 움직임이나 간단한 움직임을 수행할 수 없는 통증을 가진 선수들을 식별하려고 시도한다. 이러한 동작 중 선수가 통증을 호소하는 경우, 물리치료사로부터 추가 검사와 중재를 받아야 한다. 만약 선수가 하나의 검사에서 1점을 받거나 좌우 비대칭을 보인다면 재활치료 과정 외에 관리를 받을 수 있다(예: 운동선수는 교정 운동을 한

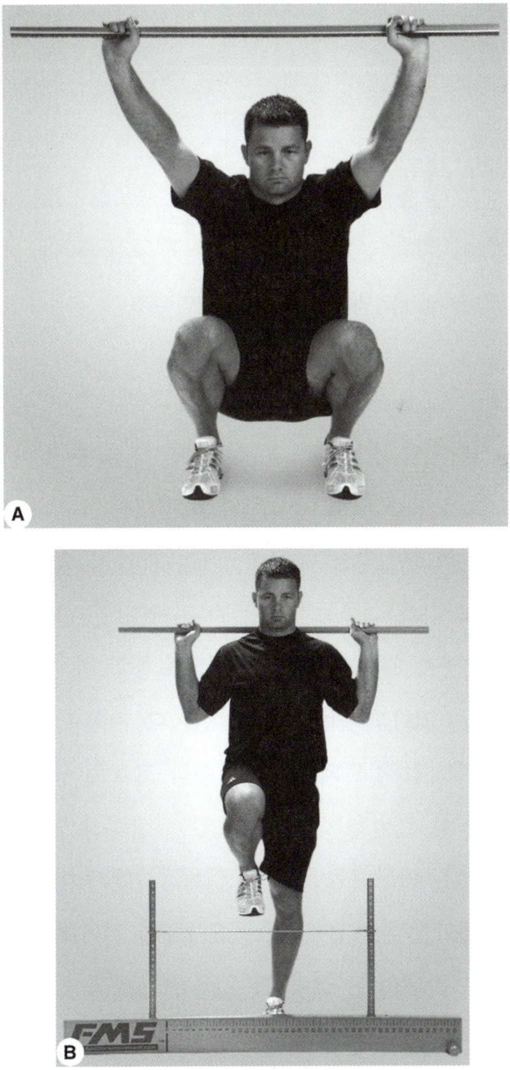

그림 23-1 기능적 움직임 평가의 기본요소. A 딥 스쿼트, B 허들 스텝, C 인라인 런지

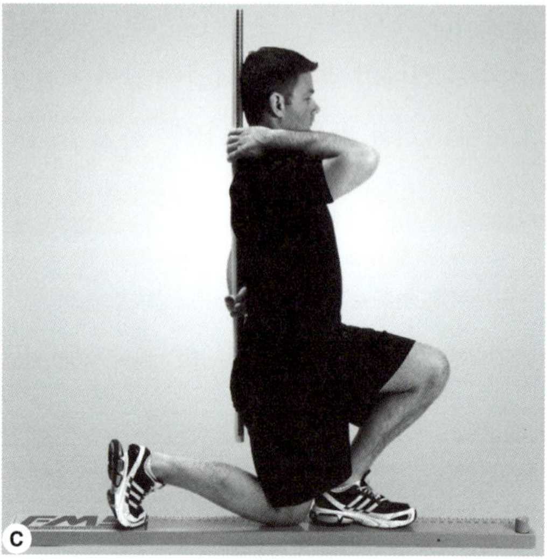

그림 23-1(계속) 기능적 움직임 평가의 기본요소. C 인라인 런지

다음 학교 체력 및 컨디셔닝 전문가에게 재검사를 받을 수 있다).

Star Excursion Balance Test(SEBT)와 하지의 Y Balance Test-Lower Quarter(YBT-LQ)는 적절한 강도 유연성, 코어 제어 및 고유수용감각을 요하는 한발로 선 자세에서 수행되는 동적 밸런스 검사이다. YBT-LQ는 신뢰성과 관리의 용이성을 개선하기 위해 특정 검사 프로토콜과 장치를 사용하여 3개의 도달 방향만 수행하는 SEBT의 단순화된 버전이다. 이러한 검사들은 SEBT와 YBT-LQ에 대한 체계적인 검토와 후속 전향적 코호트 연구에서 동적 균형, 부상 예측, 부상 후 균형 결손을 식별할 수 있는 신뢰성 있는 검사이며, 수정 가능하다고 결론 내렸다. 연구자들은 사전 신체검사에서 이 검사 중 하나를 선별에 포함시킬 것을 제안했다. YBT-LQ는 SEBT의 원래 8개 방향 대신 3개의 이동 방향(전방, 후내측, 후외측, **그림 23-2**)을 포함하고 있다. YBT-LQ의 목표는 반대쪽 다리로 가능한 한 멀리 도달하면서 한발 자세를 유지하는 것이다. 다리 길이가 큰 요인은 아니지만, 개인이 도달할 수 있는 거리에 대해서는 중

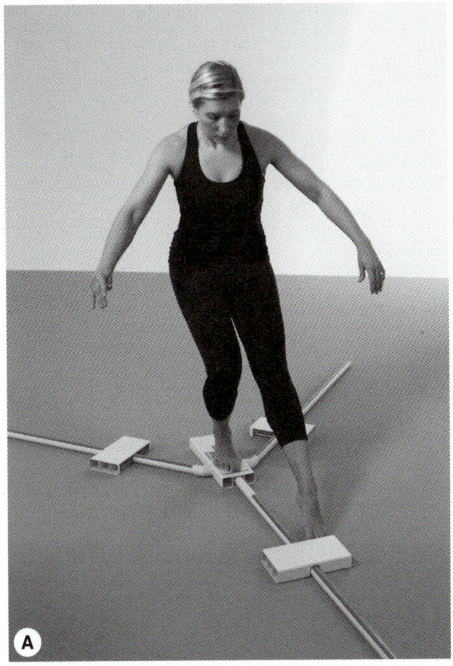

그림 23-2 Y Balance Test-Low Quarter (YBT-LQ). 반대쪽 다리를 가능한 한 멀리 디디며 한쪽 다리의 스탠스 유지를 목표로 함. **A** 전방 방향

요한 요소이기 때문에 다리의 길이(전상장골극의 최대 하면에서부터 발목 복사뼈 중부의 말단 표면의 0.5cm 부위)를 측정한다. 검사를 실시하기 위해 6회의 실습을 실시한다. 그다음 각 방향으로 한 다리를 3번 시도한 뒤(각 다리별 9번의 시도) 각 방향 중 최대 도달거리를 분석한다.

Prisky 등 및 Lehr 등은 SEBT와 YBT의 예측 능력을 조사했다. 이들은 양발 도달 범위에 4cm 이상의 비대칭을 보이는 고등학교와 대학선수들 중 연령, 성별, 스포츠 위험도에서 커트라인 이하의 복합점수를 나타낸 경우, 하지 부상의 위험이 증가하는 점에 주목했다. 복합점수는 세 방향(전방, 후내측, 후외측)에서 가장 큰 도달 범위를 다리 길이의 3배로 나눈 다음 100을 곱한 값이다. 전방 비대칭이 4cm 이상인 남녀 고교 농구선수는 부상위험이 높았고, 동료선

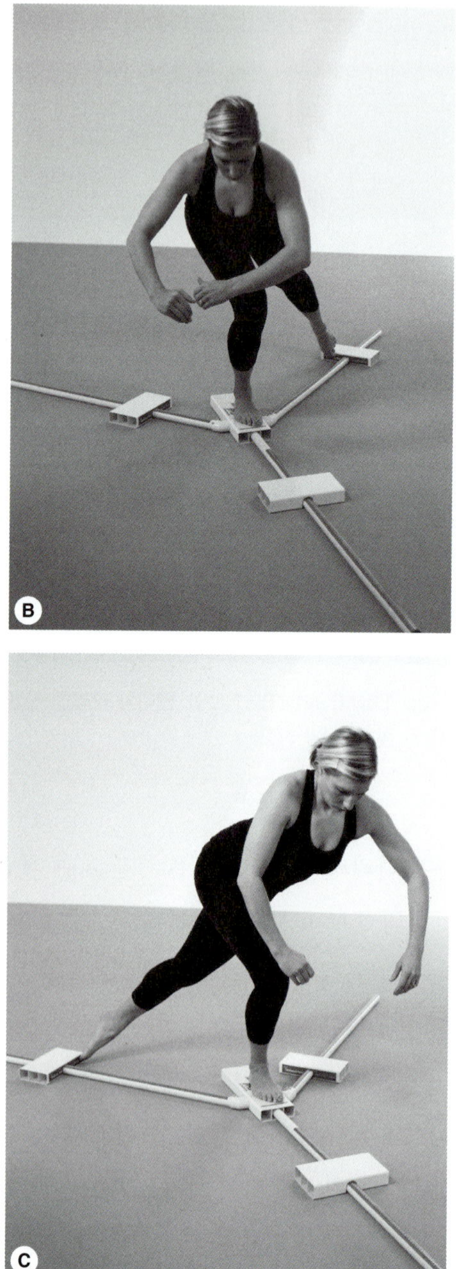

그림 23-2(계속) Y Balance Test-Low Quarter(YBT-LQ). 반대쪽 다리를 가능한 한 멀리 디디며 한쪽 다리의 스탠스를 유지를 목표로 함. **B** 후내측 방향, **C** 후외측 방향

수 중 하위 1/3의 종합 점수(94%)를 받은 여성은 부상위험이 6배 높았다. 대학 축구에서 종합 점수가 89% 미만인 선수들은 부상을 입을 가능성이 더 높았다. 따라서 부상위험 감소점은 모집단마다 다르기 때문에 종합 점수는 선수의 연령, 성별, 스포츠 종목에 따라 상이한 커트라인 점수 이상을 충족해야 한다. 현역 대학생에 대한 또 다른 연구에서 후외측 도달거리가 다리 길이의 80% 미만인 경우 발목 염좌 발생위험이 증가한 반면, 90% 이상인 경우 발목 염좌 발생위험이 감소했다. 마지막으로, SEBT를 개선하면 부상위험을 줄일 수 있다. 226명의 유소년 여성 축구선수들을 대상으로 한 무작위 통제 실험에서 연구원들은 SEBT 결과가 개선되면 부상위험이 줄어든다는 것을 발견했다.

많은 생체역학 실험연구는 착지 동작에서 무릎 외반은 전방십자인대 파열 및 재파열의 위험요소라는 것을 보여준다. 고위험 착지 위치를 임상적으로 평가하기 위한 두 가지 방법은 턱 점프 평가와 착지 오류 점수 검사이다. 이 검사법에 대한 신뢰성, 임상적 타당성 및 예측 타당성은 논의되지만, 선수가 낮은 수준의 검사를 통과하면(예: 기초적인 움직임, 균형 등) 착지 위치에 대한 어떤 형태의 임상 평가가 동반되어야 된다는 것은 생체역학 문헌에서 분명히 알 수 있다.

홉 검사는 종종 사전 신체검사에 사용된다. 신뢰할 수 있고 유효하며 임상적으로 실현 가능하고 수정 가능한 외발 홉 검사에는 거리에 대한 외발 홉, 6m 타이밍 홉, 트리플 홉 및 트리플 크로스오버 홉이 포함된다(Case 16 참고). 부상 예측을 위한 홉 검사에 대한 연구는 거의 없지만, 홉 검사는 차별적 타당성(즉, 건강한 개인과 부상당한 개인을 구별할 수 있는 능력)을 입증했다. 흥미롭게도 한 연구에서 비대칭적인 외발 홉 점수를 받은 여성 선수와 동료들에 비해 홉 거리가 늘어난 남성 선수에게서 부상 발생위험이 증가했다. 이에 대해 남성들이 '과잉될 수 있다'는 가설을 세울 수 있는데, 신체에서 발달한 힘을 통제할 수 있는 근본적 운동 능력을 갖추지 않았다는 것을 의미한다. 예를 들어 남성에서 특정 동작(예: 스쿼트, 런지, 능동 하지 직거상)을 수행할 수 있는 기본적인 안정성 또는 이동성을 갖추지 않은 경우, 다른 곳에서 보상 작용이 일어날 수 있다. 홉 점프, 전력질주, 방향 전환 시에 더 많은 하중이 가해지면, 더 큰 보상작용이 발생하여 근골격계 손상을 일으킬 수 있다. 이 분야에 대한 추가 연구가 필요하다. 홉 검사에 대한 연구가 부족하기 때문에 선수가 하위 수준의 검사(기능적 움직임 평가, SEBT, YBT–LQ)를 통과한 경우에만 홉 검사를 실행해야 한다.

모든 사전 신체검사가 완료되면 개별 검사 결과의 상호작용을 고려해야 한다. 부상위험은 복합적인 요소이기 때문에 부상 예방의 현재 추세는 여러 위험요소를 분석하여 선수를 평가하는 것이다. Lehr 등은 대학 Ⅲ리그 선수들을 선별하여 사전 신체검사를 시행한 후 시즌 동안 추적했다. 시즌이 시작될 때, 여러 스포츠(축구 포함)에 걸쳐 183명의 대학 선수들의 부상 이력을 인터뷰하고, YBT–LQ와 기능적 움직임 평가를 진행했다. 점수는 선수를 네 가지 위험 범주 중 하나로 분류하는 알고리즘에 입력되었다. 종합 기능적 움직임 평가 점수, 개별 기능적 움직임 평가 점수, 기능적 움직임 확인 검사 결과, 5개의 양측 기능적 움직임 검사에서의 비대칭성, 검사 중 통증 발현, 부상 이력 및 YBT–LQ 비대칭 및 YBT–LQ 복합점수가 개별 위험 역치 수준 이하인 경우를 계산하고 가중치를 부여했다. YBT-LQ 복합점수 위험 임계값은 선수의 경쟁 수준(즉, 중학교, 고등학교, 대학교 및 프로), 스포츠 및 성별에 기초한 소프트웨어에 의해 결정되었다. 선수가 중간 또는 상당한 위험 범주에 속할 경우, 해당 시즌 동안 부상을 입을 가능성이 3.4배(신뢰율 95% 간격, 2.0~6.0) 더 높았다. 정상 범주에서 부상을 입은 선수는 한 명도 없었다. 이후 발표되지 않은 분석에서는 4명의 비접촉 십자인대 부상(높은 위험 그룹에서 3명, 약간 위험이 증가된 그룹에서는 1명)이 확인되었다.

치료 계획과 중재

검사가 완료된 후, 개인의 검사 결과는 기능적 움직임 평가 점수를 시작으로 평가한다. 0점(동작 시 통증 발현)인 항목이 있는 경우, 추가적으로 관절가동범위, 강도 또는 통증 원인을 확인하기 위한 특별 검사를 포함하여 통증부위의 국소 검사를 추가해야 한다. 점수가 1 또는 비대칭인 경우, 동작 기능장애를 교정하기 위한 구체적인 교정 전략을 실행해야 한다. 모든 기능적 움직임 평가 점수가 2점 이상이고 움직임이 대칭인 경우, 운동선수가 일반 부상 예방 프로그램을 수행하도록 하는 것이 유익할 것이다. 근거 기반 부상 방지 프로그램의 예는 문헌에서 찾아볼 수 있다. 이 선수의 경우, 여성 축구선수들에게 광범위하게 연구되었기 때문에 그녀가 FIFA 11+ 또는 유사한 부상 방지 프로그램을 수행하도록 하는 것이 유익할 것이다.

치료사는 일반적인 프로그램을 처방하기 전에 근본적인 운동장애는 없는지 확인해야 한다. 예를 들어, 이 선수의 기능적 움직임 평가 점수 중 런지 동작에 비대칭(예: 왼쪽 1점, 오른쪽 2점)을 보이고, 딥 스쿼트 동작에서는 1점을 받은 경우 플라이오메트릭 점수 훈련을 시작하면 저수요 동작에 대한 보상 동작이 더 악화될 수 있다.

다른 검사와 관련된 검사 결과는 매우 통찰력 있을 수 있다. 예를 들어, 딥 스쿼트 점수가 1점, 런지 동작에서 왼쪽 1점, 오른쪽 2점을 제외하고 기능적 움직임 평가의 각 구성요소에서 2점을 받고 YBT–LQ 전방 도달거리에서 7cm의 비대칭성을 나타낸 경우, 물리치료사는 닫힌사슬 발등 굽힘 검사를 통해 발목관절을 추가로 검사해야 한다. 성공적인 부상 예방을 위한 핵심요소는 위험요소가 식별된 후 재평가와 위험요소를 완화하기 위한 개입 계획이 구현된 후 재평가이다. 교정 운동을 통해 어느 정도의 이점을 얻을 수는 있지만, 부상위험요인의 진정한 변화는 재검사를 통해 확인되어야 한다. 예를 들어, Steffen 등은 FIFA 11+ 프로그램에 대한 준수도가 높은 사람들이 SEBT의 기능을 향상시키고 부상률을 낮춘다는 것을 발견했다. 규정 준수율이 낮은 사람들은 SEBT가 개선되지 않았고, 부상 발생율도 낮아지지 않았다.

근거 중심 임상적 추천

SORT: 추천 분류의 장점

A 일관된, 양질의 환자 지향적 근거

B 일관되지 않거나 제한된 질적 수준의 환자 지향적 근거

C 동의, 질병 중심의 근거, 일반적인 관행, 전문가의 의견 또는 사례 시리즈

1. 기능적 움직임과 동적 균형은 기능적 동작 검사, SEBT와 YBT-LQ 검사로 평가할 수 있으며, 이 검사는 신뢰할 수 있고, 부상을 예측하고, 수정할 수 있으며 임상적으로 실현 가능하다. **A 등급**
2. 선수가 낮은 수준의 사전 신체검사를 통과하면 턱 점프 평가와 착지 오류 점수 검사는 고위험 착지 동작을 평가하는 데 사용할 수 있는 임상도구이다. **B 등급**
3. 부상 위험인자가 확인되면 수정 가능한 위험인자가 제거되었는지 확인하기 위해 교정 조치 후 재검사를 시행해야 한다. **C 등급**

종합 질문

23.1 해당 지역 대학 팀의 의사로부터 부상 방지 태스크포스의 일원이 되어 달라는 요청을 받았다. 스포츠에서 미래의 부상에 대해 가장 지속적으로 보고된 위험요인은 무엇인가?

A. 외반 붕괴
B. 균형감각 소실
C. 부상 이력
D. 유연성 비대칭

23.2 축구선수의 사전 신체검사를 수행할 때, 기능적 움직임 평가 결과 '통과'에 해당하는 것은 무엇인가?

A. 딥 스쿼트 점수 1점(보상과 함께 동작 불가능)
B. 인라인 런지 시 요통 발현
C. 몸통 안정 팔굽혀펴기 점수 2점(보상과 함께 동작 가능)
D. 능동 하지 직거상 검사 결과 비대칭(왼쪽: 1점, 오른쪽: 3점)

23.3 SEBT와 YBT-LQ에 관한 설명으로 옳은 것은 무엇인가?

A. 만성 발목 불안정 및 전방십자인대(ACL) 손상이 있는 사람을 식별한다.
B. 부상을 예방한다.
C. 검사 점수는 훈련을 통해 향상되지만, 점수 개선은 부상률을 낮추는데 관련이 없다.
D. YBT-LQ의 신뢰성은 확립되지 않았다.

정답

23.1 **C.** 이전 부상은 25개 이상의 잠재적 연구에서 확인된 가장 일관성 있게 보고된 위험요인이다. 외반 붕괴(A)는 2개의 선행 연구를 통해 식별된 위험요소이며, 균형감각의 소실 및 비대칭(B)은 복수의 연구에 의해 미래 부상에 대한 위험요소로 식별되었지만, 가장 일관성 있게 보고된 위험요인은 아니다. 부상의 요인으로 유연성의 비대칭을 지적하는 몇 가지 잠재적 연구가 있지만, 일반적인 유연성 부족은 부상의 위험요인으로 일관성 있게 보고되지 않는다(D).

23.2 **C.** 기능적 움직임 평가의 합격 점수는 비대칭 없이 2 이상이다. 기능적 움직임 평가 시 통증(B)은 탈락 점수이다. 부상을 예측하는 기능적 움직임 평가 시 통증뿐만 아니라 운동 제어에 영향을 미치는 통증에 대한 연구를 고려해보면 0점과 1점은 탈락 점수로 간주된다. 비대칭(점수 1)(D)은 보상 없이는 동작을 수행할 수 없음을 나타내므로, 이 역시 탈락 점수이다.

23.3 **B.** SEBT와 YBT-LQ 모두 고등학교 농구선수, 대학생, 현역 대학생들의 부상을 예측하는 것으로 나타났다. 여러 연구에 따르면 SEBT는 만성 발목 불안정성과 전방십자인대 손상이 있는 사람을 식별한다(A). 부상 예방 프로그램을 진행한 선수들은 점수를 향상시킬 수 있었고, 추가 연구를 통해 부상발생률 역시 감소했다는 것을 발견했다(C). 두 연구에서 YBT-LQ 검사는 평가자 간 신뢰성과 검사-재검사 시 신뢰성이 모두 확인되었다(D).

뇌진탕

Concussion

Christopher J. Ivey / Jonathan Warren
Anthony G. Schneiders

CASE 24

20세의 대학 아이스하키선수가 경기 중 상대선수와 충돌(즉, body check) 후 뇌진탕이 의심되는 상황이 발생한지 이틀 뒤 물리치료실을 찾았다. 충돌 당시, 선수는 헬멧과 마우스 가드를 포함한 표준 보호장비를 착용하고 있었다. 초기 검사는 팀 물리치료사에 의해 수행되었으며, 뇌진탕과 관련된 증상, 자세 제어, 신경인지기능에 대한 치료사의 평가는 뇌진탕 부상과 일치했고, 운동선수는 경기에 복귀하는 것이 허용되지 않았다. 경기 후 부상 클리닉 동안, 팀의 의사는 뇌진탕의 진단을 확인하고 선수에게 물리치료를 의뢰했다.

- ▶ 물리치료에 가장 적합한 목표는 무엇인가?
- ▶ 물리치료 검사 및 중재 시 어떤 예방조치를 취해야 하는가?
- ▶ 물리치료와 관련하여 발생할 수 있는 합병증은 무엇인가?
- ▶ 뇌진탕 부상위험을 줄이는 데 보호장비가 얼마나 효과적인가?

주요 정의

- **뇌진탕**(concussion): 생체역학적 힘으로 인해 뇌에 영향을 미치는 복잡한 생리학적 과정. 메커니즘과 후유증은 (1) 머리와 얼굴, 목 또는 신체에 직접 부딪혀 머리에 "갑작스런" 힘이 전달되어 발생하는 부상; (2) 자발적으로 해결되는 신경학적 기능의 단기적 기능 장애의 빠른 시작; (3) 신경병리학적 변화로 인해 나타날 수 있으며, 구조적인 부상보다는 기능적 변화로 인한 급성 임상적 증상으로 표준 신경 영상연구를 통해서는 이상이 발견되지 않음; (4) 의식 상실을 포함하거나 포함하지 않을 수 있는 임상증상의 등급 집합. 임상적 및 인지적 증상의 해결은 일반적으로 순차적 과정을 따르지만, 경우에 따라 증상이 장기화될 수 있음
- **뇌진탕후증후군**(post-concussion syndrome): 뇌진탕 후에 발생하는 증상의 지속적 유지. 뇌진탕 후 3개월 이상 지속되는 증상은 지속적인 뇌진탕후증후군으로 분류됨
- **제2충격증후군**(second impact syndrome): 동일한 경기 중 이전에 발생했을지 모르는 뇌손상으로 인한 증상을 가지고 있는 선수의 상태로, 몇 분 내로 뇌진탕 증상을 보일 수 있음. 혈관 내 울혈은 두개골 내 압력과 뇌출혈을 증가시켜 심각한 뇌손상이나 사망을 초래할 수 있음. 두개골 내 부종이 발생하는지 그리고 어느 정도까지 발생하느냐에 대한 약간의 논쟁이 있음

목표

1. 뇌진탕 가능성이 있는 선수의 검사의 적절한 구성요소를 논의한다.
2. 조기 복귀 단계 및 장기간에 걸쳐 발생할 수 있는 합병증에 대해 설명한다.
3. 뇌진탕 후 선수의 경기 복귀 준비(RTP) 상태를 측정하기 위한 신뢰할 수 있고 유효한 검사 방법을 확인한다.
4. 뇌진탕 관리에서 재활 단계를 설명한다.
5. 부상위험을 줄이기 위한 보호장비에 대해 알아본다.

물리치료 시 고려사항

뇌진탕 진단을 받은 선수의 재활 물리치료 시 고려할 점:

- **일반적인 물리치료 계획/목표**: 추후 의료적 진단이 필요할 수 있는 잠재적인 신경학적 저하를 확인할 수 있는 증상이나 징후 관찰; 선수의 증상 해결에 기초한 재활의 순차적 진행
- **물리치료 중재**: 뇌진탕후증후군의 일반적인 징후와 증상에 관한 환자 교육; 신체적 및 인지적 휴식으로 시작하고 유산소 운동, 저항 운동, 종목 맞춤 운동, 비접촉식 훈련으로 시작하여 점진적 재활 프로그램 시행, 완전한 접촉 훈련, 경기 복귀
- **물리치료 시 주의사항**: 젊은 선수의 경우, 재활 단계가 천천히 진행되어 회복 단계가 오래 걸림; 회복 단계의 진전은 뇌진탕 후 증상을 가진 사람들에게는 권장되지 않음
- **물리치료를 방해하는 요인**: 뇌진탕후증후군 관련 증상의 지속은 재활 단계의 진행을 바꾸고 경기 복귀 일정에 영향을 미칠 수 있음

건강 상태의 이해

미국에서 매년 운동 중 160~380만 명의 사람들이 외상성 뇌손상을 입는 것으로 추정된다. 이 중 대부분이 경미한 외상성 뇌손상으로 분류되고 뇌진탕에 해당한다. 15세 미만의 미국 어린이 10만 명 중 692명이 뇌진탕을 일으키며, 어린이의 연간 발병률이 가장 높다. 의식소실은 뇌진탕 진단을 위한 요건이 아니며, 대다수의 사람들이 이러한 유형의 부상에 따른 의학적 치료를 받지 않는다는 점을 감안할 때, 역학 데이터는 대부분 보수적이다. 스포츠 참가자의 수가 증가하고 경미한 외상성 뇌손상에 대한 인식이 개선됨에 따라 뇌진탕 진단의

수는 증가할 것이다.

뇌진탕은 스포츠에서 흔히 일어나는 일이고, 이러한 부상은 헬멧을 써야 하는 스포츠와 그렇지 않은 스포츠 모두에서 발생한다. 스포츠, 나이, 성별에 의한 뇌진탕 발생을 연구하는 몇몇 역학 연구가 수행되었다. 이러한 연구의 경향은 미국에서 뇌진탕 부상률이 가장 높은 스포츠가 미식축구, 레슬링, 유소년-소녀 축구, 여자 농구이며, 또한 대학 운동선수들은 고등학교 운동선수들에 비해 뇌진탕 부상률이 더 높다는 것을 보여준다. 농구와 축구 같은 남녀 스포츠에서, 여자 선수들은 남자 선수들에 비해 뇌진탕 발병률이 더 높았다. 뇌진탕 부상의 비율은 치어리딩을 제외한 모든 스포츠에서 연습할 때보다 경기 중에 더 높다.

대학 아이스하키에서 뇌진탕의 발병률은 각각 남자 선수와 여자 선수 각각 0.41/1,000명, 0.91/1,000명으로 보고되었다. 그에 비해 대학 미식축구에서의 뇌진탕 발병률은 0.54/1,000이다. 아이스하키의 뇌진탕 발생률은 헬멧 기준 도입 이후 증가했다. 이러한 증가는 뇌진탕에 대한 인식 향상과 공격적인 경기 때문이다. 아이스하키에 바디체킹 도입과 연령에 대한 논란도 있다. 바디체킹이 허용되지 않은 Pee Wee리그(11~12세)에 비해 바디체킹이 허용된 Pee Wee리그에서의 부상과 뇌진탕 발생위험이 3배 이상으로 나타났다.

뇌진탕과 관련된 병리학에 대한 다양한 동물 연구가 수행되었다. 뇌진탕 후, 흥분성 신경전달물질인 글루탐산염의 갑작스런 방출은 세포내 칼륨의 빠른 손실과 칼슘의 유입을 일으킨다. 손상된 뉴런의 정상적인 막전위를 회복하기 위해 나트륨-칼륨 펌프는 시간이 지남에 따라 작용하여 뇌 포도당 대사를 증가시키는데, 불행히도 뇌 포도당 신진대사의 증가는 뇌혈류 흐름이 감소된 시기에 일어나 세포 에너지 위기를 야기한다. 게다가 칼슘의 유입은 손상된 신경세포 내의 산화적 신진대사를 방해하여 미토콘드리아 활동을 억제하고, 에너지 공급과 수요의 불일치를 증가시킨다. 이러한 불일치는 두 번째 충격에 대한 취약성을 증가시켜 더 큰 머리 부상을 일으킬 수 있다. 포도당 대사가 증가한 초기 단계 후 부상당한 뉴런에서의 포도당 호기성 대사의 감소가 지속(7일~10일)된다. 동물 실험에서 뇌진탕 이후 신경대사의 급격한 변화는 구조적 손상보다는 신경계의 기능적 변화를 나타내는데, 이 근거는 일반 필름 방사선 사진이나 자기공명영상 스캔이 뇌진탕을 진단하는데 거의 가치가 없다는 결과와 일치한다.

뇌진탕과 관련된 많은 징후와 증상이 이 환자에게서 특정되지 않았다. 관련 징후와 증상으로는 네 가지 주요 범주(신체, 인지, 감정, 수면장애)가 있다. 뇌진탕 진단을 받은 사람은 이러한 범주 중 하나 이상에서 증상을 경험할 수 있다. 의식소실은 이러한 유형의 부상에서 발생할 수 있지만, 진단된 뇌진탕의 10% 미만이 의식소실을 유발한다. 일반적인 뇌진탕 징후와 증상은 **표 24-1**에 열거되어 있다.

뇌진탕 증상은 일반적으로 7~10일 이내에 예측 가능한 패턴으로 개선되지만, 어떤 사람들은 지속적인 증상을 가지고 있다. 이러한 증상은 명확하지 않고 모호할 수 있으며, 이는 진단을 어렵게 만들 수 있다. 세계보건기구(WHO)

표 24-1 • 뇌진탕과 관련된 일반적 증상 및 징후

신체장애	인지장애	감정장애	수면장애
• 두통 • 메스꺼움 • 구토 • 균형장애 • 어지러움 • 시각장애 • 피로 • 빛에 민감 • 소음에 민감 • 저림과 얼얼함 • 정신이 멍함	• 정신이 혼미함 • 동작이 느려짐 • 집중하기 어려움 • 기억력장애 • 최근 정보나 대화를 잊어버림 • 최근의 사건에 대해 혼란스러움 • 질문에 대답이 느림 • 질문을 반복함	• 짜증 • 슬픔 • 다양한 감정 • 신경과민	• 졸음 • 평소보다 짧은/긴 수면시간 • 잠 들기 힘들어짐

는 머리 부상 후 최대 4주 동안 3개 이상 증상(두통, 현기증, 피로감, 성급함, 정신집중 및 운동 능력의 저하, 기억력 저하, 불면증, 스트레스 제어 능력 감소, 음주, 감정 기복 등)이 지속될 경우, 뇌진탕후증후군으로 정의를 내렸다. 뇌진탕 후 3개월 이상 지속되는 증상은 지속적인 뇌진탕후증후군과 관련된 것으로 분류된다.

뇌진탕 후에 경기로 복귀하는 것은 심도 있는 평가 후 결정되어야 한다. 여전히 증상이 있는 개인은 경기 복귀를 위한 프로그램을 시행하지 않는 것이 좋고, 뇌진탕 이력이 있는 운동선수들은 다시 뇌진탕이 발생할 확률이 더 높다. 뇌진탕의 재발에 따른 장기적·지속적 신경인지 자극은 처음에는 권투선수 치매(펀치-드렁크증후군)로 생각되었다. 또한 파킨슨병(권투선수의 파킨슨병)은 이러한 유형의 반복적인 부상과 연관될 수 있다. 반복적인 뇌진탕으로 신경인지 자극이 누적되면서, 머리 부상의 누적으로 인한 영향은 권투에만 국한되지 않는다는 것이 명백해졌다. 만성 외상성 뇌병증(chronic traumatic encephalopathy, CTE)이라는 용어는 유사한 현상을 묘사하기 위해 사용되어 왔으며, 미식축구와 레슬링을 포함한 스포츠에서 더 널리 사용되고 있다. 만성 외상성 뇌병증을 입증하는 프로 축구선수의 부검보고서가 2005년 발표되었다. 만성 외상성 뇌병증은 누적된 뇌 외상에 기인하는 진행성 신경퇴행성 질환으로 정의된다. 일반적으로, 초기의 징후와 증상은 보통 부상 후 5~6년에서 길게는 수 십년까지 지속되기도 한다. 만성 외상성 뇌병증의 발병률과 유병률은 알 수 없다. 왜냐하면 그 질병이 부검 시 뇌에서 타우단백질의 뚜렷한 면역반응성 얼룩에 의해 진단되기 때문이다. 하지만 이것은 알츠하이머병과 같은 병은 아니다. 만성 외상성 뇌병증의 전형적인 징후와 증상은 최근의 기억력과 실행기능의 저하, 우울증, 공격성, 자살 행위와 같은 기분과 행동장애 및 치매로 발전하는 것을 포함한다. 만성 외상성 뇌병증 환자의 일부에게서 만성 외상성 뇌근병, 심한 근육의 약화와 위축, 경직 및 수축 증후군으로 알려진 근위축 및 경화증과 같은 점진적인 근신경장애로 심화되는 것으로 생각되어 왔다.

뇌진탕을 평가하는 기준 25세트가 개발되었지만, 아직 완전히 검증된 것은 없다. 현재의 권고안은 이 등급 척도에 기초하여 뇌진탕 관리를 중단할 것을 권고하고 있다. 따라서 경기 복귀를 위한 평가 등급에 따라 제시된 시간적 기준보다는 재활 과정을 통한 지침으로 증상에 의존해야 한다.

물리치료 환자/고객 관리

뇌진탕은 효과적인 관리를 위해 다원적인 접근법을 필요로 한다. 열외 평가에 누가 참여하느냐에 따라 선수의 출전 여부가 결정된다. 선수의 초기 평가는 물리치료사, 선수 트레이너, 의사 및 응급의료진(Emergency medical technician, EMT)에 의해 진행되어야 한다. 뇌진탕 증상을 조기에 인식하는 것은 필수적이며, 선수는 부상 당일 경기에 복귀해서는 안 된다. 의사의 진단을 받아야 하며, 일반적으로 증상은 부상 다음 날 검사에서 발견될 수 있다. 사전 참여 검사 동안 수행된 기준 신경인지 및 균형 검사의 결과는 부상 이후의 동일한 검사결과와 비교해야 한다. 뇌진탕 진단 후 초기 치료 권고는 휴식과 단계적이고 제한된 일상생활 복귀이다. 운동선수가 활동을 점진적으로 증가시켜가면 물리치료사는 종종 선수의 경기 복귀 단계를 확인하며 안전하게 재활을 진행하는데 관여한다. 운동선수가 경기 복귀 단계를 완료하면, 최종 경기 복귀 여부를 결정하는데 뇌진탕 전문의사가 참여해야 한다.

검사, 평가 및 진단

여러 전문 의료진이 부상당한 선수의 초기 검사와 지속적인 재평가에 참여할 수 있다. 뇌진탕 진단은 아마 가장 어려운 진단 중 하나일 것이다. 왜냐하면 대부분의 운동선수는 종종 경기나 이벤트의 엔트리에서 제외될 것이라는 두려움 때문에 뇌진탕 증상을 의료진에게 알리지 않기 때문이다. 의식손실은 뇌진탕 부상의 가능성을 쉽게 식별할 수 있는 신호이지만, 식별 가능한 의식손실 증상을 가진 선수는 10% 미만이다. 의식이 없는 운동선수에 대한 즉각적인 평가는 경기 현장에서 발생할 수 있는 1차 조사이다. 운동선수가 의식을 잃은 경우, 적절한 예방 조치를 유지하면서 진단이 완료되기 전까지 경추 부상을 의심하여야 한다. 첫째, 무의식의 수준을 확인하고 지속 시간을 기록해야 한다. 글래스고 혼수척도(glasgow coma scale, GCS)는 무의식의 수준을 평가하는데 사용할 수 있는데, 1차 조사는 선수의 기도, 호흡, 순환에 대한 평가로 계속된다. 일단 운동선수가 의식을 되찾고 경추 부상과 같은 더 심각한 부상의 확률이 낮다면 추가 평가를 위해 경기장 밖으로 나와야 한다. 균형 문제 또는 불안정성은 운동장 밖으로 이동하는 동안 나타날 수 있다. 선수가 의식을 되찾지 못할 경우, 가장 가까운 의료시설로 즉시 이동해야 한다.

초기 열외 평가에는 운동선수의 증상에 대한 평가, 신경학적 검사 및 인지 평가가 포함된다. 등급제 점검표, Maddocks 질문지, SAC(the standarized assessment of concussion), 수정된 BESS(the modified balance error scoring system), SCAT3(the sports consussion assessment tool 3) 등을 열외 평가에 사용할 수 있다. SCAT3는 2개의 이전 버전(SCAT 및 SCAT2)의 업데이트 버전이며, 하나의 종합적인 평가에 대부분의 승인된 열외 평가를 포함한다. SCAT3는 의료전문가가 관리하도록 설계되었다. SCAT3에는 등급제 점검표, GCS, Maddocks Score, SAC와 수정된 BESS가 포함되어 있다. SCAT3는 독립적으로 검증되지는 않았지만, 운동선수의 뇌진탕 부상 후 정신상태 변화를 감지하기 위해 검증된 SAC 평가 결과를 반영하는 것이 포함되어 있다. SCAT3는 무료로 다운로드 할 수 있다.

표 24-1은 뇌진탕으로 발생할 수 있는 수많은 징후와 증상을 나열한 반면, 등급제 점검표는 증상을 시간과 함께 추적하는데, 선수는 최초 평가와 각 후속 평가에서 모든 징후와 증상이 정지 상태 및 신체적 운동 중에 사라질 때까

지 이 등급제 점검표에 응답해야 한다. 이 증상은 0~6점 척도로 점수가 매겨지며, 여기서 0=은 존재하지 않고, 1=경미하며, 3=보통이며, 6=가장 심각하다. 등급제 점검표의 민감도는 64~89%, 특이도는 91~100%인 것으로 나타났다.

검사자는 시간, 장소 및 사람과 같은 표준 지남력 질문지는 더 완전한 기억력 평가와 비교했을 때 운동선수의 뇌진탕을 평가하는 데 있어 신뢰할 수 없는 것으로 나타났다는 것을 알아야 한다. 그러한 이유로 Maddocks 질문지와 SAC와 같은 간단한 신경심리학(NP) 검사는 실용적이고 효과적인 평가도구로 활용될 수 있다. Maddocks 질문지는 스포츠와 현재 경기와 관련된 단기 및 장기 기억 지남력을 평가하는 데 사용되는 질적 척도이다. 운동선수가 Maddocks 질문지에 정확하게 대답하지 못하는 것은 뇌진탕 부상에 대한 의심을 불러일으킬 것이다. 특히 현재 환자에게 적용할 수 있는 질문은 "오늘 우리가 있는 곳은 어디인가?"와 "지금 몇 회인가?"이다. SAC는 신경인식을 평가하는 데 사용되는 간단한 선별도구이다. SAC는 관리 또는 해석을 위한 심리 측정 훈련이 필요하지 않다. SAC를 수행하는 데 약 5분이 소요되며 지남력, 즉각 기억력, 집중력 및 기억 지연을 확인한다. SAC의 여러 변형이 사용되기 때문에 반복 사용에 대한 문제는 걱정하지 않아도 된다. 즉, 여러 변형을 사용하면 선수가 SAC에 대한 답을 미리 암기하거나 반복 시험할 수 없다. 열외 평가 결과는 시즌 또는 시즌 시작 전에 수행된 기준 평가의 결과와 비교할 수 있다. SAC 기준 점수로부터의 감소는 뇌진탕 진단에 대한 95% 민감도와 76% 특이도를 보인다.

균형감각의 손실은 뇌진탕에서 흔히 일어난다. 수정된 BESS는 관리가 쉽고 비용이 저렴하며 완료하는 데 약 5~7분이 걸리는 자세 안정성에 대한 평가이다. 의료전문가에게 병원 밖에서도 자세의 안정성을 평가할 수 있는 저렴하고 객관적인 방법을 제공하기 위해 개발되었다. SAC와 마찬가지로 수정된 BESS 검사 결과는 기준 평가와 비교될 수 있다. 세 가지 자세(양발을 가깝게 붙이고 선 자세, 외발 자세, 일직선 자세)와 두 종류의 바닥(단단한 바닥, 중간 밀도의 단단한 바닥)에서 측정한다. 각 자세에서 손을 허리에 대고 눈을 감은 채 20초 유지한다. 눈 뜨기, 엉덩이에서 손 떼기, 발 디딤, 비틀기, 넘어짐, 자세 30° 이상 이동, 발꿈치 또는 발꿈치 들어올리기, 5초 이상 검사 위치에서 벗어나 있는 것과 같이 특정 오류 발생 시 감점한다. 두 바닥 표면을 모두 사용할 경우 최대 60점, 한 표면만 사용할 경우 최대 30점이다. 기존 검사에서 파생된 BESS 검사는 동일한 검사를 반복적으로 실시하여 검사 점수를 개선시키는 연습 효과가 있다는 점에 유의해야 한다. 또한 BESS는 피로의 영향을 받을 수 있다. BESS는 뇌진탕 인구에서 감각조직 검사에 대해 검증되었다. BESS에 대한 검사자 내 및 검사자 간 신뢰도는 각각 0.6~0.92, 0.57~0.85이며, 재검사 신뢰도는 중간이다. BESS의 특이성은 뇌진탕 부상 후 1~7일까지 0.91~0.96까지이다. 그러나 BESS의 민감도는 부상 당시 0.34로 매우 낮았다. 그러므로 BESS는 뇌진탕을 배제하는 좋은 도구가 될 수 없을 것이다. 뇌진탕 후 자세 안정성이 손상된 선수는 일반적으로 부상 후 3~5일 이내에 기준 BESS 점수로 돌아온다. SCAT3은 한 표면에서 수행되는 수정된 BESS를 활용한다(기본 검사의 표면과 동일해야 함). 현재 수정된 BESS에 대해 보고된 신뢰성, 민감도, 특이성에 대한 연구는 없다. 따라서 수정된 BESS를 사용한 반복 검사는 아직 정량화되지 않은 훈련 효과를 초래한다는 점에 유의해야 한다. 또한 SCAT3에는 동적 균형과 조정을 측정하기 위한 새로운 검사방법인 시간 제한 일자보행 검사(tandem gait test)도 포함되어 있는데, 이 검사는 일반 인구에서 뛰어난 신뢰도를 가지고 있지만, 뇌진탕 인구에서는 아직 공식적으로 검증되지 않았다.

운동선수들에 대한 신경심리 검사는 1980년대에 인지장애를 식별하고, 뇌진탕 부상으로부터 회복을 기록하는 데 도움을 주는 도구로서 시작되었다. 신경인지기능 검사의 가용성과 함께 신경심리 검사가 확대되었다. 현재 ANAM(automated neuropsychological assessment metrics), CogState, HeadMinder와 ImPACT와 같은 다양한 신경인지 검사가 활용되고 있다.

CNP(computerized neuropsychological) 검사는 스포츠 물리치료사, 운동 트레이너 또는 소프트웨어에 익숙한 의사와 같은 자격을 갖춘 의료전문가가 모니터링하는 컴퓨터 실험실에서 수행할 수 있다. 또한 신경심리 검사는 신경심리학자에 의해 수행될 수 있으며, 지필 검사로 수행할 수 있다. 인지장애는 주관적인 증상보다 더 오래 지속될 수 있으며, 신경심리학 검사는 뇌진탕의 진단도구로 검증되지 않았지만, 증상이 없는 운동선수의 인지장애를 식별하는 데 도움이 된다. 검사의 해석은 검사와 뇌진탕 관리에 경험이 있는 신경심리학자나 의사가 수행해야 한다. 뇌진탕 후 신경인지기능 검사를 수행할 시기에 관한 입증된 근거 기반 지침이나 검증된 프로토콜을 만들기 위해서는 추가적인 연구가 필요하다.

치료 계획과 중재

뇌진탕 후 선수에 대한 즉각적인 치료는 선수뿐만 아니라 코치, 부모, 배우자 및/또는 보호자에 대한 교육을 강조해야 한다. 교육에는 추가 의료 진단이 필요한 잠재적 저하를 나타내는 징후와 증상의 모니터링도 포함된다. 일반적인 재활 단계에 대해서도 논의해야 한다. 뇌진탕 부상을 당한 사람들이 뇌진탕 부상과 치료에 대한 교육을 받았을 때, 그들은 교육을 받지 않은 사람들에 비해 수면장애와 불안, 심리적 스트레스를 덜 경험했다.

현재의 지침은 뇌진탕치료를 위해 신체적인 것과 인지적인 것 모두 휴식할 것을 권고하고 있다. 앞서 언급한 바와 같이, 경기의 조기 복귀는 제2충격증후군과 같은 심각한 부작용을 일으킬 수 있다. 신체적인 휴식은 다른 유산소 활동과 저항 훈련뿐만 아니라 경쟁적인 스포츠에서 제외되는 것을 포함한다. 운동선수가 휴식을 취할 때 증상이 더 이상 나타나지 않을 때까지 이러한 활동을 피해야 한다. 이 휴식 기간 이후에 신체 활동을 점진적으로 증가시킨다. 신체

표 24-2 • 경기 복귀를 위한 과정

재활 단계	각 단계별 기능적 운동	단계별 목표
1. 휴식	• 체력/정신적 완전한 휴식	휴식
2. 가벼운 유산소 운동	• 걷기, 수영, 좌식 자전거(연령별 최대 심박수의 70%의 강도 유지) • 근력운동 제한	심박수 향상
3. 종목 맞춤형 운동	• 아이스하키의 스케이팅, 축구의 달리기 훈련 시작 • 머리에 충격이 없는 활동으로 제한	움직임 추가
4. 비접촉 훈련	• 좀 더 복잡한 훈련을 진행함(예: 미식축구와 아이스하키에서의 패스 훈련) • 근력운동을 시작할 수 있음	운동, 협응력과 인지력 훈련
5. 접촉 훈련	• 의료진의 의견에 따라 일반적 훈련을 계속 유지함	자신감과 기능적 기술 회복
6. 경기 복귀	• 경기 참여	

활동이 점차 증가하는 동안 증상이 나타나면, 운동선수는 증상이 없던 이전 단계로 돌아가야 한다. 인지적 휴식은 독서, 학업, 비디오 게임, 문자 메시지, 온라인 작업을 포함하여 집중력과 주의를 요하는 활동을 최소화함으로써 달성된다. 회복 과정 중 학업에 대한 보장도 고려해야 한다. 이것은 인지적 휴식을 가능하게 하며, 회복 기간으로 인해 영향을 받을 수 있는 학업 및 진학을 보장해 주기 때문이다.

경기 복귀에 대한 평가도 점진적으로 진행되어야 한다. **표 24-2**는 미국 스포츠의학협회(American Medical Society for Sports Medicine)와 미국 운동트레이너협회(National Athletic Trainers Association)가 지원하는 활동의 점진적인 진행을 보여준다. 각 재활 단계는 약 24시간이 소요되며 일반 재활 프로토콜은 약 1주가 소요된다. 재활 단계는 대학선수나 프로 선수보다 어린 선수에게는 더 길며, 더 보수적인 운동법을 적용한다. 재활 단계 중 통증이 발생하는 경우, 운동선수는 24시간 휴식 후 이전 단계의 운동을 진행해야 한다.

스포츠 중 부상 예방은 여전히 최고의 중재법이고, 많은 스포츠(아이스하키 포함)에서 뇌진탕 부상위험을 줄이기 위해 헬멧과 마우스가드 같은 장비 교환을 의무화하고 있다. 헬멧 사용은 아이스하키에서 필수 요건이다. 비록 보호장비가 스포츠에서 심각한 만성 외상성 부상의 발생을 줄였지만, 이 장비가 뇌진탕 부상의 원인이 되는 저충격 충돌을 제한하거나 최소화할 수 있는 정도는 불분명하다. 생체역학 연구는 헬멧과 헤드기어를 착용할 때 뇌에 미치는 충격력을 줄인다는 것을 보여주었지만 뇌진탕 부상의 발생률은 증가했다. 이는 뇌진탕 부상에 대한 더 나은 이해와 보고를 나타낼 가능성이 높다. 하지만 보호장비가 선수에게 잘못된 안전의식을 심어 주어 잘못된 공격적인 경기를 장려하는 위험 보상을 초래할 수 있다는 제안이 있었다. 이 잠재적인 문제를 해결하기 위해서는 운동선수에 대한 교육이 필수적이다. 마우스가드는 1960년대와 1970년대에 아이스하키를 포함한 많은 스포츠에서 시행되었다. 마우스가드의 착용은 치과 및 안면 부상을 예방하는 역할을 하지만, 뇌진탕을 예방한다는 좋은 임상적 근거는 없다. 페어플레이와 상대선수에 대한 존중의 관점에서의 선수 교육과 정당한 스포츠 기술 사용은 뇌진탕 예방에 필수적이다. 뇌진탕의 상태는 복잡하기 때문에 부모, 의료진 등 관련된 모든 개인에게 안전한 경기 복귀를 위한 진단과 치료, 기준을 교육하는 것이 중요하다.

근거 중심 임상적 추천

SORT: 추천 분류의 장점

A 일관된, 양질의 환자 지향적 근거

B 일관되지 않거나 제한된 질적 수준의 환자 지향적 근거

C 동의, 질병 중심의 근거, 일반적인 관행, 전문가의 의견 또는 사례 시리즈

1. 뇌진탕 진단을 받은 선수는 당일에 경기 복귀를 해서는 안 된다. **C 등급**
2. SAC(the standardized assessment of concussion), BESS(balance error scorin system), SCAT3(sport concussion assessment tool 3)와 같은 열외 검사를 진행하여 선수의 부상 전과 후의 평가 결과를 비교하여야 한다. **C 등급**
3. 제2충격증후군과 같은 심각한 부작용의 가능성을 줄이기 위해, 운동선수는 뇌진탕 회복의 초기 단계에서 증상을 증가시키는 신체적 또는 인지적 활동을 해서는 안 된다. **B 등급**
4. 뇌진탕 후 경기로 복귀하는 것은 개인화되고 단계적이며, 점진적이어야 한다. **C 등급**

종합 질문

24.1 뇌진탕 진단을 위한 열외 평가로 가장 적절한 것은?

A. 시간, 장소, 사람과 같은 표준 지남력 검사
B. 전산화된 신경심리 검사
C. Maddocks 질문지 검사
D. 감각 지남력 검사

24.2 물리치료사가 4일 전에 뇌진탕 부상을 당한 운동선수와 함께 재활을 진행하고 있다. 선수는 경기 복귀 재활을 마친 뒤 3단계 재활 프로그램을 시작하면서 통증이 나타났다고 했는데, 이러한 상황에서 물리치료사는 이 선수에게 어떤 조언을 해야 하는가?

A. 다음 날 증상을 재평가하여 현재 치료를 계속한다.
B. 선수에게 3단계를 중단하고 2단계를 계속하도록 한다.
C. 선수를 4단계로 진행시킨다.
D. 선수에게 3단계를 멈추고 1단계를 계속하도록 한다.

정답

24.1 C. Maddocks 질문지는 스포츠와 현재 경기와 관련된 단기 및 장기 기억력뿐만 아니라 지남력을 평가하는데 사용하는 질적 척도이다. 시간, 장소 및 사람과 같은 표준 지남력 질문지는 스포츠 중 운동선수의 뇌진탕을 평가하는데 있어 신뢰할 수 없는 것으로 나타났다(A). 전산화된 신경심리 검사 및 감각조직 검사는 열외 검사에 대한 실질적인 평가가 아니다(B, D). SAC와 BESS도 열외 검사에 활용된다.

24.2 B. 재활 단계의 진행과 함께 통증이 발생하는 경우, 선수는 24시간 휴식 후 통증이 없던 이전 단계로 돌아가야 한다.

말초신경병성 통증

Peripheral Neuropathic Pain

William I. Rubine

CASE 25

27세의 오른손잡이 남성 골퍼가 왼쪽 목과 어깨 통증을 호소하며 외래 물리치료실에 내원했다. 그는 왼쪽 어깨와 팔 통증, 왼쪽 상지 마비, 목 통증을 호소한다. 그는 증상이 4년 전 자동차 사고 후에 시작되었다고 생각한다. 그의 증상은 2년 동안 호전되었고, 나중에 뚜렷한 이유 없이 다시 악화되었다. 그는 이제 골프를 치거나 오토바이를 탈 수 없게 되었다. 그는 현재의 고통을 타는 것과 쏘는 것으로 묘사한다. 그의 고통은 팔을 뻗거나 최대한 움직일 때 증가하며, 팔을 옆으로 붙이고 사용하지 않으면 통증이 줄어든다. 상지의 근전도 검사 결과는 정상이었고, 환자의 1차 진료의사는 자기공명영상(MRI) 스캔 결과, "걱정할 것이 없다"고 했지만 환자는 치료할 수 없는 희귀질환을 앓고 있다고 걱정했다. 그는 지난 3개월 동안 카이로프랙터와 마사지치료사로부터 치료를 받았으며, 두 명의 임상의사 모두 그의 상태가 "이상하다"고 말했다.

- ▶ 의심되는 환자의 진단 결과는 환자 상태에 어떤 영향을 미칠 것으로 예상하는가?
- ▶ 가장 적절한 물리치료 중재는 무엇인가?
- ▶ 물리치료에 방해가 될 수 있는 합병증은 무엇인가?
- ▶ 종합 통증센터에서 다른 팀 구성원과 논의해야 할 전문가 간 토론 주제를 파악한다.

주요 정의

- **신경긴장에 대한 부작용**(adverse response to neural tension): 말초신경을 따라 발생하는 통증, 감각 변화 및/또는 긴장감. 신경그물의 능동적 또는 수동적 연장에 의해 신경에 가해진 스트레스에 의해 유발됨
- **이질통**(allodynia): 가벼운 접촉이나 브러쉬질과 같이 일반적으로 무해한 자극에 대한 고통스러운 반응
- **중추 감작**(central sensitization): 척수의 배측각에 있는 높은 역치 및 넓은 범위 뉴런의 시냅스 전 및 후 과정의 변화. 수용체 장의 크기가 증가되고 반응성을 증가시킴. 또는 무해하거나 유해한 자극에 대한 역치를 감소시킴
- **이상감각**(dysesthesia): 즉흥적이거나 불쾌한 비정상적인 감각
- **지각불감성 통증**(dysesthetic pain): 손상되거나 재생되지 않는 다른 섬유의 비정상적인 발화로 인한 자발적 또는 유발된 통증(태움, 저림, 찢어지는 듯한 통증)
- **통각과민**(hyperalgesia): 일반적으로 고통스러운 자극에 대한 반응 증가
- **역학적 민감도**(mechanosensitivity): 신경조직이 압축, 장력 또는 전단 같은 역학적 힘에 반응하여 통증이나 감각이상으로 인식되는 성향
- **신경활주**(nerve slider): 신경그물을 늘이는 운동과 몸의 다른 부분을 짧게 하는 운동을 결합하는 다중관절 운동으로 인해 신경그물이 길어지는 부분을 향해 신경이동을 일으킴
- **신경긴장**(nerve tensioner): 신경의 긴장을 증가시키는 신경그물의 한쪽 또는 양쪽 끝에서 단 또는 다중관절 운동
- **신경줄기 통증**(nerve trunk pain): 신경요람에 있는 역학적 또는 화학적으로 민감한 통증 수용기의 "깊고 아픈" 통증
- **신경벽신경**(nervi nervorum): 말초신경줄기에 관여하여 신경을 자극하는 무수신경총. 기계적·열적·화학적 자극에 반응하여 통각과 맥관벽신경의 혈관 확장을 일으켜 신경 내 염증을 발생시킬 수 있음
- **신경인성 염증**(neurogenic inflammation): 부상당한 말초신경에 의한 염증 전 신경펩타이드의 대상 조직으로의 방출, 때로는 예상 시간 내에 해결되지 않는 근골격계 질환에 영향을 미침
- **신경병성 통증**(neuropathic pain): 체내 감각 시스템에 영향을 미치는 병변이나 질병의 직접적인 결과로 발생하는 통증

- **통각**(nociception): 개인에게 통증으로 인식되거나 인식되지 않을 수 있는 실제 또는 잠재적인 조직 손상에 대한 인식
- **신경근성 통증**(radicular pain): 팔다리의 좁은 망을 따라 내려오는 찢어지는 듯한 통증으로, 배근이나 배근신경절의 이소성 방출을 나타냄
- **신경근병증**(radiculopathy): 척수신경이나 그 뿌리를 따라 전도차단이 발생하여 반사반응이 감소됨. 감각신경섬유가 차단되면 피질 패턴에 마비가 발생하고, 운동섬유가 차단되면 근질 패턴에 약화가 나타남
- **구조적 분화**(structural differentiation): 신체의 다른 부위에서 동일한 신경의 신경좌상의 신체 한 부위의 증상 변화에 대한 임상 평가
- **맥관벽신경**(vasa nervorum): 말초신경에 혈액을 공급하는 작은 혈관

목표

1. 말초신경병성 통증(PNP)을 설명한다.
2. 말초신경성 염증에 의해 지속된 말초신경병성 통증 및 근골격계 상태를 특징짓는 징후와 증상을 인지한다.
3. 물리치료사가 신경병리증 환자에게 제공할 수 있는 환자 교육과 인지행동 기술에 대해 논의한다.
4. 말초신경의 역학적 민감도와 그로 인한 통증을 유발할 수 있는 근성방어를 억제하고 혈관내 혈류를 향상시킬 수 있는 근거 기반의 도수요법을 처방한다.
5. 기관내 혈류를 개선하고 영향을 받는 사지에 대한 이동성을 회복하기 위한 근거 기반의 가동성 운동법을 처방한다.
6. 통증 및/또는 불용의 영향을 받는 근육에 대한 힘, 지구력 및 운동 조절을 회복하고, 정상적인 활동 수행 능력에 대한 환자의 자신감을 회복하기 위한 근거 기반 저항 운동을 처방한다.

물리치료 시 고려사항

말초신경병성 통증을 지닌 선수의 재활 물리치료 시 고려할 점:

- **일반적인 물리치료 계획/목표**: 통증과 말초신경 역학적 민감도 감소; 경추와 상부 흉추, 상지 움직임 개선; 회전근개와 견갑 안정근 강화; 일상생활 및 스포츠 활동 기능 개선
- **물리치료 중재**: 통증과 신경 역학적 민감도의 신경생리학에 관한 환자 교육; 근성방어를 감소시키고 민감한 조직의 동원을 촉진하는 물리적 방법 적용; 역학적 민감도를 감소시키고 상반신의 이동성을 향상시키기 위한 수동 가동술; 증상과 가동성을 조절하기 위한 상지 신경활주와 긴장개선술; 근력 및 지구력 장애를 해결하기 위한 저항 운동; 스포츠 복귀를 촉진하기 위한 스포츠별 운동
- **물리치료 시 주의사항**: 자극 받은 신경(즉, 촉진 시 민감하거나 신경 장력에 부정적인 반응을 보이는 신경)의 고통스러운 통증을 유발하는 스트레칭 금지; 활력징후 모니터링; 환자의 기존 상태에 따른 운동 예방조치 또는 금지사항 확인
- **물리치료를 방해하는 요인**: 파국화, 수동적 통증에 대한 대처 작용, 더딘 회복 속도, 운동 프로그램 미준수, 수면장애, 보수적 요법에 대한 무반응 신경압박

건강 상태의 이해

운동선수의 목과 팔의 통증에 대한 몇 가지 가능한 메커니즘이 있다. 말초신경병성 통증은 "체성감각신경계의 말초부 병변이나 질병으로 인한 통증"으로 정의되었다. 말초신경병성 통증의 증상과 징후는 말초신경 민감도의 증가와 말

초신경계의 기계적 또는 화학적 자극으로 인해 발생할 수 있는 신경 염증으로 유발된다. 반복적, 무거운 그리고 끝 가동범위 동작으로 말초신경과 주변 연조직이 계속 자극되는 스포츠에서 말초신경병성 통증은 흔하게 발생한다. 압박력, 전단력, 진동력 또는 인장력은 말초신경을 손상시키거나 자극할 수 있으며, 일반적으로 척수구멍, 흉추출구, 팔꿈치터널, 손목터널과 같이 해부학적으로 좁은 영역에서 발생한다. 말초신경의 화학적 자극은 수핵탈출이나 다른 염증성 신경과 같은 부상당한 조직으로부터 염증성 배출물에 노출되어 발생할 수 있다. 또한 말초신경병성 통증은 화학요법, 방사선요법, 바이러스성 감염(예: 대상포진) 또는 당뇨병과 같은 대사 조건에서 발생할 수 있다. 상지 말초신경 손상의 흔한 부위는 경추구멍의 경추신경근, 목과 흉추출구의 상완신경총, 팔꿈치터널의 척골신경, 손목터널의 정중신경이다. 말초신경병성 통증으로 인한 근골격계 증상에 대한 물리치료 방법에 대해서는 최소 1980년대 이후 정의되어 왔지만, 이 질환은 말초신경감작, 말초신경성 통증, 방사통으로 인한 목 통증, 목팔통증증후군 그리고 최근에는 "신경 연관 목과 팔의 통증"과 같이 여러 이름으로 불리고 있다.

말초신경에 병변이나 질병을 가진 사람은 크게 지각불감성 통증과 신경줄기 통증을 경험하게 된다. 지각불감성 통증은 타는 듯 하거나 찌릿거림, 벌레가 기어다니는 듯한 통증과 같이 예측하기 어려운 통증이고, 신경줄기 통증은 신경줄기를 통한 통증(치통 같은)으로 전형적으로 예측 가능한 통증이다. 통증과 더불어 말초신경병성 통증 환자는 손발저림, 감각장애, 마비, 약함 또는 경련을 호소할 수 있다. 종종 통증과 증상은 피부층이나 말초신경 분포 층에서 나타나기도 한다. 말초신경 부상 환자에게서 감각장애와 신경줄기 통증 모두 나타나지 않고, 오히려 예상 치유 기간을 훨씬 넘겨서 지속되어 온 것으로 보이는 일반적인 근골격계 부상을 보고한다. 검사 시, 이러한 조건들은 종종 신경이 관련 조직을 자극하는 과정에서 하나 이상의 장소에서 눈에 띄지 않는 부상으로 인한 말초신경의 역학적 민감도 증가와 관련이 있는 것으로 밝혀졌다. 이러한 상태는 신경과 자극된 신경조직으로 부상당한 신경 내의 염증인자의 생성 후 이동으로 인해 지속된다고 여겨진다.

말초신경병성 통증의 기본 메커니즘을 더 잘 이해하기 위해서는 감각신경섬유 유형, 결합조직, 말초신경 혈액 공급에 대한 이해가 도움이 된다. 말초신경은 개별적인 신경섬유(축삭돌기), 결합조직, 맥관벽(혈관), 신경관절(결합조직과 맥관벽을 자극하는 작은 무수신경)로 구성되어 있다. 척수후각에 위치한 감각신경세포는 신경 말단에서 힘-화학감응 이온채널의 활성화로 인해 활동전위를 생성한다. 이 이온채널은 반감기가 몇 시간 또는 며칠이며, 신경계가 환경에 적응함에 따라 지속적으로 교체된다는 것을 의미한다. 감각구심성 섬유는 크게 A-beta, A-delta와 C 섬유의 세 가지 유형이 있다. A-beta 섬유는 촉각, 스트레칭, 운동감각을 전달하고, A-delta 섬유는 무수유수신경으로 날카로운 국부 통각을 일으킨다. C 섬유는 무수신경으로, 국소화되지 않은 둔한 통증을 일으킨다. 슈반세포는 개별적인 A-beta와 A-delta 섬유 주위의 미엘린초를 생산하고 유지하는 역할을 한다. 슈반세포가 C 섬유를 둘러싸고 있지만 미엘린을 생산하지 않는다.

말초신경의 결합조직은 신경내막, 신경다발막, 신경외막의 3개 층을 가지고 있다. 신경내막은 각각의 축삭돌기를 감싸고 있다. 신경다발막은 축삭돌기다발을 감싸고 있으며, 화학물질의 작용을 방지하고, 신경 내 유체의 압력을 유지한다. 가장 바깥쪽에 위치한 신경외막은 신경 주위의 외피를 형성하여 "전기선과 같은 구조"를 이루고 압박으로부터 보호하며, 주변 조직 내에서 자연스러운 활주가 일어나게 해준다. 종합적으로 보면 이 연결조직은 신경줄기, 전체 조직의 30~85% 정도를 차지한다.

말초신경은 기능을 하기 위해 상당한 양의 산소, 포도당 그리고 다른 영양소를 필요로 한다. 맥관벽신경(섬유속 내부와 사이에서 흐르는 코일형 및 망상 혈관)은 신경에 산소와 다른 영양분을 공급하는 역할을 한다. 신경 허혈은 감각이상, 역학적 민감도 등 양성반응 유발할 수 있기 때문에 신경으로의 혈액 흐름은 매우 중요하다. 또한 정맥울혈과 신경내막 부종은 미엘린과 축삭돌기 구조를 분해시킬 수 있다. 맥관벽신경의 혈액 흐름에 영향을 주는 두 요인은 세동맥과 세맥 사이의 압력 변화도와 이동 중에 발생하는 혈관 및 신경조직의 수축, 팽창, 융해와 응고로 인한 과도한 압력의 변화이다. 따라서 말초신경 내의 혈류량은 신경외압, 신경내부종, 운동 부족으로 감소할 수 있고 반대로, 혈액 흐름은 부드러운 반복적인 움직임을 통해 증가시킬 수도 있다.

많은 연구자들은 신경계가 말초신경이나 주변 조직의 기계적 또는 화학적 부상에 반응하여 통증 및 기타 증상을 발생시키는 과정을 연구하였다. 간결한 요약은 정맥성 울혈, 신경 내 순환 감소, 축삭형질 흐름의 감소, 신경내막의 모세혈관막 파괴와 저산소증을 유발하는 신경섬유와 결합조직에 대한 기계적 손상에서 시작된다. 복잡한 염증반응은 신경과 후근신경절(dorsal root ganglion, DRG)에서 일어난다. 아교세포, 슈반세포 그리고 면역세포는 사이토카인과 히스타민 같은 면역매개체를 방출하는데, 이것은 다발 내부와 주변에 형성되는 부종성과 자극적인 특성을 지닌이 "염증 수프"를 만들어낸다. 이 "수프"는 신경 주위의 확산장벽에 의해 다발에서 지속될 수 있다. 신경에 인접한 염증조직으로 인한 화학적 자극 또한 이 단계에서 신경 내에 염증을 일으킬 수 있다.

염증은 신경에 몇 가지 부정적인 영향을 미친다. 결합조직 내 신경벽신경의 통증수용기가 민감해진다. 연결조직은 섬유소가 되어 신경의 확장성을 감소시켜 무해한 움직임이 통증수용기에 추가적인 역학적 부하를 가하게 한다. 뉴런은 힘-화학감응 이온채널의 생산을 증가시킨다. 만약 신경내막의 부종이 심각하고 지속된다면 미엘린과 축삭돌기를 손상시켜 신경이 충동을 일으키는 능력을 손상시킬 수 있다. 이온채널은 손상된 미엘린 영역 내에서 축삭돌기막에 무작위로 삽입되어 비정상적인 (외부) 자극을 자발적으로 생성하기 시작할 수 있다. 이러한 영역은 일반적으로 충동이 발생하지 않는 축삭돌기의 중간에 형성되기 때문에 이상신호 발생부위(abnormal impulse generating sites, AIGS)라고 불린다. 삽입된 이온채널의 유형에 따라 특정 이상신호 발생부위의 기폭제는 온도, 면역매개인자, 스트레스 관련 호르몬, 역학적 힘일 수 있다. 이상신호 발생부위에 의해 생성된 외적 자극은 정상적인 활동전위와 유사하게 척수 쪽을 향한 정방향으로 이동한다. 하지만 이상신호 발생부위 자극은 감각신경에 의해 자극된 조직을 향한 역방향으로 이동할 수도 있다. 이러한 역전도 자극은 자극된 조직 내 P물질과 C 반응성 단백과 같은 염증전 화학물질의 방출을 유발한다. 이는 어깨 통증, 오십견, 외측상과염(테니스엘보), 내측 무릎 통증, 만성 발목 염좌 및 예상 시간 내에 해결되지 않는 기타 만성 질환과 같은 근골격계 부상에 영향을 미치고, 지속되는 "신경성 염증"의 원인으로 추정된다.

말초신경병성 통증은 일반적으로 신경계의 더 높은 수준에서 변화를 동반한다. 신경성 염증으로 인해 발생할 수 있는 장기간의 통각 발생은 중추신경계(central nervous system, CNS)를 자극하여 중추신경계가 중추 통각경로에서의 신경원 흥분성을 증가시켜 통증수용기 신호에 민감해진다. 예를 들어, 일부 A-beta 뉴런은 척수후각에서 통각경로로 우회하고 척수의 내재성 통증 억제는 감소한다. 이러한 적응을 통틀어 중추감작이라고 한다. 말초신경 부상에 대한 반응으로 여러 번 적응하는 것도 뇌 안에서 일어난다. 말초신경병성 통증 환자를 대상으로 한 실험에서 기능적 MRI 연구는 체내 감각피질이 재구성된다는 것을 발견했다.

말초신경병성 통증 환자는 파국화, 우울증, 부적절한 개념화, 재상해에 대한 두려움과 같은 고통에 대한 부적응 심리학적 반응을 보일 수 있다. 이러한 문제는 스트레스를 유발하는 내분비 및 면역반응을 유발하여 증상을 악화시킬 수 있다. 이 반응은 고통을 증가시키고, 수면을 방해하며, 가정 운동 프로그램에 대한 준수와 집착을 감소시키며, 회복을 방해한다. 중추감작과 심리사회반응은 부상에 대한 정상적인 반응을 나타낼 수 있지만, 신경병리 통증에 대한 반응은 근골격계 부상 이후의 반응보다 훨씬 더 뚜렷할 수 있다. 이러한 반응이 지속되거나 임상증상이 나타날 때, 환자와 임상의 모두를 당황하게 하는 징후와 증상을 생성할 수 있다. 중추감각과 심리사회적 문제의 영향은 환자마다 다르다. 개별 환자에 대한 말초신경병성 통증, 중추감각 및 심리사회적 문제의 영향을 평가하기 위한 기준이 제시되었다. 말초신경병성 통증의 특징으로는 피부 및 말초신경 분포의 통증, 냉감증, 자극 이후 며칠이나 계속되는 갑작스러운 타는 듯한 느낌 등이 있다. 중추감각의 특징에는 때로는 특정 자극에만 반응한 신경자극, 다발적으로 나타나는 민감성, 통증 확산, 자극 며칠 후에 나타나는 타는 듯한 느낌, 이질통, 냉감증과 3개월 이상 통증 지속이 있다. 의미나 기분, 사회적 관계에서 오는 고통은 심리사회학적 이슈로 인해 강한 영향을 받는다. 물리치료사와 의료진은 말초신경병성 통증 환자에 대한 중추감작과 심리사회적 문제의 영향을 인식해야 한다. 환자 교육, 코칭 및 인지 행동 치료와 같은 추가 치료 요법은 건강 조건의 역학적 측면의 치료에 부가적으로 통합되어야 한다.

말초신경계의 병변이나 질병이 의심되는 환자를 검사하려면 단순한 통증 이상의 평가가 필요하다. 근력, 감각 및 심부건반사(deep tendon reflexes, DTR)에 대한 임상 검사도 수행된다. 말초신경 부상의 징후와 증상은 일반적으로 양성 및 음성 진단 또는 기능의 회복이나 손실로 확인할 수 있다. 양성증상(기능 획득)은 반응성 증가, 자극에 대한 역치 감소를 나타내는 증상으로 자발통, 통각과민, 이질통, 이상감각, 감각저하 및 심부건반사의 증가가 포함된다. 음성증상(기능 손실)은 자극전도장애로 나타나며, 감각저하, 무감각증, 약화와 심부건반사 감소가 포함된다. 음성증상의 확인은 재활 과정을 결정하는 데 도움이 될 수 있다.

임상 검사의 결과를 확인하기 위해 전기진단검사[예: 근전도, 신경전도속도검사(nerve conduction velocity, NCV)]도 수행할 수 있다. 단, 근전도와 신경전도속도검사는 대직경운동섬유와 A-beta 섬유의 변화에만 민감하며, A-delta와 C 섬유의 통증수용기에 대한 변화에는 민감하지 않다는 점을 유의해야 한다. 이는 전기진단검사에서 정상적인 결과를 얻었음에도 불구하고 말초신경병성 통증 환자의 물리치료 중재를 통해 개선할 수 있다는 것을 의미한다.

물리치료 환자/고객 관리

종합통증클리닉(multidisciplinary pain clinic, MPC)은 임상의사(의사, 심리학자, 물리치료사) 팀이 협력하여 지속적이거나 복잡한 통증 문제를 가진 환자를 치료하는 전문시설이다. 다양한 중재법이 있지만, 일반적으로 약물, 행동치료, 체력훈련과 환자 교육의 네 가지 요소를 포함한다. 치료 목표는 해결되지 않은 의료 문제를 식별하고 치료하며, 적절한 약물을 제공하거나 부적절한 약물처방을 방지하고, 대처능력을 향상시키고, 정신적 건강상태를 유지하며, 통증에 대한 신경생리학에 대해 환자를 교육하고, 현실적인 목표를 설정하고, 기능을 회복시키는 것이다. 1차 진료의사는 환자의 지속되는 통증에 대해 식별할 수 있는 물리적 원인을 발견하지 못하는 경우 환자를 종합통증클리닉으로 보내게 된다. 따라서 전기진단검사에서 음성, 신경학적 검사 결과 음성증상을 보이는 염증성 말초신경병성 통증 환자의 경우, 말초신경 부상을 확인하기 어렵기 때문에 종합통증클리닉으로 환자를 전원시킨다. 이 케이스 환자의 경우, 종합통증클리닉의 의사가 이전 검사를 통해 놓쳤을 수 있는 심각한 질병에 대한 검사를 진행했고, 경막외 글루코코르티코이드 주사와 신경차단술과 같은 중재법의 필요성을 고려했다. 이 환자를 위한 최선의 과정은 다른 중재에 앞서 초기 물리치료 적용으로 결정되었다. 심리학자는 우울증, 파국화, 대처능력의 저하와 같은 심리적·사회적 문제에 대해 환자를 평가했고, 환자가 그의 상태에 잘 반응하고 있다고 판단했다. 심리학자는 그에게 호흡과 휴식 기술을 가르쳤고, 복귀를 위한 재활의 단계적 적용에 대한 필요성을 교육했다. 이 환자에 대한 대부분의 치료는 물리치료사에 의해 진행되었다.

말초신경병성 통증의 물리치료적 관리는 환자 교육과 지도, 신경조직 외 가동술(척추견인 포함), 신경 탈감작화요법, 신경조직의 단계적 가동술, 근력 훈련 및 기능의 회복으로 나뉜다. 이러한 중재의 효과를 뒷받침하는 몇 가지 역학적 및 생리학적 메카니즘이 제시되어 있다. 여기에는 신경을 둘러싼 조직의 역학적 반응성 회복, 신경내순환과 축삭형질 흐름의 향상을 통한 정상 산소 공급 회복, 축삭돌기 원형질막의 이온채널 정상화를 통한 이상신호 발생부위의 탈감각화, 후근신경절과 중추신경계의 뉴런 탈감각화와 중추신경계의 영향을 받은 부위의 개선이 포함된다.

검사, 평가 및 진단

말초신경병성 통증의 진단은 부상 이력 및 임상 검사를 기반으로 한다. 물리치료사는 환자의 증상 시작, 성격 및 분포에 관한 정보뿐만 아니라 악화 및 완화 요인, 환자의 기본적인 생활방식 및 일과 가족 관련 책임에 대한 설명을 수집해야 한다. 치료사는 또한 얼음이나 열에 대한 환자의 선호, 항염증 효과, 환자에게 갑작스러운 통증이 나타나는지 그리고 그것들이 보통 얼마나 지속되는지 물어봐야 한다. 환자의 부상 이력 및 증상 분포는 말초신경병성 통증을 진단하는데 충분한 근거를 제시해준다. 이 정보는 일반적인 임상 진단을 하는데 사용될 수 있지만, 특정 치료계획을 만들기에는 충분한 정보가 아니다. 주관적 검사가 말초신경병성 통증의 가능성을 뒷받침하는 경우, 임상 검사는 신경의 역학적 민감도가 증가하였는지, 증상이 신경뿌리 또는 말초신경에 분포하는지, 증상을 지속할 수 있는 비신경조직 내의 기능장애가 발생하였는지, 신경 자극의 전도 변화를 나타내는 음성증상이 있는지를 확인해야 한다.

말초신경병성 통증 환자는 종종 열감이나 따가운 통증, 전기적 통증 또는 심한 통증을 호소한다. 그들은 또한 무감각함과 얼얼함을 불평할 수 있다. 말초신경병성 통증의 분포는 종종 관련된 신경과 일치하는 패턴을 따르지만, 그렇지 않을 수도 있다. 말초신경병성 통증은 신경을 늘리거나 압박하는 자세에 의해 악화되며, 손을 가슴이나 머리 위로 잡는 자세와 같이 신경에 부하를 제거하는 자세에서 완화된다. 얼음은 종종 말초신경병성 통증을 악화시키는 반면 열은 감소시킨다. 통각수용 통증은 일반적으로 관련 조직의 역학적 자극에 반응하여 증가하고 자극이 멈춘 직후 또는 이후에 감소하지만, 말초신경병성 통증은 종종 자극에 비례하지 않는 강도로 영향을 받는 신경에 의해 내부 조직 내에서 예측 불가능하고 자발적으로 변화한다. 이 경우 어깨에서 손까지 척골신경기둥을 따라 여러 부위에 타는 듯하고 쑤시는 듯한 통증이 나타나며, 팔과 손에 간헐적으로 저리고 얼얼한 증상이 나타난다. 또한 그는 상태가 4개월 동안 나아지지 않았다고 보고했다. 이러한 보고를 통해 물리치료사는 말초신경병성 통증이나 중추감각을 의심했다. 물리치료사는 다음 세 가지 이유로 중추감각보다는 말초신경병성 통증이 더 가능성이 있다고 생각했다. (1) 중추감각은 열정적인 운동선수나 모터사이클리스트에게서 흔하게 나타나지 않는다. (2) 통증이 여러 신체부위로 확산되지 않았다. (3) 통증이 팔의 여러 부위에서 발생했기 때문에 환자에게 예측할 수 없는 것처럼 보였지만, 상지의 주요 신경과 그 주변 구조를 자극하는 활동 중에 통증이 나타났고, 신경을 따라 어디에선가 발현되었다.

임상 검사의 기본요소로는 자세 관찰, 상지의 능동적 및 수동적 움직임[상지신경긴장 검사(upper-limb nerve tension test, ULNT)], 신경 촉진, 신경이 자극된 조직의 검사 및 관련 신경과 해부학적으로 관련된 비신경 구조 검사("역학적 인터페이스"), 근절 근력 검사를 통한 신경전도의 임상 평가, 감각기능 평가, 심부건반사 등이 있다. 말초신경병성 통증은 염증형, 압박형, 혼합형으로 구분되는데, 염증형의 경우 양성 징후와 증상을 보이는 반면, 압박형은 음성 징후와 증상을, 혼합형에서는 두 가지 모두 나타난다. 치료사는 환자의 증상을 가장 잘 설명하는 하위 유형을 식별한다. 또한 물리치료사는 신경구조,

역학적 인터페이스, 자극된 조직 상태에 근거하여 환자의 증상을 분류한다. 환자는 종종 여러 가지 장애를 겪기 때문에 임상 검사 후, 치료사는 환자의 정상 활동 복귀를 제한하는 장애에 대한 이해가 필요하다. 신경줄기나 이상감각이 뚜렷하고, 이전의 일반적 치료에 반응하지 않았던 근골격계 질병이 있는 경우 말초신경병성 통증을 먼저 치료하는 것이 중요하다.

신체검사는 자세부터 시작한다. 치료사는 전방, 후방, 측면의 관점에서 자세를 관찰해야 한다. 상반신에서의 일반적인 차이는 환측을 향한 또는 반대로 향하는 경추의 경사, 견갑골 거상, 팔꿈치의 굴곡 및/또는 환측 손가락의 갈고리 모양 등이 있다. 환자는 무의식적으로 자극을 받은 단위 신경이나 복수 신경에 가해지는 신경 장력을 감소시켜 보호하기 위해 자극받은 신경을 향해 전환하거나 반대쪽으로 기대는 듯 한 자세를 취한다. 이 환자의 경우 증상의 팔을 옆

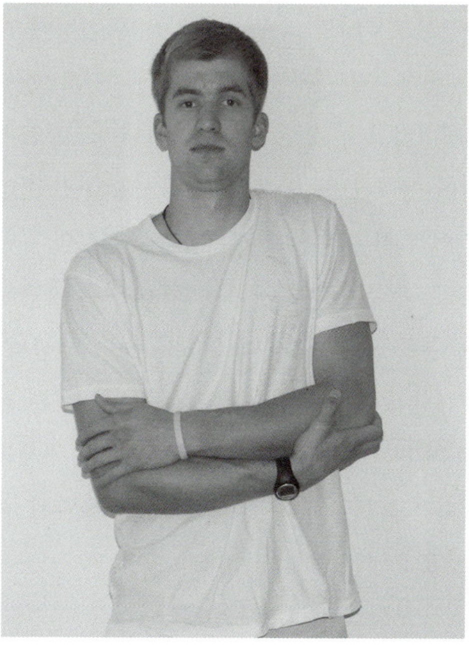

그림 25-1 왼쪽 상반신 보호 자세

으로 붙들고, 머리를 그쪽으로 약간 기울이는 것을 선호하여 영향을 받는 상지의 신경에 가해지는 부담을 효과적으로 줄였다(**그림 25-1**).

자세 후 치료사는 경추와 상지의 능동 관절가동범위(AROM)를 검사한다. 이 단계까지는 대부분의 물리치료사가 상반신 통증을 호소하는 환자에게 실시하는 검사이다. 상반신 말초신경병성 통증 환자의 경우, 치료사는 손상부위에 따라 경추, 어깨, 팔꿈치, 팔뚝, 손목 및/또는 손의 환부에서 능동 관절가동범위가 감소할 것이다. 이 경우 환자는 왼쪽 경추 회전이 감소했으며, 왼쪽 팔과 중간 손은 통증이 있었고 어깨 고도가 60°가 넘었다. 환자의 주관적인 부상 이력 및 자세와 함께 결과는 말초신경병성 통증을 나타냈지만, 어느 신경이 영향을 받았는지 확인이 필요하다. 활동적인 상지 운동에 대한 세 가지 "간이 검사"가 개발되어 상지의 3대 주요 신경(정중, 요골, 척골)에서 신경줄기의 역학적 민감도가 증가했는지 검사한다. 각 검사는 3개 중 하나의 신경에 우선적인 부담을 가한다. 증상이 발생하면 증상에 예측 가능한 효과가 있는지 판단하기 위해 변형된다. 증상으로부터 멀리 떨어진 부위의 신경에 가해지는 긴장을 조절함으로써 증상을 변화시키는 과정을 구조적 분화라고 한다. 양성 검사는 환자의 증상을 일부 재현하고 구조적 분화를 나타낸다. **표 25-1**은 구조적 분화에 사용되는 움직임뿐만 아니라 정중, 척골, 요골신경의 간이 검사를 설명하고 있다. 이러한 자가 간이 검사는 수동 상지신경긴장 검사와 유사하다. 상지신경긴장 검사는 일반적으로 전문가에 의해 사용되며, 진단 타당성은 확인되지 않았지만 말초신경병성 통증을 확인하는데 "중간" 정도의 신뢰성을 보인다. 만약 환자의 부상 이력이 신경 통증을 강하게 시사하지만 빠른 검사 결과 음성이라면, 다음 단계는 환자가 그 증상을 유발한 움직임이나 자세를 능동적으로 보여주는 것이 될 것이다. 그러면 치료사는 **표 25-1**에 요약된 원리에 따라 자세에 따른 구조적 분화를 일으키는 동작을 취하게 한다.

이 환자에게는 척골신경 퀵 검사에서만 그 증상을 재현했다. 또한 치료사는 어깨의 외전을 줄여서 환자 손 저림증상을 줄일 수 있었고, 손목을 굽혔을 때

표 25-1 • 상지 신경 역학적 민감도 향상에 대한 자가 간이검사 방법

검사법	마지막 자세	환자 자세	양성반응
정중신경 간이검사	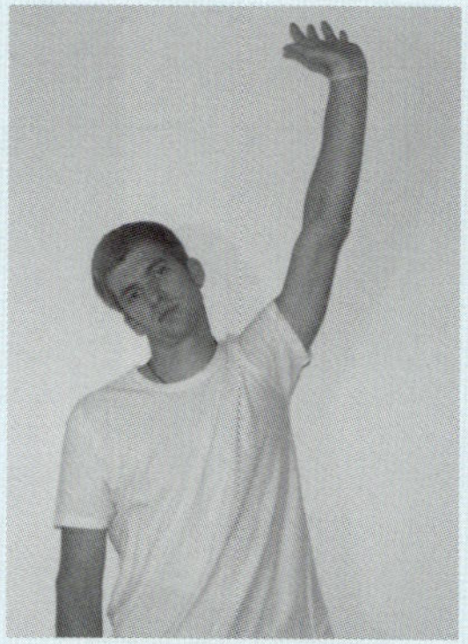	• 손목과 팔꿈치를 쭉 편 상태로 어깨를 들어올린다. 만약 증상이 팔꿈치의 원위부에서 발생한다면 환측의 팔을 멀리하며 옆구리를 굽혀본다. 만약 증상이 팔꿈치의 근위부에서 발생한다면 손목을 뻗어본다.	• 마지막 자세로 움직일 때 증상이 재현되고 목을 옆으로 굽히거나 손목을 뻗을 때 심해진다면 양성반응이다.
요골신경 간이검사	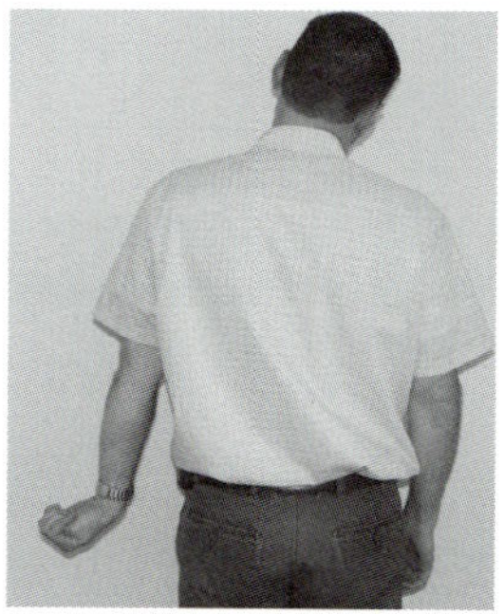	• 엄지손가락을 손 안으로 말아 주먹을 쥔다. 팔꿈치는 편 채로 어깨를 내회전시키고, 전완은 내전시켜 엄지손가락이 몸의 바깥쪽을 향하도록 한다. 어깨는 내리고, 여러 각도로 신전시켜본다. 환측의 반대쪽으로 목을 옆으로 기울여본다. • 만약 증상이 어깨의 원위부에서 발생한다면 견갑골을 올리거나 목을 중립 위치로 바꿔본다. 만약 증상이 어깨나 목에서 발생한다면 손목과 손가락을 중립상태로 되돌려본다.	• 마지막 자세로 움직일 때 증상이 재현되고 목을 되돌리거나 손가락을 중립으로 가져왔을 때 완화된다면 양성반응이다.

표 25-1 • 상지 신경 역학적 민감도 향상에 대한 자가 간이검사 방법 (계속)

검사법	마지막 자세	환자 자세	양성반응
척골신경 간이검사	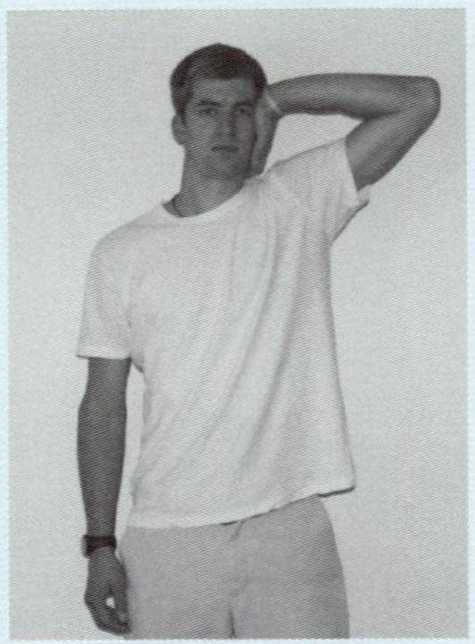	• 손가락이 바닥을 향하게 하여 손을 귀에 대고 팔꿈치를 들었다가 바깥쪽으로 밀어본다. • 손목을 제자리 또는 중립상태로 되돌리거나 어깨 외전을 감소시켜본다.	• 마지막 자세로 움직일 때 증상이 재현되고 손목을 중립 자세로 되돌리거나 어깨의 외전을 감소시킬 때 완화된다면 양성반응이다.

어깨 통증이 감소했다. 이러한 구조적 분화는 환자가 척골신경이나 그 중 하나에서 말초신경병성 통증을 나타낸다는 것을 암시했다. 물리치료사는 이러한 양성증상(손발저림과 양성 구조적 분화)을 통해 말초신경병성 통증을 진단할 수 있었지만, 치료계획을 구성하기 위해 추가 검사를 진행했다.

검사의 다음 단계는 상지신경긴장 검사를 통해 개별적/종합적 관련 신체부위의 수동 관절가동범위(PROM)를 평가하는 것이다. 말초신경병성 통증이 있는 경우, 경추와 상지의 활동적인 움직임에서 나타난 한계는 근막기능장애(예: 근육 또는 힘줄의 단축 또는 염증), 관절기능장애, 신경 역학적 민감도 증가 또는 세 가지의 조합 때문일 수 있다. 환측의 수동 관절가동범위 평가는 이러한 각 잠재적 원인을 구별하는 데 도움이 된다. 예를 들어 제한된 근골조직(즉, 팽팽한 근육과 근막)으로 인한 수동 관절가동범위의 감소는 특정 근막 구조와 일치해야 하며, 1개 이상의 관절에 걸쳐 있을 수 있지만 해당 부위에서 제거된 2개 이상의 관절 위치의 변화에 의해 영향을 받아서는 안 된다. 관절기능장애로 인해 감소된 수동 관절가동범위는 1개 이상 방향의 단일 관절에서 발생하며, 대개 관절의 부속 운동에서 상응하는 변화를 동반하며, 떨어진 부위의 위치에도 영향을 받지 않는다. 신경 역학적 민감도 증가로 인한 수동 관절가동범위 손상 여부는 끝감각과 유발된 증상(이상감각 또는 신경줄기 통증)의 형태로 식별할 수 있다. 그러나 신경 역학적 민감도 증가를 나타내는 가장 구별되고 신뢰할 수 있는 지표는 최종 관절가동범위 변화가 신체의 떨어진 부위의 위치에 따라 달라진다는 것이다(즉, 구조적 분화 가능).

상지신경긴장 검사는 상지의 특정 수동적 동작의 순서를 이용하여 상지와 상지의 주요 세 신경군에 대한 역학적 긴장을 선택적이고 점진적으로 적용한다. Smart 등은 상지신경긴장 검사가 신경 역학적 민감도에 가장 일반적으로 사용되는 객관적 검사라고 보고했다. 상지신경긴장 검사1(정중신경)은 목과 상지 통증을 가진 환자를 평가하기 위한 현재 지침과 경추 견인과 운동을 통해 개선될 가능성이 높은 목 통증을 가진 환자를 식별하기 위한 임상 예측 규칙에 포함되어 있다. 문헌에는 상지신경긴장 검사에 대한 "양성" 반응의 다른 정의가 있지만, 가장 최근의 정의는 검사에 따라 일부 부위에서 증상이 재현되고, 이러한 증상은 구조적 분화에 따라 변화해야 한다는 것이다. 경추신경근병증, 손목터널증후군, 팔꿈치터널증후군과 관련된 신경 역학적 민감도 증가를 감지하기 위해 상지신경긴장 검사를 사용하는 검사자들 사이에 평가자 간 신뢰도는 중간 정도이다. 경추신경근병증 진단을 위한 몇 가지 자극 검사의 진단 정확도에 대한 체계적인 검토에서 상지신경긴장 검사1은 높은 민감도와 낮은 특이성을 보여주었다. 보다 최근의 검토는 표준을 정의하기 위해 더 많은 작업이 수행되어야 하기 때문에, 말초신경병성 통증을 진단하기 위해 상지신경긴장 검사를 활용하는 것의 유효성을 결정할 충분한 근거가 없다는 결론을 내렸다.

표 25-2는 일반적으로 수행되는 4개의 기본 상지신경긴장 검사의 표준 버전과 구조적 분화를 수행하는 방법의 예를 설명한다. 상지신경긴장 검사1은 정중신경을, 상지신경긴장 검사 2a와 2b는 각각 정중신경과 요골신경을, 3은 척골신경을 검사한다. 각 검사에서 환자는 편안하게 반듯이 누운 자세로 있다. 단순성과 재현성을 위해 물리치료사는 **표 25-2**에 제시된 방법 및 순차적 순서로 검사를 진행할 수 있다. 하지만 사체 상지신경긴장 검사 연구에서 신경에 대한 역학적 영향이 가장 먼저 움직이는 관절 바로 근처에서 가장 크다는 것을 보여주었다. 연구자들은 검사자가 신경의 특정 부위의 자극에 대항하고자 하는 움직임을 나타낼 때, 움직임의 순서를 바꿀 것을 제안했다. 시작 위치, 움직임 순서, 가동범위, 자세, 하중을 모두 조정할 수 있다. 이러한 변수를 변경하는 방법과 시기에 대한 세부사항은 이 사례의 범위를 벗어나지만 말초신경병성 통증의 임상 관리에 관한 여러 책에서 다루고 있다.

물리치료사는 환자에게 상지신경긴장 검사를 시작하기 전, 검사의 목적은 통증이나 이상감각과 같은 증상을 최소한 일부 재현하는 것이라는 점을 설명해야 한다. 상지신경긴장 검사에 대한 일반적인 반응인 스트레칭 감각은 병리를 나타내지 않는다고 환자에게 안내해야 한다. 상지신경긴장 검사가 "신경 검

표 25-2 • 말초신경병성 통증 의심 환자의 상지신경긴장 검사의 기본 단계

검사방법	물리치료사에 의한 환자의 상지 동작	시작 자세	마지막 자세
상지신경긴장 검사 1 (정중신경)	• 팔꿈치 90° 굴곡, 어깨 110° 외전, 손목과 손가락 신전 (엄지손가락은 외전하고 신전한다) • 전완: 회내 • 어깨: 외회전 • 팔꿈치: 신전 • 경추는 증상이 있는 상지에서 멀어지며 구부린다.	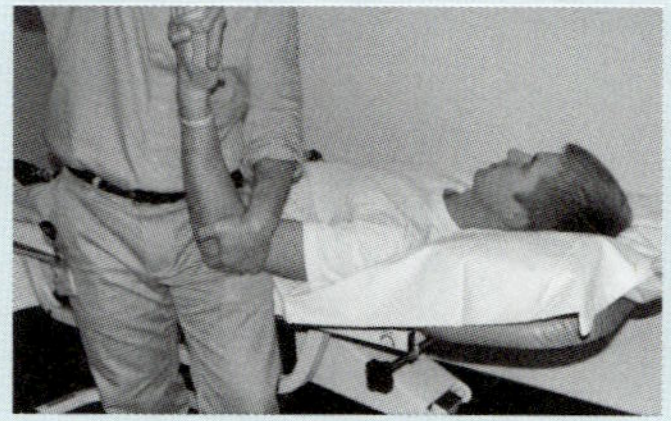	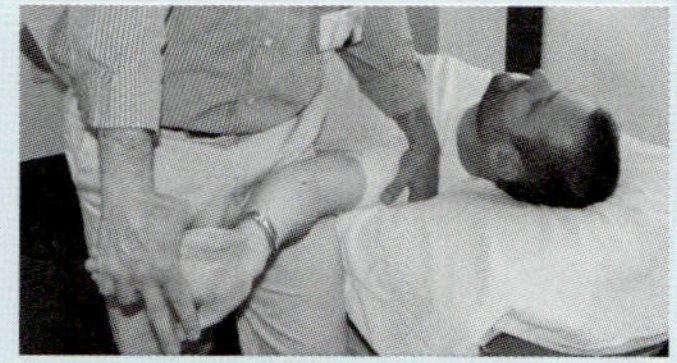 경추를 중앙으로 복귀시키거나 손목은 신전 상태에서 풀어주며 자세를 바꿔준다. 동작 변환 중 증상이 발현된다면 신경의 역학적 민감도 때문일 수 있다.
상지신경긴장 검사 2a (정중신경 편향)	환자의 어깨를 테이블 끝에 위치시킨다: • 견갑대를 눌러준다. • 팔꿈치: 신전 • 어깨: 외회전, 전완 회내 • 손목과 손가락: 신전 • 어깨: 외전	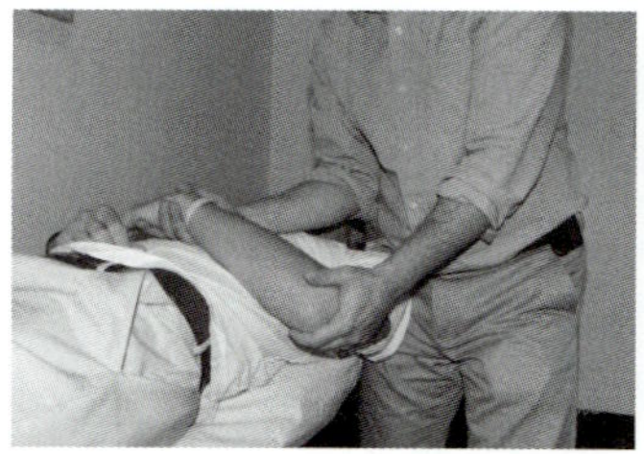	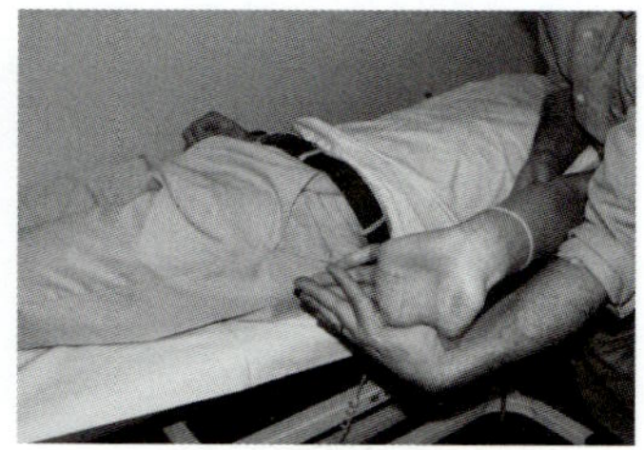 • 증상이 팔꿈치 가까이에서 발현된다면 손목 신전을 풀어준다. • 증상이 팔꿈치 멀리서 발현된다면 견갑대 압력을 풀어준다.

표 25-2 • 말초신경병성 통증 의심 환자의 상지신경긴장 검사의 기본 단계 (계속)

검사방법	물리치료사에 의한 환자의 상지 동작	시작 자세	마지막 자세
상지신경긴장 검사 2b (요골신경 편향)	환자의 어깨를 테이블 끝에 위치시킨다: • 견갑대를 눌러준다. • 팔꿈치: 신전 • 팔 전체: 내회전 • 손목: 굴곡	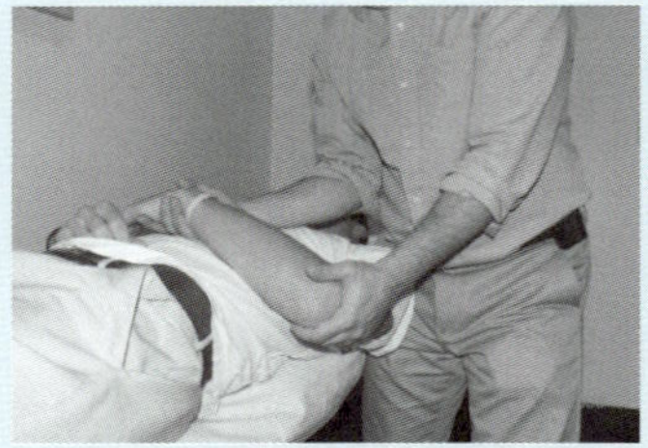	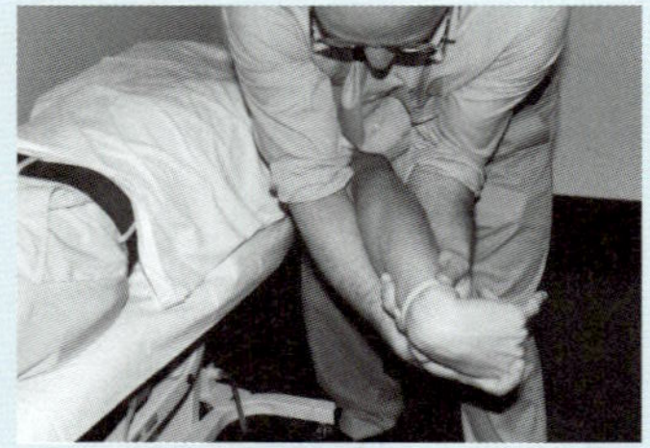 • 증상이 팔꿈치 가까이에서 발현된다면 손목과 손가락의 굴곡을 펴준다. • 증상이 팔꿈치 멀리서 발현된다면 견갑대 압력을 풀어준다.
상지신경긴장 검사 3 (척골신경)	환자의 어깨를 테이블 끝에 위치시킨다: • 견갑대를 눌러준다. • 어깨: 외전, 외회전 • 팔꿈치: 굴곡 • 손목과 손가락: 폄 • 전완: 회내	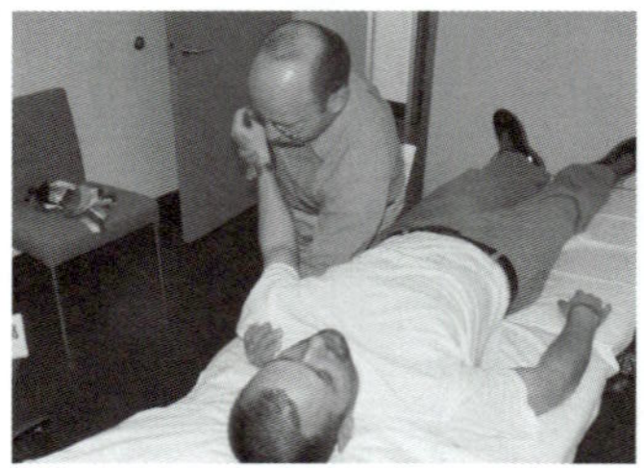	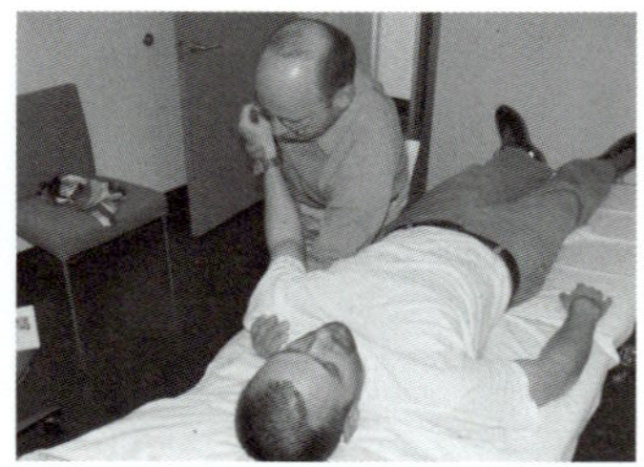 • 증상이 팔꿈치 가까이에서 발현된다면 손목 신전을 풀어준다. • 증상이 팔꿈치 멀리서 발현된다면 견갑대 압력을 풀어준다.

사"로 설명될 때, 환자들은 움직임을 더 제한하고 더 많은 증상을 보고한다는 연구 결과가 나왔기 때문에, 설명은 가능한 위협적이지 않아야 한다. 반대로, 검사가 "순환" 또는 "이동성" 검사로 설명될 때, 환자는 더 많은 움직임을 허용하고 더 적은 증상을 보고하였다.

환자에게 검사를 숙지시키고 치료사에게 잠재적으로 정상적인 신경 이동성에 대한 아이디어를 주기 위해서는 일반적으로 건측 상지를 먼저 검사하는 것이 좋다. 물리치료사는 환자에게 증상을 참을 수 없을 때가 아닌 증상이 나타나기 시작할 때를 알려달라고 지시해야 한다. 이러한 신경동역학 검사는 내성 검사가 아닌 도발 검사라는 점을 기억해야 한다. 검사를 수행할 때, 치료사는 환자가 부정적인 증상(즉, 스트레칭 감각이상으로 증상이나 증상의 재현)을 경험하기 시작할 경우, 즉시 동작을 중지하고 증상의 위치를 물어봐야 한다. 그 다음 치료사는 영향을 받는 신경에 대한 역학적 자극을 감소시키는 증상으로부터 멀리 떨어진 장소에서 환자의 자세를 변화시킴으로써 구조적 분화를 수행한다. 만약 이것이 환자의 증상을 바꾼다면, 그것은 신경 역학적 민감도가 증상에 영향을 미친다는 것을 보여준다.

근막과 관절 검사는 상지신경긴장 검사와 함께 이러한 구조에 대한 신경 장력의 영향을 평가할 수 있다.

이 환자의 경우, 상지신경긴장 검사3에서 근위부 증상을 재현했는데, 치료사가 손목 신전을 풀었을 때 바뀌었다. 상지신경긴장 검사2b는 음성이었고 상지신경긴장 검사1은 3보다 더 적은 증상을 나타냈다. 이러한 검사 결과는 요골신경과 정중신경에 비해 척골신경에 긴장되는 역학적 민감도가 증가했음을 시사했다. 능동 간이 검사와 수동 상지신경긴장 검사의 양성은 말초신경 부상의 높은 가능성을 보여주지만, 그것들은 결정적인 것은 아니며 증상을 지속시키는 책임이 있는 부상의 위치를 나타내지 않는다.

신경 촉진은 능동 및 수동 검사에 의해 확인되는 역학적 민감도의 증가를 확인하는 데 도움이 된다. 치료사는 의심이 가는 신경을 한 손가락으로 부드럽게

표 25-3 • 상반신 사분원의 신경 촉진 가이드	
신경구도	위치
몸통 위쪽의 상완신경총	• 목갈비근사이의 후경삼각
몸통 아래쪽의 상완신경총	• 쇄골상와
척골신경	• 척골간구 근위부와 원위부 후내측면 • 상완동맥을 따라 팔 내측 • 손목의 가이온터널
요골신경	• 삼각근 기시점에서 세 손가락 아래 지점인 상완골의 나선홈 • 요골 경상에서 네 손가락 너비 정도 떨어진 전완 원위부
정중신경	• 상완동맥을 따라 상완이두근구 부위 • 전와부 내측과 상완 이두건 • 수근관
액와신경	• 후면 삼각근과 소원근 사이
견갑상신경	• 견갑극을 따라 2/3 원위부의 극상근과 극하근

더듬어 이 기술을 수행한다. 염증이 생기거나 자극받은 신경은 매우 연화되어 있을 수 있기 때문에 물리치료사는 너무 세게 누르지 말아야 한다. 이 환자는 척골신경과 정중신경, 상완신경총의 하부 줄기 촉진에 연화를 확인했다. 이 단계에서 이 환자가 척골신경 및/또는 상완신경총의 신경뿌리에서 말초신경병성 통증이 나타난다는 강력한 근거를 확인했다. **표 25-3**은 상반신의 말초신경을 촉진하기 가장 쉬운 위치를 나열한다.

많은 환자가 신경동역학 검사에서 장애를 보였지만, 당뇨병이나 종양 침윤으로 인한 이차적 말초신경병성 통증 환자도 신경동역학 검사에서 양성을 나타낼 수 있기 때문에, 반드시 그들의 상태가 도수치료를 통해 개선된다고 할 수는 없다. 도수치료의 목표를 설정하기 위해 신경의 경로를 따라 어딘가에서 수동적·부수적 이동성 또는 조직의 질 변화와 같은 하나 이상의 기계적 기능장애가 있어야 한다. 기계적 기능장애의 국소화는 중재의 기계적, 생리학적, 신경생리학적 효과를 극대화한다.

물리치료사는 척추 중 특히 자극된 신경이 발생하는 수준에서의 검사를 시행해야 한다. 척추분절은 중앙 후방-전방 이동 가동술, 한쪽 후방-전방 이동 가동술, 외측 이동 및 3차원 검사를 시행할 수 있다. 도수치료사들은 경추에서 증상성 관절의 식별에 있어 우수한 평가자 간 신뢰도를 입증했다. 말초신경병성 환자의 신경조직 관리에 대한 연구에서 척추분절은 가동성이 저하되고, 통증 점수에서 2/10보다 큰 고통이 발생한 경우 증상이 있는 것으로 정의됐지만, 이에 대한 신뢰성은 평가되지 않았다.

흉곽 출구, 팔꿈치와 손목터널, 요골신경고랑 같은 상지신경의 포획 및 자극 부위도 검사해야 한다. 잘 확립된 몇몇 특수 검사는 경추 신경근병증, 흉곽탈출증후군, 팔꿈치터널증후군 및 손목터널증후군이 의심되는 환자에 대한 신경 인터페이스 검사로 활용할 수 있다. 동작 검사보다는 대부분 도발 검사이므로 치료자로 하여 치료를 국소화하는 데는 어려움이 있을 수 있다. 경추 신경근병증 식별을 위한 특수 검사에는 경추 압박 검사, 경추 견인 검사, Spurling 검사가 있다. 이 케이스의 환자는 왼쪽 경추 6번과 7번의 후방-전방 이동 가동술에서 저운동성, 흉추 1번과 4번에서 부분 저운동성이 나타났고, 왼쪽 첫 번째 늑골이 거상되어 있었다.

부상당한 말초신경은 자극된 조직으로 염증성 화학물질을 방출하기 때문에, 영향을 받은 신경에 의해 자극된 조직의 연화 여부를 확인하기 위해서 주의 깊게 촉진해야 한다. **표 25-4**는 경추 신경근의 통증에 따른 투시영상 진단 결과에서 확인된 경추 신경근 자극의 영향을 가장 많이 받은 부위를 설명한다.

마지막으로 치료사는 근절 강도 검사, 감각 검사(조명 터치 및 바늘통각 검사) 및 심부건반사를 통해 신경전도에 대한 임상 평가를 수행해야 한다. 만약 신체검사에서 하나 이상의 말초신경의 역학적 통각과민이 나타나고, 신경학적 검사에서 신경전도가 저하된 징후가 없다면, 환자의 상태는 염증성 말초신경

표 25-4 • 경추신경근과 관련된 피부조직	
C4	후면/측면 목, 승모근, 후면 삼각근
C5	후면 승모근, 후면 삼각근, 후면/측면 목
C6	후면/측면 팔, 후면과 전면 삼각근, 후면 승모근, 등쪽 전완 요골, 상부 견갑주변근육
C7	후면 삼각근, 후면 승모근, 후면 어깨, 외측 팔, 등쪽 전완 요골, 팔의 등쪽 요골부, 집게손가락, 중지
C8	후면 삼각근, 후면 내측 팔, 후면 외측 팔, 척골의 전완 등쪽면, 척골의 손의 등쪽면

병성 통증으로 분류할 수 있다. 신체검사에서 하나 이상의 말초신경의 역학적 통각과민이 나타나지 않았지만 신경전도 감소 징후가 있는 경우, 환자의 상태는 압박성 말초신경병성 통증으로 분류해야 한다. 만약 환자가 하나 이상의 말초신경의 역학적 통각과민과 신경전도가 저하된 징후를 가지고 있다면, 환자의 상태는 혼합성으로 분류되어야 한다. **표 25-5**는 압박성 및 염증성 말초신경병성 통증의 징후와 증상을 보여준다.

이 환자의 경우 검사와 결과를 요약하기 위해 치료사는 자세, 능동 관절가동범위, 수동 관절가동범위, 상지신경긴장 검사, 의심되는 신경 및 자극된 조직의 촉진, 역학적 인터페이스의 상태 및 이동성을 평가하고, 신경학적 검사를 수행했다. 치료사는 척골신경에서 역학적 민감도가 증가된 징후를 발견했으며, 척골신경 간이 검사(유효성이 검증되지 않음), 상지신경긴장 검사3(검사자간 Kappa 신뢰도 0.36), 팔오금에서의 척골신경 촉진(Kappa 0.59) 결과 정중신경에서 낮은 수준을 보였다. 신경 인터페이스의 기계적 기능장애는 일방향에서의 후전방 가동술, 대측성 경추 측면에서의 활강 및 첫 번째 늑골의 스프링 검사(신뢰성 및 진단 타당성 미확정)를 통해 경추 및 흉부에서 발견되었다. 환자는 도수 근력 검사(Kappa 0.68), 감각 검사(Kappa 0.53) 및 심부건반사(상지의 경우 Kappa 0.61~0.74) 검사 결과를 통해 신경전도가 손상된

표 25-5 • 말초신경병성 통증의 압박 또는 염증반응을 나타내는 증상 및 징후

압박	염증
• 반사 부재 • 감각 저하 • 근력 소실 • 신경에 압력을 가하는 동작에 따른 말초부 증상 증가 • 탈모 • 전기진단 검사에서는 특별한 결과가 나타나지 않음(결과는 양성이거나 음성일 수 있음)	• 과반사증 • 감각 저하 • 신경에 좌상을 증가시키는 동작 시 증상 발현 • 환측에 대한 자극 시 압통 • 역학적 통각과민증 • 전기진단 검사 결과 음성반응

징후를 보이지 않았다. 임상 검사는 목, 어깨, 내측 손에 있는 신경병리 증상의 환자의 부상 이력과 일치했다.

치료 계획과 중재

이상적으로는 말초신경병성 통증 관리를 처음 6회 방문에 대해 매주 2~3회씩의 치료로 시작하는 것이 좋다. 초기 평가에 의해 환자의 통증이 악화되는 것은 드문 일이 아니다. 따라서 일부 임상의는 환자가 자신의 통증이 치료로 인해 증가했다는 것을 인식하지 않도록 평가 종료 시점보다는 2차 방문 시 치료를 시작하기로 한다. 이와 관련하여 일반적인 규칙으로 정립된 바는 없지만, 임상적 판단은 환자 상태의 과민성에 근거하여 진행되어야 한다.

치료가 시작되면 환자 교육과 함께 통증이 심한 경우 습열이나 경피신경전기자극과 같은 요법을 적용한다. 환자가 신경압박의 징후를 보일 때 가장 먼저 해야 할 일은 감압이다. 이것은 척추 견인, 도수요법 및/또는 자세 운동을 통해 시도할 수 있다. 이러한 각각의 중재는 신경조직의 추가적인 자극이나 증상의 말초화 현상을 막기 위해 주의 깊게 제공되어야 한다. 압박형 말초신경병성 통증 환자의 경우, 증상이 완화됨에 따라 분절의 근력과 심부건반사가 정상화되는데, 이를 기준으로 많은 임상의사들이 압박형 환자를 염증형 환자로 재분류하기도 한다. 때때로 신경증상은 견인에 의해 악화될 수 있다. 경추 견인으로 양성 또는 음성 징후와 증상이 악화되는 경우, 흉추의 가동술이나 열이나 경피신경전기자극과 같은 탈감작요법을 적용하거나 환자를 의사에게 다시 의뢰하여 약물을 조정하는 것이 더 나을 수 있다.

만약 환자가 치료사로부터 신경 압박의 징후가 없는 염증성 말초신경병성 통증을 가지고 있는 것으로 분류되었다면, 치료 또한 교육과 물리적 인자요인에서 시작되지만, 신경조직의 수동 가동술로 진행된다. 한 번의 치료 세션에서 다음 번의 치료까지 환자의 증상이 완화되는 것이 확인되면, 치료사는 등급에 따라 능동적인 동작을 추가할 수 있다. 예를 들어, 치료사는 환자가 운동을 너무 많이 하지 않고, 참을 수 있고, 관리할 수 있다는 것을 보여주기 때문에 "활주법"에서 "긴장법"으로 진행한다. 가능한 한 빨리, 대개 가정 운동 프로그램에 활주법을 추가하는 것과 동시에, 치료사는 일반적으로 머리목 굴곡과 함께 상지에서 시작하여 특정 근육 강화 운동을 추가해야 한다. 머리목 굴곡 운동은 깊은 경추 굴곡의 강화에 도움을 주고, 경추를 부드럽게 견인하며, 신경내막 혈류를 촉진하고 경추의 통증을 감소시키는 것으로 나타났다. 머리목 굴곡 운동은 단독으로 사용되거나 상지 말초신경병성 통증 치료에 대한 여러 연구에서 견갑골과 결합된 움직임의 일부로 사용된다. 일단 환자가 자신의 증상을 관리할 수 있고 독립적으로 가정운동 프로그램을 수행할 수 있으면 물리치료실 방문횟수를 줄인다. 이동성과 체력이 더욱 향상됨에 따라 환자는 점차 스포츠를 포함한 정상적인 활동으로 돌아갈 수 있다.

환자 교육과 코칭은 환자의 움직임에 대한 두려움을 줄여주고 치료 효과를 높여준다. Nee 등은 상지 말초신경병성 통증 환자 교육에서 두 가지를 강조했다. 첫째, 자극된 신경은 움직임에 지나치게 민감해지고, 둘째, 부드럽고 통증이 없는 동작은 민감도를 감소시킨다. 신경의 역학적 민감도에 대한 명확한 설명과 치료의 합리성, 증상에 대한 자기관리는 보호성 근육 활동항진증과 통증을 감소시키고, 환자들이 그들의 치료에 협력하고 따르도록 돕는 것으로 나타났다. 이 환자의 경우 교육의 효과가 크게 나타났다. 치료사가 초기 평가에서 환자에게 "이것은 그렇게 이상한 상태가 아닙니다"라고 말했을 때, 환자는 놀라움을 표했고, 안도감을 느꼈으며, 그의 움직임에 훨씬 더 자신감 있고 편안해 보였다.

습열 및/또는 경피신경전기자극은 말초신경병성 환자의 긴장 및 근성방어를 감소시키는 것으로 확인되었다. 필요하지는 않지만 이러한 요법은 환자가 영향을 받는 조직과 기계적 인터페이스의 동원을 견딜 수 있도록 준비하는 데 도움이 될 수 있다. 부드러운 조직 및/또는 관절 동원 기술은 관련된 신경 또는 척추의 제한된 조직에 적용되어야 한다. 도수치료나 조작은 통증을 줄이고 경추 신경병증, 팔꿈치터널증후군, 손목터널증후군 환자의 기능을 향상시킨다. 검사 중에 특정 치료 대상을 식별해야 한다. 치료는 부드러워야 하며 제한된 부분에서 통증이 있을 수는 있지만, 일정 시간 이상의 통증이 지속되서는 안된다. 중재 사이에 환자의 가장 제한된 상지신경긴장 검사를 재평가하여 특정 중재의 효과를 확인할 수 있다. 하지만 치료사는 어떤 상황에서는 과민반응을 일으키지 않도록 주의해야 한다. 이 경우 환자의 흉추와 왼쪽 늑골의 동원은 왼손에 일시적인 이상감각을 유발했고, 왼쪽 어깨 높이와 상지신경긴장 검사3을 현저히 개선했다.

경추 외측 활주는 근성방어를 감소시키고, 신경내막 순환을 회복시키며, 부드러운 진동 운동을 통해 역학적 민감도를 감소시킨다. 일반적으로 1회 시술 세션에서 3세트 10회 또는 30초씩 3회가 수행된다. 치료사는 처음에 환측 상지가 편안한 위치에서 경추 외측 활주법을 수행해야 한다(**그림 25-2A**). 측면 활주는 검사 중에 식별된 기능장애 수준으로 가능한 한 국부화되어야 한다. 이 기술은 저항에 대한 첫 번째 감각(외측 활주에 대한 긴장이 느껴질 때)이 느껴

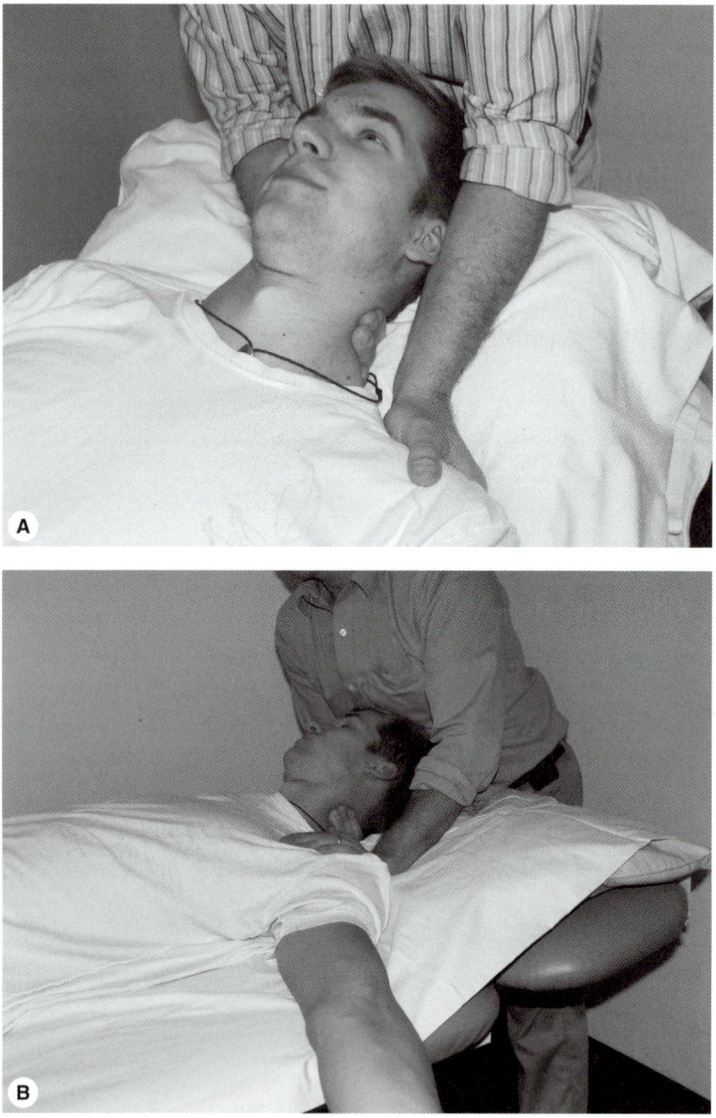

그림 25-2 대측성 경추 외측 활주. 물리치료사는 오른손으로 환자의 목을 받쳐주고, 왼손으로는 견갑골을 안정화시키며 아래로 눌러준다(lumbrical grip). 오른쪽으로 무게를 옮기며 신경섬유와 경추를 부드럽게 가동시켜 준다. 더 큰 무게를 가하며 어깨 움직임을 제한해주면 팔만 이용해서 당길 때보다 환자에게 좀 더 부드러운 도수요법을 적용할 수 있다. A 편안한 상태, B 척골신경말단에 중간 정도의 자극을 준 상태

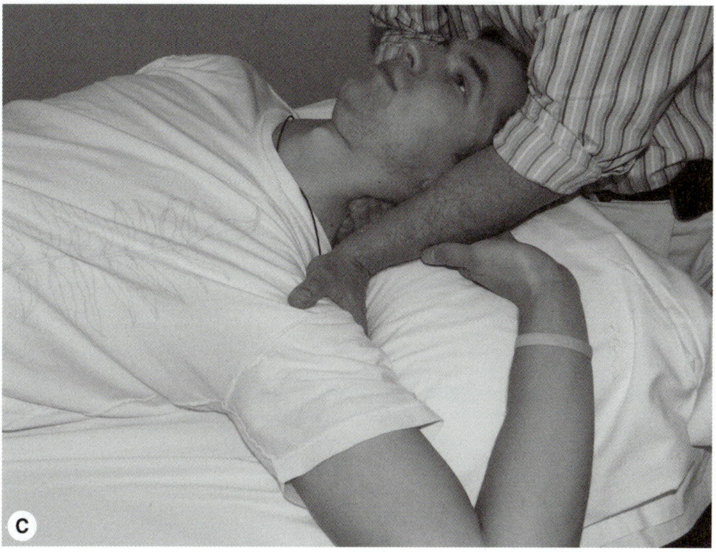

그림 25-2(계속) 대측성 경추 외측 활주. C 척골신경말단에 최대 자극을 준 상태

질 때까지 수행하고 적응이 필요하겠지만, 지속하지 않는다. 이 치료의 목적이 가동술이 아닌 탈감작이라는 것을 명심한다. 환자가 저항에 대항하면 갑작스러운 통증을 느낄 수 있다. 치료사는 저항이 감소함에 따라 기술의 소모를 늘려야 한다. 무감각이 증가하면 안 된다. 치료사는 각 세트 사이에 검사 중 가장 양성반응을 보였던 상지신경긴장 검사를 재평가해야 한다. 환자가 진행함에 따라(즉, 외측 활주가 증상의 발현을 일으키지 않고 더 멀리 가능하거나 시술 후 상지신경긴장 검사가 증상이 없는 범위에서 구현된다면), 물리치료사는 환측 상지의 신경 이탈된 자세로 위치시켜 움직임이 가장 제한된 자세에서 능동 및 수동 검사(**그림 25-2B** 및 **C**)를 수행할 수 있다.

상지신경의 또 다른 가동기법은 환자가 능동적으로 머리목 부분을 굴곡하고 신전하는 동안 환측의 견갑대를 상승시키거나 누르는 동작이다(**그림 25-3**). 치료사는 처음에 환자에게 일반적으로 위에 손을 얹은 상태에서 편안한 자세로

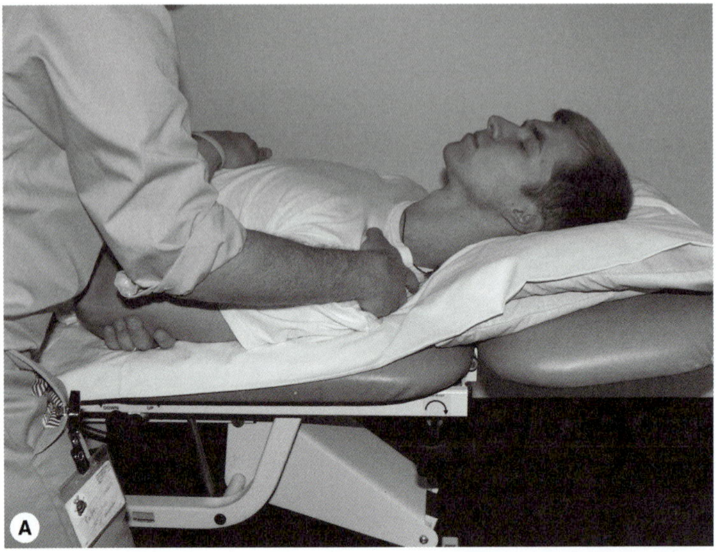

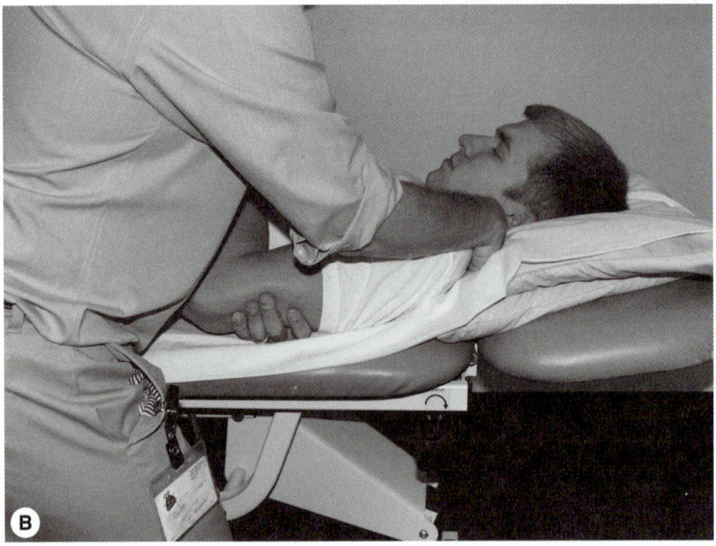

그림 25-3 수동적 견갑골 거상과 머리목 부분의 능동적 굴곡과 신전 혼합 동작. **A** 견갑골을 눌러 아래 방향으로 살짝 회전시켜 상완신경총과 주변조직을 원위부로 이동시킴과 동시에 환자는 머리목 부위를 신전시켜 짧아진 섬유조직을 늘려 이 동작으로 발생하는 압력을 줄여준다. **B** 그다음 치료사는 견갑골을 약간 위쪽으로 회전하며 환자의 상완신경총과 주변 조직을 근위부로 이동시켜서 환자의 머리목부위를 접어준다. 이에 따라 길어진 섬유조직 주변 근위부에 움직임을 주는 동안 동일한 조직을 연장시키며 신경내막을 순환시키고 섬유를 확장시켜 준다.

이 기술을 수행하게 해야 한다. 세트 간 상지신경긴장 검사를 재시행하며 10회 반복 3세트를 수행한다. 치료사는 다시 한번 견갑대를 움직일 때 어떤 저항을 가하지 않도록 주의해야 한다. 환자가 개선됨에 따라 관련 상지를 신경긴장 증가 위치에 배치할 수 있으며, 일반적으로 가장 제한되었던 상지신경긴장 검사 위치로 이동할 수 있다. 가장 많은 신경 이탈은 먼저 움직이는 관절 근처에서 일어난다는 것을 기억해야 한다. 이 경우 환자의 어깨가 먼저 외전되어 척골신경 이탈이 가장 크게 일어났다.

활주법과 긴장법은 영향을 받는 부위의 움직임을 촉진하고 신경내막의 혈류를 개선하기 위한 다관절 운동이다. 활주법은 한쪽 끝의 신경그물을 줄이면서 다른 쪽 끝의 신경그물을 늘린다. 긴장법은 양쪽 끝에서 신경그물을 늘린다. 운동은 능동 또는 수동으로 수행될 수 있다. 부드러운 수동 긴장법은 일반적으로 횡방향 글라이드 또는 숄더거들 진동 세트 사이에서 수행된다. 일반적으로 증상이 없는 범위에서 긴장법을 10회 반복하면 충분하다. 능동 활주법과 긴장법은 환자가 두 번의 도수치료에서 증상이 발현되지 않는 움직임의 범위가 증가하거나 증상의 감도가 감소하면 일반적 홈 프로그램으로 처방된다. 처음에는 치료사가 하루에 2~3회, 10~15번 반복하는 1세트를 제안하게 되지만, 대부분의 환자들은 증상이 완화되며 더 많은 세트를 시행한다. 치료사는 환자에게 홈 프로그램의 활성기법이 마비나 증상의 지속적인 증가를 유발하지 않아야 한다는 것을 상기시켜 주어야 한다. 활주법과 긴장법은 대상 신경의 부분, 환자의 자세, 증상 심각도 또는 기타 요인에 따라 달라질 수 있다. **표 25-6**은 왼쪽 척골신경 말초신경병성 통증을 가진 현재 환자에 사용된 3개의 능동 활주법의 진행을 보여준다. 환자의 왼쪽 상지가 높은 위치에서 수동적으로 지지되므로 신경 구조의 자극과 증상이 완화된 자세이기 때문에 활주법을 적용하는 게 수월하다. 환자가 긴장법을 수행할 수 있게 되면 이러한 변경은 필요하지 않다.

표 25-7은 척골신경 긴장법의 세 가지 변형을 보여준다. 어깨의 외전이 증

표 25-6 • 왼쪽 척골 말초신경병성 통증 환자를 위한 척골 활주법

	시작 자세		마지막 자세	
최소 자극	왼쪽 견갑골과 팔을 올려 경추를 편안한 중립상태로 둔다.	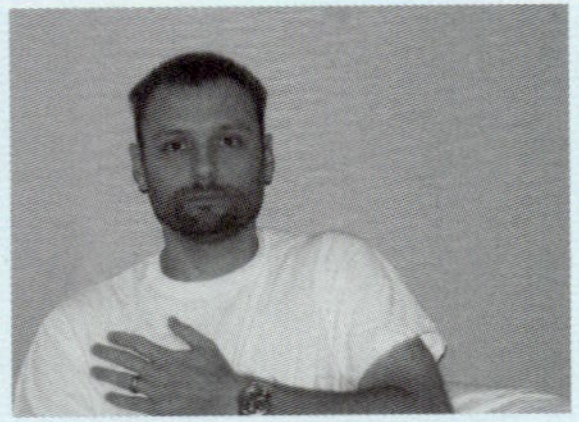	경추를 왼쪽으로 돌린다.	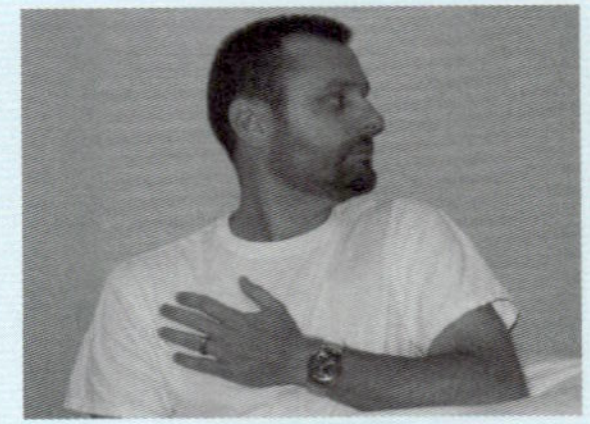
	왼쪽 어깨를 45° 외전, 외회전하고 팔꿈치 굴곡, 전완은 회내, 손목은 신전한 채로 경추를 왼쪽으로 굽힌다.	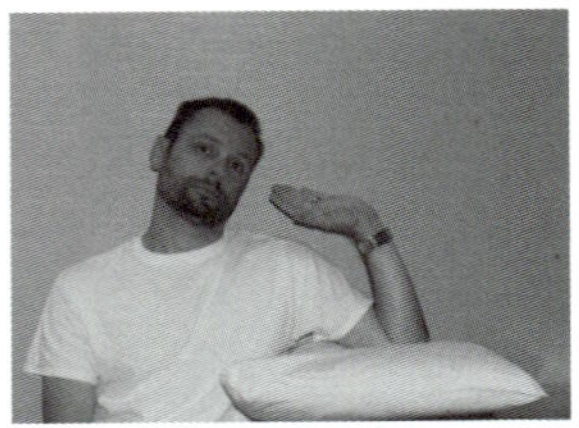	어깨를 45° 외전한 채 팔은 편안한 상태로 경추를 오른쪽으로 굽힌다.	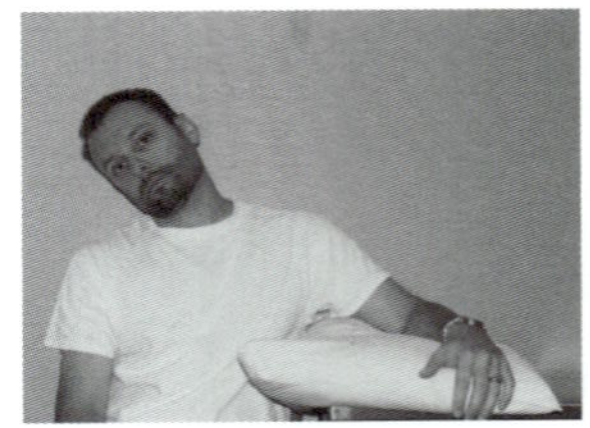
최대 자극	경추를 왼쪽으로 굽힌다. 이때 어깨는 90° 외전, 외회전하고, 팔꿈치는 굴곡, 손목은 신전시킨다.	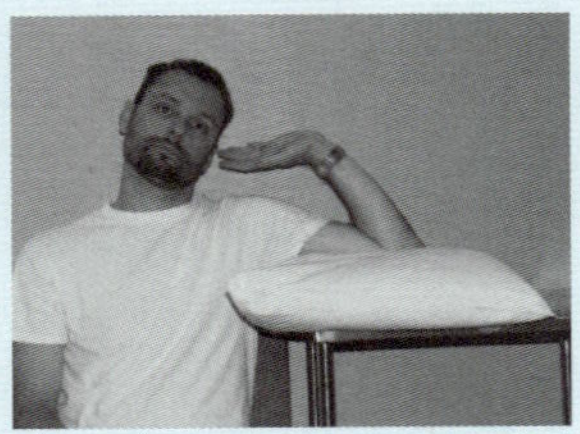	어깨를 90° 외전한 채 팔은 편안한 상태에서 경추를 오른쪽으로 굽힌다.	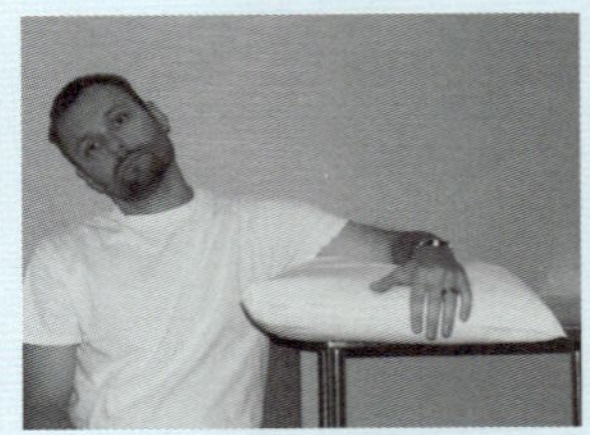

가할수록 난이도가 증가한다는 점에 유의한다. 활주법과 긴장법에 대한 환자 안내 자료는 인터넷에서 다운받아 사용할 수 있는데, 국제척주통증협회 웹사이트를 확인해 볼 수 있다.

다양한 복합 상지 운동은 **표 25-7**에 설명된 말초신경병성 통증에 대한 자가관리기법에 대한 긴장법 훈련의 대안으로 개발되었다. **그림 25-4**에서 **그림 25-6**까지는 척골신경긴장을 견딜 수 있는 능력을 회복하도록 설계된 3개 대체 움직임의 최종 위치를 보여준다. 이러한 각각의 경우 환자는 팔을 편안한 위치에서 그림과 같은 동작을 마지막 동작으로 취하며, 통증이 없는 범위에 머무른다. 임상 경험에 따르면 **표 25-6**과 **표 25-7**에 예시된 고전적인 활주법과 긴장법보다 학습 속도가 더 빠를 때가 있었다.

말초신경병성 통증은 일반적으로 느린 운동단위의 억제와 결과적으로 자세근육의 약화 및 피로로 이어진다. 여러 연구에서 목 통증치료에 근육 특정 훈련이 효과적이며, 도수치료뿐만 아니라 강화 및 지구력 운동으로 구성된 치료 프로그램이 도수치료만으로 구성된 프로그램보다 통증, 힘, 지구력, 관절가동범위를 더 많이 향상시킨다는 것을 보여주었다. 환자가 통증이 없는 이동성을 안정적으로 얻고 자신의 증상을 관리할 수 있게 되면, 물리치료사는 상지 근육의 강도 및/또는 운동 조절을 검사해야 한다. 이러한 검사 결과에 따라, 구체적인 강화 연습이 시작되어야 한다. 상지의 말초신경병성 통증으로 인하여 일반적으로 억제되는 근육의 검사와 훈련은 **표 25-8**에 설명되어 있다. 일단 환자가 일반적인 강화와 컨디셔닝으로 발전할 수 있게 되면, 더이상 1차 말초신경병성 통증 환자가 아니다. 재활은 자세장애, 운동조절장애 또는 상지의 약화가 있는 개인에 대한 근거 기반 지침을 따를 수 있다.

특정 근육을 분리하고 재훈련하는 것 외에도, 환자가 스포츠로 복귀할 때 “모든 것을 함께” 하는 것이 중요하다. 이 문제는 환자의 통증이 대부분 해소되고 자가 관리되며, 최소한의 활동에 필요한 이동성과 힘을 입증했을 때 시작되어야 한다. 이 환자의 경우, 목과 어깨 통증, 상지의 감각이상 없이 오토

표 25-7 • 왼쪽 척골 말초신경병성 통증 환자를 위한 척골신경 긴장법

시작 자세	마지막 자세1	마지막 자세2	마지막 자세3
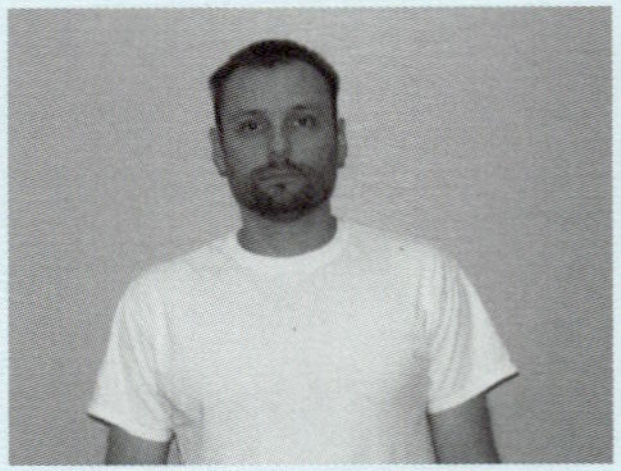	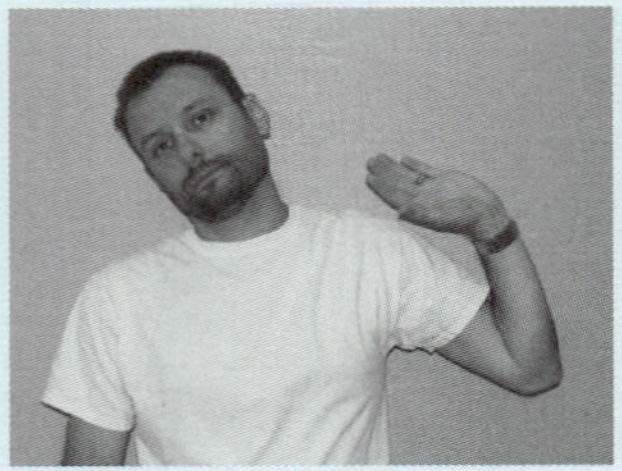	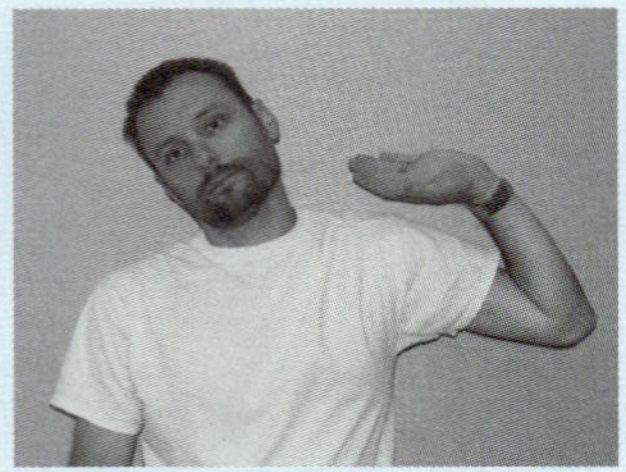	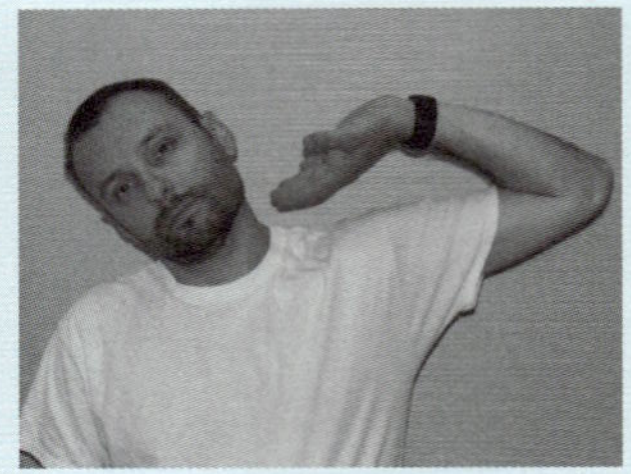
	왼쪽 어깨를 45° 외전 및 외회전하고, 팔꿈치는 굴곡, 전완은 회내, 손목과 손가락은 신전 상태에서 경추를 오른쪽으로 굽힌다.	마지막 자세1과 동일하지만, 왼쪽 어깨를 60° 외전한다.	마지막 자세1과 동일하지만, 왼쪽 어깨를 100° 외전한다.

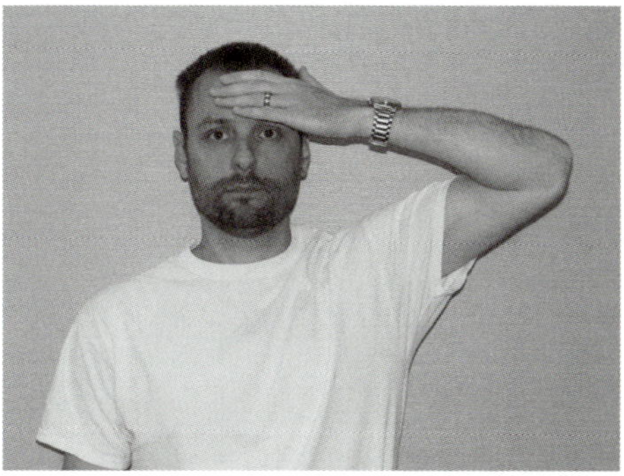

그림 25-4 "oye vey" 동작. 이 동작은 척골신경과 그 주변에 최소한의 자극을 준다.

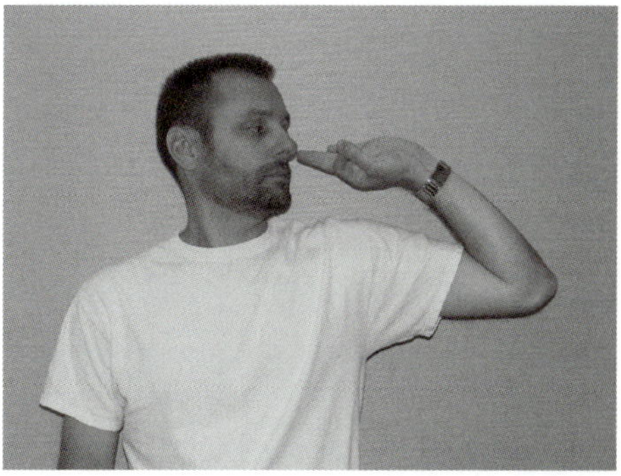

그림 25-5 "smoking" 동작. 이 동작은 척골신경과 그 주변에 중간 정도의 자극을 준다.

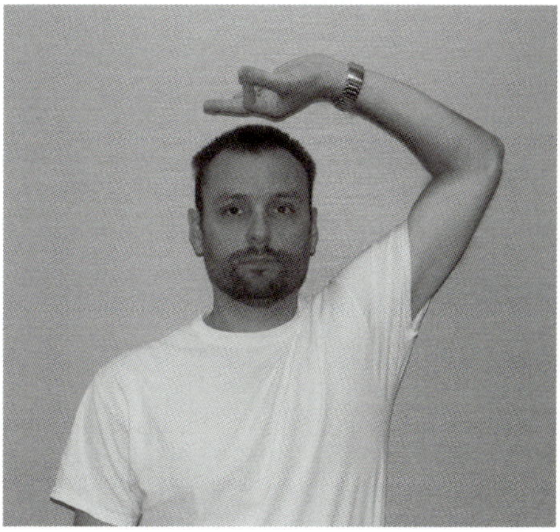

그림 25-6 "make a halo" 동작. 이 동작은 척골신경과 그 주변에 최대 자극을 준다.

표 25-8 • 상반신 교차 자세 유지근 검사 및 운동방법

근육그룹	검사방법	운동방법
깊은목 굴곡근	• 머리목 굴곡 검사 • 머리목 굴곡 지구력 검사: 양쪽 등척성 동작 15초 유지, 2회 반복(보기에도, 느끼기에도 편안한 동작)	• 턱 당기기 동작 • 테이블에서 머리를 1인치 정도 들어 올린 후 10초 정도 유지, 10회 반복
등부분 경부 근육	• 정자세 머리목 신전: 등척성 동작 15초씩 유지, 2회 반복(보기에도 느끼기에도 편안한 동작)	• 정자세 경추 올리기 • 테이블에서 머리를 1인치 정도 들어 올린 후 10초 정도 유지, 10회 반복
목 코어 근육		• 경추 등척성 운동: 머리와 목의 정렬을 유지하고 머리목 신전, 좌우 회전, 굴곡 자극을 준다. 각각의 자극을 10초 버티며 등척성 상태를 유지, 각 방향 최대 10회씩 반복
승모근	• 중앙 및 하부 승모근의 도수 근력 검사	• 노젓기 동작 • 정자세 I-T-Y 자세
전거근	• 네 발 자세: 한쪽 상지의 견갑골 연장 상태에서 중량 운동 15초씩 2회 반복(보기에도, 느끼기에도 편안한 동작)	• 네 발 자세: 한쪽 상지의 견갑골 연장 상태에서 중량 운동, 10초 등척성 유지하고 중량을 바꿔가며 10회 반복

바이를 타거나 골프를 칠 수 없었다. 기능 활동 훈련은 가벼운 중량의 오토바이를 짧게 타면서 시작되었고, 점차 시간을 늘리고, 더 무거운 중량의 오토바이를 타는 것으로 진행했다. 또한 이 환자는 처음에 여러 번 반복하면서 클럽을 휘두른 다음, 몇 개의 공을 치면서 골프를 다시 시작했다. 치료사는 그에게 지속적인 증상의 재현 없이 가능한 활동을 시작하고, 천천히 진행하며, 발생된 증상을 조절하기 위해 가정 운동(활주법 및 긴장법)을 시행하라고 제안했다. 치료사는 재활의 마지막 단계에서 환자가 골프로 복귀하기 위한 지침을 제

표 25-9 • 인터벌 골프 프로그램

	1일차	3일차	5일차
1주	• 퍼팅 10회 • 칩샷 10회(피칭웨지 사용) • 5~10분 휴식 • 칩샷 15회	• 퍼팅 15회 • 칩샷 15회 • 5~10분 휴식 • 칩샷 25회	• 퍼팅 20회 • 칩샷 20회 • 5~10분 휴식 • 퍼팅 20회 • 칩샷 20회 • 5~10분 휴식 • 칩샷 10회 • 쇼트 아이언 샷 10회(W 또는 9, 8번 아이언 사용)
2주	• 칩샷 20회 • 쇼트 아이언 샷 10회 • 5분 휴식 • 쇼트 아이언 샷 10회	• 칩샷 20회 • 쇼트 아이언 샷 15회 • 5분 휴식 • 쇼트 아이언 샷 10회 • 칩샷 15회	• 쇼트 아이언 샷 15회 • 미드 아이언 샷 10회(7 또는 6, 5번 아이언 사용) • 5분 휴식 • 쇼트 아이언 샷 20회 • 칩샷 15회
3주	• 쇼트 아이언 샷 15회 • 미드 아이언 샷 10회 • 5분 휴식 • 롱 아이언 샷 5회(4 또는 3, 2번 아이언 사용) • 쇼트 아이언 샷 15회 • 휴식 • 칩샷 20회	• 쇼트 아이언 샷 15회 • 미드 아이언 샷 10회 • 롱 아이언 샷 10회 • 5분 휴식 • 쇼트 아이언 샷 10회 • 미드 아이언 샷 10회 • 롱 아이언 샷 5회 • 우드 샷 5회(3, 5번 또는 우드 사용)	• 쇼트 아이언 샷 15회 • 미드 아이언 샷 10회 • 롱 아이언 샷 10회 • 5분 휴식 • 쇼트 아이언 샷 10회 • 미드 아이언 샷 10회 • 롱 아이언 샷 10회 • 우드 샷 10회
4주	• 쇼트 아이언 샷 15회 • 미드 아이언 샷 10회 • 롱 아이언 샷 10회 • 드라이브 10회 • 5분 휴식 • 쇼트-미드-롱-드라이브 반복	• 9홀 경기	• 9홀 경기
5주	• 9홀 경기	• 9홀 경기	• 18홀 경기

공해야 한다. 어떤 스포츠에 참여하기 위한 준비와 마찬가지로 환자는 훈련 전에 활동적인 준비 운동과 스트레칭을 수행해야 한다. Ellenbecker 등은 어깨 부상 후 골프 복귀를 돕기 위한 인터벌 프로그램을 추천했다. 골프선수의 경우 골프 스윙 메커니즘에 주의를 기울이고, 세션 사이 하루의 휴식을 갖도록 특성화되어 있다. Ellenbecker 등은 어깨 부상 후 복귀하는 골퍼가 **표 25-9**와 같이 프로그램을 수행할 것을 권고한다. 각 연습에 대한 과제는 다음 단계로 진행하기 전에 증상의 증가 없이 완료되어야 한다. 약간의 간헐적인 불편함이 예상되지만, 스윙 시 통증이 나타나지 않아야 한다. 통증 및/또는 부종이 지속될 경우 의료전문가가 환자를 진찰할 때까지 프로그램을 중단해야 한다.

근거 중심 임상적 추천

SORT: 추천 분류의 장점

A 일관된, 양질의 환자 지향적 근거

B 일관되지 않거나 제한된 질적 수준의 환자 지향적 근거

C 동의, 질병 중심의 근거, 일반적인 관행, 전문가의 의견 또는 사례 시리즈

1. 목과 상지에 통증이 있는 사람이 타는 듯 하거나 쏘이는 듯한, 찌르는 듯한 통증을 호소하는 경우, 상지신경긴장 검사(ULNT)를 통해 말초신경의 역학적 민감도가 증가하는지 확인할 수 있다. **C 등급**
2. 말초신경병성 통증의 경우 신경의 역학적 민감도, 치료 근거, 증상의 자가관리 등이 포함된 교육은 근육의 과활동성 및 통증을 감소시키고 움직임에 대한 두려움을 감소시키며, 환자가 치료를 계속하도록 돕는다. **A 등급**
3. 목과 팔에 말초신경병성 통증이 있는 환자의 경우, 경추의 외측 이동 및 신경 가동술과 같은 상반신 가동술은 역학적 민감도를 낮추고 통증을 줄인다. **B 등급**

종합 질문

25.1 상지의 말초신경병성 통증 진단에 영향을 미치지 않는 결과는 무엇인가?

A. 통증은 의심되는 신경에 기계적 부담을 주는 팔의 수동적인 위치에 의해 재현될 수 있다.

B. 의심되는 말초신경의 경우 부드러운 촉진 시 유난히 부드럽다.

C. 영향을 받지 않는 쪽을 향한 경추 회전이 감소한다.

D. 의심되는 신경에 대한 역학적 자극으로 유발된 통증은 통증 위치에서 멀리 떨어진 부위의 자극을 제거함으로써 변화될 수 있다.

25.2 상지 말초신경병성 통증이 있는 환자의 단일 치료 세션 내 중재의 최선의 순서는 무엇인가?

A. 코칭 및 환자 교육, 습열, 경피신경전기자극(TENS), 인터페이스 가동술, 환측 신경의 부드러운 가동술

B. 자세 교육, 체력 훈련 및 냉찜질

C. 코칭 및 교육, 탈감작, 가동술, 근력 훈련, 기능 활동 훈련 및 스포츠 복귀

D. 습열, 인터페이스 가동술, 긴장 및 근력 훈련

정답

25.1 **C.** 영향을 받지 않는 쪽을 향한 경추 회전의 감소는 상지 말초신경병성 통증을 나타내거나 제안하지 않는다. 말초신경병성 통증 진단은 말초신경에 부담을 주는 수동적 위치 설정(A), 말초신경의 역학적 통각과민(B) 및 구조적 분화(D)의 존재를 포함한 역학적 신경 민감도의 물리적 검사에 의해 제안된다.

25.2 **A.** 말초신경병성 통증 환자 재활의 초기 단계에서는 습열과 환측의 경피신경전기자극술(TENS)을 포함한 코칭 및 환자 교육을 실시하는 것이 좋은 치료 과정이다. B는 너무 공격적이고, 신경역학의 원리를 고려하지 않으며, 종종 이러한 환자에게 자극적인 냉찜질이 포함되어 있다. C는 전체 치료 패러다임의 좋은 개요이지만, 이 모든

것들은 특히 치료 초기 단계에서 진행하기에는 합리적이지는 않다. D는 환자가 증상 관리 및 가정 운동 프로그램을 효과적으로 수행할 수 있도록 하는 데 중요한 환자 교육과 코칭이 빠져 있다.

지구력 운동선수의 철분 결핍

Iron Deficiency in an Endurance Athlete

Kari Brown Budde

CASE 26

48세 남성이 왼쪽 무릎의 통증, 수축의 어려움, 약화와 불편함을 호소하며 물리치료실에서 치료를 받고 있다. 그는 물리치료를 시작하기 한 달 전, 마라톤 트레이닝 중 운동 능력 저하와 함께 피로도가 증가했다고 했다. 당시 그는 달리기거리를 늘리고 있었는데, 그 때문에 피로도가 증가했다고 생각했다. 초기 물리치료 평가를 통해 왼쪽 무릎 통증이 발현되었다. 그 시점에 마라톤 훈련의 증상으로 피로를 느낀다고 언급했다. 그는 특별한 병력을 가지고 있지 않았지만 매주 약 65km를 달리는 열정적인 달리기선수였다. 그는 매년 3번 풀코스 마라톤과 매월 10km 또는 하프마라톤에 참가한다고 했다. 환자는 왼쪽 무릎의 통증이 완전히 사라질 때까지 6주간의 치료를 받은 후 마라톤 훈련을 재개했다. 하지만 물리치료 중 피로도가 증가했고 모든 활동 중 숨이 가빠진다며, 불편함과 소화기능과 관계없이 복통을 호소했다. 물리치료사는 증상의 변화에 따라 재평가를 시행했고, 주치의에게 보냈다. 주치의는 일반 혈액 검사(CBC)와 혈소판, 페라틴 레벨 검사를 포함한 여러 혈액검사를 실시했고, 그 결과 헤모글로빈(Hb, 11.9g/dL), 헤마토크릿(Hct, 35.5%), 페리틴(9ng/mL) 수치가 낮아 철 결핍성 빈혈(IDA)을 진단했다. 주치의는 음식물을 통한 철분 섭취를 늘리고 마라톤 트레이닝 중 피로도를 체크할 것을 권유했다.

- ▶ 철 결핍성 빈혈(IDA)을 고려할 때, 환자의 운동능력 제한의 원인은 무엇인가?
- ▶ 환자가 다시 운동을 시작할 수 있게 돕는 가장 적합하고 안전한 물리치료 방법은 무엇인가?
- ▶ 환자의 재활 예후는 어떠한가?

주요 정의

- **페리틴**(ferritin): 인체 내 철분이 저장되어 있는 세포 내 단백질
- **철분 결핍**(iron deficiency, ID): 정상적인 철분 교환 유지를 위한 저장량과 요구량의 불균형으로 체내 철분 저장량이 감소하여 적절한 양의 철분이 조직에 전달이 되지 않는 상태
- **철 결핍성 빈혈**(iron-deficiency anemia, IDA): 철분 결핍과 헤모글로빈 수치의 감소로 나타남
- **철분 상태**(iron status): 체내 저장된 철분양에 따라 철 결핍성 빈혈에서 빈혈을 동반하지 않는 철분 결핍과 정상 철분 상태가 연속으로 나타남
- **혈청 페리틴**(serum ferritin): 혈장 내 페리틴의 양으로 염증이 없는 체내에 저장된 전체 철분의 양을 나타냄

목표

1. 물리치료사가 빈혈을 진단하는데 도움이 되는 징후와 증상을 설명한다.
2. 철 결핍성 빈혈 환자에 대한 물리치료 빈도와 방법을 설명한다.
3. 철 결핍성 빈혈 환자의 치료 시 주의해야 할 사항을 확인한다.
4. 환자에게 철 결핍성 빈혈이 의심될 때 관련 분야의 팀과 상담 및 의뢰를 결정한다.
5. 환자/고객 관리 및 치료에 헤모글로빈, 헤마토크릿, 페리틴 검사 결과를 활용한다.

물리치료 시 고려사항

철 결핍성 빈혈 증상이 있는 중년 운동선수의 물리치료 시 고려할 점:

- ▶ **일반적인 물리치료 계획/목표**: 피로도 감소; 운동 수준을 높이고 자각적 운동 강도(RPE) 낮추기
- ▶ **물리치료 중재**: 근력, 지구력, 관절가동범위(ROM), 유연성 회복을 위한 치료적 운동과 신경근의 재교육 실시; 하체와 전신의 움직임 제어능력 향

상; 부상과 통증을 수반하는 움직임 패턴 장애 감소; 유연성과 움직임을 향상시키고 하지와 전신의 움직임 패턴을 개선하기 위한 도수요법; 진단과 예후, 치료방법, 물리치료의 위험요소와 효과, 이전 경기 수준으로 복귀에 대한 안내

- **물리치료 시 주의사항**: 피로와 신경근 조절 및 지구력의 부족으로 인한 피로감과 움직임 패턴 장애 평가; 물리치료 중재에 대한 심박수 확인
- **물리치료를 방해하는 요인**: 피로감; 진행에 따른 환자의 기능과 기존 건강 상태에 따른 위험요소 확인

건강 상태의 이해

철분은 필수 미량원소로 신체의 중요 기능을 담당한다. 철분은 헤모글로빈과 함께 헴 그룹(heme group)의 중심 원자로, 폐모세관에서 산소와 결합하여 산소를 필요로 하는 신체 모든 세포에 전달한다. 인체 내 철분은 소량 존재하며 대부분 헤모글로빈 내에 저장되어 있다. 체내 철분의 다른 공급원은 마이오글로빈, 전자전달계 내 단백질, 혈청 단백질 페리틴과 골수 내에 존재한다. 철분은 장내 철 흡수로 저장되며, 체내에서 합성되지 않기 때문에 신체 활동을 위해서는 음식으로 섭취해야만 한다. 음식물로 섭취되는 철분은 헴철(heme)과 비헴철(non-heme)의 두 종류가 있다. 헴철은 헤모글로빈에서 파생되어 헤모글로빈을 지닌 생선, 붉은색 고기, 가금류와 같은 육류에 존재한다. 비헴철은 브로콜리, 콩, 시금치 등에 존재하며 헴철만큼 쉽게 흡수되지 못한다. 비헴철은 오트밀, 빵과 같은 강화식품에도 들어있다.

철분의 흡수는 철분 조절에 영향을 준다. 철분의 흡수는 철 저장량, 식이로 유입된 철의 종류, 철과 함께 섭취된 음식의 종류에 따라 영향을 받는다. 철 저장량이 높은 사람은 저장량이 낮은 사람만큼 철을 흡수하지 못한다. 이러한 조

절은 체내 철분이 낮은 사람은 음식으로부터 철분을 더 많이 흡수할 수 있게 해주고, 철분이 높은 사람의 경우에는 철분 과다섭취로 인한 문제가 발생하지 않도록 해준다. 육류와 동물성 식품의 헴철 흡수율이 높으며, 비헴철 식품의 흡수율은 낮다. 육류를 섭취함으로써 철의 흡수율을 높일 수 있고, 비헴철 식품은 비타민C를 함께 섭취하여 흡수율을 높일 수도 있다. 비헴철의 경우 칼슘, 차에 들어 있는 타닌, 통밀과 견과류, 씨앗 등에서 발견되는 피틴산, 과일 및 차, 커피와 레드와인에 들어있는 폴리페놀과 함께 섭취하면 흡수율이 떨어진다. 만약 식단에 철이 부족하거나 철분을 잃게 되면 피로를 느끼고, 면역력 감소 그리고 운동능력 저하가 나타날 수 있다.

철분이 장기간 동안 결핍되면 철분 교환이 정상적으로 이루어지지 못하여 신체조직에 철분을 공급하지 못한다. 이러한 단계를 철분 결핍(iron deficiency, ID)이라고 하며, 적혈구 내 헤모글로빈 수치가 낮아진 상태이다. 헤모글로빈 수치가 정상단계인 2 이하로 떨어지면 철분 결핍 상태에서 철 결핍성 빈혈(iron-deficiency anemia, IDA)로 진단할 수 있다. 철분 결핍과 철 결핍성 빈혈은 혈장으로 분비된 '혈장 페리틴'의 양을 측정하여 진단할 수 있다. 철 결핍성 빈혈은 가장 흔하게 나타나는 영양소 결핍으로, 전 세계인구의 50%가 철분 결핍을 갖고 있다. 철분 결핍은 주로 여성에게서 발병하며, 선진국의 경우 15%의 여성이 철분 결핍을, 4%의 여성이 철 결핍성 빈혈을 갖고 있다. 남성의 경우 발병률은 철분 결핍 2%, 철 결핍성 빈혈 1% 정도이며, 비 운동선수에 비해 오랫동안 운동을 해온 사람에게서 철분 결핍이 더 많이 나타난다.

철분 결핍은 섭취량 부족과 흡수율 감소, 여성의 경우 생리 그리고 위장 내 출혈로 발생할 수 있다. 철분의 권장섭취량은 나이와 성별에 따라 차이가 있는데, 14~18세의 여성은 하루 15mg, 19~50세 여성은 하루 18mg, 남성의 경우 14~18세는 하루 11mg, 19세 이상의 경우 8mg을 섭취하도록 하고 있다. 과도한 운동으로 인한 염증반응이 철분의 흡수를 저하시키는데, 이는 전염증성 사이토카인과 철분 조절호르몬인 헵시딘의 작용으로 나타난다. 철분 부족으로 인한 증상은 급성 철분 결핍부터 만성 철 결핍성 빈혈까지 다양하며, 급성 철분 결핍은 운동 후에 발생하기도 한다.

철 결핍성 빈혈의 일반적인 징후와 증상으로는 허약함과 피로감을 느끼고, 정신 기능의 저하와 어린이의 경우 인지능력과 사회성 발달의 지연, 체온 조절 능력과 면역력의 저하가 나타난다. 그 외 증상으로는 현기증과 두통, 숨가쁨, 이명, 하지불안증후군, 숟가락성 손발톱, 혀를 붓게 하는 설염, 청색공막과 창백한 결막 그리고 안면의 창백이 있다. 남성 운동선수에게서 일반적으로 나타나는 철 결핍성 빈혈의 증상은 운동능력과 정신력 감소, 극도의 피로감과 체온 조절 기능 및 면역력 감소이다. 체온조절 기능이 저하되면 선수의 체온이 과열되거나 피로감을 느끼게 되어 운동량을 늘릴 수 없고, 정신력과 운동능력 감소는 이전 훈련 수준의 훈련이나 경기 출전이 불가능하게 된다. 그리고 면역기능이 정상적이지 못하면 선수의 훈련과 경기능력에 부정적인 영향을 주는 만성 질환을 겪을 수도 있다.

일단 철 결핍성 빈혈이 의심되면 특정 검사를 통해 진단을 내릴 수 있다. 첫 번째 검사는 일반혈액검사(complete blood count, CBC)와 전체 혈액에 대한 적혈구의 용적율인 헤마토크릿 측정이다. 일반 헤마토크릿 수치와 비교하여 빈혈이 진단되면 철 결핍성 빈혈 측정을 위한 추가 검사가 이어진다. 그중 혈장 페리틴 측정은 철 결핍성 빈혈을 측정하는 가장 정확한 초기 검사로, 정상수치와 진단수치는 **표 26-1**과 같다.

호르몬의 영향, 염증, 위장 내 출혈, 혈뇨, 땀 배출, 용혈(적혈구의 분해)은 운동 중 체내 철분수치를 낮추는 다양한 요소들이다. 운동은 내장 혈류를 감소시키고 위장 내 출혈을 증가시킨다. 고강도 운동은 방광에 충격 스트레스를 주어 출혈과 혈뇨를 일으킬 수 있다. 운동선수는 땀으로 인해 철분을 잃기도 하는데, 자주 그리고 계속되는 땀 배출은 더 많은 철분 손실을 일으킨다. 마지막으로 장거리 달리기선수는 달리기 중 계속되는 보행충격으로 인한 적혈구의 파괴 즉, 보행충격에 의한 용혈을 겪기도 한다. 철분 결핍과 철 결핍성 빈혈은

표 26-1 • 혈액 검사에 따른 철 결핍성 빈혈의 정상수치와 진단수치			
구분	지표	정상수치	진단수치
남성	헤마토크릿	38~50%	< 39.9%
생리 중인 여성	헤마토크릿	35~45%	< 35.9%
남성	헤모글로빈	13.5~17.5g/dL	< 13g/dL
생리 중인 여성	헤모글로빈	12~15.5g/dL	< 12g/dL
남성	혈장 페리틴	>100ng/mL	< 25ng/mL
생리 중인 여성	혈장 페리틴	>100ng/mL	< 25ng/mL

지구력 운동선수, 특히 장거리 육상선수에게서 높은 발병률을 보인다. 이는 긴 시간 동안 계속되는 운동으로 땀 배출, 위장 내 출혈, 보행충격에 의한 용혈과 같은 위험요인이 증가하기 때문이다. 다른 종목의 운동선수나 비운동선수에 비해 장거리 육상선수에게 영향을 미치는 또 다른 원인으로 식이 조절이 있다. 장거리 종목 선수의 경우, 시합을 위해 식이와 체중 조절에 큰 중요성을 두고 있고 대체로 마른 선수들로, 철 결핍성 빈혈을 가진 선수들은 철분 섭취량 특히 헴철의 섭취량이 적다.

물리치료 환자/고객 관리

철분 결핍이나 철 결핍성 빈혈이 의심되는 징후 및 증상을 가진 환자는 철저히 검사하고, 주치의의 진단 검사를 통해 철분 결핍이나 철 결핍성 빈혈 여부를 진단받게 해야 한다. 환자는 현재 기능과 운동능력을 평가하기 위한 자각적 운동 강도 측정을 통하여 추가 기능 활동 검사를 받을 수 있다. 유익한 물리치료 중재에는 반복적인 혈액 검사뿐만 아니라 환자의 전반적인 기능능력 및 피로 수준과 상관관계가 있는 단계별 운동 진행의 발달이 포함될 수 있다. 운동, 이동성, 힘, 지구력뿐만 아니라 신경근육 조절과 정상화된 운동으로 회복하는 것은 피로, 신경근육 조절의 상실, 지구력 그리고 운동 특유의 기술과 능력으로 인한 부상위험을 줄일 뿐만 아니라 환자가 완전한 상태로 스포츠에 복귀하는데 도움을 준다.

검사, 평가 및 진단

최근 건강상태에 변화가 있던 선수에 대해 식이요법, 활동 및 운동 중 활력징후 및 운동자각도의 일관성 있는 평가 그리고 주관적으로 느끼는 피로 수준을 중요하게 검토해야 한다. 철분 결핍과 철 결핍성 빈혈은 물리치료사가 내린 진단은 아니지만, 물리치료사가 적절한 검토를 위해 철분 결핍과 철 결핍성 빈혈의 징후와 증상을 확인할 수 있어야 한다. 물리치료사는 지구력 운동선수를 평가할 때 철분 결핍과 철 결핍성 빈혈을 가능한 차등 또는 추가 진단으로 고려해야 한다.

이 환자의 경우 물리치료를 시작하기 전, 약 1개월 동안 운동능력 저하와 피로 증가가 있었다고 했다. 초기 물리치료 평가 때 선수는 피로감의 원인이 주 1회 전체 운동거리를 늘리고 있었기 때문에 발생했다고 설명했다. 6주간의 물리치료 후 선수는 달리기 중 왼쪽 무릎에 통증을 느끼지 않는다고 했다. 그러나 피로가 점차 증가하고, 모든 활동에 호흡곤란을 겪고 있었으며, 복통이 새로 생겼다고 했다. 물리치료사는 환자의 건강상태 변화에 따라 2차로 재평가(초기 평가 후 6주)를 실시했다.

심박수와 혈압은 정상적이었고, 식이요법은 주관적인 보고를 통해 평가되었다. 환자는 헴철과 비헴철 철분공급원을 포함하는 "균형이 잘 잡힌" 식단을 유지하고 있다고 했다. 환자는 피로증상이 나타나기 전 그의 일반적인 달리기 운

표 26-2 • 근골격계 검사 결과

검사/방법	초기 평가	재평가
고관절 외전근 도수 근력 검사	양쪽 4/5	양쪽 4+/5
고관절 신전 도수 근력 검사	양쪽 4/5	양쪽 4+/5
고관절 외회전 도수 근력 검사	양쪽 4/5	양쪽 4+/5
고관절 내회전 도수 근력 검사	양쪽 4+/5	양쪽 4+/5
무릎 신전 도수 근력 검사	양쪽 4/5	양쪽 4+/5
오버검사(Ober test)	왼쪽 대퇴근막장근과 장경인대에서 양성반응	양쪽 음성
외발 스쿼트/무릎 살짝 굽히기	외반슬 양쪽 트렌델렌버그 징후	외반슬 양쪽 트렌델렌버그 징후
촉진	왼쪽 내측 슬개대퇴관절에서 촉진 시 압통 발생	압통 발생하지 않음
달리는 동작 중 보행 분석	고관절 신전 감소, 과도한 트렌델렌버그, 외반슬, 대퇴의 내회전, 왼쪽＞오른쪽	고관절 신전 감소, 과도한 트렌델렌버그, 외반슬, 대퇴의 내회전, 왼쪽＞오른쪽

동은 Borg RPE 척도(6–20)에서 약 13이라고 했지만, 이와는 대조적으로 지난 2주 동안 환자는 동일한 트레이닝을 하면서 16~17 정도의 수치를 이야기했다.

신체검사에는 강도, 이동성, 유연성, 운동범위, 안정성, 지구력, 피부분절, 반사성, 자세 등의 평가가 포함되었다. 하지의 생체역학을 평가하기 위해 스포츠별 분석과 기타 가중치 부여 기능 검사가 진행되었다. 대부분의 연구 결과는 정상이었고, 유일한 비정상적인 발견은 **표 26-2**에 나타나 있다.

재평가의 1차 신체검사 결과는 양쪽 고관절 및 대퇴사두근의 약화와 대퇴근막장근/장경인대의 경직이었다. 초기 평가 이후 도수 근력 검사를 통해 환자

표 26-3 • 슬개대퇴동통증후군에 대한 치료법과 연관된 사항

검사/방법	초기평가	물리치료 중재
고관절 외전근 도수 근력 검사	양쪽 4/5	옆으로 누운 채 무릎을 반드시 편 채로 고관절 벌림
고관절 신전 도수 근력 검사	양쪽 4/5	한쪽 다리 브릿지 자세
고관절 외회전 도수 근력 검사	양쪽 4/5	클램쉘 동작
고관절 내회전 도수 근력 검사	양쪽 4+/5	역클램쉘
무릎 신전 도수 근력 검사	양쪽 4/5	외발 스쿼트
오버검사(Ober test)	왼쪽 대퇴근막장근과 장경인대에서 양성반응	폼롤러를 이용한 대퇴근막장근과 장경인대의 도수근막이완
외발 스쿼트/무릎 살짝 굽히기	외반슬 양쪽 트렌델렌버그 징후	외발 스쿼트
촉진	왼쪽 내측 슬개대퇴관절에서 촉진에 의한 압통 발생	기능 평가 중 움직임 패턴을 향상시켜 슬개대퇴관절의 자극 감소
달리는 동작 중 보행 분석	왼쪽 내측 슬개대퇴관절에서 촉진 시 압통 발생	고관절 신전 향상, 보행 중 외반슬 감소

의 고관절 기능을 확인하였다. 하지만 외발 스쿼트 및 비디오 달리기 분석 결과에서 외반슬과 트렌델렌버그 징후, 고관절의 약함과 운동 중 안정성 결여가 나타났다. 물리치료사는 처음에 달리기 동안 영향을 받는 조직에 스트레스를 증가시키는 근육 약화와 비정상적인 움직임 패턴과 생체역학으로 발생되는 왼쪽 대퇴근막장근/장경인대의 강직을 확인했다. 변형된 달리기 역학은 장거리 달리기의 반복적인 성격으로 인해 환자의 하부 연조직 파괴를 통해 힘을 증가시킬 수 있다. 표 26-3에서는 확인된 각 손상에 대한 치료 지침과 자세한 운동법을 확인할 수 있다.

표 26-4 • 1차 진료의사의 검사 결과

지표	성인남성 정상수치	철 결핍성 빈혈 수치	현재 환자의 수치
적혈구용적	38~50%	< 39.9%	35.5%
헤모글로빈	13.5~17.5g/dL	< 13g/dL	11.9g/dL
혈장 페리틴	>100ng/mL	< 25ng/mL	9ng.mL

재평가 결과 근력 및 유연성 향상, 통증 감소, 기능 능력 향상을 위해 초기 물리치료 목표를 개선하고 달성하고 있는 것으로 나타났다. 환자는 더 이상 일과 또는 달리기 중 무릎 통증을 느끼지 않는다고 했다. 그러나 상태의 호전에도 불구하고 피로 증가, 허약함, 집중력 저하, 호흡곤란, 복통 등을 호소했다. 따라서 물리치료사는 환자를 주치의에게 보내 추가 건강검진을 받게 했다. **표 26-4**는 환자의 1차 진료의사의 검사 결과를 나타낸다.

치료 계획과 중재

환자의 주치의가 혈액검사 결과를 토대로 철 결핍성 빈혈 진단을 내렸다(**표 26-4**). 물리치료사는 환자가 철분 결핍 상태로 계속 달리면서 피로, 유산소 용량 감소, 호흡곤란 등의 흔한 증상을 계속 보였기 때문에 이는 철분 결핍에 해당하고, 결국 철 결핍성 빈혈 증세를 보인다고 판단했다. 결과적으로 그는 이전 수준의 훈련 강도를 수행할 수 없었고, 계속되는 피로로 달리기 중 이상 운동 패턴을 보이다가 결국 근골격계 부상을 입게 되었다. 철분 결핍에 대한 초기 재활치료와 의학적 치료는 헴철과 비헴철 철분 및 철분 보충제를 증가시키기 위한 식이요법 권장사항에 초점을 맞추고 있다. 초기 진단의 권고에 따라 식이요법과 보충을 진행한 후, 물리치료를 재개하여 근골격계 및 유산소 지구력 문제에 초점을 맞춘 치료를 진행할 수 있다. 물리치료사는 의사와의 협업을 통해 환자의 운동자각도를 사용하여 물리치료의 강도를 확인하며, 달리기 운동을 점차적으로 향상시켜야 한다.

근거 중심 임상적 추천

SORT: 추천 분류의 장점

A 일관된, 양질의 환자 지향적 근거

B 일관되지 않거나 제한된 질적 수준의 환자 지향적 근거

C 동의, 질병 중심의 근거, 일반적인 관행, 전문가의 의견 또는 사례 시리즈

1. 철은 체내에서 합성되지 않으므로 신체 기능을 위하여 섭취해야 한다.
A **등급**

2. 장거리 달리기선수는 일반인에 비해 철분 결핍이 발생할 확률이 높다.
B **등급**

3. 지구력 운동선수 특히, 장거리 달리기선수는 철분 결핍과 철분 결핍성 빈혈의 발생률이 더 높은데, 이는 대부분의 경우 운동시간이 길고 운동부하의 누적, 땀의 배출, 위장 내 출혈, 발 충격에 따른 용혈과 같이 위험요인에 영향을 미친다. B **등급**

종합 질문

26.1 철분 결핍이 의심되는 초기 단계에서 예상할 수 있는 징후나 증상은 무엇인가?

A. 피로성 골절

B. 근골격 손상

C. 피로감

D. 호흡곤란

26.2 왜 장거리 달리기선수가 일반인에 비해 철분 결핍이나 철 결핍성 빈혈에 걸릴 확률이 더 높은가?

A. 장거리 달리기선수에게 발의 용혈이 발생하기 때문에

B. 일반인에 비해 부상이 많기 때문에

C. 헴철을 더 많이 소모하기 때문에

D. 일반인에 비해 골수에서 철분을 더 흡수하기 때문에

26.3 환자가 물리치료사에게 근골격계 부상과 전신증상을 보일 때, 초기 치료계획에는 어떤 것이 포함되어야 하는가?

A. 근골격계 부상을 먼저 치료한다.

B. 전신증상을 먼저 치료한다.

C. 근골격계 부상과 전신증상을 함께 치료한다.

D. 전신증상에 대한 진단 및 적절한 치료를 위해 주치의에게 환자를 의뢰한 후 근골격계 부상을 치료한다.

정답

26.1 C. 피로감은 철분 결핍을 가진 사람에게서 발견되는 첫 번째 증상이다. 호흡곤란(D)과 근골격 손상(A와 B)은 철분 결핍과 철 결핍성 빈혈의 후기 증상에 해당한다.

26.2 A. 장거리 달리기선수는 달리기 중 반복적인 발 부딪힘으로 인한 충격력으로 인해 적혈구의 파괴가 증가할 수 있는데. 이는 발의 용혈현상이다.

26.3 D. 철분 결핍에 대한 초기 재활과 치료는 진료의사의 식이요법 권고와 철분 보충에 초점을 맞춰야 한다. 환자 진료의사의 권고에 따라 식이요법과 보충을 통해 신체적 증상을 치료한 뒤, 물리치료를 재개하여 근골격계 손상 치료에 집중할 수 있다.

찾아보기

ㅇ

ㅈ

ㅊ

ㅋ

ㅌ

ㅍ

ㅎ

A

B

C

D

E

J

K

L

M

N

O

P

Q